Zur Geschichte der Gynäkologie und Geburtshilfe

Aus Anlaß des 100jährigen Bestehens
der Deutschen Gesellschaft
für Gynäkologie und Geburtshilfe

Herausgegeben von L. Beck

Mit 158 Abbildungen

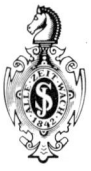

Springer-Verlag Berlin Heidelberg New York
Tokyo London Paris

Herausgeber
Prof. Dr. Lutwin Beck
Universitäts-Frauenklinik
Moorenstraße 5
4000 Düsseldorf

ISBN 3-540-16338-7
Springer-Verlag Berlin Heidelberg New York
ISBN 0-387-16338-7
Springer-Verlag New York Berlin Heidelberg

Das Werk ist urheberrechtlich geschützt. Die dadurch begründeten Rechte, insbesondere die der Übersetzung, des Nachdrucks, der Entnahme von Abbildungen, der Funksendung, der Wiedergabe auf photomechanischem oder ähnlichem Wege und der Speicherung in Datenverarbeitungsanlagen bleiben, auch bei nur auszugsweiser Verwertung, vorbehalten. Die Vergütungsansprüche des § 54, Abs. 2 UrhG werden durch die „Verwertungsgesellschaft Wort", München, wahrgenommen.

© Springer-Verlag Berlin Heidelberg 1986
Printed in Germany

Die Wiedergabe von Gebrauchsnamen, Handelsnamen, Warenbezeichnungen usw. in diesem Werk berechtigt auch ohne besondere Kennzeichnung nicht zu der Annahme, daß solche Namen im Sinne der Warenzeichen- und Markenschutz-Gesetzgebung als frei zu betrachten wären und daher von jedermann benutzt werden dürften.

Satz und Druck: Typo-Knauer GmbH, Frankfurt am Main
Herstellungskoordination: Günther Sachs, Frankfurt am Main

Inhaltsverzeichnis

Vorwort 7

Zur Gründung der Deutschen Gesellschaft für Gynäkologie und Geburtshilfe
HANS LUDWIG 9

Meilensteine in der Gynäkologie und Geburtshilfe
– 100 Jahre Deutsche Gesellschaft für Gynäkologie und Geburtshilfe –
JOSEF ZANDER 27

Zum Aufbau der Hebammenschulen in Deutschland im 18. und frühen
19. Jahrhundert
UTA HAKEMEYER und GÜNTHER KEDING 63

Die Frühgeschichte der Frauenheilkunde
HANS SCHADEWALDT 89

Zur Geschichte der Uterusnaht beim Kaiserschnitt
VOLKER LEHMANN 95

Der Kaiserschnitt im Wandel der Geburtshilfe von 1885–1985
HERBERT ALBRECHT 103

Zur Geschichte der fetalen Herztonaufzeichnung in Deutschland
SILVIA PORST 119

Zur Geschichte der medikamentösen und psychosomatischen
Geburtserleichterung
SIEGFRIED POTTHOFF und LUTWIN BECK 133

Hausgeburt und klinische Entbindung im Dritten Reich
(Über eine Denkschrift der Deutschen Gesellschaft für Gynäkologie
aus dem Jahre 1939)
JOSEF ZANDER und ELISABETH GOETZ 143

Die Entstehung der Schwangerenvorsorge im Spiegel der Kongreßberichte
der Deutschen Gesellschaft für Gynäkologie
KONRAD W. TIETZE 159

Die Deutsche Gesellschaft für Perinatale Medizin
Achim Bolte und Hans Ewerbeck 169

Die Entwicklung der Lehren von den Ovar-Uterus-Beziehungen nach
Entdeckung der menschlichen Eizelle
Rückblick und Ausblick
Konrad Tietze 175

Gynäkologische Endokrinologie in den Verhandlungen
der Deutschen Gesellschaft für Gynäkologie von 1886 bis 1935 –
Beiträge deutschsprachiger Frauenärzte
Hans H. Simmer 183

Geschichte der gynäkologischen Endokrinologie des deutschen Sprachraums
von 1935 bis zur Gegenwart
Christian Lauritzen 221

Der Einfluß der deutschen Gynäkologie auf die Diagnostik und Therapie
der weiblichen und männlichen Sterilität
Kurt Semm 267

Beziehungen zwischen der Wiener und der Berliner operativen Gynäkologie
Kurt Richter 277

Die Geschichte der gynäkologischen Radiologie
Rolf Frischkorn 299

Zur Entwicklung der gynäkologischen Morphologie
im deutschsprachigen Raum
Hans Georg Bender 333

Die Entwicklung der psychosomatischen Geburtshilfe und Gynäkologie
Hans-Joachim Prill 345

Die Entwicklung der deutschsprachigen Zeitschriften im Fach
Gynäkologie und Geburtshilfe
Hans Ludwig 357

Zur Entstehung der ältesten Gebärklinik Deutschlands
an der Universität Göttingen (1751)
Walther Kuhn und Alexander Tobias Teichmann 365

Zur Geschichte der Nordwestdeutschen Gesellschaft für Gynäkologie
und Geburtshilfe
Hanns Dietel 371

Der Einfluß deutscher Frauenärzte auf die Akademische Medizin
der Vereinigten Staaten
FRITZ K. BELLER 381

Kunst an den Bauten der Universitäts-Frauenkliniken
in der Bundesrepublik Deutschland
VOLKER LEHMANN 403

Autorenverzeichnis 415

Vorwort

Im Jahre 1885 wurde die Deutsche Gesellschaft für Gynäkologie gegründet, deren Mitglieder 1886 in München die erste wissenschaftliche Tagung veranstalteten. Wenn zur Tagung der Gesellschaft, die 100 Jahre später stattfindet, ein Band mit zahlreichen Perspektiven einer Rückschau erscheint, dann stellt sich die Frage nach Sinn und Notwendigkeit einer solchen Publikation.

Ohne Frage wird die wissenschaftliche Fortentwicklung in ganz erheblichem Maße von Persönlichkeiten geprägt und von besonderen, durch Personen, Zeit und Ort geprägten Konstellationen beeinflußt. Wir sehen nach der 100jährigen Tätigkeit einer wissenschaftlichen Gesellschaft einen Anlaß, besondere Schwerpunkte der Entwicklung in diesem Zeitraum festzuhalten und zu vermitteln. 100 Jahre einer medizinisch-wissenschaftlichen Gesellschaft erscheinen kurz für diejenigen, die mehr als die letzte Hälfte dieser Zeit persönlich erlebt haben. Für jüngere Kollegen stellen sie einen langen Zeitraum dar.

Frauenkliniken entstanden im 19. Jahrhundert nicht, weil weibliche von männlichen Kranken getrennt werden sollten, sondern weil Frauen oftmals an ganz speziellen Leiden erkrankten und außerdem in immer größerem Maße Hilfe bei der Geburt ihrer Kinder suchten. Die Geburtshilfe war bis in die jüngste Zeit Sache erfahrener Frauen in der Umgebung – der Sippe, erfahrener Frauen des Dorfes, später der Hebammen. Eine Gebärende war und ist auch heute an sich keine Kranke. Komplikationen unter der Geburt wurden früher hingenommen, sie waren jedoch kein Grund, Vorsorge zu treffen. Eher Mode als medizinische Einsicht und natürlich auch Ansprüche aus der freier werdenden sozialen Stellung der Frau führten im 18. Jahrhundert – vom französischen Hofe ausgehend – dazu, daß Schwangere die Geburt durch einen ausgebildeten Arzt und damit durch einen Mann leiten ließen.

1731 erfolgte zum ersten Mal eine geburtshilfliche Ausbildung für Ärzte in der ärztlich geleiteten Accouchieranstalt in Straßburg. Die erste akademische Entbindungsanstalt in Deutschland wurde 1751 in Göttingen unter Leitung eines Professors für Anatomie, Chirurgie und Geburtshilfe eröffnet. Doch dauerte es noch ein weiteres Jahrhundert, bis an den meisten Universitäten eigene Lehrstühle für Geburtshilfe eingerichtet wurden und die Geburtshelfer sich auch der operativen Gynäkologie annahmen. So war es naheliegend, daß sich 1885 eine eigenständige deutsche Gesellschaft für Gynäkologie und Geburtshilfe konstituierte.

Im ersten Drittel unseres Jahrhunderts hat dann die Gynäkologie und Geburtshilfe eine bedeutende Erweiterung erfahren. Zur operativen Kunst der Gynäkologie und Geburtshilfe kamen bessere Kenntnisse in Anatomie, Physiologie und Biochemie sowie in gynäkologischer Morphologie. Die gynäkologische Endokrinologie baute ihre bedeutsame Rolle in unserem Fach weiter aus und schuf damit die

Voraussetzungen für das Verständnis der menschlichen Fortpflanzung einschließlich der Endokrinologie der Schwangerschaft.

Die Zeit von 1933 bis 1945 führte die Gynäkologie und Geburtshilfe in Deutschland in eine zunehmende Isolierung. Zahlreiche Wissenschaftler verließen unser Land. In den vierzig Jahren nach dem Zweiten Weltkrieg brachte eine zunehmende Spezialisierung eine stürmische Entwicklung auf allen Gebieten unseres Faches mit sich. Besonders hervorzuheben sind Fortschritte in der Geburtshilfe und der Perinatologie, in der menschlichen Fortpflanzung mit paralleler Erweiterung unserer Kenntnisse in der gynäkologischen Endokrinologie, auf dem Gebiet der Ursachen und der Behandlungsmöglichkeiten des sterilen Paares einschließlich der in-vitro-Fertilisation. Auch in der Onkologie hat sich unser Fach in den Schwerpunkten Morphologie, Immunologie und Virologie sowie operativer und radiologischer Therapie besonders engagiert.

Vor diesem Hintergrund haben wir versucht, Beiträge zu Entwicklungen in der Gynäkologie und Geburtshilfe zusammenzustellen. Die vorliegende Publikation stellt keine erschöpfende Geschichtsschreibung dar; wir haben bewußt auf ausführliche Biographien und die Darstellung einzelner Universitäten verzichtet. Es war vielmehr unser Anliegen, zusammenhängende Entwicklungen darzustellen und darüber hinaus anhand von einzelnen Detailschilderungen Verständnis für den Werdegang unseres Faches zu vermitteln. Dabei zeigt sich auch, daß die Frauenheilkunde in starkem Maße von den gesellschaftlichen Bedingungen ihrer Zeit geprägt wird und sie die Vorstellungen und Ansprüche ihrer Zeit mit beeinflußt.

Wir hoffen, daß die vorliegenden Beiträge nicht nur einen Einblick in unser Fach gewähren, eine Rückbesinnung auf die Geschichte vermitteln, sondern gleichzeitig Anregungen und neue Aspekte für die zukünftige Entwicklung der Gynäkologie und Geburtshilfe enthalten.

L. Beck
Präsident der Deutschen Gesellschaft
für Gynäkologie und Geburtshilfe 1985/86

Zur Gründung der Deutschen Gesellschaft für Gynäkologie und Geburtshilfe

Hans Ludwig

1. Die gynäkologische Sektion der Naturforscherversammlung

Lorenz Oken (1779–1851) vertrat die naturphilosophische Richtung in der Medizin des frühen 19. Jahrhunderts. Er begründete 1822 in Leipzig die „Deutsche Naturforscherversammlung" als jährlich an wechselndem Ort wiederkehrende Zusammenkunft wissenschaftlich tätiger Naturforscher und Ärzte. Aus dieser Gründung ging die bis in die Gegenwart bestehende, hochangesehene „Gesellschaft Deutscher Naturforscher und Aerzte" hervor (1). Wissenschaftlich tätige Ärzte verschiedener Richtungen trafen sich auf diesen jährlichen Naturforscherversammlungen und gruppierten sich bald in Sektionen. Von den Beiträgen einer „gynäkologischen Sektion" wurde 1873 erstmals in dem seit 1870 erscheinenden „Archiv für Gynäkologie" berichtet (2). Diese gynäkologische Sektion hatte sich 1873 auf der Wiesbadener Naturforscherversammlung zusammengefunden und konstituierte sich offenbar am 18. September 1874 während der Naturforscherversammlung in Breslau (3).

Mit den Dozenten Dr. E. Fränkel und Dr. L. Landau, beide Breslau, waren „Ständige Sekretäre" der Sektion bestellt worden, die über die Verhandlungen zu berichten hatten. Die Berichterstatter wechselten jedoch in der Folgezeit und wurden oft aus der Frauenklinik der gastgebenden Stadt gewählt.

Bereits wenige Jahre nach Begründung einer gynäkologischen Sektion der Naturforschergesellschaft entstand das Bedürfnis, eine Deutsche Gesellschaft für Gynäkologie zu schaffen und sich unabhängig von der Naturforschergesellschaft zu versammeln. Eine Einladung zu einer solchen Gründung wurde 1877 ausgesprochen von Credé (Leipzig), von Hecker (München) und Hegar (Freiburg)*. Da es sich eingebürgert hatte, daß die wissenschaftlich interessierten Gynäkologen Mitte September eines jeden Jahres zu der Naturforscherversammlung reisten und die für das Jahr 1877 projektierte 50. Naturforscherversammlung in München stattfinden sollte, plante man, die Gründung der Deutschen Gesellschaft für Gynäkologie auf dieser Versammlung vorzunehmen (4). Am 15. September 1877 hieß Herr Professor von Hecker (München) die Anwesenden willkommen und besprach die bei der vorausgegangenen 49. Naturforscherversammlung in Hamburg projektierte Gründung eines gynäkologischen Kongresses. Die Leitung der Verhandlung darüber wurde Professor Credé (Leipzig) übertragen. Als Beisitzer fungierten Professor von Hecker und Professor Hegar. Das Motiv für die Gründung war, wie es wörtlich heißt, der Wunsch, „Eine Vereinigung zu bilden, welche Aussicht bot,

---

* Siehe Faksimile aus Arch. Gynäk. 11: 594 (1877)

> **Einladung**
>
> zur
>
> **Gründung einer Deutschen Gesellschaft für Gynäkologie.**
>
> Eine grössere Anzahl Deutscher Geburtshelfer und Frauenärzte hat beschlossen, eine Gesellschaft für Gynäkologie zu gründen.
>
> Die Unterzeichneten wurden beauftragt, die Statuten zu entwerfen und die Vorbereitungen für die erste constituirende Versammlung der Gesellschaft, welche am 15. und 16. September in München tagen wird und in deren erster Sitzung die Statuten festgestellt werden sollen, zu treffen.
>
> Wir laden diejenigen Herren Fachgenossen, welche der neuen Gesellschaft als Mitglieder beizutreten wünschen, ein, sich Sonnabend den 15. September Vormittags 10 Uhr im Münchener Polytechnikum einzufinden.
>
> Eine Anzahl wissenschaftlicher Vorträge ist bereits angekündigt, weitere Anmeldungen von Vorträgen werden erbeten.
>
> **Credé** **von Hecker** **Hegar**
> in Leipzig. in München. in Freiburg i. Br.

Archiv für Gynäkologie, Band 11, S. 594 (1877)

eine grössere Anziehungskraft auch auf diejenigen Fachgenossen auszuüben, welche die Naturforscherversammlungen gar nicht, oder nur selten besuchten, oder welche von ihnen wieder abgefallen waren, weil sie in ihnen nicht das fanden, was sie gehofft hatten und anstrebten". Die Einladung zu der Gründungsversammlung im Jahre 1877 ist an 125 Fachkollegen ausgegangen. Es wurden Statuten einer Deutschen Gesellschaft für Gynäkologie vorgelegt und auch eine Geschäftsordnung für die Sitzungen der Deutschen Gesellschaft für Gynäkologie entworfen.* Gegen diesen Vorschlag erhob sich Opposition, deren Wortführer Olshausen (Halle) war. Er schlug vor, die Sitzungen weiter innerhalb der Naturforscherversammlungen abzuhalten unter Beibehaltung der gynäkologischen Sektion. Eventuell könne man sich ein oder zwei Tage vor der Naturforscherversammlung zusammenfinden. Im Vorschlag Olshausen steht auch die Anregung, alle zwei Jahre zusammenzukommen. Man war sich in München über die Zweckmäßigkeit der Gründung einer besonderen Deutschen Gesellschaft für Gynäkologie, die sich von der gynäkologischen Sektion der Naturforscherversammlung unabhängig machen sollte, nicht einig. Es gab Stimmen dafür und dagegen. Die Befürworter, zu denen von Winckel und Beigel gehörten, wiesen darauf hin, daß man auf den

---

* Siehe Kasten

Die Zusammenkünfte der gynäkologischen Sektion der Naturforscherversammlung

Jahr/Ordnungsziffer/Ort	Autoren und wichtige Themen	Quelle
1873 (46.) Wiesbaden	Hegar: Ueber Operationen bei Prolaps	Arch. Gynäk.: 6: 319 (1873)
	W. A. Freund: Ueber die Figur des normalen Lumen vaginae und über Dammplastiken	6: 317 (1873)
1874 (47.) Breslau	von Grünewaldt: Ueber Sterilität geschlechtskranker Frauen	Arch. Gynäk.: 7: 330 (1874)
1875 (48.) Graz	Bandl: Ueber die an den Bauchdecken sichtbare Grenze zwischen Uteruskörper und Cervix bei der Gebärenden	Arch. Gynäk.: 8: 542 (1875)
1876 (49.) Hamburg	Zweifel: Ueber den Einfluss der Chloroformnarkose Kreissender auf den Fötus	Arch. Gynäk.: 10: 401 (1876)
	Zweifel: Ueber Secale cornutum	10: 403 (1876)

Projektiert wurde die Gründung eines gynäkologischen Kongresses

1877 München Versammlung deutscher Gynäkologen, wie vorher projektiert, gleichzeitig mit der 50. Naturforscherversammlung	Credé, von Hecker, Hegar: Statuten, Geschäftsordnung einer Deutschen Gesellschaft für Gynäkologie	Arch. Gynäk.: 12: 261–269 (1877)
	J. Veit: Erosion der Vaginalportion	12: 270 (1877)
	Winckel: Unterricht in Gynäkologie	12: 271 (1877)
	Credé: Kephalothrypter und Kranioklaster	12: 275 (1877)
	Spiegelberg: Pathologie des Puerperalfiebers	12: 304 (1877)
	Schröder: Operative Behandlung subseröser Ovarialtumoren	12: 314 (1877)
	Hegar: Exstirpation normaler Ovarien	12: 316 (1877)
	Amann: Mechanische Behandlung der Versionen und Flexionen des Uterus	12: 319 (1877)
	Fehling: Menge und Bestandteile des Fruchtwassers	12: 331 (1877)
	Bandl: Verhalten des Uterus und der Cervix in der Schwangerschaft und während der Geburt	12: 334 (1877)
Beiträge auf der Naturforscherversammlung	Bandl: Sectio caesarea mit Exstirpation des Uterus	12: 350 (1877)
	Frankenhäuser: Wehenanomalien	12: 352 (1877)
1878 (51.) Cassel	Kehrer: Verlangsamung des Fötalpulses bei den Uteruskontraktionen	Arch. Gynäk.: 13: 457 (1878)
	Zweifel: Die innere Atmung im Blute der Placenta	13: 460 (1878)
1879 (52.) Baden-Baden	W. A. Freund: Erfahrungen über totale Uterusexstirpation	Arch. Gynäk.: 15: 275 (1880)
	Ausserdem: Vorträge und Diskussion über Prolaps, über Wanderung des Eies, Harnleiterfisteln und die Hysterotomie-Diskussion	

1880 (53.) Danzig	Schröder: Vaginale Uterusexstirpation	Arch. Gynäk.: 16: 479 (1880)
	Diskussion: vaginale versus abdominale Uterusexstirpation	
	Andere Themen, puerperale Eklampsie	
1881 (54.) Berlin	Bardenheuer: Drainage der Peritonealhöhle	Arch. Gynäk.: 18: 465 (1881)
	Kaltenbach: Therapie der extrauterinen Schwangerschaft	18: 473 (1881)
	Bandl: Blasen-Scheiden-Fistel	18: 484 (1881)
1882 (55.) Eisenach	Schultze: Dilatation von Cervix und Uterus	Arch. Gynäk.: 20: 275 (1882)
	Olshausen: Vierte Drehung des Schädels bei Hinterhauptslagen	20: 288 (1882)
	Sänger: Ueber die Verbesserungsfähigkeit des classischen Kaiserschnittes	20: 296 (1882)
	Diskussion: Classischer Kaiserschnitt versus Porro	
	von Ott: Kochsalztransfusion	20: 334 (1882)
1883 (56.) Freiburg	Simpson: Basilyst	Arch. Gynäk.: 22: 109 (1884)
	Hegar: Bemerkungen zur Menstruation	22: 143 (1884)
	Wiedow: Castration bei Fibrinoiden	22: 150 (1884)
1884 (57.) Magdeburg	Hennig: Hydrocele muliebris	Arch. Gynäk.: 25: 103 (1885)
	Sänger: Gonorrhoische Erkrankungen der Uterusadnexe und deren operative Behandlung	25: 126 (1885)
1885 (58.) Strassburg	Schatz: Formen der Wehenkurve und Peristaltik des menschlichen Uterus	Arch. Gynäk.: 27: 284 (1886)
	Kaltenbach: Tubenstenose	27: 317 (1886)

Am 16. September 1885 wurde während der 58. Naturforscherversammlung in Straßburg die Deutsche Gesellschaft für Gynäkologie definitiv gegründet.

Naturforscherversammlungen bei großem Zeitaufwand wenig leiste und ebenso wie die Chirurgie das Bedürfnis habe, sich zu isolieren. Der Gynäkologenkongreß müsse keine Konkurrenzgesellschaft gegenüber der Naturforscherversammlung sein. Wichtige Fragen in der Gynäkologie sollten aber von der Gesamtheit deutscher Gynäkologen auf einem Kongreß besprochen und erledigt werden und nicht nur von der Sektion der Naturforschenden Gesellschaft. Man verwies auch auf die in England* und Amerika** bestehenden beruflichen Zusammenschlüsse.

---

* Das Royal College of Obstetricians and Gynaecologists wurde 1874 in London gegründet.
** Die American Gynecological Society wurde am 3. Juni 1876 in New York gegründet.

STATUTEN
der Deutschen Gesellschaft für Gynäkologie

§ 1. Die Deutsche Gesellschaft für Gynäkologie hat den Zweck, die Gynäkologen durch persönlichen Verkehr in regelmässig wiederkehrenden Versammlungen näher zusammenzuführen und gemeinsame Arbeiten zu fördern.

§ 2. Die Versammlungen der Gesellschaft finden jährlich ein Mal statt und dauern zwei bis drei Tage. Der Ausschuss bestimmt die Zeit und den Ort der Versammlung. Eine feststehende Geschäftsordnung regelt die Art der Verhandlungen in den Sitzungen.

§ 3. Mitglied der Gesellschaft kann Jeder werden, der sich mit Gynäkologie beschäftigt, unter den in § 8 aufgeführten Bedingungen.

§ 4. Theilnehmer an den Sitzungen können durch Mitglieder eingeführt werden; dieselben dürfen jedoch nur mit Genehmigung des Vorsitzenden Vorträge halten, oder an den Verhandlungen Theil nehmen.

§ 5. In der ersten Sitzung einer jeden Versammlung werden sämmtliche geschäftliche Angelegenheiten der Gesellschaft erledigt, namentlich wird auch für die Dauer des nächsten Jahres ein Ausschuss gewählt, bestehend aus:
  einem Vorsitzenden,
  einem stellvertretenden Vorsitzenden,
  zwei Schriftführern,
  einem Kassenführer,
  zwei anderen Mitgliedern.
Die fünf zuerst genannten Personen bilden das Büreau bei den Versammlungen. Die anwesenden Mitglieder wählen den Ausschuss mittels Stimmzettel durch einfache Stimmenmehrheit. Bei Stimmengleichheit entscheidet das durch den Vorsitzenden gezogene Loos.

§ 6. Der Ausschuss leitet die Angelegenheiten der Gesellschaft für die Dauer des Jahres, namentlich
a) beräth er etwaige Abänderungen der Statuten und der Geschäftsordnung,
b) entscheidet er über die Aufnahme neuer Mitglieder,
c) veröffentlicht er einige Zeit vor den Versammlungen in verschiedenen medicinischen Zeitschriften die angemeldeten Vorträge,
d) besorgt er die Veröffentlichung der Verhandlungen,
e) übernimmt er die Verwahrung der Schriften und Gelder der Gesellschaft.
Ist der Ausschuss mit wenigstens fünf Mitgliedern versammelt, so finden seine Verhandlungen mündlich, im anderen Falle schriftlich statt.

§ 7. Der Beitrag der Mitglieder beträgt fünfzehn Mark für das Kalenderjahr. Derselbe wird bei jeder jährlichen Versammlung gezahlt. Von den nicht Erschienenen erhebt der Kassenführer den Beitrag durch Postvorschuss.

§ 8. Die Aufnahme neuer Mitglieder erfolgt zur Zeit der Versammlungen. Der neu Aufzunehmende muss durch drei Mitglieder vorgeschlagen werden. Der gesammte Ausschuss entscheidet über die Aufnahme durch Stimmenmehrheit.

§ 9. Die Verhandlungen der Gesellschaft werden veröffentlicht. Die Redner haben das Manuscript ihres Vortrages dem Ausschusse einzureichen, und dieser bestimmt, in welcher Form und Ausdehnung der Vortrag gedruckt wird. Geht spätestens vier Wochen nach der Versammlung das Manuscript nicht ein, so wird der Vortrag nach den Aufzeichnungen der Schriftführer gedruckt. Die Veröffentlichung erfolgt möglichst bald nach den Versammlungen im Archiv für Gynäkologie. Jedes Mitglied der Gesellschaft erhält gratis einen besonderen Abzug der Verhandlungen.

§ 10. Anträge zu Abänderungen der Statuten sind dem Ausschusse mindestens einen Monat vor der jährlichen Versammlung mitzutheilen, werden zunächst im Ausschusse berathen und können nur durch eine Mehrheit von zwei Drittheilen der in der ersten Sitzung der Versammlung anwesenden Mitglieder beschlossen werden.

Aus: Archiv für Gynäkologie 12: 262–263 (1877)

> **GESCHÄFTSORDNUNG**
> **in den**
> **Sitzungen der Deutschen Gesellschaft für Gynäkologie**
>
> § 1. Der Vorsitzende bestimmt die Tagesordnung und die Reihenfolge der Vorträge. In den einzelnen Sitzungen gehen die mit Demonstrationen verbundenen Vorträge in der Regel voran.
>
> § 2. Die Vorträge sind frei zu halten. Wünscht der Redner seine Arbeit zu lesen, so hat er zuvor die Genehmigung der Gesellschaft einzuholen. Jeder einzelne Vortrag darf bis zu dreissig Minuten dauern. Nach Ablauf dieser Zeit hat die Gesellschaft zu bestimmen, ob die Dauer, in der Regel um zehn Minuten, verlängert werden soll.
>
> § 3. Die Reden bei den Besprechungen der Vorträge dürfen fünf Minuten, oder, mit Zustimmung der Gesellschaft, zehn Minuten dauern. Ueber denselben Vortrag dürfen andere Redner, als der Vortragende selbst, nicht öfter als zwei Mal das Wort verlangen.

Aus: Archiv für Gynäkologie 12: 264 (1877)

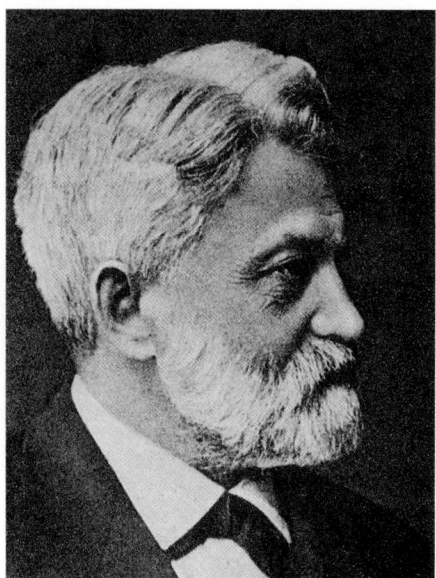

Abb. 1. Carl Siegmund Franz Credé (1819–1892) Anreger der Gründung eines gynäkologischen Kongresses 1877

In der Diskussion verschob sich der Akzent von der Gründung einer Deutschen Gesellschaft für Gynäkologie auf die Gründung eines besonderen Gynäkologenkongresses. In der Abstimmung wurde die Einrichtung eines besonderen Gynäkologenkongresses mit 33 gegen 29 Stimmen abgelehnt. Man folgte dem Antrag Olshausens, sich weiter auf den Versammlungen der Naturforscher zu treffen, die Arbeitsweise der gynäkologischen Sektion jedoch zu straffen. Folgender Antrag wurde verabschiedet: „Auf jeder Naturforscherversammlung soll von der gynäkologischen Section ein Comité mit Recht der Cooptation gewählt werden, welches für das nächste Jahr besonders für diese Section öffentlich einladet, für bestimmte

Vorträge resp. Themata der Discussion Sorge trägt, dieselben etwa drei Monate voraus in den Fachzeitschriften bekannt macht und die Zeit und den Ort der Sectionssitzungen in zweckmässiger Weise regelt." Die Anregung von Olshausen hatte sich also durchgesetzt, der abschließende Antrag war von Gusserow (Straßburg) formuliert worden. Die Befürworter der Gründung einer Deutschen Gesellschaft für Gynäkologie waren durch den Gang der Verhandlungen und die Ablehnung ihrer Initiativen enttäuscht, Credé legte den Vorsitz nieder, wurde aber dennoch für die nächste Zusammenkunft der gynäkologischen Section auf der Tagung der Naturforscher in Kassel (1878) zum Vorsitzenden bestimmt. Es vergingen neun Jahre, bis die Initiative zur Gründung der Deutschen Gesellschaft für Gynäkologie wieder aufgenommen wurde und schließlich zur definitiven Gründung im Jahre 1885 in Straßburg führte.

Die Themenliste der Zusammenkünfte der gynäkologischen Sektion in den Jahren 1873–1877 spiegelt das Schwergewicht der gynäkologischen Arbeit um diese Zeit wider. Es war eine lebhafte Diskussion über die Frage der Uterusexstirpation ausgebrochen. W. A. Freund hatte erstmals einen abdominalen Weg gezeigt, nachdem der vaginale Weg bereits 1813 durch den älteren Langenbeck eingeführt worden war. Man beschäftigte sich mit der Behandlung des Prolaps, mit den Folgen von Geschlechtskrankheiten. 1874 führte von Grünewaldt (St. Petersburg) wörtlich aus: „Die Sterilität der Frau ist keine Krankheit sui generis, sondern nur eine Störung der normalen Funktionen des Genitalapparates, ein Symptom der Geschlechtskrankheiten der Frau."

Es war auch die Zeit, in der Bandl die an den Bauchdecken sichtbare Grenze zwischen Uteruskörper und Zervix bei der Gebärenden nach genauen anatomischen Vorlagen beschrieb (1875) und Zweifel über die innere Atmung im Blut der Plazenta berichtete (1878). Man stand kurz vor der Ära der konkreten Bakteriologie, die durch Robert Koch (1843–1910) mit der Bestätigung des Milzbranderregers (1876) und schließlich mit der Entdeckung des Tuberkelbakteriums (1882) die Medizin der damaligen Zeit revolutionierte. In der Folge entstanden die Arbeiten von Fehling und Döderlein, und es verbreitete sich die Empfehlung Credés, zur „Verhütung der Augenentzündung der Neugeborenen" Arg. nitr. 1:50 einzuträufeln, die auf der richtigen Beobachtung beruhte, daß gonorrhoische Vaginalinfektionen während der Geburt auf die Bindehaut der Kinder übertragen werden (1881).

2. Die Gründung

Was Credé, von Hecker und Hegar 1877 anläßlich der 50. Naturforscherversammlung in München versucht hatten und dort fehlgeschlagen war, setzte sich 1885 auf der 58. Naturforscherversammlung in Straßburg durch, die Gründung einer „Deutschen Gesellschaft für Gynäkologie". Die Zeit war reif und die Umstände günstig: Einer der bekanntesten deutschen Gynäkologen jener Zeit, Promotor und Verteidiger des abdominalen Zugangs für die Uterusexstirpation, W. A. Freund (ehemals Breslau), war Nachfolger von Gusserow auf dem Straßburger Lehrstuhl geworden und bestimmte als Gastgeber der gynäkologischen Sektion auf der Naturforscherversammlung offenbar doch maßgeblich die Situation. Der engagierte Befürworter der Gründung von 1877, Winckel (München), wurde zum Vorsitzenden eines Ausschusses gewählt, welcher die 1. Versammlung der Deutschen Gesellschaft für Gynäkologie vom 17. bis 19. Juni 1886 vorbereiten sollte. Der Ausschuß war der 1. Vorstand der Deutschen Gesellschaft für Gynäkologie:

Vorsitzender:	Winckel, München
Stellvertretender Vorsitzender:	Olshausen, Halle
1. Schriftführer:	Küstner, Jena
2. Schriftführer:	Frommel, München
Kassenführer:	Schatz, Rostock
Mitglied:	Schultze, Jena
Mitglied:	Breisky, Prag

Damit hatte sich die Auffassung durchgesetzt, eine ärztliche gynäkologische Gesellschaft ins Leben zu rufen, die sich auch praktisch medizinischen Fragen neben den nur wissenschaftlichen widmen könne und Anziehungskraft für jene entfalten würde, die auf den Naturforscherversammlungen nicht das fanden, was sie sich erhofft hatten. Für einige Jahre (bis 1896) blieb die gynäkologische Sektion der Naturforscherversammlung mit jährlichen Zusammenkünften im September neben den zweijährigen Versammlungen der Deutschen Gesellschaft für Gynäkologie bestehen. Dieses Nebeneinander einer ausschließlich wissenschaftlichen und einer wissenschaftlich-ärztlichen Versammlung kam auch in der Terminwahl zum Ausdruck. Die Deutsche Gesellschaft für Gynäkologie traf sich im Frühsommer, die gynäkologische Sektion der Naturforscherversammlung traditionsgemäß weiter im September.

3. Die 1. Versammlung der Deutschen Gesellschaft für Gynäkologie

Dieser 1. Kongreß fiel in die Zeit vom 17. bis 19. Juni 1886, wobei die Zusammenkunft in München beinahe daran gescheitert wäre, daß Bayern soeben unter dem Eindruck der Übernahme der Regentschaft durch Luitpold am 10. Juni 1886 stand und mehr noch vom Tode des bayerischen Königs Ludwig II. am 13. Juni 1886 im Starnberger See betroffen war. Winckel eröffnete die Versammlung mit dem Hinweis auf „die traurige Katastrophe, die vor wenigen Tagen das Bayernland so schwer betroffen hat... Das Ereignis hätte fast den Anlaß gegeben, daß noch in den letzten Tagen die Versammlung aufgeschoben worden wäre. Es wurde aber davon abgesehen, einerseits weil viele Mitglieder bereits unterwegs auf der Reise nach München sich befanden, andererseits würde es kaum möglich gewesen sein, alle anderen noch rechtzeitig zu benachrichtigen." München war als erster Versammlungsort der Gesellschaft bei der Gründung in Straßburg bestimmt worden, nachdem das Los zwischen München und Halle für München entschieden hatte. Zu Beginn der Versammlung in München verlas der 1. Schriftführer der Gesellschaft, Küstner (Jena), die Statuten der Deutschen Gesellschaft für Gynäkologie, welche bereits 1877 entworfen worden sind, aber neu in einem geänderten § 3 vorsahen: „Mitglied der Gesellschaft kann jeder werden, der in der Gynäkologie literarisch tätig gewesen ist." Der neu Aufzunehmende mußte, wie noch heute, durch drei Mitglieder vorgeschlagen werden. Der Ausschuß bzw. später der Vorstand entschied über die Wahl mit Stimmenmehrheit (5).

Die Aufnahmebedingung, daß Mitglied der Gesellschaft nur solche werden sollten, die in der Gynäkologie literarisch tätig gewesen seien, bezieht sich im wesentlichen auf die Absicht der Gründer, eine lebhafte Diskussion zu wissenschaftlichen

Themen zu ermöglichen. Von vornherein war die Deutsche Gesellschaft für Gynäkologie eine wissenschaftlich orientierte, nur so konnte sie sich gegen die gynäkologische Sektion der Naturforschergesellschaft durchsetzen, die immer noch sehr zahlreiche Anhänger hatte. Der Gedanke, daß den praktizierenden Gynäkologen wissenschaftliche Ergebnisse auf den Versammlungen nahe gebracht werden sollten, die unmittelbar praktische Konsequenz hatten, griff nur langsam um sich. Man sollte sich daran erinnern, daß die Fortbildungsaufgaben vorwiegend von den lokalen gynäkologischen Gesellschaften wahrgenommen wurden, deren lebhaftesten und fruchtbarsten die Leipziger, Berliner und Wiener waren.

Womit man sich in der Gynäkologie zum Zeitpunkt der Gründung beschäftigt hat, geht am besten aus dem Themenkatalog der 1. Versammlung der Deutschen Gesellschaft für Gynäkologie hervor. Die Referenten kamen aus dem gesamten deutschsprachigen Raum, nämlich aus dem Deutschen Reich, aus der Schweiz und aus den angrenzenden deutschsprachigen Gebieten, auch solchen, die der deutschen Reichsverwaltung nicht unterstanden.

Themen der ersten Versammlung der Deutschen Gesellschaft für Gynäkologie 1886:

1. P. Müller, Bern: Zur Nachbehandlung schwerer Laparotomien.
2. Bayer, Straßburg: Ueber Placenta praevia.
3. Fehling, Stuttgart: Ueber Blutbeschaffenheit und Fruchtwassermenge der Schwangeren und ihre Beziehungen zu einander.
4. Sänger, Leipzig: Ueber Tastung der Harnleiter beim Weibe mit Demonstrationen.
5. Zweifel, Erlangen, erklärte einen von ihm hergerichteten Beinhalter, einem Apparat zur Filtration bakterienhaltiger Flüssigkeiten und sondenförmiger Röhren zur Ueberführung von Arzneistoffen in die Gebärmutterhöhle.
6. Bumm, Würzburg, erläuterte einen Mutterspiegel mit elektrischer Beleuchtungsvorrichtung.
7. Frommel, München: Beitrag zur Histologie der Eileiter.
8. Bumm, Würzburg: Die Aetiologie des puerperalen Blasenkatarrhs nach Beobachtungen an Wöchnerinnen und nach Thierversuchen.
9. Krukenberg, Bonn: Ueber das Verhalten alter Kaiserschnittnarben bei nachfolgender Schwangerschaft.
10. Sänger, Leipzig: Zur Vereinfachung der Technik des Kaiserschnittes.
11. Kaltenbach, Gießen, erklärte Präparate von dem Eileiter, von der Gebärmutter aus dem 4. Monat der Schwangerschaft mit einem in Zerfall begriffenen Myom und schliesslich Präparate nach Totalexstirpation der Gebärmutter wegen Adenoms und Karzinoms.
12. Kaltenbach, Gießen: Zur Verhütung der Ophthalmoblennorrhoea neonatorum.
13. Stumpf, München: Ueber Puerperaleklampsie.
14. Runge, Dorpat: Zur allgemeinen Behandlung bei Erkrankungen im Wochenbett.
15. Sänger, Leipzig: Ueber Beziehungen der gonorrhoischen Infection zu Puerperalerkrankungen.
16. Elischer, Budapest: Ueber die Anwendung von Jodoform bei Laparotomien.
17. Schatz, Rostock: Ueber Geschwüre der Harnblase.
18. Zeiss, Erfurt: Ueber die Alexander'sche Operation.
19. Skutsch, Jena: Ueber Beckenmessung. Eine Methode, alle Durchmesser des Beckens zu messen (mit Erklärung eines Messinstrumentes).
20. Firnig, Köln: Ueber einen Fall von Kaiserschnitt wegen spondylolisthetischen Beckens.
21. Schauta, Innsbruck: Zur Operation der Rectovaginalfistel.
22. Küstner, Jena: Ueber Perineoplastik.
23. Korn, Dresden: Beitrag zur totalen Perineoplastik.
24. Olshausen, Halle: Notizen über das klinische Anfangsstadium der Myome.
25. Wiener, Breslau: Ueber Ernährung des Fötus.
26. Schatz, Rostock: Ueber typische Schwangerschaftswehen.

27. Schatz, Rostock: Ueber die Bebrütung des menschlichen Eies.
28. Wyder, Berlin: Ueber die Veränderungen der Gebärmutterschleimhaut bei Fibromen.
29. Hofmeier, Berlin: Erläuterung von Präparaten einer Gebärmutter bei Eklampsie, einer extrauterinen Tubenschwangerschaft und eines nach Porro entfernten Uterus.
30. Schwarz, Halle: Ueber eine bisher unbekannte pathologische Veränderung der Scheidenschleimhaut.
31. Battlehner, Karlsruhe: Ein seltener Fall von Scheidenriss.
32. Küstner, Jena: Ueber Anwendung des Cocain bei plastischen Operationen.

Arch. Gynäk. 28: 448–501 (1886)

Der Verlauf der 1. Versammlung schien erfolgreich gewesen zu sein, die Gesellschaft umfaßte 67 Mitglieder, von denen 38 bei der Versammlung anwesend waren. Als Teilnehmer hatten sich weitere 34 Gynäkologen in München eingeschrieben. Im Jahre 1877, bei dem ersten Versuch der Gründung einer Deutschen Gesellschaft für Gynäkologie, waren es 74 eingeschriebene Teilnehmer. Das Interesse hatte zugenommen, obschon die jährliche Naturforscherversammlung mit einer gynäkologischen Sektion weiter bestand.

4. Der erste Präsident

Der erste Präsident der Deutschen Gesellschaft für Gynäkologie, der kurz nach Übernahme des Münchener Lehrstuhls geadelte Franz von Winckel, wurde am 5. Juni 1837 in Berleburg geboren. Schon während seiner Berliner Assistentenjahre setzte er sich für die Thesen von Ignaz Philipp Semmelweis (1819–1865) ein, der mit seinem Werk „Die Aetiologie, der Begriff und die Prophylaxis des Kindbettfiebers"

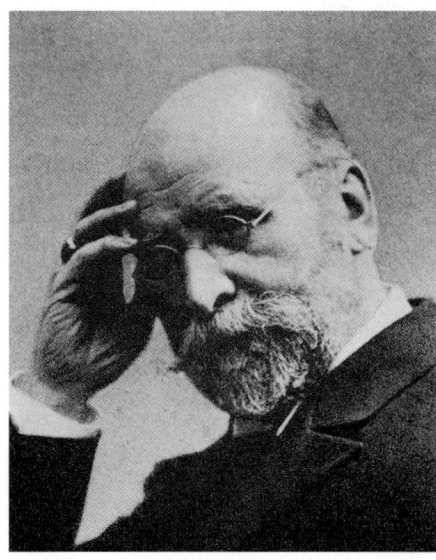

Abb. 2. Franz von Winckel (1837–1911)
Erster Präsident der Deutschen Gesellschaft für Gynäkologie

ein kaum vorstellbares Aufsehen erregt hatte. Nicht mehr nämlich wurde die Quelle der Infektion in der Luft der Gebäranstalten und im Wochenzimmer, sondern in der Berührung der frisch verletzten Weichteile des Geburtskanals durch Finger und

Instrumente gesehen und als Zeit der Übertragung stets die Geburt angenommen. Franz von Winckel hatte sich für Semmelweis auch eingesetzt, als dieser durch offene Briefe an Siebold und Scanzoni einen irreparablen Bruch mit der herrschenden Lehre und ihren führenden Vertretern herbeiführte.

F. von Winckel kam 1864 nach Rostock und schrieb dort „Die Pathologie des Wochenbetts", setzte seine Studien zur Pathologie der Geburt fort, die in einem damals sehr bekannten Lehrbuch (1869) gipfelten. Es fiel ihm schwer, einer Ernennung zum Direktor des Sächsischen Entbindungsinstituts und der Hebammenschule Dresden zu folgen, weil er darin die Aufgabe seiner akademischen Lehre und Berufung sah. Aber immerhin verbrachte er in Dresden besonders fruchtbare Jahre. Die Geburtenzahl der bald renommierten Gebäranstalt stieg auf über 1000 Entbindungen an, von Winckel entwickelte eine vorbildliche Hebammenschule und versammelte eine Reihe von Schülern aus Europa und außereuropäischen Ländern um sich. Nach dem Tod von Carl von Hecker wurde von Winckel 1883 an die Universität München berufen. Sein Nachfolger in Dresden wurde der gleichfalls sehr gut bekannte Christian Gerhard Leopold (1846–1911). Nach anfänglichen Schwierigkeiten wurde der an die Universität München berufene Professor für Gynäkologie und Geburtshilfe von 1884 an auch Direktor der staatlichen Hebammenschule in München. Der bald geadelte Franz von Winckel war Fakultätskollege von von Ziemssen, Voit und Pettenkofer. 1885 schuf er sein Lehrbuch der Frauenkrankheiten und 1888 ein Lehrbuch der Geburtshilfe, das auch ins Englische übersetzt worden ist. In diese Münchener Jahre fällt auch die definitive Gründung der Deutschen Gesellschaft für Gynäkologie (1886), nachdem ein vorausgegangener, während der 50. Naturforscherversammlung in München 1877 unternommener Versuch erfolglos geblieben war (siehe oben). Bemerkenswert bleibt von Winckels Referat über die Endometritis, das er für den 6. Kongreß der Deutschen Gesellschaft für Gynäkologie unter dem Vorsitz von Rudolf Chrobak in Wien (1895) vorbereitet hatte, wobei er als erster eine ätiologische Einteilung der Endometritisformen versuchte. Sein Name ist durch die Abhandlung über den Wigand-Martin-Winckelschen Handgriff jedem Geburtshelfer vertraut. Im Studienjahr 1902/1903 war er Rector Magnificus der Universität München. Von Winckel wurde in seinem 70. Lebensjahr emeritiert (1907). Als die Deutsche Gesellschaft für Gynäkologie zu ihrem 14. Kongreß unter Albert Döderlein abermals nach München zurückkehrte, machte sie von Winckel zu ihrem Ehrenpräsidenten. Von einer Alterskrankheit (Diabetes) gezeichnet, vermochte er 1909 doch noch eine „Allgemeine Gynäkologie" abzuschließen.

Franz von Winckel war – eher ungewöhnlich für seine Zeit – ein weltgewandter Mann, der sich über den Stand seines Faches in anderen Ländern sehr gerne orientierte. Schon während seiner Dresdener Zeit hatte er Reisen nach England unternommen, im Jahre 1881 in den Orient, im Jahre 1882 nach Schweden, Norwegen und Finnland. Im Jahre des ersten Kongresses der Deutschen Gesellschaft für Gynäkologie 1886 besuchte er sogar Nordamerika; im Jahr 1891 Spanien und Marokko. Ein zweites Mal war von Winckel 1903 in Chicago und kehrte über Mexiko nach München zurück. Die ihm eigene scharfe Beobachtungsgabe ermöglichte es ihm, eine Fülle von Anregungen nach Hause mitzubringen und sie seinen Fachkollegen und Schülern weiter zu vermitteln.

Franz von Winckel starb am 31. Dezember 1911 in München. Er war eine der beherrschenden Figuren aus der Gründungszeit der Deutschen Gesellschaft für

Gynäkologie. Seine klinische Einstellung blieb eher konservativ, obgleich er mit Bewunderung für die operative Bravour eines W. A. Freund oder Heinrich Fritsch nicht geizte.

Die Zusammenkünfte der gynäkologischen Sektion der Naturforscherversammlung nach Gründung einer Deutschen Gesellschaft für Gynäkologie

Jahr/Ordnungsziffer/Ort	Autoren und wichtige Themen	Quelle
1886 (59.) Berlin	Olshausen: Ventrale Operation bei Lageanomalien	Arch. Gynäk.: 29: 311 (1887)
	Fränkel: Mechanische Behandlung der häufigsten Formen von Retroversio uteri	29: 316 (1887)
	Kehrer: Inversio uteri	29: 321 (1887)
	Bockelmann: Antisepsis	29: 322 (1887)
	Martin: Tubenerkrankungen	29: 328 (1887)
	Schroeder: Castration bei Neurosen	29: 333 (1887)
	Löhlein: Indikation zur künstlichen Frühgeburt bei inneren Krankheiten	29: 340 (1887)
	Veit: Endometritis corporis	29: 346 (1887)
	Hofmeier: Ueber die endgültige Heilung des Carcinoma cervicis uteri	29: 352 (1887)
	Fritsch: Sechzig (vaginale) Totalexstirpationen des carcinomatösen Uterus	29: 359 (1887)
1887 (60.) Wiesbaden	Bumm: Gonorrhoische Mischinfektionen	31: 448 (1887)
	Fehling: Laparotomie bei Peritonealtuberkulose	31: 464 (1887)
	Wyder: Perforation oder Sectio	31: 478 (1887)
1888 (61.) Coeln	Meinert: Eine sichere Catgutnaht für die Emmet'sche Operation	33: 308 (1888)
	Frank: Extraperitoneale vaginale Uterusexstirpation	33: 320 (1888)
1889 (62.) Heidelberg	W. A. Freund: Operation complicierter Uterusvorfälle	36: 519 (1889)
	Kaltenbach: Pathogenese Placenta praevia	36: 522 (1889)
	Bumm: Aetiologie der septischen Peritonitis	36: 528 (1889)
	Krevet: Das Verhalten der Aerzte zu den Hebammen bei dem jetzigen Stande der Antisepsis	36: 539 (1889)
	P. Müller: Ventrale Fixation des prolabierten Uterus	36: 546 (1889)
1893 (65.) Nürnberg	Bumm: Zur Behandlung der Sterilität der Frau	45: 376 (1894)
	Strassmann: Perforation des nachfolgenden Kopfes	45: 378 (1894)
	Kaltenbach: Forensische Bedeutung der postmortalen Uterusinversion	45: 386 (1894)

5. Die Deutsche Gesellschaft für Gynäkologie repräsentiert das Fach

Unter dem Vorsitz von Olshausen versammelte sich die Deutsche Gesellschaft für Gynäkologie vom 24. bis 26. Mai 1888 in Halle. Olshausen, der noch 1877 die Gründung einer gynäkologischen Fachgesellschaft für nicht erforderlich hielt und die Austrocknung der entsprechenden Sektionen in der Gesellschaft der Naturforscher befürchtete, hatte seine Einstellung zur jungen Gesellschaft inzwischen gründlich revidiert. In seiner Eröffnungansprache würdigte er das Erscheinen zahlreicher Fachkollegen, welches bewiesen habe, „dass die Gründung einer besonderen Gesellschaft für Gynäkologie ein Bedürfnis war. Der Stoff dieses Specialgebietes der Medicin ist für die Verhandlungen vollkommen ausreichend vorhanden und die Gefahr der Isolirung von anderen Zweigen derselben nicht zu fürchten. Die raschen Fortschritte der medicinischen Wissenschaft müssen auch für die Gynäkologie verwerthet werden, und damit tritt sie in Verbindung mit den Grenzgebieten. Der Austausch von Ideen Vieler fördert die wissenschaftliche Arbeit. Bis jetzt gibt es noch keine endgültig gelöste Aufgabe, die Anschauungen wechseln durch neue Entdeckungen, und auch über bereits bekannte Dinge muss sich das Urtheil neuen Anschauungen fügen. Die Prophylaxe der Wundkrankheiten beweist dies. – Die deutsche Gynäkologie geht Hand in Hand mit der Geburtshülfe, beide dürfen nicht auseinandergerissen werden. Die Physiologie und Pathologie des Sexuallebens ist nur dann unter einheitliche Gesichtspunkte zu bringen, wenn Geburtshülfe und Gynäkologie unter einem Specialfach zusammengefaßt werden. Die von Manchen aufgestellte Behauptung, dass das vereinigte Gebiet zu gross sei, ist falsch. Nur der ausgebildete Geburtshelfer kann die Gynäkologie richtig beurtheilen, und die häufigen gynäkologischen Verirrungen werden vermieden werden, wenn der Gynäkologe auch Geburtshelfer ist. An den deutschen Hochschulen wird der Zusammenhang beider Fächer festgehalten… Die Geburtshülfe hat sich durch ihre Fortschritte ihren Namen wieder verdient, und die operative Gynäkologie ist ihre hochgeachtete Schwester geworden. Sie hat viel geleistet und steht mit der Geburtshülfe in dem Dienste der Humanität. Die Gynäkologie erhält die Frau leistungsfähig, wie die erfolgreichen plastischen Operationen beweisen, ebenso der ungeahnte Aufschwung der Abdominalchirurgie" (6). Die Reputation der Deutschen Gesellschaft für Gynäkologie war gefestigt, der Rhythmus jedoch noch nicht gefunden, im September tagte bis 1862 und dann noch einmal 1865 eine gynäkologische Sektion der Naturforschenden Versammlung. Wie schon früher, waren für diese Sektion drei bis vier thematisch verschiedene Sitzungen eingeplant, jede dieser Sitzungen hatte einen gewählten Vorsitzenden. Die Wahl des Vorsitzenden kam in der Regel während der Sitzung zustande. Darin stand ein Unterschied zur neugegründeten Deutschen Gesellschaft für Gynäkologie, die einen fest gewählten Präsidenten und einen Ausschuß hatte, der ihm zur Seite stand und bei der Vorbereitung der kommenden Kongresse half. Möglicherweise ist auch die straffere Organisation und die Möglichkeit einer längeren vorausschauenden Planung der wissenschaftlichen Beiträge die Ursache dafür gewesen, daß die Verhandlungen der Deutschen Gesellschaft für Gynäkologie mehr Fachkollegen anzogen, als die der gynäkologischen Sektion der Naturforschenden Gesellschaft. Im Enthusiasmus der Gründerjahre wurde die 3. Versammlung der Deutschen Gesellschaft für Gynäkologie bereits für Juni 1889 nach Freiburg einberufen. Alfred Hegar war der Vorsitzende. Seine Eröffnungsansprache unterstrich, daß zu dieser Zeit die Ergebnisse der Forschung auf dem Gebiet der Infektionskrankheiten bereits befriedigte, insbesondere weil infolge der stürmischen Entwicklung der Bakteriologie die Ätiologie puerperaler und venerischer Infektionen inzwischen hatte geklärt werden können. Die Lehre von den Geschwülsten, deren Ätiologie er als „dunkel, falsch oder unzulänglich" bezeichnete, befriedige nicht. In der vorbeugenden Behandlung von Frauen sah er eine vordringliche Aufgabe. Hegar ging auch auf den Schutz des menschlichen Eies, auf die Pflege der Gesundheit der schwangeren Frau ein, entwickelte die Aufgaben, die sich der öffentlichen Gesundheitspflege stellten, berührte die Frage von Erbfehlern, die Frage der Zuchtwahl und damit auch die Grenzen der ärztlichen Tätigkeit des Gynäkologen so weit, daß er „mit Recht behaupten durfte, der Gynäkologe sei nicht nur der Arzt für Unterleibsleiden der Frauen" (7). Im Mittelpunkt der Beiträge zur 3. Versammlung standen Referate zu puerperalen Wundinfektionen, wobei die Vorstellung von „Selbstinfektion" ausführlich erörtert wurde. Werth sprach über die Ätiologie der Genitaltuberkulose. Operative Themen, unter Einschluß der Eileiterschwangerschaft, wurden ebenso wieder aufgegriffen wie neuere Arbeiten zur Anatomie der Plazenta.

Die 3. Versammlung würdigte August Breisky, der gerade erst nach Wien berufen worden war und unerwartet im 57. Lebensjahr verstorben war.

Während der 3. Versammlung der Deutschen Gesellschaft für Gynäkologie legte man sich auf einen zweijährigen Turnus der Zusammenkünfte fest. Auch bestimmte man, wie von Anfang an, mit dem Vorsitzenden den Leiter der künftigen Tagungen. Es wurde beschlossen, die 4. Versammlung der Deutschen Gesellschaft für Gynäkologie vom 21. bis 23. Mai 1891 in Bonn, unter dem Vorsitz von Gustav Veit, auszurichten. Dieses war der Kongreß, auf dem Albert Döderlein, damals Dozent in Leipzig, sein berühmtes Referat über Scheidenabsonderungen und Scheidenkeime hielt. Döderlein führte aus, er habe bereits auf dem vorjährigen internationalen medizinischen Kongreß in Berlin über seine Untersuchungen zu den in der Absonderung der Scheide vorkommenden Spaltpilzen vorgetragen, habe diese Untersuchungen fortgesetzt, inzwischen beendet und sei in der Lage, die endgültigen Ergebnisse der Versammlung mitzuteilen. Er hielt an der Trennung der Scheidenabsonderungen in gesunde und krankhafte fest. Die Anregung für diese wichtige Unterscheidung in physiologische und pathogene Scheidenkeime erhielt er bei der Untersuchung von Wöchnerinnen und Schwangeren. Wo er die als physiologisch angesehene Scheidenflora fand, beobachtete er keine puerperalen Infektionen (8). Auf der 4. Versammlung wurde von Frommel über die Histologie der Milchdrüse berichtet. Bereits 1875 hatte Langhans die Lymphgefäße der Brustdrüse und ihre Beziehung zum Krebs im Archiv für Gynäkologie beschrieben (9). Leopold (10) hatte eine karzinomatös entartete Mamma der Gesellschaft für Geburtshilfe in Leipzig demonstriert (16. Dezember 1872). Die Beschäftigung der Gynäkologie mit den Erkrankungen der Brust begleitet die Gründungsphase der Deutschen Gesellschaft für Gynäkologie. Die 4. Versammlung räumte diesem Thema die Priorität ein, die es vermöge der Forschungen von Gynäkologen verdiente.

Die 5. Versammlung der Deutschen Gesellschaft für Gynäkologie vom 25. bis 27. Mai 1893 wurde durch eine großartige Rede von Heinrich Fritsch eingeleitet. „In den sechziger Jahren dieses Jahrhunderts war das Interesse für dieselbe (Gynäkologie) noch gering. Die Geburtshilfe beherrschte den gynäkologischen Markt, nur kleine Operationen wurden ausgeführt, das Carcinom blieb unbehandelt, gegen das Myom gab man innere Mittel, und wer Fisteln heilte, war ein grosser

Mann. Durch Marion Sims und die englische Ovariotomisten wurde nun ein Umschwung herbeigeführt, und an der Hand der Chirurgie lernte man auch auf dem Gebiet der Gynäkologie Erfolge erzielen. Während aber das Ausland in der glücklichen Lage sich befand, dass dort Chirurgen zu Gynäkologen wurden, mussten bei uns alte Geburtshelfer die Gynäkologie erlernen. Es dauerte aber nicht lange, so wurden die auswärtigen Fortschritte von uns nicht nur erreicht, sondern sogar überflügelt. Durch den sich entwickelnden Kampf verschiedener Meinungen sind wir auf manchem Gebiet zu erwünschter Einigkeit erlangt: Die Untersuchungen über die Erkrankung und die Behandlung der Ovarialgeschwülste erscheint abgeschlossen, die Frage des Gebärmutterkrebses gelöst, es herrscht Einigkeit über die Myomotomie und die Behandlung der Extrauteringravidität, und auch, dass die Rückwärtsbeugung der Gebärmutter operativer Behandlung zugänglich ist, wird allgemein zugegeben. Nicht so klar sind andere Themata, von denen zwei, die Symphyseotomie und die Adnexoperationen, zum Gegenstande der Verhandlungen dienen sollen." Fritsch beschließt seine Eröffnungsrede mit der Feststellung: „Nichts ist so geeignet, unserer Wissenschaft zu nützen, als ein persönlicher Verkehr zwischen den Hauptvertretern der Gynäkologie, aber nichts wäre ein grösserer Fehler, als wenn wir in hastiger, unfertiger Weise die wichtigen Fragen, welche uns hauptsächlich beschäftigen sollen, abthun wollten" (11). Während der 5. Versammlung wird auch auf eine Sammlung zugunsten eines Semmelweis-Denkmales aufmerksam gemacht. Offenbar hatte man dem angriffslustigen Pionier, dem Entdecker der Ursachen von Puerperalinfektionen und dem Widersacher der Miasmenlehre, endgültig verziehen und wußte sich inzwischen seinem Andenken verpflichtet.

Während der 5. Versammlung demonstrierte H. W. Freund eine Patientin, die sein Vater (W. A. Freund) 15 Jahre zuvor wegen Zervixkrebs abdominal operiert hatte. Ähnliche Dauererfolge waren nur in geringer Anzahl bekannt geworden.

Der noch heute gültige Rhythmus war inzwischen etabliert. Unter dem Vorsitz von Rudolf Chrobak traf man sich zur 6. Versammlung in Wien (5. bis 7. Juni 1895). Die 7. Versammlung richtete P. Zweifel vom 9. bis 11. Juni 1897 in Leipzig aus.

Die Versammlungen der Deutschen Gesellschaft für Gynäkologie 1888–1893

Jahr/Ordnungsziffer/Ort	Präsident, Autoren und wichtige Themen	Quelle
1888 (2.) Halle	Präsident: Olshausen	
	Winckel: Zur Beförderung der Geburt des nachfolgenden Kopfes	Arch. Gynäk.: 32: 448 (1888)
	Fehling: Mechanismus der Placentarlösung	32: 452 (1888)
	Werth: Entstehung von Psychosen im Gefolge von Operationen am weiblichen Genitale	32: 457 (1888)
	Zweifel: Perineoplastik	32: 463 (1888)
	Sänger: Blasenverletzung bei Laparotomie	32: 465 (1888)
	Ruge: Adenom des Uterus, die malignen und benignen Formen	32: 487 (1888)

1889 (3.) Freiburg	Präsident: Hegar	
	Kaltenbach u. Fehling: Puerperale Wundkrankheiten	Arch. Gynäk.: 35: 489 (1889)
	Bumm: Aetiologie der Parametritis	35: 496 (1889)
	Werth: Genitaltuberkulose	35: 505 (1889)
1891 (4.) Bonn	Präsident: Veit	
	Veit: Menstruation, Ovulation, Conception	Arch. Gynäk.: 40: 301 (1891)
	Dohrn u. Ahlfeld: Betrieb der praktischen Geburtshülfe unter Privatverhältnissen	40: 301 (1891)
	Döderlein: Scheidenabsonderungen und Scheidenkeime	40: 306 (1891)
	Hofmeier u. Leopold: Diagnose des Carcinoma corporis uteri	40: 314 (1891)
	P. Müller: Fibromyom im Klimakterium	40: 340 (1891)
	Bumm: Gonorrhoe	40: 353 (1891)
	Frommel: Histologie der Brustdrüse	40: 357 (1891)
1893 (5.) Breslau	Präsident: Fritsch	
	Zweifel: Symphyseotomie	Arch. Gynäk.: 44: 527 (1893)
	Schauta: Indikationen, Technik, Erfolge der Adnexoperationen	44: 573 (1893)
	Pfannenstiel: Bösartigkeit papillärer Ovarialgeschwülste	44: 627 (1893)

6. Verhandlungen der Deutschen Gesellschaft für Gynäkologie – ein über 100 Jahre aufrechterhaltener Dialog ärztlicher Praxis und ärztlicher Wissenschaft

Die Gründungsgeschichte der Deutschen Gesellschaft für Gynäkologie und Geburtshilfe erinnert an den Dualismus von ärztlicher Wissenschaft und Praxis, der in allen medizinischen Disziplinen entdeckt werden kann: Die klinische Forschung kann nicht ausschließlich anwendungsorientiert sein, sie sollte möglichst alle Anregungen aufnehmen, auch solche, die sich nicht sogleich in diagnostische oder therapeutische Konzepte ummünzen lassen. Die klinische und ambulante Praxis fragt nach Bewährtem und sollte auf eine Absicherung für Neuerungen warten können, bevor sie Empfehlungen verlangt. Die wissenschaftlichen Gesellschaften sind Vermittler zwischen den Resultaten kreativer und reproduzierender Arbeit ihrer Mitglieder. Indem sie bestehende Kontakte fördern oder solche dort herstellen, wo sie fehlten, tragen diese Vereinigungen dazu bei, eine wissenschaftliche Kultur ärztlicher Arbeit zu erhalten. Die akademischen Berufe haben sich dafür seit langem des Instruments wissenschaftlicher Gesellschaften bedient, deren Traditionen das stabile Gefüge bilden, welches zu schnelle Ausuferungen ebenso wie das Eintrocknen aus Ideenmangel und Routine verhindert. Traditionen entstehen langsam und erstarken erst mit der Zeit. Die Geschichte der Deutschen Gesellschaft für Gynäkologie ist hierfür ein gutes Beispiel. Traditionen können nur dort ihre gute Wirkung entfalten, wo man gelegentlich daran erinnert, wie sie entstanden sind.

Die Deutsche Gesellschaft für Gynäkologie ist eine wissenschaftlich orientierte Vereinigung geblieben, welche alles, was in das Fach Gynäkologie und Geburtshilfe gehört, aufgreifen, anhören, erwägen und nutzen soll. Sie verfolgt dabei ihren schließlichen Zweck, nämlich die Verwendbarkeit der präsentierten Ergebnisse für das unmittelbare ärztliche Handeln zu überprüfen. Das bloß Berufsständische, welches sie in den Gründungsjahren und lange danach stets abzudecken suchte, kann sie seit mehr als zwei Jahrzehnten dem Berufsverband der Frauenärzte überlassen. Die enge Verbindung der Spitzen beider Gesellschaften sorgt dafür, daß die Überlegungen und Entschließungen beider Gremien dem gemeinsamen Beruf des Frauenarztes zugute kommen.

Aus der Gründungsgeschichte wird aber auch deutlich, daß Gefahren darin liegen, wenn man sich auf solche wissenschaftliche Fragen konzentriert, deren Beziehung zur Praxis nicht mehr leicht zu erkennen sind. Die Absplitterung von esoterischen Spezialgesellschaften ist dann die Folge. Da sie kaum eine Tradition haben, ist abzusehen, daß sie mit der wissenschaftlichen Mode kommen und verschwinden. Dieses Schicksal wird der Deutschen Gesellschaft für Gynäkologie und Geburtshilfe nicht beschieden sein. Schon die Alten sahen bald, daß sie den Berufsbildungs- und praxisnahen Fortbildungsaufgaben als Lehrer des Faches nicht genügend nachkommen könnten, sobald sie sich in einer wissenschaftlichen Vereinigung, wie der der Naturforschenden Gesellschaft, zusammenfanden und dort unter sich bleiben würden. So suchten sie, zunächst in einem vergeblichen Anlauf, schließlich aber doch mit Erfolg, die Selbständigkeit in einer zwar durch und durch wissenschaftlichen Vereinigung, die aber die Verbindung zu den praktizierenden Kollegen sehr eng gestalten mußte, zumal sie auch auf die Teilnahme dieser Kollegen an den Kongressen angewiesen war und bleibt. Schließlich sind alle Fachkollegen denselben Bildungsweg gegangen, Angehörige derselben akademischen Zunft und daher schon seit dem Studium vertraut mit dem Wachsenden, Fließenden, sich Verändernden einer angewandten Wissenschaft. Im Rahmen ihrer Gesellschaft vermögen sie die zunächst an der Universität geknüpften Verbindungen zu den Grundlagenwissenschaften während der beruflichen Tätigkeit aufzufrischen. Dabei sind die wissenschaftliche Literatur und das gesprochene Wort auf einem Kongreß in der Sache nicht voneinander zu trennen. Es gibt keine Originalmitteilung, die Neues vorstellt und die nicht auf einem Kongreß zur Diskussion gestellt worden wäre. Es gibt kaum eine Tendenz, die nicht in ihrem Für und Wider erörtert wird, bevor sie Niederschlag in der wissenschaftlichen Literatur findet. So zumindest sollte es sein.

Die Wissenschaftliche Gesellschaft wie die Deutsche Gesellschaft für Gynäkologie bieten in regelmäßigem Abstand seit 100 Jahren den gemäßen Rahmen für die Präsentation neuer Ergebnisse, für Beifall und Kritik, für die Darstellung von größeren Zusammenhängen durch die Erfahrensten des Faches und für Kontakte zwischen denen, die denselben Beruf ausüben. Ich sehe keine Gründe dafür, weshalb mit dieser Tradition gebrochen werden sollte.

Literaturverzeichnis

1. Verhandlungen der Gesellschaft Deutscher Naturforscher und Ärzte, 100. Versammlung zu Wiesbaden, 28. 9.–2. 10. 1958, Springer (1959), Suppl. zu Klin. Wschr. 36 (1958)
2. Arch. Gynäk. 6: 317-331 (1874)
3. Arch. Gynäk. 7: 330 (1875)
4. Arch. Gynäk. 11: 594 (1877)
5. Arch. Gynäk. 28: 446 (1886)
6. Arch. Gynäk. 32: 444–445 (1888)
7. Arch. Gynäk. 35: 485–540 (1889)
8. Arch. Gynäk. 40: 306–308 (1891)
9. Arch. Gynäk. 8: 181–193 (1875)
10. Arch. Gynäk. 5: 405 (1873)
11. Arch. Gynäk. 44: 525–526 (1893)

Meilensteine in der Gynäkologie und Geburtshilfe* – 100 Jahre Deutsche Gesellschaft für Gynäkologie und Geburtshilfe

Josef Zander

Am 16. September 1885 wurde in Straßburg die Deutsche Gesellschaft für Gynäkologie gegründet (27). Der Straßburger Gynäkologe Wilhelm Alexander Freund (1833–1917) war Vorsitzender des Gründungskomitees (Abb. 1). Die Gesellschaft begeht somit am gleichen Tag, an dem der XI. Kongreß der FIGO auf deutschem Boden beginnt, ihren 100. Geburtstag.

Vom 17. bis 19. Juni 1886 fand in München ihr erster Kongreß statt. Er stand unter der Leitung des Direktors der Münchener Universitäts-Frauenklinik Franz Winckel (1837–1911) (Abb. 2). Es beteiligten sich nicht nur die Gynäkologen aus Deutsch-

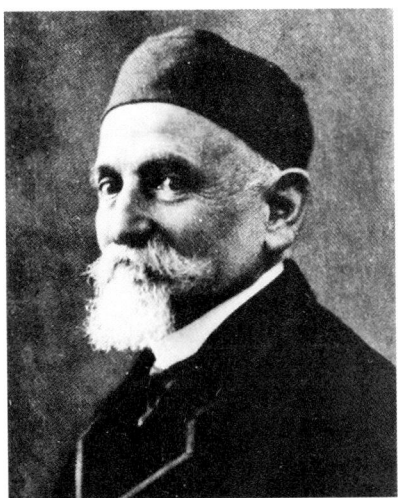

Abb. 1. Am 16. September 1885 wurde in Straßburg die Deutsche Gesellschaft für Gynäkologie gegründet. Wilhelm Alexander Freund (1833–1917) war Vorsitzender des Gründungskomitees. 1878 nahm er die erste wissenschaftlich fundierte und reproduzierbare abdominale Totalexstirpation eines karzinomatösen Uterus in Breslau vor.

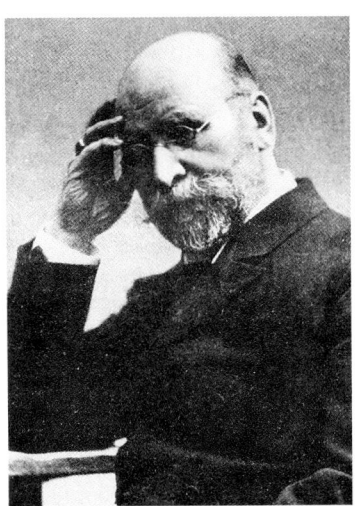

Abb. 2. Franz Winckel (1837–1911). Unter seiner Leitung fand vom 17. bis 19. Juni 1886 in München der erste Kongreß der Deutschen Gesellschaft für Gynäkologie statt.

---

* Deutsche Übersetzung der 1. Special Lecture des XI. Weltkongresses der Internationalen Federation für Gynäkologie und Geburtshilfe (FIGO) am 16. September 1985 in Berlin. Originaltitel der englischen Fassung: Milestones in Gynecology and Obstetrics – on the Occasion of the Centenary of the German Society of Gynecology and Obstetrics.

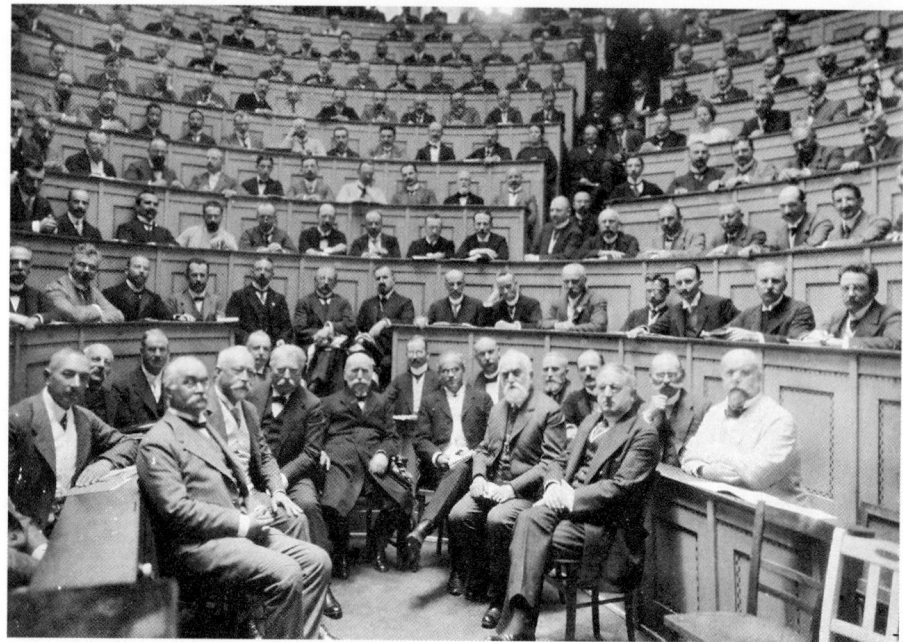
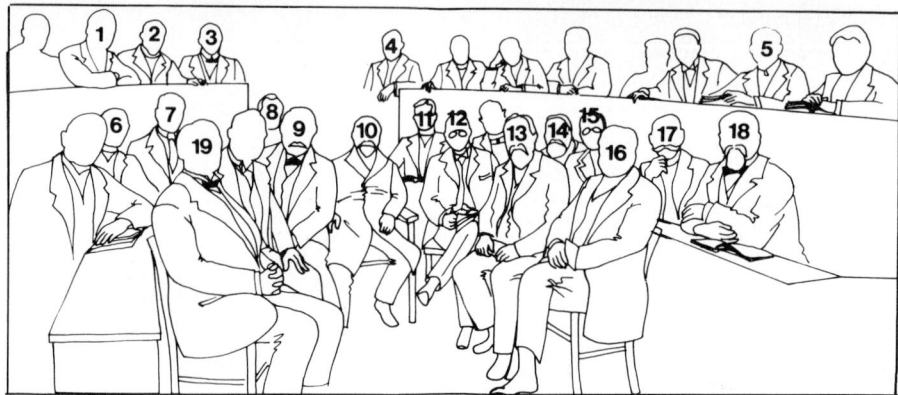

Abb. 3 a und b. Dieses Foto zeigt die Teilnehmer des 14. Kongresses der Deutschen Gesellschaft für Gynäkologie, welcher 1911 unter Leitung von Albert Döderlein in München stattfand. Die Gründergeneration war zum Teil noch anwesend (Erstveröffentlichung aus dem Besitz der I. Universitäts-Frauenklinik München).
❶ H. Sellheim, ❷ E. Kehrer, ❸ L. Seitz, ❹ J. Amann, ❺ C. Menge, ❻ J. Veit, ❼ M. Simon, ❽ E. Bumm, ❾ O. Küstner, ❿ Fr. v. Winckel, ⓫ W. Stoeckel, ⓬ O. Beuttner, ⓭ P. Zweifel, ⓮ H. Fehling, ⓯ K. Baisch, ⓰ A. Döderlein, ⓱ M. Hofmeier, ⓲ A. Martin, ⓳ F. Schauta.

land, sondern auch aus dem weiteren deutschen Sprachgebiet und aus Ländern darüber hinaus, so aus Belgien, Frankreich, Italien, Österreich, Rußland, der Schweiz, Ungarn und den USA (27). Die Deutsche Gesellschaft für Gynäkologie wurde somit von ihrer Gründung an zu einem Forum für den wissenschaftlichen Gedankenaustausch im gesamten deutschen Sprachraum.

Abb. 3a und b zeigen die Versammlung der Gynäkologen anläßlich der 14. Tagung der Gesellschaft, welche unter der Leitung von Albert Döderlein (1860–1941) 1911 wiederum in München stattfand. Die Gründergeneration nahm zum größten Teil an diesem Kongreß teil.

Der Präsident des XI. FIGO-Kongresses hat mich nun gebeten, aus Anlaß des 100. Geburtstages der Deutschen Gesellschaft für Gynäkologie und Geburtshilfe, in dieser internationalen Versammlung über Meilensteine in unserem Fachgebiet zu berichten.

Es stellt sich zunächst die Frage, was wir unter Meilensteinen verstehen wollen. Sie sind Wegmarken, an denen wir uns orientieren über den Weg, den wir zurückgelegt haben, und über den Weg, der vor uns liegt. In der Erinnerung, woher wir kommen, stellen sie uns vor die Frage, wohin wir gehen wollen. Sie erinnern uns an vielfältige und außerordentliche Leistungen, die mit dem hinter uns liegenden Weg verbunden sind, ebenso wie an die Phantasie und Originalität menschlichen Denkens, an die Zielstrebigkeit, die Beständigkeit, den Mut, aber auch an die Bereitschaft zu Entbehrung und Leid, welche vielfach mit solchen Leistungen verbunden sind. Sie erinnern uns an bedeutende Persönlichkeiten, die nicht selten zunächst in großer Einsamkeit um die Durchsetzung ihrer Erkenntnisse kämpfen mußten. Sie erinnern uns ebenso an Leistungen, die durch die Kooperation in größeren Arbeitsgruppen, zum Teil auch im internationalen Verbund, zustande kamen. Nicht zuletzt erinnern uns Meilensteine an moralische Kategorien, auch an Versagen in ihnen.

Wilhelm Alexander Freund hat einmal im Rückbild auf sein Leben gesagt (16): „Die größten und besten Taten des Geistes stehen namenlos da, als hätte die Natur sie erzeugt." Er wollte damit zum Ausdruck bringen, daß alle großen fortschrittlichen Leistungen in der Wissenschaft nicht das Verdienst einzelner Genies sind, sondern daß sich in ihnen letztlich die Bemühungen und Ergebnisse zahlloser Unbekannter kulminieren. Auch dieser Gedanke sollte in die Betrachtung von Meilensteinen eingehen.

Schließlich zeigen Meilensteine auch Irrwege auf, derer wir uns entsinnen müssen. Für die Richtung, in die wir weitergehen wollen, kommt ihnen besondere Bedeutung zu.

So erscheint es mir notwendig, an diesem Tag und an diesem Ort zunächst einmal an die zerstörenden Kräfte zu erinnern, welche ideologische Verirrungen in Verbindung mit politischer Macht auf die Entwicklung einer wissenschaftlichen Disziplin ausüben können. Solche Kräfte brachen mit dem Nationalsozialismus über unser Land ein, als die Deutsche Gesellschaft für Gynäkologie gerade ein halbes Jahrhundert existierte. Sie haben im Verlauf von zwölf Jahren für unser Fachgebiet zu einem Exodus ohnegleichen geführt. Er war verbunden mit tragischen und leidvollen Schicksalen von Wissenschaftlern und Ärzten mit Weltgeltung. Dazu gehörten Männer wie Robert Meyer (1864–1947), Ludwig Fraenkel (1870–1953), Selmar Aschheim (1878–1965), Bernhard Zondek (1891–1966), Erich Fels (1897–1981) und Ernst Gräfenberg (1881–1957), neben vielen Ungenannten, die unser Land in höchster Not verlassen mußten oder schließlich, wie Salomon Kober (geb. 1903), im Konzentrationslager ermordet wurden.

In dieser Zeit geriet die Deutsche Gesellschaft für Gynäkologie zunehmend in eine Isolation. Am Ende des Zweiten Weltkrieges waren bis auf wenige Ausnahmen Wissenschaft und Forschung zur Bedeutungslosigkeit für die übrige Welt herabgesunken, einer Welt, die uns dann wieder die Hand zum Neubeginn reichte.

Wir Deutsche müssen auch mit diesem „Meilenstein" unserer Geschichte leben. Die verinnerlichte Analyse dieses Geschehens, dessen Wurzeln bis in das 19. Jahrhundert reichen, gehört zu den Aufgaben, welche wir zu bewältigen haben. Im folgenden versuche ich einige der Leistungen des vergangenen Jahrhunderts, die mit dem deutschen Sprachraum verbunden sind und letztlich dazu beigetragen haben, das Leben vieler Menschen humaner zu gestalten, aufzuzeigen. Gleichzeitig möchte ich daran erinnern, daß solche Meilensteine vielfach eingebunden sind in internationale Entwicklungen, welche weit über die Grenzen einer Nation oder eines Sprachraums hinausreichen.

Bei diesem Versuch ist es notwendig, daß ich mir Beschränkungen auferlege und daß vieles ungenannt bleibt. Ich möchte mich deshalb an einige Entwicklungen halten, von denen ich glaube, daß sie bis in die unmittelbare Gegenwart unseres Fachgebietes nachwirken:
– Bekämpfung der Infektion
– Operative Gynäkologie
– Gynäkologische Histopathologie
– Gynäkologische Endokrinologie im Rahmen der Reproduktionsphysiologie
– Empfängnisverhütung
– Bekämpfung der mütterlichen und kindlichen Sterblichkeit und Morbidität

Bekämpfung der Infektion

Die Infektion war im vergangenen Jahrhundert das Damoklesschwert über unserem Fachgebiet. Bis weit in die zweite Hälfte des 19. Jahrhunderts war die mütterliche und die kindliche Sterblichkeit vorwiegend durch Infektionen verursacht (11, 13). Ich erinnere an die Kindsbettfieber-Epidemien in den Gebärhäusern und Kliniken, an die wir heute nur mit Schrecken zurückdenken. In den schlimmsten Epidemien verstarb jede vierte Mutter. Operative Eingriffe mit Eröffnung der Leibeshöhle waren bis in die ersten Jahrzehnte unseres Jahrhunderts ebenfalls mit hohem Infektionsrisiko verbunden. Erst die wirksame Bekämpfung der Infektion hat die operative Gynäkologie im heutigen Ausmaß möglich gemacht.

Über die möglichen Ursachen der puerperalen Infektionen gab es eine verwirrende Fülle von Spekulationen und Theorien. Der Wahrheit am nächsten kamen

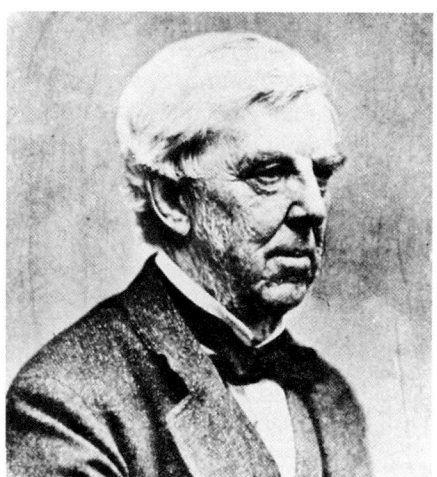

Abb. 4. Oliver Wendel Holmes (1809–1894), Physiologe und Pathologe der Harvard-Universität. Schon 1843 vertrat er die Auffassung, daß die Ursache des Kindsbettfiebers in einem Kadavergift zu suchen sei, welches von Ärzten, Pflegepersonal oder Patienten untereinander übertragen werde.

zunächst englische Gynäkologen und der Anatom und Physiologe an der Harvard-Universität, Oliver Wendel Holmes (1809–1894) (Abb. 4). 1843 teilte er mit, daß die Ursache in einem Kadavergift zu suchen sei, welches von Ärzten, Pflegepersonal oder Patienten untereinander übertragen werde (57). Bei den führenden Geburtshelfern seines Landes fand er jedoch kein Gehör.

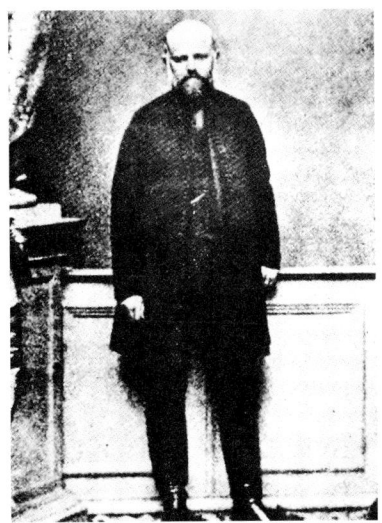

Abb. 5. Ignaz Philipp Semmelweis (1818–1865) aus Ofen in Ungarn trat als 28jähriger 1846 in die I. Wiener Gebärklinik ein. Schon ein Jahr später erfolgte die erste Bekanntgabe der Ergebnisse seiner Beobachtungen. Die Ursachen der Puerperalinfektionen erkannte er klar. Auf der Grundlage seiner Untersuchungen forderte er sofortige und entschiedene prophylaktische antiseptische Maßnahmen.

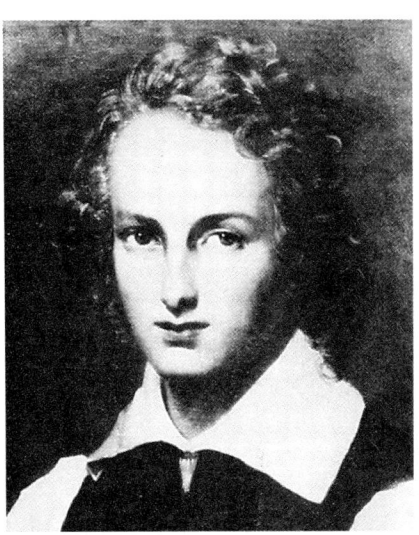

Abb. 6. Gustav Adolph Michaelis (1798 bis 1848) in Kiel gehörte zu den ersten, welche die Bedeutung der Beobachtungen und Schlußfolgerungen von Semmelweis erkannten.

1846 trat der in Ofen in Ungarn geborene 28jährige Ignaz Philipp Semmelweis (1818–1865) (Abb. 5) als Assistent in die I. Wiener Gebärklinik ein. In der Betroffenheit durch das unmittelbare Erlebnis der mütterlichen Sterbefälle begann er unverzüglich mit einer unvoreingenommenen und sorgfältigen Analyse seiner Beobachtungen. Schon ein Jahr später erfolgte die erste Bekanntgabe seiner Ergebnisse. Ich setze ihre Kenntnis voraus. Semmelweis hatte die Ursache der Puerperalinfektionen klar erkannt und forderte auf der Grundlage seiner Untersuchungen sofortige und entschiedene prophylaktische antiseptische Maßnahmen.

Die Verblendung und Verschlossenheit der großen Mehrzahl führender Geburtshelfer seiner Zeit gegenüber den Ergebnissen und Forderungen des jungen und unbekannten Forschers ist bis heute nur schwer zu begreifen. Sie verzögerte die wirksame Bekämpfung der Puerperalinfektionen bis auf wenige Ausnahmen über lange Zeit. In tiefer Verbitterung hat Semmelweis, später Professor für Geburtshilfe an der Universität Budapest, bis zu seinem Lebensende im Jahr 1865 seine Lehre verteidigt. Ihre allgemeine Anerkennung hat er nicht mehr erlebt.

Zu den wenigen, welche die Richtigkeit der Beobachtungen und Schlußfolgerungen von Semmelweis unmittelbar erkannten, gehörte der Kieler Geburtshelfer Gustav Adolph Michaelis (1798–1848) (34) (Abb. 6). Er leitete unverzüglich die notwendigen prophylaktischen Maßnahmen ein. Kurz vorher hatte er eine schlimme Epidemie mit puerperalen Infektionen erlebt. Unter den Verstorbenen befand sich auch seine von ihm selbst betreute, geliebte Cousine. Im August 1848 nahm sich der 50jährige aus Verzweiflung das Leben (34).

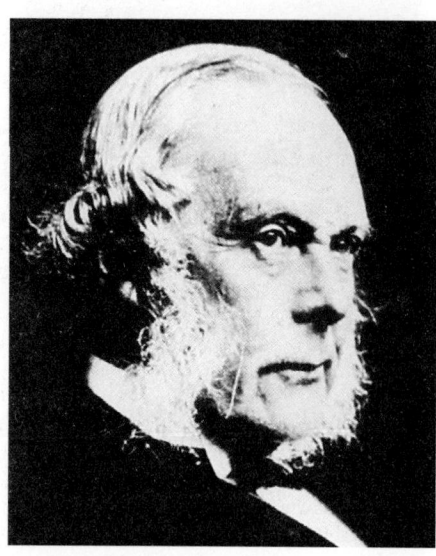

Abb. 7. 20 Jahre nach den ersten Beobachtungen von Semmelweis veröffentlichte der englische Chirurg Joseph Lister (1827–1912) seine Vorschläge zur strengen antiseptischen Wundbehandlung. Die neue Ära der Antisepsis kam erst damit in aller Welt schnell zum Durchbruch.

Semmelweis verstarb 1865 an einer Pyämie, ausgehend von einer Infektion der Hand, welche er sich bei einer geburtshilflichen Operation zugezogen hatte.

Kennzeichnend für Semmelweis sind die Worte in seinem großen Rechenschaftsbericht von 1860 (43): „Das Schicksal hat mich zum Vertreter der Wahrheiten, welche in dieser Schrift niedergelegt sind, erkoren. Es ist meine unabweisbare Pflicht, für dieselben einzustehen."

Auch in der Chirurgie sah es schlimm aus. 20 Jahre nach den ersten Beobachtungen von Semmelweis veröffentlichte jedoch der Chirurg Joseph Lister (1827–1912) (Abb.7) aus England seine Vorschläge zur strengen antiseptischen Wundbehandlung. Die neue Ära der Antisepsis kam nunmehr in aller Welt schnell zum Durchbruch. Die Bakteriologie, ausgehend von den Forschungen von Louis Pasteur (1822–1895) und Robert Koch (1843–1910), brachte neue entscheidende Impulse für das Verständnis der Infektionen und ihrer Pathogenese. Die Geburtsleitung und das operative Vorgehen paßten sich mehr und mehr diesen Erkenntnissen an. Der Gummihandschuh wurde erfunden. Auch wenn nun die großen Kindsbettfieber-Epidemien langsam verschwanden, so blieb die Infektion des Wundgebietes und ihre Generalisierung nach wie vor ein zentrales Problem des Fachgebietes. Erst mit der Ära der Antibiotika nach dem Zweiten Weltkrieg begann die letzte Phase der Bekämpfung der Infektion. Der Kampf gegen die Infektion hat schließlich zu einer außerordentlichen Minderung von Leid, verbunden mit Schmerz und Angst, in unserer Welt geführt.

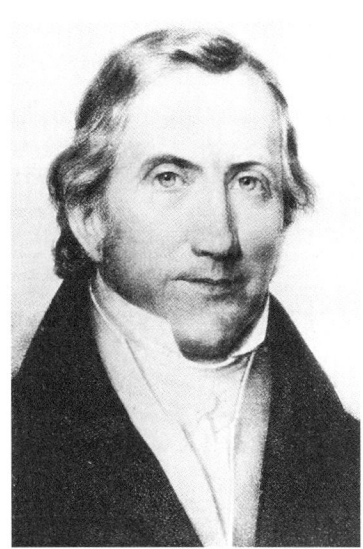

Abb. 8. Der Heidelberger Gynäkologe Franz Carl Naegele (1778–1851) beschrieb schon zu Beginn des 19. Jahrhunderts mehrere operative Methoden zum Verschluß der damals recht häufigen Blasen-Scheiden-Fisteln. Naegele stand übrigens in persönlichem Kontakt mit Goethe, der ihn auch bei seinem letzten Heidelberger Besuch am 24. September 1850 ärztlich konsultierte. Goethe hatte ihm bei einem seiner Heidelberger Besuche ein Porträtbild geschenkt (s. a. J. Zander: Über ein Bildnis Goethes aus dem Besitz von Franz Carl Naegele, Heidelberger Jahrbücher, 14, 134, 1970).

Operative Gynäkologie

Die Chirurgie ist eine empirische Wissenschaft, in die Erfahrungen von Generationen eingehen. Ältere und Erfahrene haben Jüngeren und Unerfahrenen vielfach zunächst die Hand geführt. Dies mag ein Grund dafür sein, daß in der Chirurgie das Lehrer-Schüler-Verhältnis sehr ausgeprägt ist. Chirurgische Schulen haben infolgedessen große Bedeutung gewonnen.

Viele Länder entwickelten zunächst ihre eigenen Traditionen. Manche Entwicklungen verliefen parallel zueinander. Es erscheint deshalb müßig, die Frage nach historischen Prioritäten zu stellen.

Ich beschränke mich darauf, einige Persönlichkeiten zu nennen, deren Pionierleistungen unter oft schwierigsten Umständen anderen den Mut gegeben haben, die Entwicklung weiterzuführen. Ebenso möchte ich auf Persönlichkeiten verweisen, deren Erfahrungen und handwerkliches Können, verbunden mit der Fähigkeit zu einer systematischen und kritischen Analyse, zu einer besonderen internationalen Ausstrahlung führten. Schließlich möchte ich auf chirurgische Schulen verweisen, deren Wirken wir in ihrer Gesamtheit große Fortschritte zu verdanken haben.

Zu den ersten gynäkologischen Eingriffen gehörte die Behandlung der damals sehr häufigen Fisteln im Genitalbereich (12, 13). Der Heidelberger Gynäkologe Franz Carl Naegele (1778–1851) (Abb. 8) hat schon zu Beginn des 19. Jahrhunderts eine Reihe von operativen Verfahren für die Behandlung von Blasen-Scheiden-Fisteln angegeben (32).

Operative Eingriffe mit Eröffnung der Leibeshöhle waren mit einem wesentlich höheren Risiko verbunden. Die erste Ovariotomie nahm Ephraim McDowell (1771–1830) (Abb. 9) in Danville in Kentucky auf dem Küchentisch seines Hauses Weihnachten 1809 unter dramatischen Umständen vor (57). Die Patientin, Mrs. Jane Todd Crawford (1763–1842), mit einem großen zystischen Ovarialtumor glaubte ursprünglich, daß sie Zwillinge erwarte. Während des dreißig Minuten

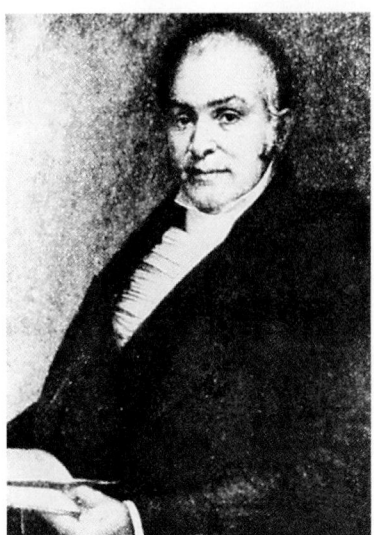

Abb. 9. Ephraim McDowell (1771 bis 1830) nahm in Danville in Kentucky auf dem Küchentisch seines Hauses Weihnachten 1809 unter dramatischen Umständen die erste Ovariotomie vor.

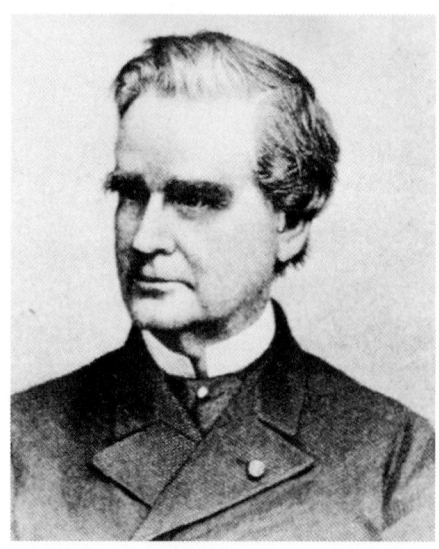

Abb. 10. James Marion Sims (1813–1883) aus New York hat wesentlich zur Entwicklung der operativen Gynäkologie beigetragen.

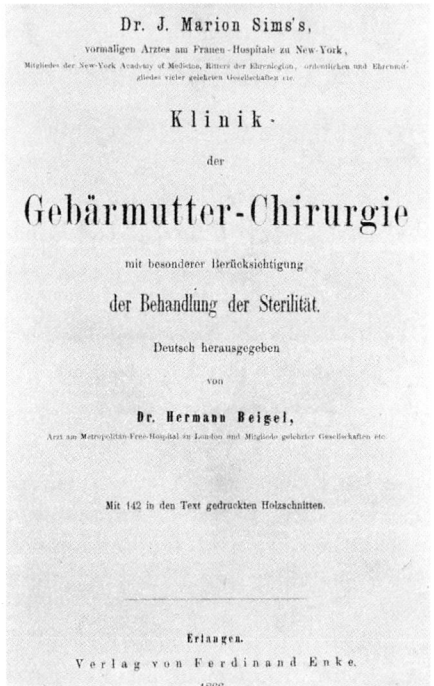

Abb. 11. Eine deutsche Übersetzung der berühmten Monographie von James Marion Sims „Clinical Notes on Uterine Surgery" erschien schon 1866.

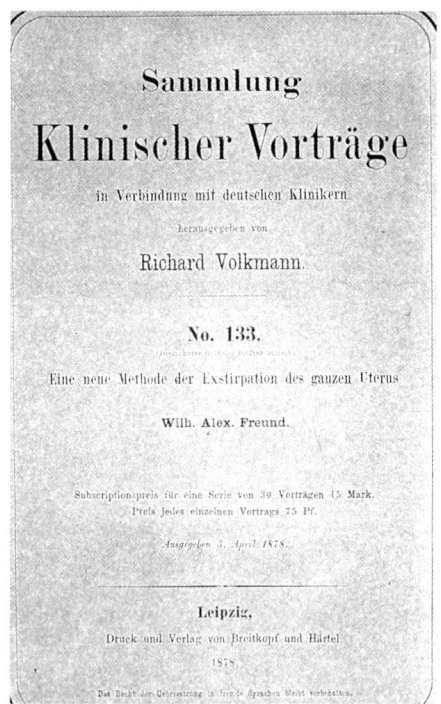

Abb. 12. Titelblatt der Veröffentlichung der ersten vollständigen abdominalen Uterusexstirpation durch Wilhelm Alexander Freund im Jahr 1878.

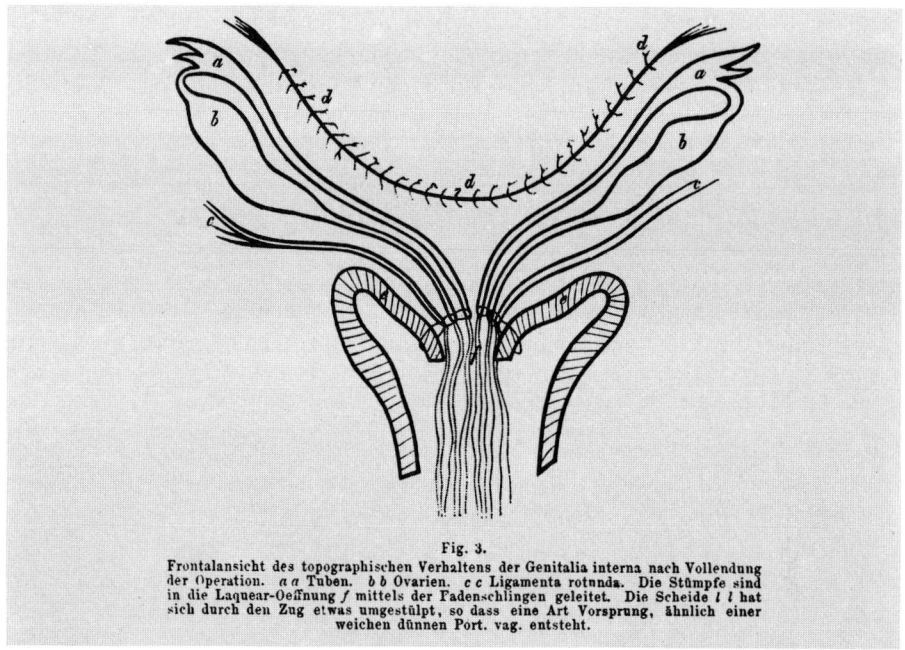

Abb. 13. Darstellung der extraperitonealen Verlagerung der Wundstümpfe nach abdominaler Uterusexstirpation aus der Erstveröffentlichung von Wilhelm Alexander Freund (16).

langen Eingriffs sang sie Hymnen, um dem Schmerz entgegenzuwirken. Vor dem Hause wartete die Menge, um McDowell zu hängen, weil sie glaubte, er werde die Patientin umbringen. Sie überlebte und McDowell ebenfalls. Bis 1820 hat er sieben Ovariotomien vorgenommen. Eine Patientin verstarb.

Etwa von der Mitte des 19. Jahrhunderts an hat Spencer Wells (1818–1897) in England die operative Behandlung für Ovarialtumoren systematisch weiterentwickelt. Operateure aus aller Welt suchten ihn auf, um von ihm zu lernen. Vor der Ära der Antisepsis überlebten etwa 25 Prozent seiner Patientinnen den Eingriff. Nach Einführung der Antisepsis etwa 90 Prozent. Für die damalige Zeit waren das eminente Erfolge (12).

Eine außerordentliche internationale Ausstrahlung für die Entwicklung der operativen Gynäkologie hatte der New Yorker Gynäkologe James Marion Sims (1813–1883) (Abb. 10). Sein Name ist verbunden mit dem gynäkologischen Spekulum, welches wir heute noch benutzen, mit Fisteloperationen, mit der detaillierten Beschreibung der operativen Behandlung der Myome und nicht zuletzt mit der Diagnostik und Behandlung der Sterilität, in der er seiner Zeit weit voraus war. Seine berühmte Monographie „Clinical Notes on Uterine Surgery" erschien schon 1866 in deutscher Übersetzung (55) (Abb. 11).

Bedeutende Impulse für die operative Gynäkologie sind von Frankreich ausgegangen. So ist die „Curette" neben dem Vaginalspekulum das wohl wichtigste spezifisch gynäkologische Instrument, eine Erfindung von Joseph Claude Anthelme Récamier (1774–1856) aus dem Jahr 1846 (13).

R. Girardin hat schon 1825 die Behandlung des Prolapses durch Verschluß der Scheidenwände empfohlen. Für die operative Behandlung der damals höchst problematischen Uterusmyome haben Eugène Koeberlé (1828–1915) in Straßburg und Jules Péan (1830–1898) in Paris wichtige Anregungen gegeben. Letzterer hat später auch das Spektrum der vaginalen Operationen mit Hilfe des „Morcellements" großer Myombildungen wesentlich erweitert (1886) (13).

Erste Uterusexstirpationen bei Karzinomen auf vaginalem und abdominalem Wege wurden schon zu Beginn des 19. Jahrhunderts von Conrad Johann Martin Langenbeck (1776–1851) in Kassel (24) 1813 und Johann Nepomuk Sauter (1766 bis 1844) 1822 in Konstanz (21) vorgenommen. Die erste wissenschaftlich fundierte und reproduzierbare einfache abdominale Totalexstirpation eines krebskranken Uterus erfolgte jedoch erst 1878 in Breslau durch Wilhelm Alexander Freund (15, 16, 66) (Abb. 12). Den von ihm angegebenen Prinzipien folgen wir noch heute (Abb. 13).

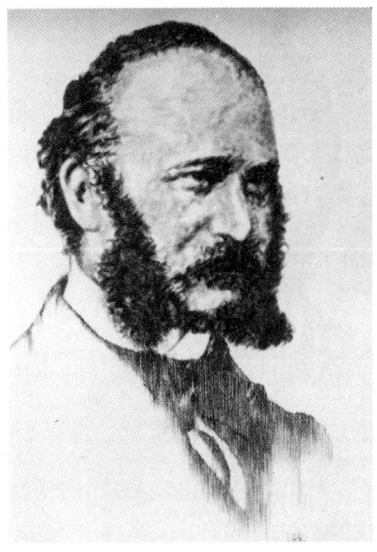 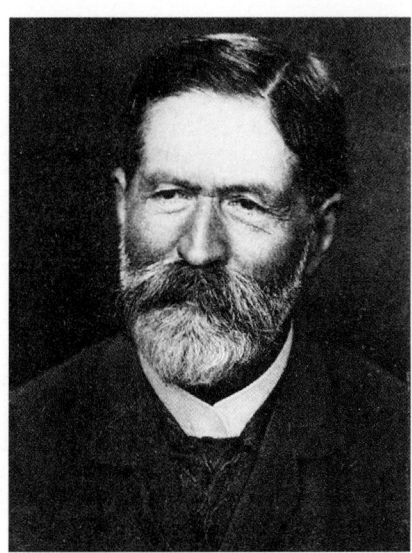

Abb. 14. Der Heidelberger Chirurg Gustav Simon (1824–1876) vermittelte starke Impulse für die Entwicklung der gynäkologischen Chirurgie.

Abb. 15. Alfred Hegar (1830–1914) in Freiburg gehört zu den Pionieren in der Entwicklung der Chirurgie des kleinen Beckens zu einer Domäne der Gynäkologen. Er hatte enge Kontakte mit dem Chirurgen Gustav Simon in Heidelberg.

In Deutschland hat der Heidelberger Chirurg Gustav Simon (1824–1876) (Abb. 14) zu Beginn der zweiten Hälfte des 19. Jahrhunderts starke Impulse für die Entwicklung der gynäkologischen Chirurgie vermittelt (12). Es war vor allem Alfred Hegar (1830–1914) (Abb. 15) in Freiburg und die Berliner Schule, welche die Chirurgie im kleinen Becken zu einer Domäne der Gynäkologie entwickelten. Auf Hegar, welcher zeitweise mit Simon zusammengearbeitet hatte, geht u.a. die anatomisch sorgfältig durchdachte Kolporrhapie beim Scheidenvorfall (um 1874) zurück. Die damals noch sehr gefährlichen Myomoperationen umging er mit Hilfe eines weniger gefährlichen Eingriffs, der Kastration. Dieser über längere Zeit häufig vorgenommene Eingriff führte wiederum zu frühzeitigen Beobachtungen der kastrationsbedingten Rückbildung des Uterus. Seine gemeinsam mit Rudolf

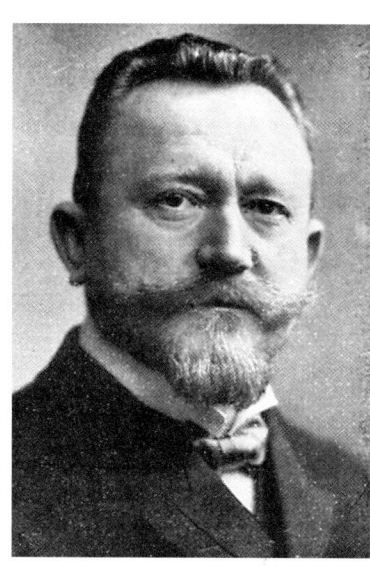

Abb. 16. Alwin Mackenrodt (1859–1925) in Berlin legte wichtige Grundlagen für die radikale Hysterektomie beim Uteruskrebs.

Kaltenbach (1842–1893) verfaßte Operationslehre war über Jahrzehnte ein richtungweisendes Standardwerk (22).

Von der Berliner Schule wurden zahlreiche Beiträge für die Entwicklung der gynäkologischen Chirurgie gegeben. Ich nenne die Namen Carl Schroeder (1838 bis 1887), Robert Michaelis von Olshausen (1835–1915), Karl Franz (1870–1926), Ernst Bumm (1858–1925) und schließlich den Begründer der gynäkologischen Urologie, Walter Stoeckel (1871–1961).

Pionierleistungen waren die Arbeiten von Alwin Mackenrodt (1859–1925) (Abb. 16) aus Berlin um die Jahrhundertwende, welche für die erweiterte abdominale Uterusexstirpation grundlegende Bedeutung gewonnen haben. Ähnliches trifft für die Erweiterung der vaginalen Uterusexstirpation für die Arbeiten des Stettiner Chirurgen Karl August Schuchardt (1856–1901) und des Hamburger Gynäkologen Karl Staude (1845–1916) zu.

In Abbildung 17 sind bedeutende Vertreter der österreichischen Schule im jeweiligen Lehrer-Schüler-Verhältnis zusammengestellt.

Theodor Billroth (1829–1894) (Abb. 18), auf der Insel Rügen geboren, wirkte in Wien als einer der hervorragendsten und geistreichsten Chirurgen des vergangenen Jahrhunderts. Über die Chirurgie hinaus ist er durch seinen Briefwechsel mit dem Komponisten Johannes Brahms bekannt geworden. Er stellte höchste wissenschaftliche Anforderungen an die Chirurgie und forderte eine rücksichtslose Selbstkontrolle und Offenlegung aller chirurgischen Leistungen.

Sein Schüler, Vinzenz Czerny (1842–1916) (Abb. 18), Nachfolger von Gustav Simon in Heidelberg, veröffentlichte unmittelbar nach Freund die erste systematische Beschreibung der vaginalen Uterusexstirpation bei einem Zervixkarzinom (7, 8). Billroth und Czerny haben frühzeitig erkannt, daß operative Eingriffe im Bereich des Genitalsystems eine spezifische Domäne der Gynäkologen sein müssen, und diese Entwicklung gefördert (4, 8, 61). Billroth redigierte das Handbuch der Frauenkrankheiten, welches 1880 bei Ferdinand Enke in Stuttgart erschien, und schrieb darin einen umfangreichen Beitrag über die Krankheiten der weib-

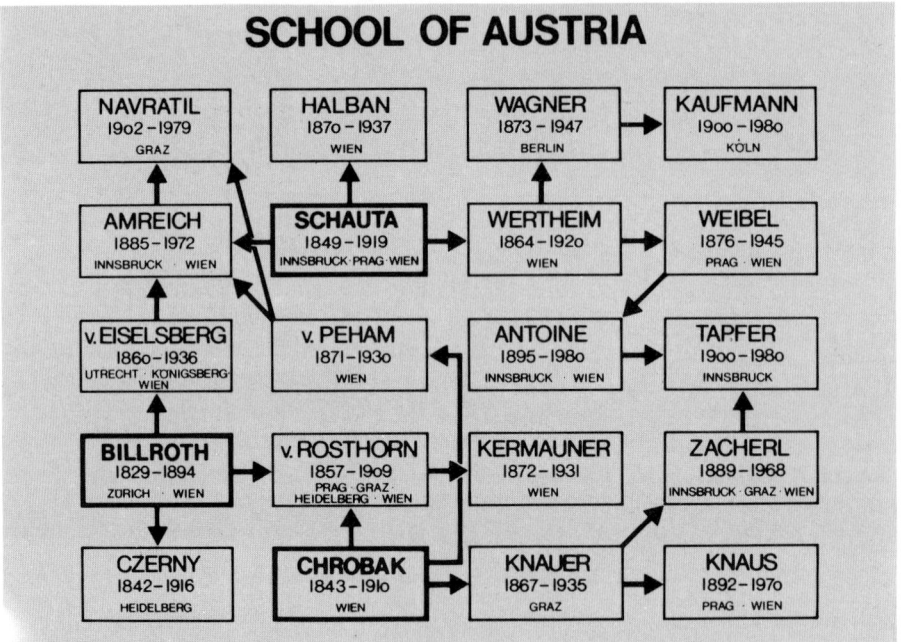

Abb. 17. Bedeutende Vertreter der österreichischen Schule für Gynäkologie. Das Lehrer-Schüler-Verhältnis ist jeweils durch Pfeile angedeutet.

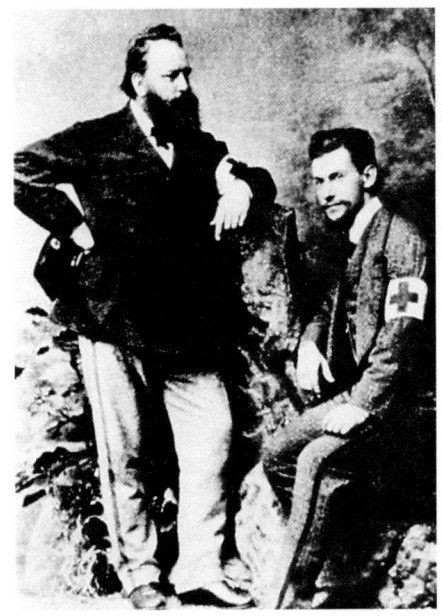

Abb. 18. Theodor Billroth (1829–1894), der geniale, auf der Insel Rügen geborene und später in Zürich und in Wien wirkende Chirurg, gemeinsam mit seinem Schüler Vinzenz Czerny (1842–1916), später Chirurg in Heidelberg. Beide Chirurgen haben die Entwicklung der gynäkologischen Chirurgie außerordentlich gefördert. Czerny veröffentlichte die erste systematische Beschreibung der vaginalen Hysterektomie.

lichen Brustdrüse (Abb. 19 und 20), welcher höchst eindrucksvolle Abbildungen enthält (Abb. 21 und 22).

Aus den von Rudolf Chrobak (1843–1910) (Abb. 23) und Friedrich Schauta (1849–1919) (Abb. 24) geleiteten Wiener Kliniken sind dann eine Fülle von hervor-

Meilensteine in der Gynäkologie und Geburtshilfe

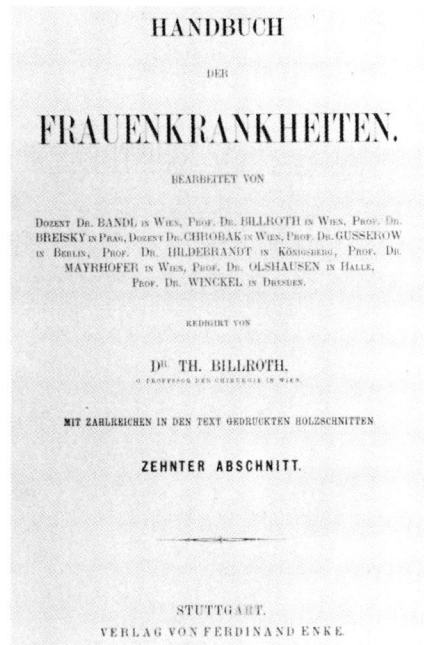
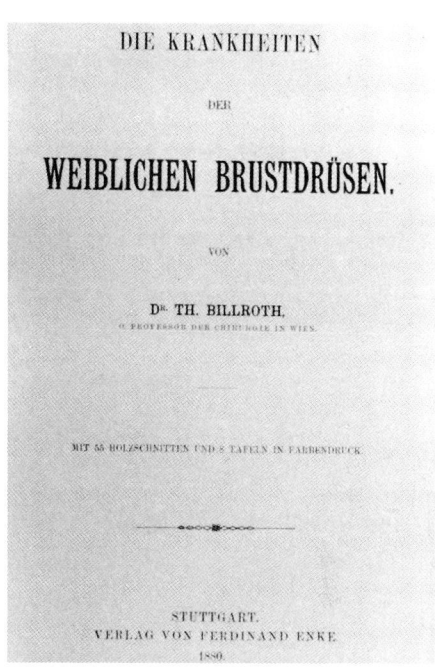

Abb. 19. Titelblatt des Handbuchs der Frauenkrankheiten, welches Theodor Billroth redigierte.

Abb. 20. Im Handbuch der Frauenkrankheiten bearbeitete Theodor Billroth selbst die Krankheiten der weiblichen Brustdrüsen.

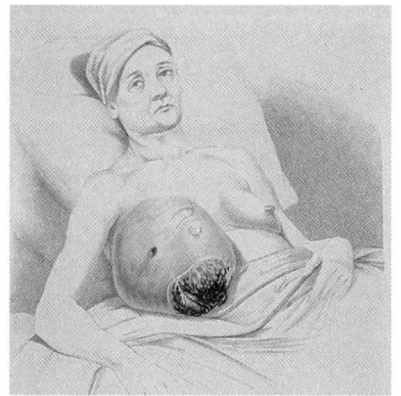
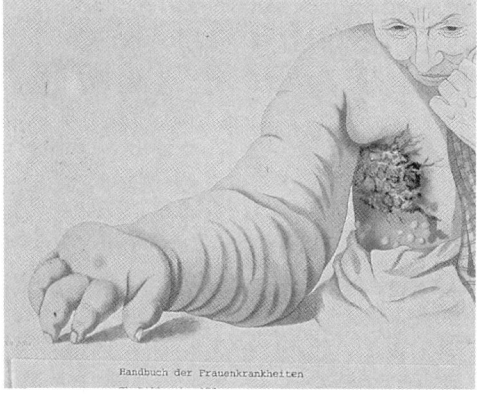

Abb. 21 und 22. Eindrucksvolle Abbildungen aus dem Beitrag von Theodor Billroth über die Krankheiten der weiblichen Brustdrüsen im Handbuch der Frauenkrankheiten von 1880.

ragenden Forschern hervorgegangen, sowohl in der gynäkologischen Chirurgie als auch in der gynäkologischen Endokrinologie.

Die österreichische Schule hat die operative Gynäkologie bis in die Gegenwart außerordentlich gefördert. Das gilt besonders auch für die erweiterte Uterusexstirpation auf abdominalem und vaginalem Wege (1, 33, 39, 58, 61, 62). Ihr Gesamtwerk zeichnet sich aus durch präzise Studien über die Anatomie des kleinen Beckens sowie durch größte Sorgfalt der wissenschaftlichen Bearbeitung der Operations-

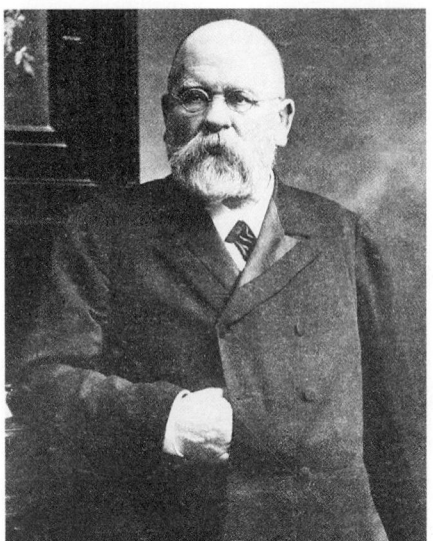

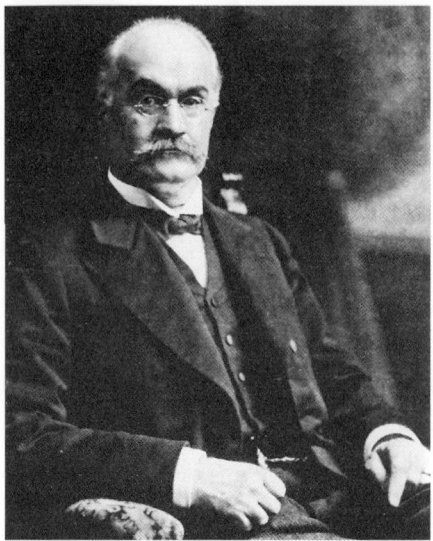

Abb. 23. Der Wiener Gynäkologe Rudolf Chrobak (1843–1910).

Abb. 24. Friedrich Schauta (1849–1919) in Wien veröffentlichte 1908 seine berühmte Monographie über die erweiterte vaginale Hysterektomie bei Krebs des Gebärmutterhalses. Aus seiner Schule entwickelten sich zahlreiche bedeutende Wissenschaftler sowohl in der gynäkologischen Chirurgie als auch in der gynäkologischen Endokrinologie.

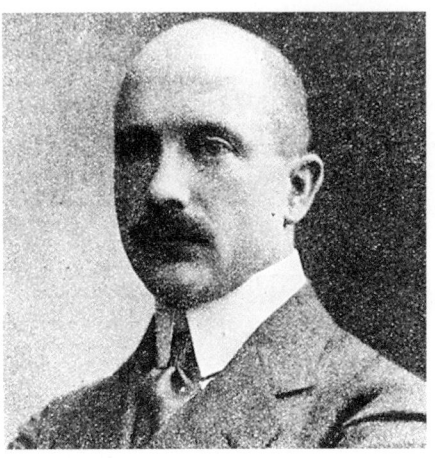

Abb. 25. Ernst Wertheim (1864–1920) in Wien veröffentlichte 1911 seine Resultate in der erweiterten abdominalen Hysterektomie bei 500 Frauen mit Karzinom der Zervix.

präparate und der Heilungsergebnisse. Ich nenne insbesondere die Namen Friedrich Schauta, seiner Schüler Ernst Wertheim (1864–1920) (Abb. 25) und Isidor Amreich (1885–1972) sowie Wilhelm Latzko (1863–1945), Schüler von August Breisky (1832–1889).

Als Beispiel für die Arbeitsweise der Wiener Schule soll die Monographie von Ernst Wertheim aus dem Jahre 1911 (62) dienen, in der er die erweiterte abdominale Operation bei Carcinoma colli uteri bei 500 Patientinnen beschreibt (Abb. 26 u. 27). Das operative Vorgehen sowie das Ergebnis wird für jede einzelne Patientin detailliert beschrieben. Lag die Operationsmortalität bei den ersten 20 Patienten noch bei 50 Prozent, so konnte sie bei den 480 Patienten bis auf 18,6 Prozent gesenkt

Meilensteine in der Gynäkologie und Geburtshilfe

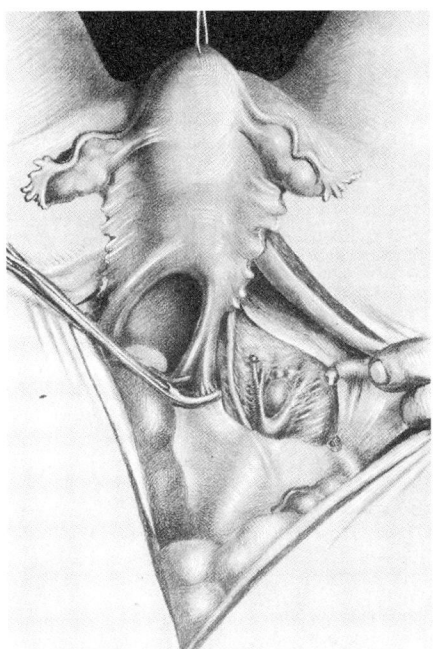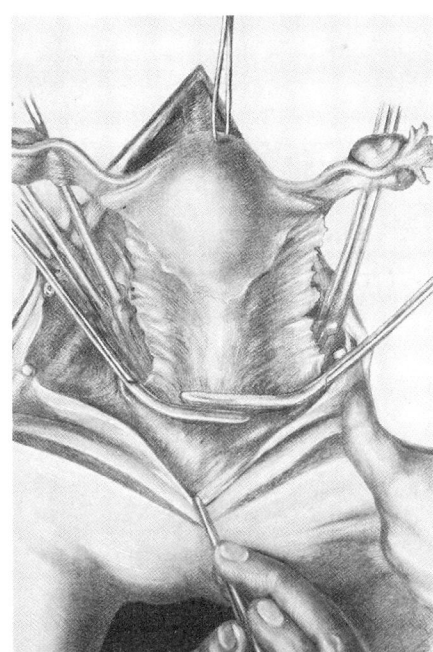

Abb. 26 und 27. Originalabbildungen aus der Monographie von Ernst Wertheim „Die erweiterte abdominale Operation bei Carcinoma colli uteri, aufgrund von 500 Fällen". Sie erschien 1911 bei Urban & Schwarzenberg, Berlin und Wien.

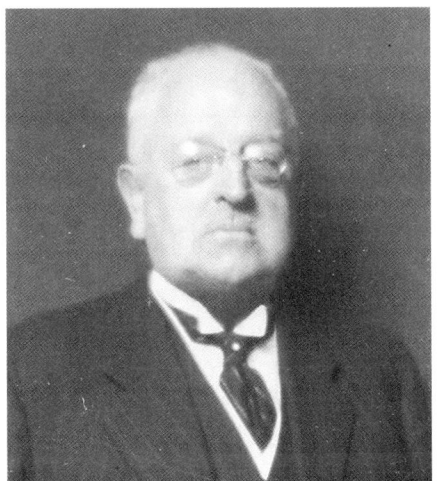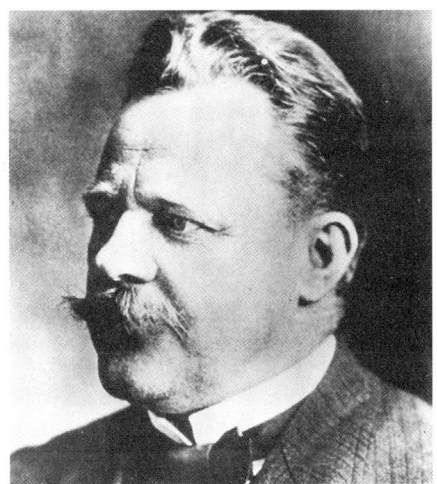

Abb. 28. Albert Döderlein (1860–1941), Begründer und Direktor der I. Universitäts-Frauenklinik München in der Maistraße, hat im deutschen Sprachgebiet gemeinsam mit Bernhard Krönig (1863–1917), dem Direktor der Freiburger Universitäts-Frauenklinik, durch die erste Anwendung des Mesothoriums im Jahr 1913 die radiologische Behandlung des Uteruskarzinoms entscheidend gefördert.

Abb. 29. Bernhard Krönig (1863–1917), Direktor der Universitäts-Frauenklinik Freiburg.

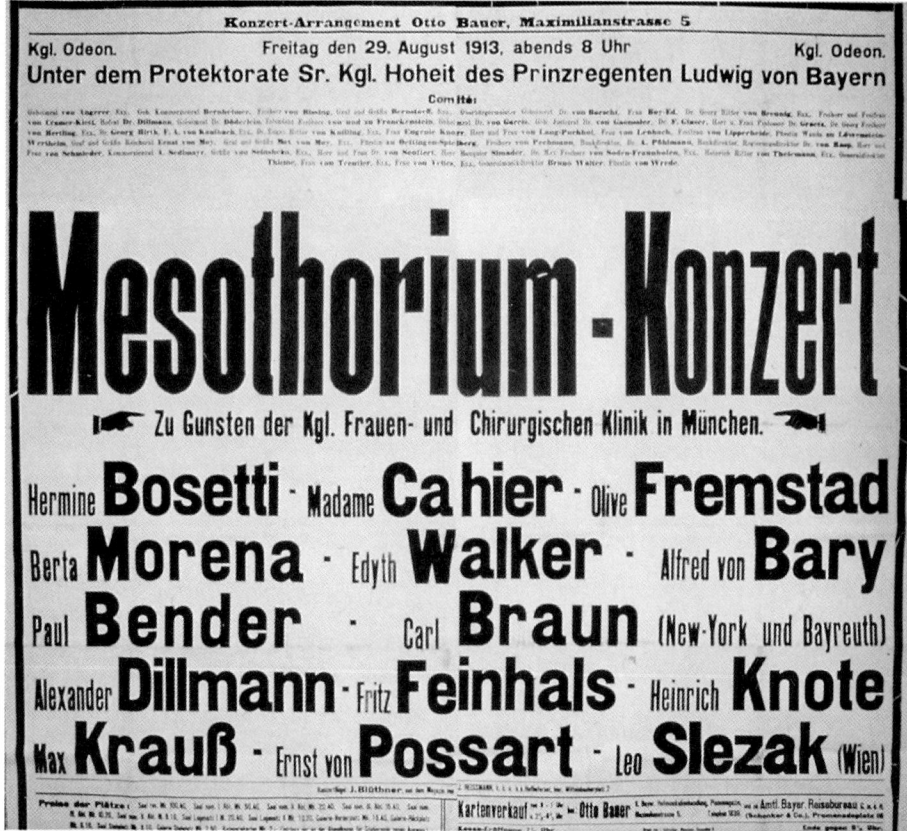

Abb. 30. 1913 wurde in München das Mesothorium-Konzert mit berühmten Sängern der damaligen Zeit veranstaltet. Prinzregent Ludwig, der spätere König Ludwig III., hatte die Schirmherrschaft übernommen. Mit Hilfe des Konzertes wurden die notwendigen Mittel zur Beschaffung des Mesothoriums für die Behandlung des Gebärmutterkrebses gewonnen.

werden. Die 5-Jahres-Überlebensrate lag bei den Patientinnen, welche den Eingriff überlebten, bei 42 Prozent.

Tassilo Antoine (1895–1980) und Ernst Navratil (1902–1979) in Wien und Graz, Joe Vincent Meigs (1892–1963) in Boston, Franc Novak (geb. 1908) in Ljubljana, Jugoslawien, H. Okobayashi und M. Magara in Japan, Georg August Wagner (1873–1947) und Walter Stoeckel in Berlin, konnten auf solchen Fundamenten weiterarbeiten. Alexander Brunschwig (1901–1969) in New York tat schließlich den weiteren Schritt zur Eviszerations-Chirurgie.

Als Meilenstein muß schließlich auch die Einführung der Kontaktbestrahlung der Uteruskarzinome betrachtet werden. Sie war zunächst für alle Beteiligten mit hohen Risiken verbunden. Albert Döderlein (Abb. 28) in München und Bernhard Krönig (1863–1917) (Abb. 29) in Freiburg haben 1913 im deutschen Sprachgebiet erstmalig Kontaktbestrahlungen mit Mesothorium beim Zervixkarzinom vorgenommen. Radium wurde zunächst in Frankreich angewandt. Es war damals teuer. Auch für die Beschaffung des Mesothoriums mußte ein Wohltätigkeitskonzert in München veranstaltet werden, für das sich berühmte Künstler aus aller Welt zur Verfügung stellten (Abb. 30). Die Auffassung von Döderlein, daß durch die Kontaktbestrahlung die operative Behandlung überflüssig werde, hat sich allerdings nicht bestätigt.

Manche Irrwege gab es in der gynäkologischen Chirurgie, so zum Beispiel das etwa 100jährige operative Bemühen um die Retroflexio uteri (12, 13). Entscheidend ist, daß heute die gynäkologisch-chirurgischen Standardmethoden als gesamtes Erfahrungsgut des vergangenen Jahrhunderts unter Akzeptierung einer gewissen Variabilität allen Menschen zugute kommen. In der unmittelbaren Gegenwart hat die gynäkologische Chirurgie ganz neue Impulse durch die Entwicklung der Pelviskopie und der damit verbundenen operativen Möglichkeiten durch H. Frangenheim und Kurt Semm ebenso wie durch die Entwicklung der mikrochirurgischen Operationsmethoden erhalten.

Gynäkologische Histopathologie

Die Entwicklung der gynäkologischen Histopathologie ist verbunden mit dem Namen Carl Ruge (1846–1926) und Robert Meyer (1864–1947) (30) (Abb. 31 und 32) und ebenso mit dem Genius loci der Stadt Berlin.

1871 übernahm der 25jährige Carl Ruge aus Berlin neben seiner Tätigkeit als praktizierender Arzt und Geburtshelfer die Leitung eines kleinen Laboratoriums für mikroskopische und klinische Untersuchungen an der Frauenklinik der traditionsreichen Charité. Sein Onkel, der berühmte Pathologe Rudolf Virchow (1821 bis 1902), hatte ihn dem Leiter der Klinik, Eduard Martin (1809–1875), empfohlen.

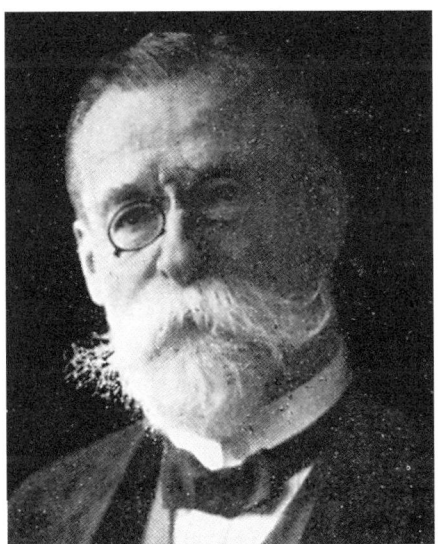

Abb. 31. Carl Ruge (1846–1926) begründete in Berlin die gynäkologische Pathologie.

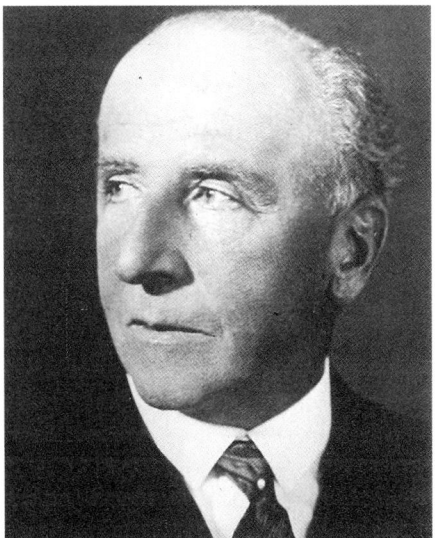

Abb. 32. In der Nachfolge von Carl Ruge übernahm Robert Meyer (1864–1947) die Leitung des Pathologischen Instituts der Universitäts-Frauenklinik in der Artilleriestraße in Berlin. Sein wissenschaftliches Lebenswerk umfaßt neben der Embryologie der Genitalorgane das gesamte Gebiet der gynäkologischen Histopathologie.

Nach mehr als 30jähriger Tätigkeit hat Carl Ruge zunächst an der Charité und später (1882–1912) als Leiter des eigens für die Gynäkologie geschaffenen pathologischen Instituts an der Universitäts-Frauenklinik in der Artilleriestraße die Grundlagen für die gynäkologische Histopathologie erarbeitet.

Im Zentrum seines Lebenswerkes stand die mikroskopische Diagnostik an kleinen Exzidaten, am Konus der Cervix uteri sowie an den Gewebsstückchen von Abradaten aus dem Uterus. Die Pathologen, sogar sein Onkel Rudolf Virchow, aber auch führende Gynäkologen seiner Zeit, wie Alfred Hegar in Freiburg, standen den autodidaktischen Bemühungen eines Außenseiters höchst skeptisch und verständnislos gegenüber. Carl Ruge ließ sich dadurch nicht beirren. Er übernahm sogar die von seinen Gegnern zum Spott geprägte Bezeichnung „Stückchen-Diagnose". Frühzeitig erkannte er, daß sie den Weg zur Frühdiagnose der Karzinome des Uterus eröffnete.

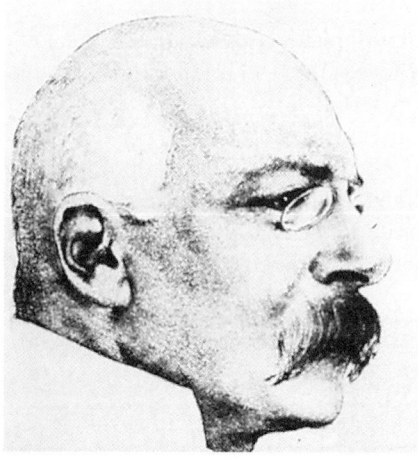

Abb. 33. Johann Veit (1852–1917) hatte in seiner Berliner Zeit als Gynäkologe einen engen wissenschaftlichen Kontakt mit Carl Ruge.

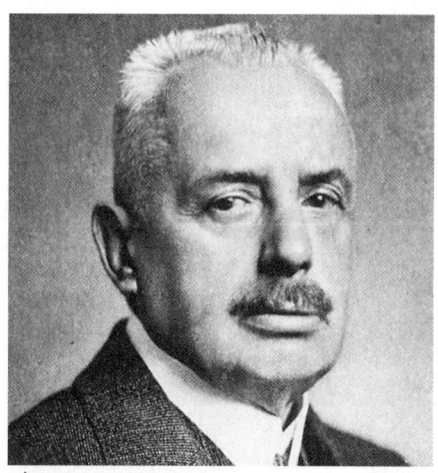

Abb. 34. Ernst Bumm (1858–1925) war unter den Gynäkologen seiner Zeit eine überragende Persönlichkeit. Er bot dem 45jährigen Privatgelehrten Robert Meyer die Leitung des Labors in der gynäkologischen Universitätsklinik der Charité in Berlin an.

Konsequent bearbeitete Carl Ruge gemeinsam mit dem jungen Berliner Gynäkologen Johann Veit (1852–1917) (Abb. 33) die Frühstadien des Zervixkarzinoms und beschrieb frühzeitig Veränderungen, welche wir heute als Carcinoma in situ bezeichnen. Systematisch bearbeiteten sie das Adenokarzinom des Corpus uteri sowie die Probleme der Portioerosion.

Carl Ruge war ein gemütsvoller, humorbegabter und schlagfertiger charakteristischer Berliner. Seine Mitarbeiter bezeichneten ihn im Berliner Jargon nur als „Meester".

Der 18 Jahre jüngere Robert Meyer (30) war zunächst ebenfalls als praktischer Arzt tätig. Als 30jähriger siedelte er aus einem kleinen Landstädtchen in Sachsen (Dedeleben) nach Berlin um, um hier wiederum eine Praxis zu übernehmen.

In Berlin kreuzte sich sein Weg sehr bald mit Veit und Ruge. Veit bot ihm in seiner Privatklinik die Leitung des Pathologischen Labors an. Es war nach den Worten

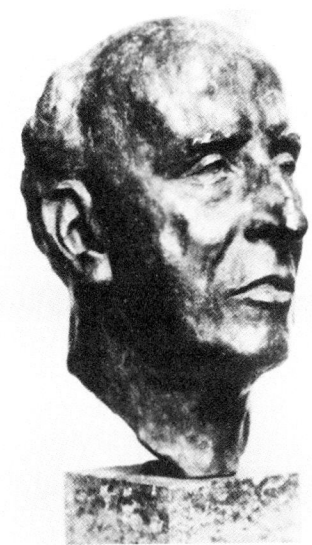 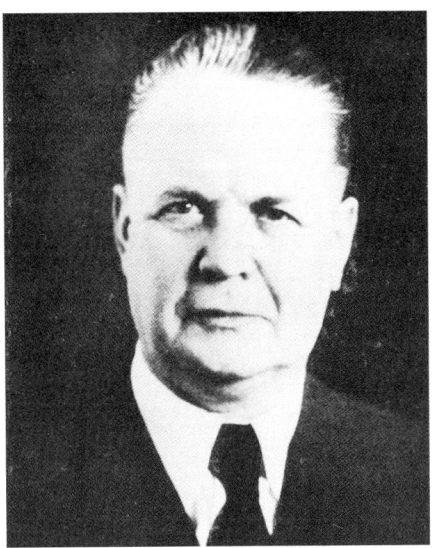

Abb. 35. Bronzebüste von Robert Meyer. Sie wurde noch 1934 anläßlich seines 70. Geburtstages in der Berliner Universitäts-Frauenklinik in der Artilleriestraße enthüllt.

Abb. 36. Robert Schröder (1884–1959) hat durch die Arbeiten seiner Rostocker Zeit entscheidend zur Aufklärung der zyklischen Veränderungen des Endometriums und der zeitlichen Korrelation mit den histomorphologischen Veränderungen im Ovarium beigetragen.

Robert Meyers nicht größer als ein Wandschrank. Er übernahm nach kurzer Überlegung die Aufgabe, stellte jedoch in seiner eigenen Berliner Wohnung einen größeren Raum für das Labor zur Verfügung. Seine Praxis führte er weiter.

Als Autodidakt und Außenseiter wie Carl Ruge veröffentlichte er schon bald seine ersten wissenschaftlichen Ergebnisse. Sein Interesse galt vorerst der Embryologie. Als Privatgelehrter gewann er in den folgenden Jahren immer größeres Ansehen. Der Pathologe Otto Lubarsch (1860–1933) erkannte seine Begabungen und bat ihn um eine kritische Darstellung der embryonalen Defekte der weiblichen Geschlechtsorgane für seine Zeitschrift „Ergebnisse der Pathologie". Das Werk gelang, und Robert Meyer fand damit die Anerkennung als Allgemeinpathologe. Ernst Bumm (1858–1925) (Abb. 34), eine überragende Persönlichkeit unter den Gynäkologen seiner Zeit, bot dem inzwischen 45jährigen 1908 die Leitung des Labors in der gynäkologischen Universitätsklinik der Charité an. Robert Meyer übernahm diese Aufgabe und beendete gleichzeitig seine Tätigkeit als praktischer Arzt und Geburtshelfer. Vier Jahre später (1912) übernahm er in der Nachfolge seines Freundes Carl Ruge die Leitung des Pathologischen Instituts in der Frauenklinik in der Artilleriestraße.

Das wissenschaftliche Lebenswerk von Robert Meyer ist gigantisch. Es umfaßt neben der Embryologie der Genitalorgane die gesamte Breite der gynäkologischen Histopathologie, so die Ovarialtumoren, die Krebsdiagnostik, die funktionellen Veränderungen des Corpus luteum und des Endometriums, die Trophoblasttumoren, die Endometriose und die Mißbildungspathologie. Sein Institut wurde bald zum Mekka von Wissenschaftlern und Studierenden aus aller Welt. Seine Schüler haben ihn geliebt und verehrt.

1933 konnte Robert Meyer als Deutscher und Jude nur schwer begreifen, daß Hitler seine Drohungen gegen Juden in die Tat umsetzen würde. Noch 1934 enthüllte der Direktor der Universitäts-Frauenklinik in der Artilleriestraße, Walter Stoeckel, anläßlich seines 70. Geburtstages in einer internationalen Festversammlung seine Büste (Abb. 35). Ein Jahr später, 1935, wurde er jedoch seines Amtes enthoben. Der Professor-Titel, den er 24 Jahre lang getragen hatte, wurde ihm entzogen. In letzter Stunde, im Dezember 1939, verließ der 75jährige gemeinsam mit seiner Frau seine Heimat. Schüler und Freunde erwarteten den großen alten Mann mit Wärme und Herzlichkeit in New York. An der Universität Minnesota übernahm er eine Stellung, welche ihm John Leyland McKelvey (1901–1985) angeboten hatte. Er fand den Mut und die Kraft zum Neubeginn. Hitler hat er überlebt. 1947 starb er als amerikanischer Staatsbürger. In seiner Selbstbiographie (30), die er kurz vor seinem Tode auf Bitten seines Freundes, Emil Novak, in den USA schrieb, sagte er einmal: „Ich ließ das Leben auf mich zukommen, traf meine Entscheidungen und sie waren richtig. Ohne daß ich sie geplant hatte, war mein Leben geradlinig."

Gynäkologen und Gynäkopathologen aus aller Welt haben das Werk Carl Ruges und Robert Meyers weitergeführt. Zu den bedeutenden Meilensteinen gehört die Aufklärung der zyklischen Veränderungen des Endometriums und der zeitlichen Korrelation mit den histomorphologischen Veränderungen im Ovarium. Sie ist mit den Arbeiten der Gynäkologen Fritz Hitschmann (1870–1926) und Ludwig Adler (1876–1958) in Wien und Robert Schröder (1884–1959) (Abb. 36), damals in Rostock, verbunden.

Die Arbeiten von Walter Schauenstein (geb. 1870) aus Graz, Fritz Kermauner (1872–1931) und Julius Schottländer (1860–1917) zunächst in Heidelberg und dann in Wien, des Robert-Meyer-Schülers Carl Kaufmann (1900–1980), gemeinsam mit seinem Schüler, Carl Günther Ober (geb. 1915), und seinem Freund, dem Bonner Pathologen Herwig Hamperl (1899–1976) und des in Graz wirkenden Gynäkologen Erich Burghardt haben zu einer weltweiten Aufklärung der formalen Histogenese und der Ausbreitung des Zervixkarzinoms beigetragen.

In diesem Zusammenhang bedarf auch die Entwicklung der Zytologie als Meilenstein unseres Fachgebietes der Erwähnung. Vorläufer finden sich schon in der Mitte des vergangenen Jahrhunderts, so in dem Werk des Heidelberger Pathologen Carl Wilhelm Ludwig Bruch (1819–1884) von 1847 über die Diagnose der bösartigen Geschwülste und in dem Leberatlas des Breslauer und später Berliner Internisten Friedrich Theodor Frerichs von 1858. Die Zytologie geriet jedoch in Vergessenheit und wurde erst Ende des 20. Jahrhunderts durch George Nicholas Papanicolaou (1883–1962) in New York und Barbes in Bukarest wiederentdeckt. Die Skepsis der Pathologen ließ auch hier zunächst die Gynäkologen allein. So konnte sich die Zytologie erst in der Nachkriegszeit in den deutschsprachigen Ländern durchsetzen. Namen wie Hans Runge (1892–1964) und Peter Stoll (geb. 1916) in Heidelberg, Hans-Klaus Zinser (geb. 1912), Greifswald, später Köln, und George Wied (geb. 1921), zunächst in Berlin und später in Chicago, mögen hier für viele andere stehen.

Der Gynäkologe aus Altona, Hans Hinselmann (1884–1959), mußte Jahrzehnte verbissen um Anerkennung und praktische Durchsetzung der von ihm entwickelten Kolposkopie kämpfen. Er fand sie im Ausland früher als in seiner Heimat.

Offenheit für zukunftsträchtige Neuentwicklungen war nicht immer die Stärke der Medizin, besonders wenn neue Gedanken und Ergebnisse von jungen und bis dahin unbekannten Forschern oder gar von Außenseitern und Autodidakten vorgetragen wurden.

Die enge Verzahnung von klinischer Gynäkologie und gynäkologischer Histopathologie hat sich in unserem Fachgebiet hervorragend bewährt. Das betrifft insbesondere auch die Früherkennung und die Behandlung gynäkologischer Karzinome. Das moderne Konzept der individualisierten Behandlung dieser Karzinome unter dem Motto „so schonend wie möglich, so radikal wie nötig" wäre ohne diese Entwicklung nicht vorstellbar. Die gynäkologische Histopathologie wird auch in der Zukunft ein wichtiges Fundament unseres Fachgebietes bleiben.

Gynäkologische Endokrinologie im Rahmen der Reproduktionsphysiologie

Die Entwicklung der gynäkologischen Endokrinologie beginnt erst um die Jahrhundertwende. Sie ist eingebunden in die Entwicklung der Naturwissenschaften im 20. Jahrhundert und die damit verbundenen äußerst dynamischen methodischen Fortschritte, insbesondere der Biochemie und der Physiologie. Sie hat entscheidend zu einer Erweiterung der wissenschaftlichen Basis unseres Fachgebietes beigetragen.

An ihrem Beginn stehen große schöpferische Leistungen einzelner Persönlichkeiten, und zwar vorwiegend von Gynäkologen. Die Fülle des notwendigen Spezialwissens führte jedoch zu einem neuen Arbeitsstil, der heute vielfach größere Gruppen von Forschern verschiedener Herkunft, zum Teil auch in internationalem Kontakt, miteinander verbindet.

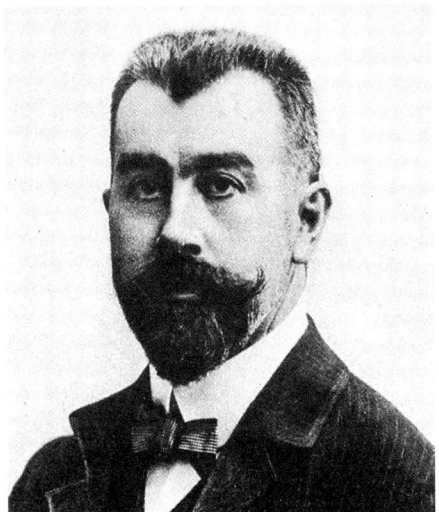
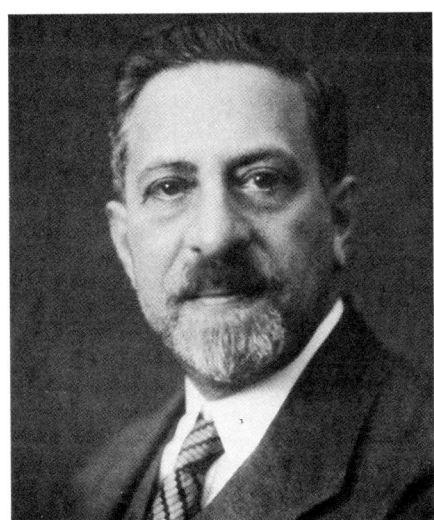

Abb. 37. Der Gynäkologe Emil Knauer (1867–1935) hat in den experimentellen Untersuchungen seiner Wiener Jahre wesentlich zur Entdeckung der endokrinen Funktion der Ovarien beigetragen.

Abb. 38. Der Wiener Gynäkologe Josef Halban (1870–1937) gehört zu den Pionieren in der Endokrinologie der Fortpflanzung. In den ersten Jahren unseres Jahrhunderts postulierte er die endokrine Aktivität der Ovarien und der Plazenta. Er bewies experimentell, daß die Menstruation bei Primaten von der Ovarialfunktion abhängt.

Die gynäkologische Endokrinologie hat in einem relativ kurzen Zeitraum zu einer außerordentlichen Erweiterung unserer Kenntnisse in der Reproduktionsphysiologie geführt. Im folgenden beschränke ich mich auf eine Darstellung früher Meilensteine, welche dann das Fundament für die weitere Entwicklung geworden sind.

Knapp 35 Jahre lagen zwischen dem Nachweis der endokrinen Funktion der Ovarien und der Isolierung und Identifizierung seiner Hormone. Ein nach wie vor faszinierender Vorgang, der auch für die weitere Entwicklung beispielhaft geblieben ist. Er verlief in mehreren Phasen, und ich versuche, diese anhand einiger Tabellen nachzuzeichnen.

Tabelle 1

1. Phase	Experimentelle Beweisführung für eine innere Sekretion	
1895–1900	Nachweis der inneren Sekretion des Ovariums bei verschiedenen Tierarten und bei Primaten	Morris, USA Knauer, Österreich Halban, Österreich Rubinstein, Rußland
1901	Nachweis der inneren Sekretion des Corpus luteum in bezug auf die Schwangerschaftserhaltung beim Kaninchen	Fraenkel, Deutschland Magnus, Norwegen
1905	Hypothese einer inneren Sekretion der menschlichen Plazenta	Halban, Österreich
1912–1915	Hochwirksame Extrakte von menschlichen Ovarien, Corpora lutea und Plazenta im organischen Lösungsmittel	Iscovesco, Frankreich Fellner, Österreich Herrmann, Österreich

Die Entdeckung der endokrinen Funktion der Ovarien in der ersten Phase (Tabelle 1) geht einmal auf Experimente des Amerikaners Robert Tuttle Morris (1857–1945) (44), der Wiener Gynäkologen Emil Knauer (1867–1935) (Abb. 37) und Josef Halban (1870–1937) (47, 51, 53, 54, 59, 60) (Abb. 38), beide Schüler von Friedrich Schauta, und schließlich auf den russischen Arzt Herman Rafael Rubinstein (1871–1955) aus Dorpat zurück. Um die Jahrhundertwende beobachteten sie die Verhütung der kastrationsbedingten Uterusatrophie durch Transplantation der Ovarien. 1899 postulierten Halban und Rubinstein unabhängig voneinander die innere Sekretion der Ovarien. Etwas später zeigte Halban bei Primaten, daß auch die Menstruation von der inneren Sekretion abhängt.

1901 zeigte der Breslauer Gynäkologe Ludwig Fraenkel (1870–1953) (Abb. 39), ausgehend von den Beobachtungen von Louis August Prenant (1861–1927) in Frankreich und seines Lehrers, des Embryologen Gustav Born (1851–1900), erstmalig, daß die Entfernung der Corpora lutea beim Kaninchen die Nidation befruchteter Eier verhindert oder zur Unterbrechung der Schwangerschaft führt (48, 49, 59, 60). Damit war ein weiteres Prinzip für die endokrine Funktion des Ovariums, und zwar speziell für das Corpus luteum entdeckt. Fraenkel hat diese Untersuchungen in den nachfolgenden Jahren systematisch weitergeführt.

Henri Iscovesco (1859–1929) aus Frankreich und die Wiener Gynäkologen Otfried Otto Fellner (geb. 1873) und Edmund Herrmann (1877–1930), beide wiederum Schüler von Schauta, haben etwa zehn Jahre später, 1912–1915, gleiche

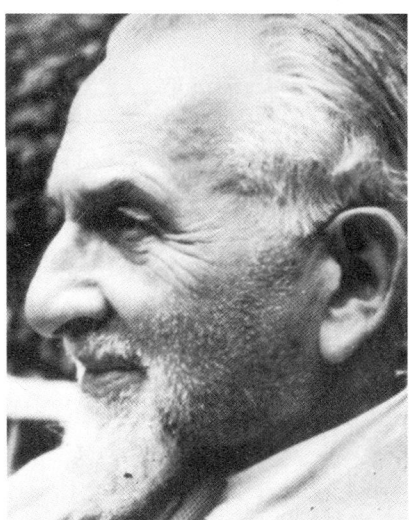

Abb. 39. Ludwig Fraenkel (1870–1953) in Breslau veröffentlichte 1901 die erste experimentelle Beweisführung für die endokrine Funktion des Corpus luteum beim Kaninchen. 30 Jahre später war er führender Sprecher des Teils der deutschen Gynäkologen, welcher sich für eine Empfängnisverhütung einsetzte.

Wirkungen mit Ovarial-, Corpus-luteum- und Plazentaextrakten in organischen Lösungsmitteln beobachtet (35, 59, 60).

Zwischenzeitlich hatte Halban 1905 aufgrund seiner klinischen Beobachtungen in seinem berühmten „20-Thesen-Papier" die Hypothese erstellt, daß die Brustdrüsenveränderungen im Verlauf der Schwangerschaft auf eine endokrine Funktion der Plazenta zurückzuführen sind (53, 54).

Tabelle 2

2. Phase	Entwicklung von zuverlässigen Bioassays zur quantitativen Bestimmung der östrogenen und gestagenen Aktivität	
1923–1924	Vaginaler Cornifikationstest für die östrogene Aktivität	E. Allen und Doisy, USA
1926	Nachweis von östrogener Aktivität im Harn der Frau	Löwe, Deutschland
1927	Nachweis großer Mengen östrogener Aktivität im Harn gravider Frauen	Aschheim und Zondek, Deutschland
1929–1930	Bioassay für die progestative Aktivität	Corner und W. M. Allen, USA

In der zweiten Phase (Tabelle 2) wurden nunmehr auf der Grundlage der vorliegenden Ergebnisse zuverlässige Bioassays für die biologischen Wirkungen der Extrakte entwickelt (60). Dies gelang zunächst auf der Grundlage der Beobachtungen von Charles Rupert Stockard (1879–1939) und Papanicolaou, den Amerikanern Edgar Allen (1892–1943) und Edward Adelbert Doisy (geb. 1893) für die Östrogenaktivität. Gemeinsam mit dem Studenten und späteren Gynäkologen Willard Myron Allen (geb. 1904) (Abb. 40) entwickelte der Anatom George Washington Corner einen Bioassay für die progestativ wirksamen Stoffe. Sie hatten beobachtet, daß Corpus-luteum-Extrakte die Uterusschleimhaut nach Vorbehandlung mit Östrogenen sekretorisch umwandeln. Der Kieler Gynäkologe Carl Clauberg (1898–1957) hat diesen Test modifiziert.

Tabelle 3

3. Phase	Isolierung von Östrogenen und Gestagenen	
1929	Östron aus dem Harn gravider Frauen	Doisy et al., USA Butenandt, Deutschland Laqueur et al., Holland
1930	Östriol aus dem Harn gravider Frauen	Marrian, England Doisy et al., USA
1934	Progesteron aus Corpora lutea von Schweinen	Slotta, Rushig, Fels, Deutschland Butenandt, Westphal, Hohlweg, Deutschland Wintersteiner und W. M. Allen, USA Hartmann und Wettstein, Schweiz
1935	Östradiol aus Ovarien der Kuh	Doisy et al., USA
1954–1959	Progesteron, 20 alpha-Dihydro-Progesteron, Östron, Östradiol aus menschlichen Ovarien und Plazenta	Zander et al., Deutschland

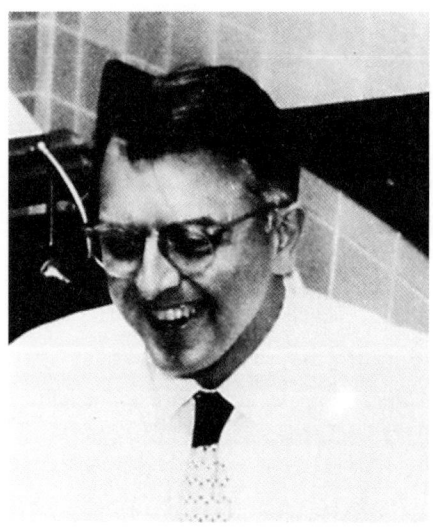

Abb. 40. Als Student entwickelte der spätere Gynäkologe Willard Myron Allen (geb. 1904) gemeinsam mit dem Anatom George W. Corner einen Bioassay progestativ wirksamer Stoffe. Er gehört zu den Mitentdeckern des Progesterons (Foto des Autors anläßlich eines Besuchs von W. M. Allen in der unmittelbaren Nachkriegszeit in der Universitäts-Frauenklinik Marburg).

Damit konnte die dritte Phase, nämlich Isolierung, Identifizierung und schließlich auch Synthese der wirksamen Hormone, beginnen (Tabelle 3). Die Isolierung gelang zunächst 1929 für Östron in den Arbeitsgruppen von Edward Adelbert Doisy in St. Louis, Missouri, USA (10) (Abb. 41), Adolf Butenandt (geb. 1903) (Abb. 42) in Göttingen (5) und Ernst Laqueur (1880–1947) in Amsterdam (9). Einige Jahre später (1934) gelang sie auch für Progesteron, in den in Tabelle 3 dargestellten vier Arbeitsgruppen in Basel (20), Breslau (56), Danzig (6) und Rochester (63). Für diese Arbeiten, welche zu den spektakulären Großtaten der Biochemie gehören, waren die Untersuchungen des Göttinger Chemikers Adolf Windaus (1876–1959), des Lehrers von Butenandt, über die chemische Struktur des Cholesterins, von grundlegender Bedeutung.

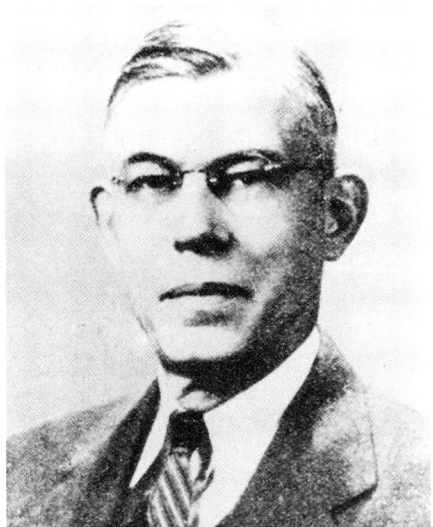

Abb. 41. Edward Adelbert Doisy.

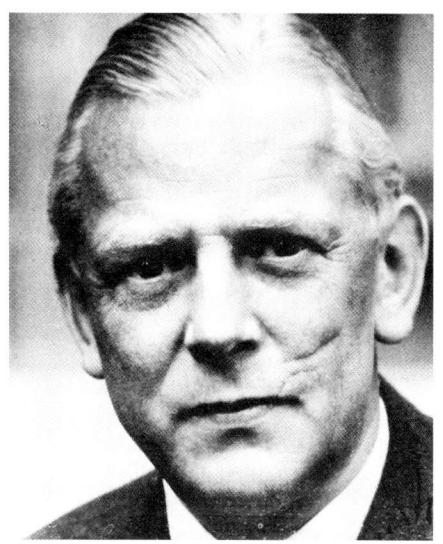

Abb. 42. Adolf Butenandt (geb. 1903).

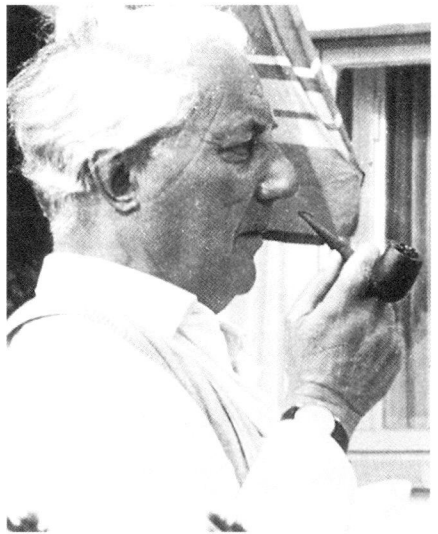

Abb. 43. Der Gynäkologe Carl Kaufmann (1900–1980) (Foto des Autors).

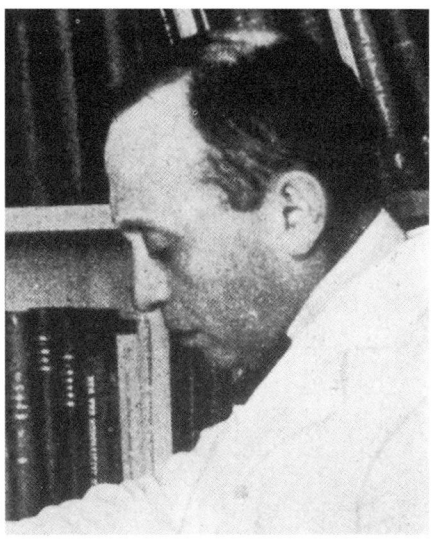

Abb. 44. Der Gynäkologe Bernhard Zondek (1891–1966).

Der Gynäkologe Carl Kaufmann (Abb. 43) hat 1932 an der Berliner Charité die Transformation des Endometriums bei der Kastration und die Induktion der menstruellen Blutung mit den beiden Wirkstoffen bewiesen. Gleichzeitig hat er die notwendigen Dosen ermittelt (52).

Der Nachweis von Östrogenen und Progesteron in menschlichen Geweben und Körperflüssigkeiten (31, 64, 65, 67), die differenzierte Aufklärung der Biosynthese und des Stoffwechsels dieser Substanzen sowie des Steroid-Stoffwechsels in der fetoplazentaren Einheit erfolgte erst in der Nachkriegszeit. Die dazu notwendigen hochempfindlichen biochemischen Nachweismethoden standen vorher nicht zur

Verfügung. Die diagnostischen und therapeutischen Konsequenzen, welche sich aus diesen Forschungen ergeben haben, sind Ihnen bekannt.

Nicht minder faszinierend ist die Aufklärung der hypophysären Hormone, der Proteinhormone der Plazenta und schließlich des Gonadotropin-Releasing-Hormons aus dem Hypothalamus, der verschiedenen Regulationsmechanismen innerhalb dieses gesamten Systems und der Rezeptoren an den jeweiligen Wirkungsorten. Diese Forschungen reichen bis unmittelbar in die Gegenwart. Zu ihren Meilensteinen gehören Untersuchungen des Gynäkologen Bernhard Zondek (1891–1966) (Abb. 44) und des Biologen und Histologen Selmar Aschheim (1878 bis 1965) in den zwanziger und frühen dreißiger Jahren, ebenfalls an der Charité in Berlin (60). Nachdem Herbert McLeon Evans (1882–1971) und Joseph Abraham Long (geb. 1879) in den USA 1921 erstmals Wirkungen von Hypophysenvorderlappenextrakten auf den Ovarialzyklus beobachtet hatten, berichteten Zondek und gleichzeitig Philip Eduard Smith (geb. 1884) in den USA erstmalig, daß Ausfallserscheinungen bei hypophysektomierten Tieren nach Transplantation von Hypophysengewebe reversibel sind. Zondek und Aschheim kamen schließlich zu dem klaren Schluß, daß Hypophyse und Ovarium gegenseitig funktionell aufeinander bezogen sind. 1928 postulierten sie aufgrund ihrer Beobachtung zwei Hormone des Hypophysenvorderlappens, Prolan A und B. Heute nennen wir sie FSH und LH.

Auf dem biologischen Nachweis von Prolan beruhte der Aschheim-Zondek-Schwangerschaftstest. Zunächst nahmen sie an, daß dieses Hormon in der Schwangerschaft ebenfalls aus dem Hypophysenvorderlappen stamme, bis der Berliner Gynäkologe Ernst Philipp (1893–1961) diese Hypothese experimentell widerlegte. Aschheim und Zondek hatten somit auch das HCG der Plazenta entdeckt.

Zu den Meilensteinen der gynäkologischen Endokrinologie gehört schließlich auch die erste Beschreibung eines Feedback-Mechanismus 1930 durch Walter Hohlweg (geb. 1902). Sie hat den Weg zur weiteren Bearbeitung der Regulationsmechanismen in diesem endokrinen System eröffnet.

Nach der Machtübernahme durch Hitler mußten die inzwischen weltberühmten Forscher Aschheim und Zondek Deutschland verlassen. Zondek ging über Stockholm nach Jerusalem und wirkte dort als Professor für Gynäkologie an der Hebrew University. Er verstarb 1966 in New York. Aschheim ging nach Paris, wo er 1965 verstarb. Die bedeutenden Fortschritte für die Diagnostik und Therapie bis hin zur extrakorporalen Befruchtung, zu denen die gynäkologische Endokrinologie entscheidend beigetragen hat, gehören der unmittelbaren Gegenwart an.

Empfängnisverhütung

Infolge der engen Verbindung der Gynäkologie und Geburtshilfe zu den Vorgängen im Bereich der menschlichen Reproduktion ergeben sich aus unserem Fachgebiet Fragestellungen, welche in besonderer Weise die gesamte Öffentlichkeit bewegen. Klares, wissenschaftlich fundiertes und ausschließlich der Humanität verpflichtetes Handeln kann infolgedessen leicht in einen schweren Konflikt mit zeitgebundenen Denktendenzen und schließlich auch politischen Ideologien geraten. Umgekehrt können zeitgebundene Ideologien auch zu einem schweren Mißbrauch medizinischer Möglichkeiten führen. Die Frühgeschichte der Empfängnisverhütung gibt dafür Beispiele.

Empfängnisverhütung als ärztliche Aufgabe war zunächst unter den Gynäkologen im deutschen Sprachraum sehr umstritten. Auf der einen Seite standen mehr moralistische Auffassungen, z.T. in einer Mischung mit nationalistischen und politischen Motiven. So enthielt zum Beispiel die allgemeine ärztliche Standesordnung in Deutschland in den frühen dreißiger Jahren, also vor Hitler, den Passus: „Der Arzt muß alles unterlassen, was die Volkszahl und die Volkskraft herabzusetzen geeignet ist" (14).

Demgegenüber entwickelte sich auf der anderen Seite mehr und mehr ein sozial gebundenes pragmatisches Denken. In diesem Spannungsfeld vollzogen sich die ersten wissenschaftlichen Bemühungen um eine zuverlässige Empfängnisverhütung.

Der Innsbrucker Physiologe Ludwig Haberlandt (1885–1932) (Abb. 45) hat in den Jahren 1921–1931 die Methode der hormonalen Kontrazeption frühzeitig theoretisch und tierexperimentell begründet (45, 46, 50). Ihre soziale und sexualhygienische Bedeutung hatte er klar erkannt. Ihre praktische Durchsetzung konnte er nicht mehr erleben. Die Synthese von geeigneten Steroiden für die hormonale Kontrazeption, wie sie Pincus später zur Verfügung standen, erfolgte erst nach seinem Tode. Außerdem fand Haberlandt mit seinen Vorstellungen in seiner Zeit nur wenig Anklang.

Der Berliner Gynäkologe Ernst Gräfenberg (1881–1957) (Abb. 46) berichtete 1928 zum ersten Mal über Ergebnisse der Empfängnisverhütung mit dem von ihm neu entwickelten Intrauterinpessar, dem Gräfenberg-Ring. Er hat später die noch heute gültigen Kriterien für die Verwendung von Intrauterinpessaren klar formuliert. Auch Gräfenberg begegnete einer Welle der Abneigung. Wie Robert Meyer verließ Gräfenberg 1939 als Deutscher und Jude in letzter Stunde seine Heimat. Er verstarb 1957 in New York. Die weltweite Renaissance der Methode, welche er wissenschaftlich begründet hatte, erlebte er nicht mehr.

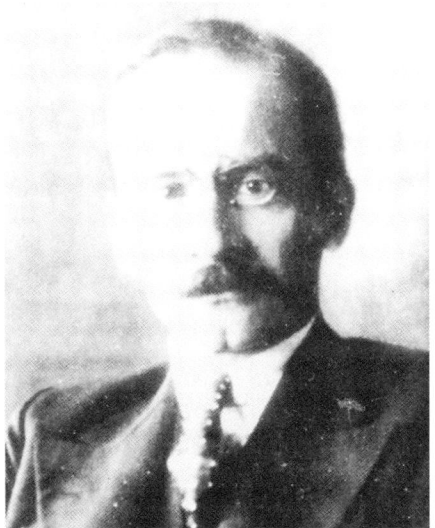 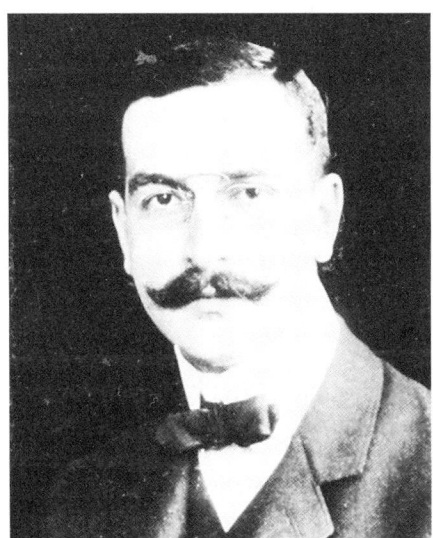

Abb. 45. Ludwig Haberlandt (1885–1932), Physiologe in Innsbruck, entwickelte die theoretische und tierexperimentelle Grundlage für die hormonale Kontrazeption.

Abb. 46. Ernst Gräfenberg (1881–1957), bekannt durch den Gräfenberg-Ring, entwickelte erstmalig klare Richtlinien für die Anwendung von Intrauterinpessaren.

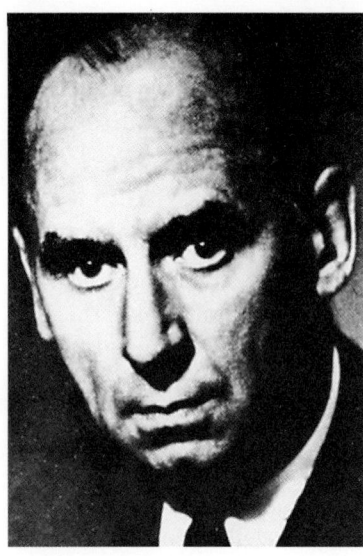

Abb. 47. Der österreichische Gynäkologe Hermann Knaus (1892–1970).

Besser erging es dem österreichischen Gynäkologen Hermann Knaus (1892 bis 1970) (Abb. 47). Unabhängig von dem Japaner Kayusaku Ogino hatte er in sorgfältigen physiologischen Experimenten die optimale Zeit für die Empfängnis ermittelt und daraus 1929 seine rechnerische Methode der Zeitwahl für die Empfängnisverhütung begründet. Gegen zahlreiche Angriffe wehrte er sich in der ihm eigenen kämpferischen Natur. Es gelang ihm schließlich sogar, von höchster Stelle der katholischen Kirche die Anerkennung seiner Methode zur „natürlichen Empfängnisverhütung" zu erreichen.

Ludwig Fraenkel (Abb. 39), der große Breslauer Gynäkologe und Entdecker der endokrinen Funktion des Corpus luteum, war unter den deutschen Gynäkologen, welche sich für eine Empfängnisverhütung einsetzten, der führende Kopf. Er konnte sich schließlich, zumindest teilweise, durchsetzen. Auf seinen Antrag hin faßte die Deutsche Gesellschaft für Gynäkologie 1931, wenn auch mühsam, den Beschluß, die Einrichtung von Ehe- und Sexualberatungsstellen anzuerkennen. Seinen Antrag, nunmehr auch in ärztlichem Unterricht die theoretischen und praktischen Kenntnisse für die Empfängnisverhütung zu vermitteln, konnte er jedoch nicht durchsetzen.

1932 veröffentlichte er eine bedeutende Monographie über die Empfängnisverhütung. Ein Jahr später haben die Nationalsozialisten, denen Empfängnisverhütung von vornherein nicht in ihr Konzept paßte, Ehe- und Sexualberatungsstellen wieder geschlossen.

Ludwig Fraenkel, seit 1900 einer der bedeutendsten Forscher unseres Fachgebietes, wurde 1934 als Jude seines Amtes enthoben und mußte Deutschland verlassen, ebenso wie sein verdienter Schüler, der Gynäkologe Erich Fels, und der Breslauer Chemiker Karl Slotta, beide Mitentdecker des Progesterons. Sie emigrierten nach Südamerika.

Empfängnisverhütung als soziale und humane Errungenschaft hatte über lange Zeit keine Chance mehr. Sie tauchte allerdings in dem Gesetz zur Zwangssterilisation aus eugenischer Indikation im Dritten Reich wieder auf. Der Ausdruck der totalen Perversion der Empfängnisverhütung war schließlich das Angebot des

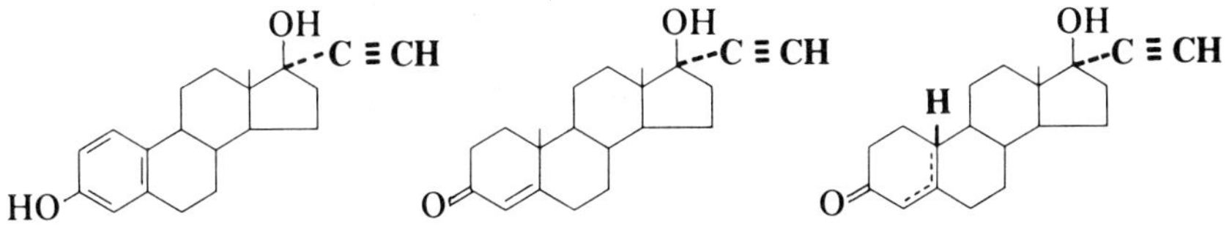

17α-Äthinyl-Östradiol | 17α-Äthinyl-Testosteron | 17α-Äthinyl-19-Nor-Testosteron

Inhoffen und Hohlweg 1938 | Djerassi u. Mitarb. 1954, Colton 1956

Abb. 48. Strukturformeln der ersten synthetischen oral wirksamen Östrogene und Gestagene.

Gynäkologen Carl Clauberg, inzwischen in Königsberg, zur Massensterilisation im Konzentrationslager Auschwitz. Er hat diese durch Injektion von Silbernitrat in den Uterus mit zum Teil tödlichem Ausgang selbst vorgenommen. Die deutschen Gynäkologen haben von der Tat dieses Einzelgängers in der Nachkriegszeit erfahren (19).

1961, fast 30 Jahre nach dem Tod von Haberlandt, brachte Schering in Berlin als erste europäische Firma ein orales Kontrazeptivum auf den Markt. Für die Synthese des darin enthaltenen Östrogens waren von Inhoffen und Hohlweg 1938 bei Schering schon grundlegende Vorarbeiten geleistet worden (Abb. 48).

Kampf gegen die mütterliche und kindliche Sterblichkeit und Morbidität

Die Geburtshilfe ist der älteste Teil unseres Fachgebietes und wahrscheinlich der Medizin überhaupt. Seit dem Beginn einer wissenschaftlich fundierten Geburtshilfe standen zunächst Probleme der Geburtsmechanismen unter den verschiedenen geburtshilflichen Bedingungen, der geburtshilflichen Operationen und ihrer Folgen und der schon erwähnten puerperalen Infektionen im Vordergrund. Es ging vor allem um das Leben der Mutter und vielfach mußte das Kind für die Mutter geopfert werden.

Kaiserschnitte waren bis weit in die zweite Hälfte des 19. Jahrhunderts mit einer extrem hohen mütterlichen Sterblichkeit bis zu 100 Prozent verbunden. Der vierfache Kaiserschnitt in den Jahren 1826–1836 bei der Kieler Frau Adametz, über die Gustav Adolph Michaelis berichtete, war eine große Seltenheit (34). Die Mutter überstand die Eingriffe. Das letzte Mädchen überlebte. Es erhielt unter anderem den Namen „Cäsarine“.

So kam es zu den vielfach zerstückelnden Operationen mit einem martialischen Instrumentarium, welches häufig zu schweren Verletzungen der Mutter führte. Ein anderer Weg zur Umgehung des Kaiserschnittes war die künstliche Frühgeburt. Sie gab zwar der Mutter und auch dem Kind eine größere Überlebenschance, die Ergebnisse waren jedoch für das Kind immer noch verheerend. 1900 wird zum Beispiel aus Holland berichtet, daß von 324 künstlichen Frühgeburten in den ersten neun Tagen 139 verstarben. Nur 78 Kinder erreichten sicher das Ende des ersten

Lebensjahres.* Demnach muß von einer extrem hohen Mortalität und auch Morbidität der frühgeborenen Kinder ausgegangen werden.

Der italienische Gynäkologe Edoardo Porro (1842–1902) (Abb. 49) empfahl 1876, den Uterus unmittelbar nach dem Kaiserschnitt supravaginal zu exstirpieren und somit den Infektionsherd von vornherein (35) zu entfernen. Der Eingriff führte zu einer Senkung der mütterlichen und kindlichen Sterblichkeit. Eine ebenso mutige und konsequente, bis heute richtungsweisende Tat, war übrigens auch die erste Amputation eines septisch infizierten puerperalen Uterus durch Bernhard Sigmund Schultze (1827–1919) zehn Jahre später 1886 in Jena (40, 41) (Abb. 50).

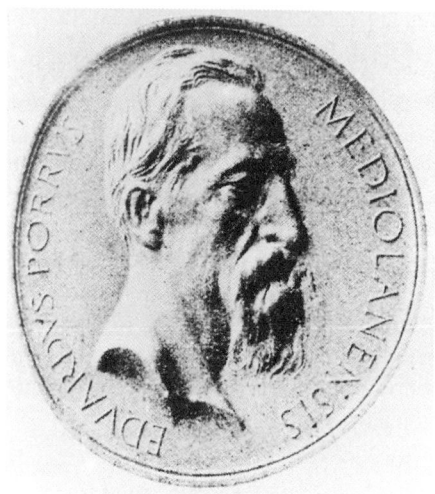 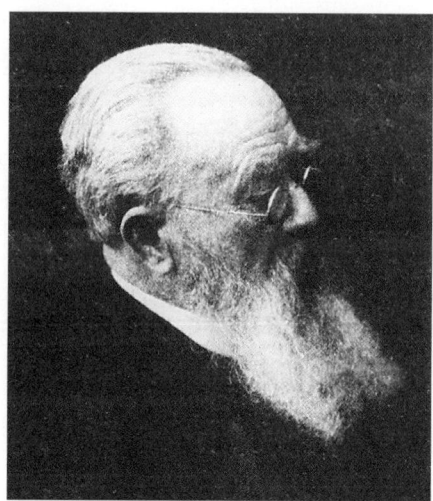

Abb. 49. Der italienische Gynäkologe Edoardo Porro (1842–1902) empfahl 1876, den Uterus unmittelbar nach dem Kaiserschnitt supravaginal zu exstirpieren. Damit konnte die mütterliche Sterblichkeit nach dem Kaiserschnitt wesentlich gesenkt werden.

Abb. 50. In den deutschsprachigen Ländern zeichnete sich der Jenenser Gynäkologe Bernhard Sigmund Schultze (1827–1919) durch sehr sorgfältige Untersuchungen der Methoden der Wiederbelebung des Neugeborenen in den sechziger und siebziger Jahren des 19. Jahrhunderts aus. Für Dekaden war sein Name mit den „Schultzeschen Schwingungen" verbunden.

1882 haben die Gynäkologen Max Sänger (1853–1903) (Abb. 51) in Leipzig (37) und Ferdinand Adolf Kehrer (1837–1914) (Abb. 52) in Heidelberg (23) die noch heute gültigen Prinzipien für den Verschluß der Uteruswunde und des Peritoneums beschrieben. Damit wurde ein sicherer Abschluß gegen die freie Bauchhöhle erreicht. Vereint mit der Antiseptik konnte nunmehr auch unter Erhaltung des Uterus eine Senkung der Sterblichkeit erzielt werden. Das war die Voraussetzung der Erweiterung der Indikationsstellung zum Kaiserschnitt.

F. A. Kehrer nahm den ersten Eingriff dieser Art am 25. September 1881 zur Rettung von Mutter und Kind mit Erfolg bei Frau Emilie Schlusser in ihrem Haus in Meckesheim bei Heidelberg vor (Abb. 53).

---

* Siehe Fasbender (11), S. 864

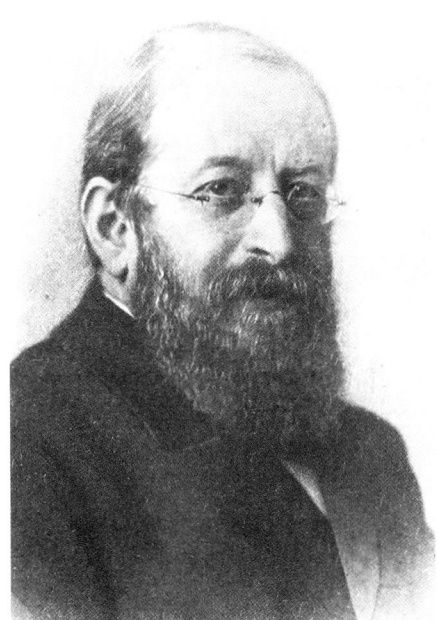 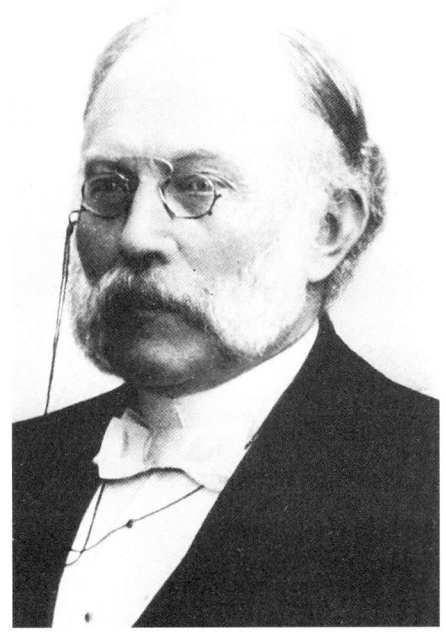

Abb. 51. Max Sänger (1853–1903).

Abb. 52. Ferdinand Adolf Kehrer (1837 bis 1914). Unabhängig voneinander haben Sänger in Leipzig und Kehrer in Heidelberg die noch heute gültigen Prinzipien für den Verschluß der Uteruswunde und des Peritoneums nach einem Kaiserschnitt beschrieben. Im Verein mit der Antiseptik wurde damit auch bei Erhaltung des Uterus eine Senkung der Sterblichkeit erzielt. Dies war die Voraussetzung für die Erweiterung der Indikationsstellung zum Kaiserschnitt.

Auch dem Befinden des Kindes, insbesondere unter der Geburt, wurde im Verlauf des vergangenen Jahrhunderts mehr und mehr Aufmerksamkeit geschenkt. Von fundamentaler Bedeutung war die Einführung der Auskultation mit dem Stethoskop durch Jean Alexandre Le Jumeau de Kergaradec (1788–1877) 1822 in Paris (25). Er beobachtete unter anderem erstmalig die Verlangsamung der fetalen Herzfrequenz während einer Wehe. Im deutschsprachigen Schrifttum nimmt die Verminderung der fetalen Herzfrequenz, ihre Ursachen und klinische Bedeutung über viele Jahrzehnte einen größeren Raum ein. F. A. Kehrer führte sie 1867 auf eine Vaguswirkung durch Hirndruck zurück. B. S. Schultze stellte eine Herabsetzung des Respirationsprozesses der Plazenta in den Vordergrund (11).

Zahllose Geburtshelfer und Hebammen haben die Auskultation der fetalen Herzfrequenz bis in unsere Zeit zu einer großen Meisterschaft entwickelt und damit die Leistungen der Geburtshilfe wesentlich verbessert.

In diesem Zusammenhang ist auch besonders auf die Pionierarbeit des Leipziger und später Rostocker Gynäkologen Friedrich Schatz (1841–1920) (Abb. 54) zu verweisen. Er führte schon 1872 mit dem von ihm entwickelten Tokodynamometer interne Wehenmessungen durch und beschäftigte sich sehr eingehend mit dem Ein-

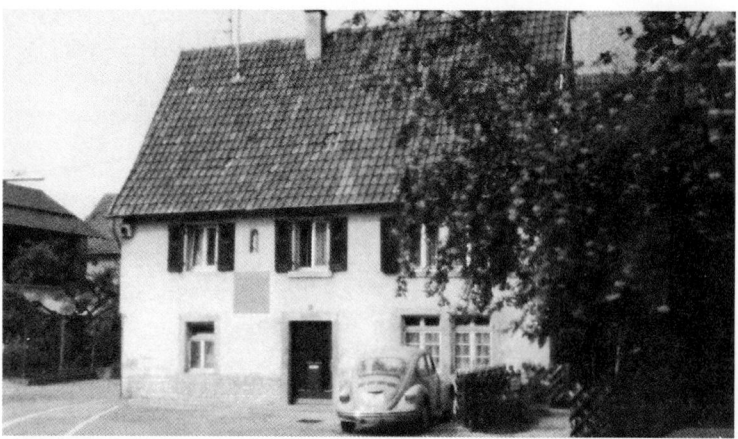

Abb. 53. In diesem Haus in Meckesheim bei Heidelberg nahm Ferdinand Adolf Kehrer am 25. September 1881 zum ersten Mal einen Kaiserschnitt mit seiner neuen Methode zur Rettung von Mutter und Kind vor.

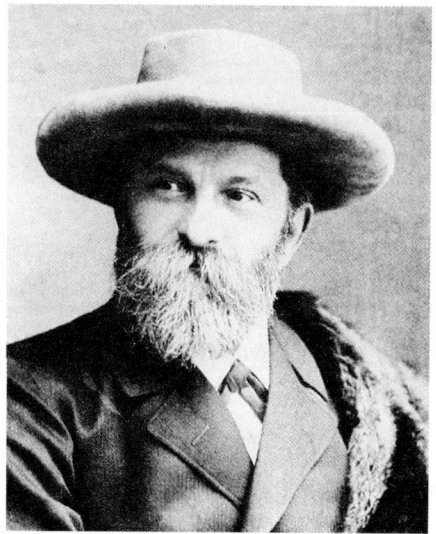

Abb. 54. Der zunächst in Leipzig und später in Rostock wirkende Gynäkologe Friedrich Schatz (1841–1920) entwickelte schon 1872 einen Tokodynamometer für interne Wehendruckmessung. Auch nach heutigem Standard sind seine Ergebnisse noch bewundernswert.

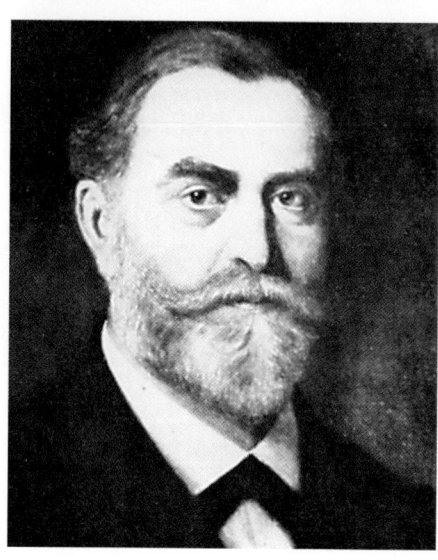

Abb. 55. Der Gynäkologe Paul Zweifel (1848 bis 1927) gehört zu den Pionieren der Erforschung der fetalen Atmung.

fluß der Wehenkräfte auf den Uterusinhalt (38). Seine Wehenkurven sind noch heute bewundernswert. Kardiotokographen, welche wir heute benutzen, waren schon lange vorprogrammiert. Grundlagen für die moderne kontinuierliche kardiotokographische Überwachung verdanken wir K. Hammacher.

Die ersten naturwissenschaftlich gesicherten Befunde über die fetale Respiration gehen vor allem auf den großen Physiologen Johannes Müller (1801–1858) und den später in Leipzig wirkenden Gynäkologen Paul Zweifel (1848–1927) (Abb. 55) zurück (2, 68). 1884 wiesen die Physiologen Isidor Cohnstein (1841–1894) und Nathan Zuntz (1847–1920) beim Schaf die Abgabe von Kohlensäure vom fetalen an das mütterliche Blut nach (6a).

Die Asphyxie des Neugeborenen, damals als Scheintod bezeichnet, und ihre Behandlung und Folgen haben bis auf die letzten Jahrzehnte im Verhältnis zu dem äußerst umfangreichen geburtshilflichen Gesamtschrifttum im vergangenen Jahrhundert nur relativ wenig Beachtung gefunden. Ein ursächlicher Zusammenhang zwischen dem sogenannten Scheintod und Störungen der Sauerstoffversorgung wurde allerdings schon in der ersten Hälfte des 19. Jahrhunderts vermutet.

Der Engländer William John Little (1810–1890) war wohl der erste, der 1861 den Einfluß der Asphyxie und auch die spätere Entwicklung der mentalen und physischen Gesundheit des Kindes untersuchte (26). Im Vordergrund der Behandlung der Asphyxie standen bis weit in unser Jahrhundert verschiedenartige Hautreize und das Freimachen der Luftwege. Für die künstliche Beatmung lagen eine Reihe von Ansätzen vor. Jedoch fehlten ausreichende physiologische und methodische Kenntnisse. Manche der damals entwickelten Wiederbelebungsmethoden dürften sich eher schädlich für das asphyktische Kind ausgewirkt haben (11).

Im deutschsprachigen Raum war es B. S. Schultze, der in den sechziger und siebziger Jahren des vergangenen Jahrhunderts die damals möglichen Methoden der Wiederbelebung gründlich untersuchte. Sein Name war über Jahrzehnte mit den „Schultzeschen Schwingungen" verbunden.

Die naturwissenschaftlichen Entwicklungen in der Physiologie, Biochemie und Anästhesie haben erst in den Jahren nach dem Zweiten Weltkrieg, vereint mit der Entwicklung einer pädiatrischen Neonatologie und nicht zuletzt auch sozialer gesetzlicher Maßnahmen, zu einer neuen Perinatologie geführt. Die außerordentlichen Erfolge für die Mutter, vor allem aber auch für das Kind, brauche ich an dieser Stelle nicht darzustellen, sie sind Ihnen bekannt. Ich erinnere lediglich an die Überwindung der Rhesusinkompatibilität, die Einführung zuverlässiger biochemischer und biophysikalischer Überwachungsmethoden für die Schwangerschaft und Geburt, insbesondere auch der bildgebenden Verfahren, und nicht zuletzt die Fortschritte der Neonatologie in der Aufzucht von Frühgeborenen. Das Gesicht der Geburtshilfe hat sich im Verlauf der letzten beiden Jahrzehnte grundlegend verändert. Das Denken des Geburtshelfers der Gegenwart ist vor allem von der Physiologie her bestimmt.

Die Entwicklung der Perinatologie ist ein bedeutender Wendepunkt für die Geburtshilfe der Gegenwart. Sie gehört zu dem jüngsten Meilenstein unseres Fachgebietes. Sie erhielt entscheidende Impulse durch die Arbeiten des Physiologen Roberto Caldeyro-Barcia aus Uruguay (geb. 1925) und des Gynäkologen Erich Saling in Berlin.

Meine Damen und Herren, mit diesen letzten Worten sind wir nach einer Wanderung durch das vergangene Jahrhundert in die Gegenwart zurückgekehrt. Die Vergangenheit endet und die Zukunft beginnt jeden Tag aufs neue. Wir wissen nicht, was die Zukunft bringt. Aber die Meilensteine der Vergangenheit lehren uns, sie zu gestalten.

Lassen Sie mich abschließend noch einmal Wilhelm Alexander Freund zitieren: „Der Beginn jeden Fortschritts ist der Zweifel an der Wahrheit und Verläßbarkeit des Bestehenden."

Literaturverzeichnis

1. Amreich I: Klinik und operative Behandlung des Uterus-Karzinoms. Seitz-Amreich, Biologie und Pathologie des Weibes, Bd. 4, 783, Urban u. Schwarzenberg, Berlin, Wien 1945
2. Barron DH: Paul Zweifel, Pioneer Fetal Physiologist A Centenary Tribute. Arch. Gynec. 221, 1 (1976)
3. Becker V: Carl Ruge. 100 Jahre Stückchen-Diagnose. Arch. Gynec. 227, 193 (1979)
4. Billroth Th: Zur Laparo-Hysterotomie. Wiener Medizinische Wochenschrift, 26, 3, 26 (1876)
5. Butenandt A: Über Progynon, ein krystallisiertes weibliches Hormon. Naturwissenschaften 17, 879 (1929)
6. Butenandt A, Westphal U, Hohlweg W: Über das Hormon des Corpus luteum. Hoppe-Seyl. Z. 227, 84 (1934)
6a. Cohnstein J, Zuntz N: Untersuchungen über das Blut, den Kreislauf und die Atmung beim Säugetierfetus. Pflügers Archiv 34, 173 (1884)
7. Czerny V: Beiträge zur vaginalen Uterusexstirpation. Berliner klinische Wochenschrift 19, 693, 711 (1882)
8. Czerny V: Aus meinem Leben. Herausgeg. und Anmerkungen W. Hiller. Ruperto-Carola, Zeitschrift der Vereinigung der Freunde der Studentenschaft der Universität Heidelberg e.V. 19, 3 (1967)
9. Dingemanse E, de Jongh S, Kober SE, Laqueur E: Über kristallinisches Menformon. Dtsch. med. Wschr. 56, 301 (1930)
10. Doisy EA, Veler CD, Thayer S: Folliculin from urine of pregnant women. Amer. J. Physiol. 90, 329 (1929)
11. Fasbender H: Geschichte der Geburtshilfe. Nachdruck der Ausgabe Jena 1906. Georg Olms Verlagsbuchhandlung, Hildesheim 1964
12. Fehling H: Entwicklung der Geburtshilfe und Gynäkologie im 19. Jahrhundert. Julius Springer, Berlin 1925
13. Fischer I: Historischer Rückblick über die Leistungen des XIX. Jahrhunderts auf dem Gebiet der Geburtshilfe und Gynäkologie. Biologie und Pathologie des Weibes, VIII. Band, 3. Teil, Urban u. Schwarzenberg, Berlin, Wien 1928
14. Fraenkel L: Die Empfängnisverhütung. Ferdinand Enke, Verlag, Stuttgart 1932
15. Freund WA: Zu meiner Methode der totalen Uterus-Exstirpation. Centralblatt f. Gynäkologie 12, 265 (1878)
16. Freund WA: Eine neue Methode der Exstirpation des ganzen Uterus. Sammlung Klinischer Vorträge in Verbindung mit deutschen Klinikern, Hrsg. R. Volkmann, 133, 912. Breitkopf u. Härtel, Leipzig 1878
17. Freund WA: Leben und Arbeit. Julius Springer, Berlin 1913
18. Gauß CJ, Wilde B: Die deutschen Geburtshelferschulen. Werk-Verlag, Dr. Edmund Banaschewski, München-Gräfelfing 1956
19. Grosch H: Carl Clauberg (1898–1957), ein biographischer Hinweis. Endokrinologische Informationen 9, 103 (1985)
20. Hartmann M, Wettstein A: Ein krystallisiertes Hormon aus Corpus luteum. Helv. chim. acta 17, 878, 1365 (1934)
21. Hegar A: Zur Geschichte der operativen Behandlung des Gebärmutterhalskrebses mit besonderer Berücksichtigung Badens. Speyer u. Kaerner, Freiburg i. Br. und Leipzig 1905
22. Hegar A, Kaltenbach R: Die operative Gynäkologie. Erlangen 1874
23. Kehrer FA: Über ein modifiziertes Verfahren beim Kaiserschnitt. Arch. f. Gyn. 19, 177 (1882)
24. Langenbeck CJM: Neue Bibliothek für die Chirurgie und Ophthalmologie. 4. Band, 4. Stück, 698, Brüder Hahn, Hannover 1828
25. Le Jumeau de Kergaradec MJA: Memoire sur l'auscultation appliquée à l'étude de la grossesse ou recherches sur deux nouveaux signes propres à faire reconnaître plusieurs circonstances de l'état de gestation. Paris 1822
26. Little WJ: On the influence of abnormal parturition on the mental and physical condition of child, especially in relation to deformities. Tr. Obst. Soc. London 3, 293 (1862)

27. Ludwig H: Die Gründung der Deutschen Gesellschaft für Gynäkologie und Geburtshilfe und ihre Paten. Mitteilungen der Deutschen Gesellschaft für Gynäkologie und Geburtshilfe Heft 3, 3 (1978)
28. Marrian GF: The chemistry of oestrin. IV. The chemical nature of crystalline preparations. Biochem. J. 24, 1021 (1930)
29. McCorquodale DW, Thayer, SA, Doisy, EA: The crystalline ovarian follicular hormone. Soc. exp. Biol. 32, 1182 (1935)
30. Meyer R: Autobiographie von Robert Meyer mit einem Geleitwort von Emil Novak. Deutsche Übersetzung des bei Henry Schuman, New York 1949, erschienenen Originals in englischer Sprache von Dr. Elisabeth Gediz. Türkisches Archiv für Gynäkologie 17, 1893 (1952)
31. Mikhail G, Zander J, Allen WM: Steroids in human ovarian vein blood. J. clin. Endocrin. 23, 1267 (1963)
32. Naegele FC: Erfahrungen und Abhandlungen aus dem Gebiete der Krankheiten des weiblichen Geschlechts. Mannheim 1812
33. Peham H v., Amreich I: Gynäkologische Operationslehre. Johann Ambrosius Barth, Leipzig 1930
34. Philipp E, Hörmann G: Gustav Adolph Michaelis (1798–1884). In: Die Kieler Universitäts-Frauenklinik und Michaelis-Hebammenschule (1805–1980). Eine medizinhistorische Studie zum 175jährigen Bestehen. Hrsg. K. Semm, Kiel 1980
35. Porro E: Della amputazione utero-ovarica come complemento di taglio cesaro. Ann. iniv. di med. e chir. 237, 291 (1876)
36. Richter K: Zum 50. Geburtstag der Gynäkologischen Hormonlehre. Wien. Klin. Wochenschr. 61, 667 (1949)
37. Sänger M: Zur Rehabilitierung des klassischen Kaiserschnitts. Arch. f. Gyn. 19, 370 (1882)
38. Schatz F: Beiträge zur physiologischen Geburtskunde. Arch. f. Gyn. 3, 55, 174 (1872)
39. Schauta F: Die erweiterte vaginale Totalexstirpation des Uterus bei Kollumkarzinom. Safar, Wien und Leipzig 1908
40. Schultze BS: Heilung schwerer Puerperalerkrankung durch Amputation des septisch infizierten Uteruskörpers. Dtsch. med. Wschr. 12, 44 (1886)
41. Schultze BS: Amputation des Corpus uteri mittels Laparotomie wegen Retention der Placenta und puerperaler Sepsis. Centralblatt für Gynäkologie 10, 765 (1886)
42. Schultze BS: Der Scheintot Neugeborener. Jena 1871
43. Semmelweis IPh: Ätiologie, Begriff und Prophylaxis des Kindbettfiebers (1861). Eingeleitet von Paul Zweifel, Leipzig. Johann Ambrosius Barth, Leipzig 1912
44. Simmer HH: Robert Tuttle Morris (1857–1945): a pioneer in ovarian transplants. Obstet. Gynec. 35, 314 (1970)
45. Simmer HH: On the history of hormonal contraception. I. Ludwig Haberlandt (1885–1983) and his concept of „hormal sterilization". Contraception 1, 3 (1970)
46. Simmer HH: On the history of hormonal contraception. II. Otfried Otto Fellner (1873–19??) and estrogens as antifertility hormones. Contraception 3, 1 (1971)
47. Simmer HH: Josef Halban (1870–1937) – Pionier der Endokrinologie der Fortpflanzung. Wien. med. Wschr. 121, 549 (1971)
48. Simmer HH: The first experiments to demonstrate an endocrine function of corpus luteum. On the occasion of the 100th birthday of Ludwig Fraenkel (1870–1951). Sudhoffs Arch. 55, 392 (1971)
49. Simmer HH: The first experiments to demonstrate an endocrine function of the corpus luteum. Part II. Ludwig Fraenkel versus Wilhelm Magnus. Sudhoffs Arch. 56, 76 (1972)
50. Simmer HH: Zur Geschichte der hormonalen Empfängnisverhütung. Geburtshilfe und Frauenheilkunde 35, 688 (1975)
51. Simmer HH: Innere Sekretion der Ovarien als Ursache der Menstruation, Halbans Falsifikation der Pflügerschen Hypothese. Festschrift für Erna Lesky zum 70. Geburtstag. Hrsg. K. Ganzinger, M. Skopec, H. Wyklicky, Verlag Brüder Hollinek, Wien 1981, S. 123
52. Simmer HH: Zur Geschichte der Auslösung einer echten Menstruation. Festschrift für Professor Schadewaldt zur Vollendung des 60. Lebensjahres. Hrsg. W. Göpfert und M.-M. Otten, Düsseldorf 1983, S. 161
53. Simmer HH: Die Erschließung der endokrinen Funktion der Plazenta. I. Halbans Hypothese von 1903: Entstehung, Vorbereitung und Auseinandersetzung bis 1905. Endokr.-Inform. 8, 249 (1984)

54. Simmer HH: II. Halbans klassische Arbeit von 1905. Experimente im Laboratorium und Krankheit als Experiment der Natur. Endokr.-Inform. 9, 2 (1985)
55. Sims JM: Klinik der Gebärmutter-Chirurgie mit besonderer Berücksichtigung der Behandlung der Sterilität. Deutschspr. Übersetz.; hrsg. von H. Beigel, Ferdinand Enke, Erlangen 1866
56. Slotta KH, Ruschig H, Fels E: Reindarstellung der Hormone aus dem Corpus luteum. Ber. dtsch. chem. Ges. 67, 1270 (1934)
57. Speert H: Iconographia Gyniatrica. A pictorial history of gynecology and obstetrics. F.A. Davis Company, Philadelphia 1973
58. Tapfer S: Typische gynäkologische Operationen. 3. Aufl., Urban u. Schwarzenberg, München, Berlin 1961
59. Tausk M: A brief endocrine history of the German-speaking peoples Endocrinology guide. Verlag der Brühlschen Universitätsdruckerei, Gießen 1976
60. Tausk M: Zur Geschichte der Corpus-luteum-Forschung seit 1672. Symposion Bewegte Medizin, July 5, 1985 at the First Department of Ob. Gyn. of the University of Munich. Private print by Organon 1985
61. Wagner GA: Billroth und die Chirurgie des weiblichen Genitales. Wien. Klin. Wochenschr. 57, 261 (1944)
62. Wertheim E: Die erweiterte abdominale Operation bei Carcinoma colli uteri (aufgrund von 500 Fällen). Urban u. Schwarzenberg, Berlin, Wien 1911
63. Wintersteiner O, Allen WM: Crystalline progestin. J. biol. Chem. 107, 321 (1934)
64. Zander J: Progesterone in human blood and tissues. Nature (London) 174, 406 (1954)
65. Zander J: Steroids in the human ovary. J. biol. Chem. 232, 117 (1958)
66. Zander J: 100 Jahre gynäkologische Krebstherapie. Geburtshilfe und Frauenheilkunde 38, 711 (1978)
67. Zander J, v. Münstermann AM, Diczfalusy E, Martinsen B, Tillinger KG: Identification and estimation of oestradiol-17β and oestrone in human ovaries. Acta Obstet. Gynec. Scand. 38, 724 (1959)
68. Zweifel P: Die Aspiration des Fötus. Arch. f. Gyn. 9, 291 (1876)

Zum Aufbau der Hebammenschulen in Deutschland im 18. und frühen 19. Jahrhundert

Uta Hakemeyer und Günther Keding

1. Zur Situation der Geburtshilfe vor Einrichtung der Hebammenschulen

Im 18. Jahrhundert lag in Deutschland die Geburtshilfe weitgehend in den Händen der Hebammen. Ärzte und Chirurgen waren aus Gründen der Scham im Normalfall von Geburten ausgeschlossen, sie wurden nur in Notfällen gerufen. Doch hemmte nicht allein diese tief wurzelnde Tugendvorstellung die Entwicklung einer umfassenden, akademisch fundierten Geburtshilfe. Das resultierte genauso aus der damaligen engen Berufsauffassung der Ärzte, die ihre eigentliche Aufgabe im Heilen der Krankheiten mit inneren Mitteln sahen und darum die blutigen Behandlungen mehr den zum Handwerkerstand zählenden Chirurgen überließen. An den Universitäten wurde die Geburtshilfe – wenn überhaupt – nur in begleitenden Vorlesungen geboten. Z.B. wurden in den Lectionsverzeichnissen der 1737 eröffneten Georgia Augusta in Göttingen, die als fortschrittlich galt, ab 1739 für drei Semester unter den außerordentlichen Vorlesungen Ars obstetricanda et de parturientium morbis und für das WS 1741/42 Lektionen nach van Deventers Lehrbuch durch den Anatomen Johann Jacob Huber angezeigt. Mit seinem Fortgang, 1742, entfielen sie ersatzlos, weil kein Nachfolger für das Fach gefunden werden konnte. Erst nach mehrjähriger Pause kündigte der Anatom Johann Gottfried Brendel für das WS 1748/49 ein gynäkologisch-kinderärztliches Kolleg de morbis mulierum et infantum an, auf das ab 1750 für zwei Semester die Ankündigung einer sogar durch Übungen erläuterten geburtshilflichen Vorlesung folgte (1).

Zum Hebammenberuf, der aus sittlichen Gründen nur von Ehefrauen und Witwen ausgeübt werden durfte, entschlossen sich im allgemeinen nur Frauen aus den unteren Schichten in wirtschaftlich bedrängter Lage. Sie lernten als Lehrtöchter bei erfahrenen Hebammen oder zogen ihre Kenntnisse aus eigenen Entbindungen. Zunehmend vom 17. Jahrhundert an erhielten sie, vornehmlich in den Städten, eine kurze theoretische Unterweisung durch den Physicus (2), die vielfach mit Praktika bei einer geschworenen Hebamme verbunden war. Meist wurde eine neu einzusetzende Hebamme von einem Kreis stimmberechtigter Frauen gewählt, ehe sie von der Ortsobrigkeit für einen Gemeindebezirk zugelassen und im Amt verpflichtet wurde (3).

Aus dem Schutzbedürfnis für Mütter und Kinder, aber auch im Interesse der Hebammen, die nicht für allgemeine Arbeiten im Haushalt herangezogen werden wollten, waren Pflichten und Rechte der Hebammen seit dem Mittelalter vielfach rechtlich geregelt.

Als Vorläufer der späteren städtischen oder landesherrlichen Hebammenordnungen, die in Deutschland vor allem im 17. und 18. Jahrhundert erlassen wurden, hat Georg Burckhardt frühe Berufsvorschriften für Ulm, 1491, und – nicht genau datiert, jedoch ebenfalls dem 15. Jahrhundert zugehörig – für Colmar, Heilbronn und Nürnberg ermittelt (4).

Daneben existierten berufliche Bestimmungen in Kirchenordnungen. Frühe Beispiele boten Braunschweig und Lüneburg, 1528 bzw. 1564, spätere Nassau-Siegen 1716 oder Kurköln 1770 (5). Sie stellten vornehmlich auf das christliche

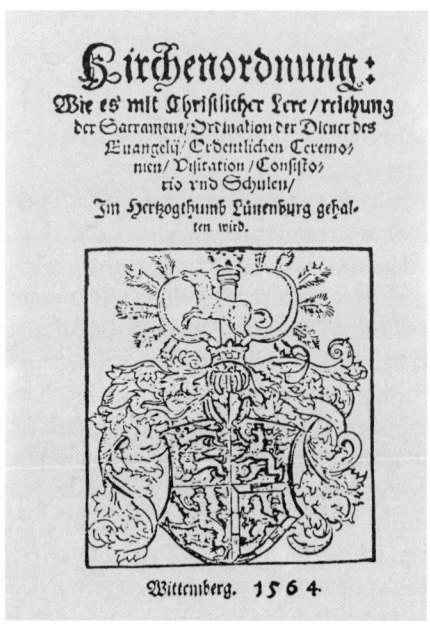

Abb. 1. Titelblatt „Kirchenordnung für Lünenburg, 1564"

Verhalten der Hebammen sowie deren Mitwirken bei Taufen und Nottaufen ab. Der Kirche ging es darum, in der immer als kritisch angesehenen Geburtssituation die Mütter im Glauben zu stärken und die vom Tod bedrohten Un- bzw. Neugeborenen vor der Verdammnis zu retten.

Allgemein galt um die Wende zum 18. Jahrhundert, daß nur unbescholtene Frauen, die selbst geboren hatten, als Hebammen tätig sein durften (6). Sie sollten gesund, geschickt, friedfertig und verschwiegen sein, möglichst lesen können und nicht trinken. Sie waren gehalten, Arm und Reich mit gleicher Fürsorge beizustehen. Das Alter der Berufsanfängerin lag bei etwa 30 bis 35 Jahren. – Um den Hebammen ein Existenzminimum zu gewähren und einem Konkurrenzkampf vorzubeugen, durfte in den Städten und Dörfern jeweils nur eine begrenzte Zahl Hebammen praktizieren. Aus der Bestimmung, daß die Hebammen ihren Wohnort nur mit amtlicher Genehmigung verlassen durften, kann man wohl darauf schließen, daß ihre Anzahl knapp bemessen war.

Die schwierigen Probleme widernatürlicher Geburten sollten mit der Bestimmung angegangen werden, daß die Hebamme in solchen Notfällen andere Hebammen, einen Arzt oder Chirurgen hinzuzuziehen hatte. Gewiß konnte hierdurch die Versorgung der Frau verbessert werden, zumal auch die hemmende Scham einem Mann gegenüber aufgehoben wurde. Doch änderte das kaum etwas an der grundsätzlichen Problematik: Konnte die Hebamme die widernatürliche Geburtssituation rechtzeitig erkennen? Und besaßen die Herbeigerufenen soviel mehr Wissen und Können, um das Leben von Mutter und Kind zu erhalten? Abgesehen von den damaligen Verkehrsverhältnissen, unter denen es nicht leicht war, stets rasch jemanden herbeizuholen. In der Tat kam oft jede zusätzliche Hilfe zu spät. In anderen Fällen mußte versucht werden, entweder durch Perforation des Kindes das Leben der Mutter oder durch den vielfach vorgeschriebenen Kaiserschnitt an der unter der Geburt Verstorbenen das Leben des Kindes zu retten. Bei bedrohlichen Umständen mußte die Hebamme die Nottaufe vollziehen.

Vor Beendigung der Entbindung einschließlich der Versorgung des Neugeborenen durfte die Hebamme keine Frau zugunsten einer anderen verlassen. – Inneres Kurieren, Abtreibungen und das Verheimlichen von Geburten waren verboten. – Gegen ein Extraentgelt trug die Hebamme das Kind zur Taufe.

Mit Einführung der Hebammenordnungen wurden meist Bestimmungen über die Gebühren für geburtshilfliche Leistungen erlassen. Sie waren in einer wenige Positionen umfassenden Taxe festgesetzt, wobei die Einkommensverhältnisse berücksichtigt werden sollten. Man unterschied z.B. die leichte Geburt eines Kindes bei armen und bei wohlhabenden Leuten (7). Allerdings bestand vor allem auf dem Land die Gefahr, daß die Hebamme nicht in Geld, sondern mit Naturalien entlohnt wurde. Von armen Leuten bekam sie häufig nichts. Sie war deshalb meistens gezwungen, bis an die Grenze ihrer Arbeitsfähigkeit, bis ins hohe Alter im Beruf zu bleiben. Ihre Unterstützung aus öffentlichen Kassen im Alter und in Notlagen blieb eine Ausnahme (8). Im ganzen brachte der Beruf häufig nur ein Zubrot ein. Die Bestimmung, daß die Hebammen ihre Hände nicht mit schwerer (Neben-) Arbeit verderben sollten, findet auch darin ihre Erklärung.

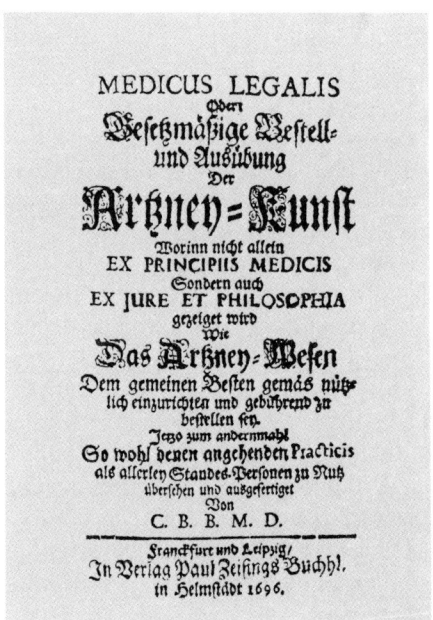

Abb. 2.
Titelblatt „Behrens: Medicus legalis, 1696"

Mit der staatlichen Erneuerung nach dem Dreißigjährigen Krieg, mit dem Erstarken des Absolutismus waren zum Zweck leichterer Führung und besserer Überschaubarkeit Verwaltungsreformen verbunden, die auf Zentralisation und Vereinheitlichung zielten. Das Medizinalwesen war hierbei ein wichtiger Ansatz. Da man in einer gesunden, starken Population ein dringend notwendiges Element des Staates und seiner militärischen Schlagkraft sah, forderte ein nüchternes Kalkül fürsorgerische Maßnahmen für die durch Krieg und Seuchenzüge erschreckend dezimierte Bevölkerung, die von weit verbreiteter Armut gekennzeichnet war. Andererseits trugen Eindrücke der überstandenen Nöte und der immer noch spürbaren Entbehrungen wahrscheinlich dazu bei, daß nun eine Philosophie vom Anspruch jedes Menschen auf Wohlfahrt und Glückseligkeit entwickelt wurde. Solche Gedanken wurden gerade von Gottfried Wilhelm Leibniz nicht nur in seiner Denkschrift zur Einrichtung einer Medizinalbehörde, 1680, sondern überhaupt in seinen Vorschlägen zur Verbesserung des Staatswesens, – mit konkreten Förderungsempfehlungen versehen –, den Fürsten unmittelbar vorgetragen (9). In diesem Sinn stellte auch der Hildesheimer Arzt Conrad Barthold Behrens, der zeitweilig mit Leibniz korrespondierte, aus zahlreichen Büchern und Vorschriften weitreichende hygienische und medizinische Anweisungen zusammen, die er 1696 in seinem Buch über den Medicus legalis veröffentlichte, um damit Hilfen für eine umfassendere Medizinalgesetzgebung zu bieten (10).

Von diesen Überlegungen getragen, wurden in Deutschland vom Ende des 17. Jahrhunderts an staatliche Medizinalordnungen erlassen, durch die gleichartige, strengere Zulassungs- und Aufsichtsbestimmungen für alle medizinischen Berufe eingeführt wurden, um so generell dem Pfuschertum zu wehren und die Bevölkerung vor schädlichen Behandlungen zu schützen. Zusätzlich zu den als oberste Aufsichtsbehörden eingesetzten Medizinalkollegien, die meist aus mehreren Ärzten bestanden, wurden besonders in den größeren Ländern Sanitätskollegien berufen, um das Gesundheitswesen durch fachliche Beratung zu fördern. Während einige frühe Medizinalordnungen, wie die für Jülich und Berg von 1708 (11), sich auf knappe Rahmenvorschriften beschränkten, gingen andere schon von Beginn des Jahrhunderts an für jeden Beruf ins Detail. Das galt insbesondere für die späteren Ordnungen, so für Münster, 1777 (12), und Hildesheim, 1782 (13). Eine gewisse führende Stellung nahm das „Königlich Preußische und Churfürstlich Brandenburgische Medicinal-Edict" vom 27. September 1725 ein, dem das Churfürstlich Brandenburgische Medicinaledict von 1685 und eine Medicinal-Ordnung von 1693 vorausgegangen waren (14). Es war die erste umfassende Medizinalverfassung eines in jener Zeit sehr beachteten, durchorganisierten Staates. – In diesem Kodifikationsprozeß wurde allgemein das territorial unterschiedliche Hebammenrecht zunehmend angeglichen; vor allem wurden Unterricht, Prüfung und Aufsicht durch die Physici obligatorisch.

Etwa gleichzeitig setzten in Deutschland Bemühungen ein, mit Hilfe von Lehrbüchern die Hebammenhilfe zu verbessern. Hierbei wirkten mehrere Hebammen aktiv mit. 1690 erschien das bekannte, reich illustrierte, bis 1752 mehrfach aufgelegte Lehrbuch der Justine Siegemundin, das besonders die widernatürlichen Geburten behandelte und in dem sie ihren gedoppelten Handgriff sowie ihre Schlinge vorstellte. Die wissenschaftliche Anerkennung des Inhalts hatte sie durch Vorlage bei der medizinischen Fakultät in Frankfurt/Oder erwirkt (15). Vielleicht folgte sie darin dem Beispiel der Oberhebamme am Hôtel Dieu in Paris, Margue-

Zum Aufbau der Hebammenschulen in Deutschland im 18. und frühen 19. Jahrhundert 67

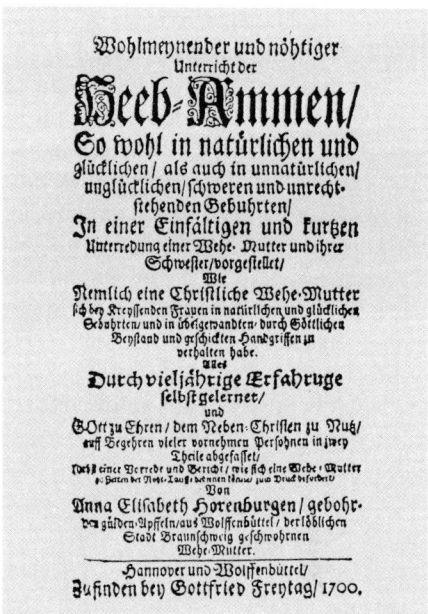

Abb. 3. Titelblatt „Horenburgin: Wohlmeynender Unterricht der Heeb-Ammen, 1700"

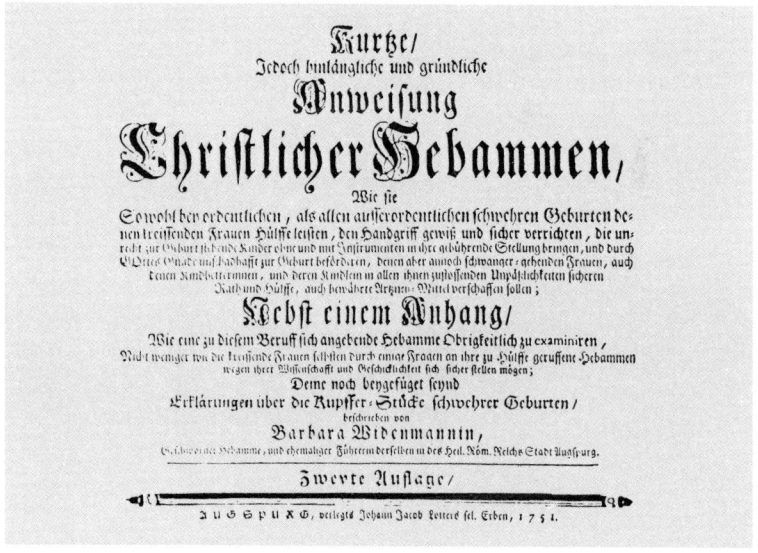

Abb. 4. Titelblatt „Widenmannin: Anweisung Christlicher Hebammen, 1751"

rite Du Tertre, die 13 Jahre zuvor ihr Lehrbuch vor der Veröffentlichung der medizinischen Fakultät in Paris zur Prüfung vorgelegt hatte (16). – Einfacher, kürzer und nicht illustriert stellte sich 1700 der „Wohlmeynende und nöthige Unterricht der Heeb-Ammen" von Anna Elisabeth Horenburgin, „der löblichen Stadt Braunschweig geschwohrnen Wehe-Mutter" dar, den sie „auff Begehren vieler vornehmen Persohnen" geschrieben hatte (17). Gegenüber der geringen Bewertung dieses Buches durch Eduard Caspar Jacob von Siebold (18), gewinnt es als Leitfaden für Braunschweiger Hebammen, wenn man berücksichtigt, daß die Horenburgin – anders als in dem damals geltenden amtlichen „Unterricht Vor die Heb-Ammen/ oder Bade-Mütter in der Stadt Braunschweig" von 1686 (19) – das Schwergewicht auf die eigentliche Hebammenhilfe legte und den Taufzeremonien weniger Seiten einräumte. – 1735 veröffentlichte die Augsburger Hebammenführerin Barbara Widenmannin ein zwar einfach illustriertes, doch qualitätvolles Lehrbuch, das die Hilfe bei schweren Geburten einschloß, für die sie den Einsatz von Haken und Hebel angab. Es enthielt einen Abschnitt über Säuglingskrankheiten und als Besonderheit eine Zusammenstellung von Fragen, die die werdende Mutter ihrerseits an die Hebamme richten sollte, um zu prüfen, ob sie sich dieser Frau anvertrauen dürfte (20). – Friedrich Benjamin Osiander hat auf zwei weitere Lehrbücher hingewiesen, das der Margarete Keil und das der Veronica Iberin (21), die jedoch bisher trotz umfangreicher Bemühungen auch der Autoren nicht gefunden werden konnten. Sie haben möglicherweise nur als Skripten existiert.

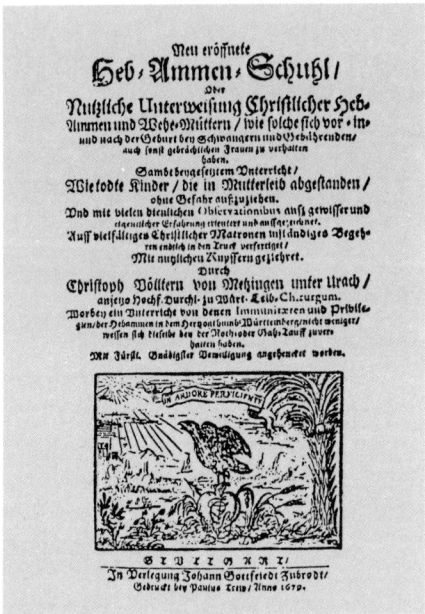

Abb. 5. Titelblatt „Völtter: Heb-Ammen-Schuhl, 1679"

Das waren beachtliche Leistungen einzelner Hebammen, selbst wenn sie sich dabei fremder Hilfe bedient haben sollten, denn zu jener Zeit war es nicht üblich, daß Frauen Bücher veröffentlichten. Da in der Folgezeit deutsche Hebammen nicht als Verfasserinnen hervorgetreten sind, sondern nur Hebammenlehrbücher erschienen, die auf amtliche Veranlassung oder aus eigener Initiative von Ärzten und Chirurgen geschrieben wurden, wird man hierin wohl ein Indiz für das Wirksamwerden der Medizinalordnungen sehen können, durch die den Medizinalbeamten und Physici allgemein Ausbildungs- und Aufsichtsfunktionen im Hebammenwesen übertragen waren. Ein frühes, bekanntes Beispiel ist die illustrierte „Neu eröffnete Heb-Ammen-Schuhl" des württembergischen Leib-Chirurgen Christoph Völtter, 1679, der sich auf eigene geburtshilfliche Erfahrungen stützen konnte. Nach diesem Buch soll in Württemberg über 50 Jahre unterrichtet worden sein (22). – Immer wieder betonten die Verfasser in ihren Vorworten, daß sie sich im Hinblick auf das Auffassungsvermögen der Schülerinnen um Einfachheit und Kürze bemüht hätten und nur diese Art der Darstellung für Hebammen zweckmäßig sei. Der hannoversche Anatom und Chirurg Johann Ernst Wrede verzichtete deshalb 1727 sogar auch auf jede Illustration (23).

Schon aus Geldmangel konnte sich nicht jede Hebamme ihr eigenes Lehrbuch kaufen, zudem konnten manche Hebammen nicht lesen, so daß man den größeren Käuferkreis wohl bei Ärzten, Chirurgen, aufsichtsführenden Pfarrern und interessierten Familien, insbesondere Adelshäusern suchen muß. Darauf deuten die Empfehlungen „auch jeglichem Christlichen Hauß-Vater sehr dienlich" oder „auch die Ehe-Weiber zu ihrem Verhalt in Schwangerschaften und Geburthen kennen und verstehen sollen" auf den Titelblättern von Conrad Daniel Kleinknecht, 1749 (24), und Georg Friedrich Mohr, 1750 (25). Damit rechnete gewiß auch die Widenmannin, als sie in ihr Lehrbuch den erwähnten Fragenkatalog für die werdende Mutter aufnahm; und das gilt wahrscheinlich schon für Völtters Heb-Ammen-Schuhl, 1679, die er „Auf vielfältiges Christlicher Matronen inständiges Begehren endlich in den Truck verfertiget" hatte (26).

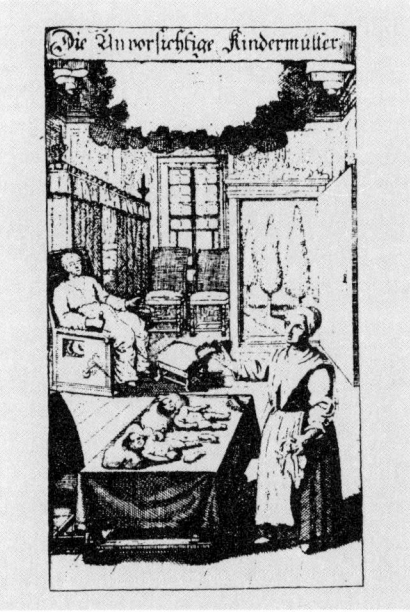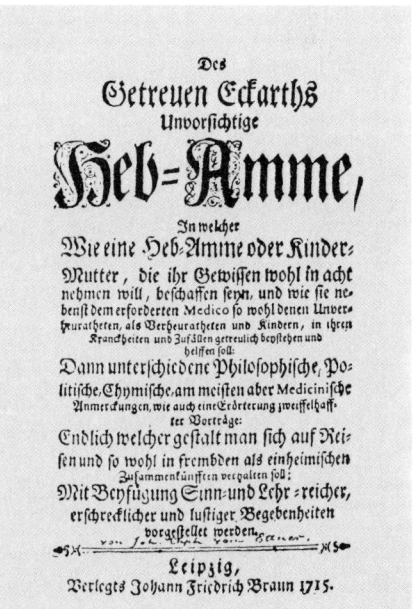

Abb. 6. Titelblatt mit Bild „Ettner: Unvorsichtige Heb-Amme, 1715"

Trotz der gesetzgeberischen Maßnahmen und fachlichen Bemühungen blieb die erhoffte allgemeine Verbesserung der Geburtshilfe aus. Die drastische Darstellung von der gemarterten Mutter und ihren zerstückelten Neugeborenen, die Johann Christoph von Ettner 1715 seinem Buch von der „Unvorsichtigen Hebamme" vorangestellt hatte, behielt Jahrzehnte ihre Gültigkeit (27). Mit scharfen Worten kritisierte Johann Georg Roederer 1751 in seiner temperamentvollen Göttinger Antrittsrede die Situation, indem er die noch immer „darniederliegende", fast mittelalterliche deutsche Geburtshilfe den allgemeinen Fortschritten in der Medizin und den geburtshilflichen Leistungen des Auslands gegenüberstellte. Wenngleich Roederer äußerst geringschätzig von den Hebammen sprach, so machte er sie mit ihrer Unwissenheit doch nicht für die vielen Unglücksfälle bei Geburten verantwortlich. Anders als viele seiner Zeitgenossen wies er die Verantwortung allein der interesselosen Ärzteschaft zu (28).

In der Bevölkerung bestand Furcht und Sorge vor schweren Geburten und vor dem Tode. Wie Johann Peter Süßmilch es beschrieb, hemmte das die Fruchtbarkeit sehr. Durch seine Erfassungen und Berechnungen wollte er Gelegenheit geben, die Schädlichkeiten und die Größe des Schadens zu schätzen. Wie er angab, verlor in Berlin 1757 unter 98 Gebärerinnen und Wöchnerinnen eine das Leben. 1740 war es in Leipzig sogar eine von 61 gewesen, in Gotha eine von 68 (29).

Man mußte einsehen, daß rechtliche Maßnahmen allein das Fachwissen nicht heben können. Und man mußte erkennen, daß die erfolgreiche selbständige Ausübung eines vorwiegend praktischen Berufs nur nach einer gründlichen praktischen Ausbildung erwartet werden kann, die die Ausbilder selbst beherrschen müssen.

2. Zur Einrichtung von Hebammenschulen an Entbindungsanstalten

In Deutschland war die Idee der geburtshilflich-praktischen Ausbildung von Frauen an einer Entbindungsanstalt schon einmal im ausgehenden Mittelalter verwirklicht worden. Nach Rechnungsergebnissen des Hl. Geist-Spitals in München für das Jahr 1589 hatte dort ein Gebär-Lokal bestanden, in dem arme Mädchen unentgeltlich während der Geburt und im Wochenbett versorgt wurden; ferner wurden zahlende Mädchen aufgenommen, die in „besonderer Heimlichkeit" entbinden wollten. Unter den Einnahmen des Spitals war ein kleines Zimmergeld aufgeführt, das „Hebammen-Lehrlinge" für den „praktischen Unterricht im Hause" entrichtet hatten (30). Diese Einrichtung scheint jedoch ohne weiterreichenden Einfluß geblieben zu sein.

In Paris wurde im Jahr 1630 am Hôtel Dieu ein Accouchement eingerichtet, wo unter Leitung der Oberhebamme, – um 1670 war es die schon erwähnte Mme Du Tertre –, in dreimonatigen Kursen Hebammenschülerinnen ausgebildet wurden. Bei schweren Geburten wurden Chirurgen vom Collège de St. Côme zugezogen, von denen zwei auch an den Prüfungen der Hebammen beteiligt waren (31).

1728 nahm die berühmte Straßburger Ausbildung durch Gründung einer förmlichen Hebammenschule unter ärztlicher Leitung ihren Anfang. Sie wurde zur „Mutterschule aller anderen Institute von der Art in Teutschland" (32). Ihre stufenweise Entwicklung wurde ausführlich von Friedrich Wieger dargestellt (33) und durch weitere Forschungsergebnisse von Hermann W. Freund ergänzt (34):

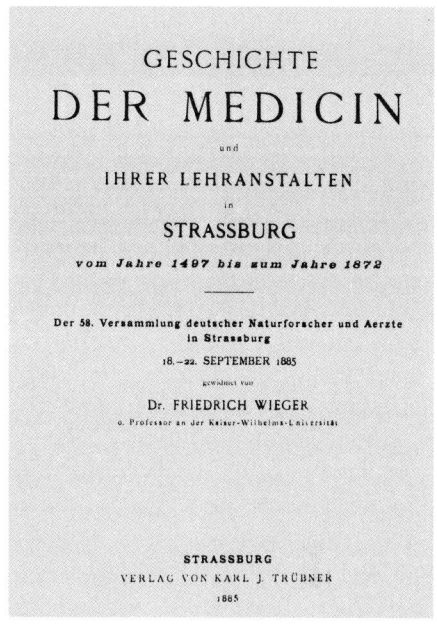

Abb. 7. Titelblatt „Wieger: Geschichte der Medicin und ihrer Lehranstalten in Straßburg, 1885"

Am 13. März 1728 erließ der Straßburger Rat eine neue Ordnung für das Hebammenwesen, die auf Vorschlag des Straßburger Arztes Johann Jakob Fried und durch besondere Förderung des Prätors Franz Josef von Klinglin beschlossen worden war. Sie regelte in ihrem ersten Teil die Pflichten des Hebammenmeisters, im zweiten die der Hebammen. Am 17. April wurde Fried als Hebammenmeister nach dieser Ordnung vereidigt.

Der Hebammenmeister sollte in einem einjährigen Kursus sämtlichen Hebammen und ihren Lehrtöchtern zweimal wöchentlich in seinem Haus gratis Vorlesungen „über die ganze Hebammenkunst" halten und hierfür ein Lehrbuch herausgeben. Im Winter sollte er seinen Schülerinnen unentgeltlich einmal in der Anatomie einen weiblichen Kadaver demonstrieren; desgleichen hatte er ihnen die Leichen von der geburtshilflichen Abteilung des Mehreren Spitals (auch Bürgerspital genannt) zu demonstrieren. Dreimal wöchentlich mußte er die Entbindungsstation des Spitals besuchen. Er mußte der Spitalshebamme, ebenso wie den in der Stadt praktizierenden Hebammen, mit Rat und Tat in schwierigen Fällen beistehen. – Ihm stand die Auswahl der Lehrtöchter zu. Nach einer mündlichen Vorprüfung durch den Hebammenmeister wurden die Examenskandidatinnen in Gegenwart des Oberammenmeisters (das war eine Magistratsperson) vom Stadtphysicus, vom Prodekan und vom Hebammenmeister geprüft. Hierauf folgte noch eine weitere Prüfung durch die sechs geschworenen Stadthebammen.

„Damit das Gemeine Wesen keinen Schaden erleide an fähigen Personen" wurde dem Hebammenmeister die Erlaubnis erteilt, den angehenden Medicis und Chirurgis Collegia publica und privata zu halten. Zu seinen Visiten im Spital durfte er jedesmal einen oder zwei Studenten mitnehmen und sie dort unter seiner Aufsicht Hand anlegen lassen; und „endlich eine in dieser Kunst genugsam unterwiesene... Mannsperson" zur Approbation als Assistent dem Oberammenherrn vorschlagen.

Die sechs geschworenen Stadthebammen durften jeweils (nur eine?) Lehrtochter annehmen. Sechs ausgewählte jüngere Hebammen wurden zu Vortäuferinnen ernannt und durften eine, höchstens zwei Lehrtöchter für die Landpraxis annehmen.

Wieger folgerte aus diesen Ausbildungsbestimmungen, daß nur die Lehrtochter der Spitalshebamme Zugang zur Kindbettstube des Spitals hatte und deshalb als einzige dort praktisch unterwiesen wurde (35). Aus der Vorschrift, daß der Hebammenmeister der Spitalshebamme mit Rat und Tat an die Hand gehen sollte, kann man wohl schließen, daß Fried sich an der praktischen Ausbildung der Spitalslehrtochter beteiligt hatte. – Freund hingegen berichtete, daß Fried die Spitalshebamme selbst unterrichtet hätte (36).

Das Hebammenrecht von 1728 entsprach Frieds Vorstellungen nur bedingt. Er wünschte vielmehr, daß alle Vertreter der Geburtshilfe in einer eigenen Schule oder Anstalt in Theorie und Praxis ausgebildet würden (37). Frieds Ziel wurde 1737 (1738?) erreicht, als die geburtshilfliche Station des Spitals auf zwei Säle mit zusammen 30 Betten erweitert wurde. Im ersten Jahr konnten 80 Frauen aufgenommen werden. Der Unterricht wurde so erteilt, daß Hebammen und Studenten häufig und genau untersuchten, bei den Geburten anwesend waren, die notwendigen Handgriffe am künstlichen Fötus und Uterus lernten und schließlich in geeigneten Geburtsfällen selbst tätig werden mußten. Fried hielt dies für die beste Methode.

Am 26. Februar 1757 wurde eine neue Verordnung erlassen. Danach gingen nur noch die Lehrtöchter zum Unterricht, doch konnte der Hebammenmeister einzelne oder alle Hebammen durch die Hospital-Tochter in besonderen Fällen zusammenrufen lassen. Möglicherweise war jetzt die nachträgliche Unterweisung bereits zugelassener Hebammen nicht mehr erforderlich. Im Spital selbst wurde jährlich nur eine Hebamme ausgebildet, die zur Stadtpraxis berechtigt war.

Freund vermutete, daß Frieds Idee besonders an den weniger positiven Erfahrungen gereift wäre, die Fried während seiner dreimonatigen Tätigkeit am Hôtel Dieu gemacht hätte, wo er nach Abschluß seines Pariser Studiums und einer Reise durch mehrere deutsche Städte, jedoch noch vor seiner Straßburger Promotion, mit einer Sondergenehmigung als Accoucheur gearbeitet hatte. Das Pariser Accouchement war nach den damaligen Bestimmungen Ärzten nicht zugänglich.

Frieds Leistung bestand nicht nur in der Neugestaltung des Hebammenunterrichts. Sie beruhte auch darin, daß Ärzte an die geburtshilfliche Praxis herangeführt wurden. Von seinen Schülern wurden vor allem Johann Georg Roederer, Johann Friedrich Meckel und sein eigener Sohn und Nachfolger im Amt Georg Albrecht Fried bekannt. Zum Professorenkollegium der Universität gehörte Fried d. Ä. nicht. Desgleichen war die Gebäranstalt nicht organisatorisch mit der Universität verbunden. Fried unterrichtete in Deutsch.

Nur kurze Zeit später als in Straßburg setzte die Entwicklung in Berlin ein. Wie Friedrich Carl Wille in seinem Beitrag zur Geschichte der Hebammen in Chur-Brandenburg berichtete, wurde bald nach der Eröffnung der Charité in Berlin, am 1. Januar 1727, dort eine geburtshilfliche Station mit einem „eigenen Saal, worinnen die liederlichen Weibesstücker kurz vor ihrer Entbindung aufgenommen werden", eingerichtet (38). Sie wurde weniger aus Fürsorge für diese Frauen geschaffen, sondern weit mehr, um der Vernachlässigung ihrer Neugeborenen durch „unverständige" Hebammen und um möglichen Kindermorden vorzubeugen. Zugleich dachte man an den Nutzen als Ausbildungsstätte für Hebammen. Die Mütter wurden ca. acht Tage vor ihrer Niederkunft aufgenommen und blieben danach „die gewöhnlichen sechs Wochen". J. G. Bethmann, der in den Jahren 1727 und 1730 Berlin bereiste, beschrieb in seinem Reisetagebuch, zwei mit mehreren Betten bestellte „Kindbetterinnen Sechswochen Stuben", einen Raum für den Accoucheur und einen weiteren für die Anstaltshebamme. Die Mütter hatten ihre Kinder bei sich im Bett (39). Die Stationsleitung hatte der Professor der Chirurgie inne, der zu schweren Entbindungen hinzugezogen wurde.

Nachdem mehrmals Hebammenunterricht stattgefunden hatte, wurde eine reguläre Hebammenschule eingerichtet, die am 30. Oktober 1751 offiziell eröffnet wurde. Ihr Leiter war der 27jährige Anatomieprofessor Johann Friedrich Meckel aus Wetzlar, der Begründer der Anatomendynastie der Meckels. Er war als Schüler Hallers 1748 in Göttingen promoviert worden und hatte sich im gleichen Jahr als praktischer Arzt in Berlin niedergelassen, wo er dann eine sehr ausgedehnte Tätigkeit ausgeübt haben soll (40).

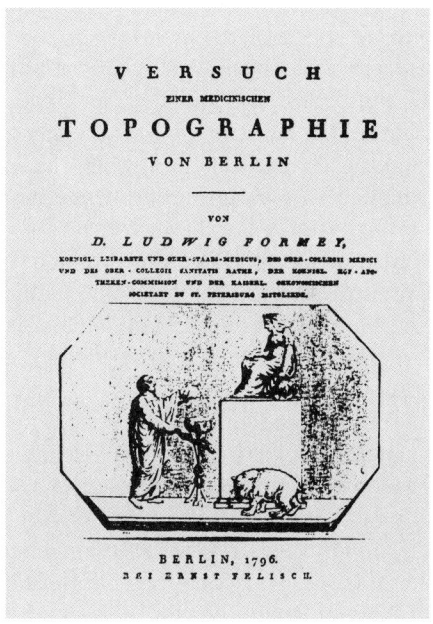

Abb. 8. Titelblatt „Formey: Med. Topographie von Berlin, 1796"

Im ersten Abschnitt der viermonatigen Ausbildung wurden die Schülerinnen von Meckel theoretisch im Theatrum anatomicum, im zweiten Ausbildungsabschnitt von einem Chirurgen und der Anstaltshebamme praktisch in der Charité unterrichtet (41). Nach Ludwig Formey wurde „zu Berlin mit den Hebammen sogleich der Anfang gemacht und aus den Provinzen müssen solche ebenfalls eine Zeitlang in der Anstalt gewesen seyn" (42). Etwas genauer berichtete Friedrich Ludwig Augustin, daß im Königlichen Gründungsrescript vom 27. Februar 1751 „den Obrigkeiten auf dem Lande und den Magisträten in der Kurmark aufgetragen ward", mit ihrer finanziellen Unterstützung „taugliche Subjecte zum Hebammenunterrichte in Berlin zu senden" (43). Demnach galt die Einrichtung also nicht für das ganze Land. Da jenes Rescript „keinen bedeutenden Erfolg hatte", wurden am 10. Juli 1754 die Stadtverwaltungen aufgefordert, nach der Größe der Städte jährlich eine oder mehrere Frauen zum Unterricht zu schicken; und den Landräten mußte der Berliner Unterricht sogar wiederholt empfohlen werden (44). Johann Nepomuk Rust, der 1838 „Die Medicinal-Verfassung Preussens ... actenmäßig dargestellt und kritisch beleuchtet" hat, gab an, daß die Hebammenschule erst vier Jahre nach ihrer Eröffnung wirklich ins Leben getreten sei (45). Und von Meckel heißt es in anderer Quelle, daß er den Accouchirsaal nicht vor 1769 betreten habe (46).

Im Königreich Hannover beabsichtigte die Regierung im Frühjahr 1751, ein Hebammeninstitut „nach Art der für Berlin jüngst errichteten Hebammenschule alhier einzuführen". Sie entsprach damit einem Vorschlag Albrecht von Hallers, der Zeitungsmeldungen über die Berliner Schule zum Anlaß genommen hatte, um die Einrichtung einer Gebäranstalt mit Hebammenschule für Göttingen zu empfehlen (47). Haller, ein Schüler Boerhaaves in Leiden, kannte von dort den Wert klinischer Demonstrationen, die er nicht allein für die Geburtshilfe, sondern überhaupt für die Medizin in Göttingen wünschte (48). – Nachdem Haller nähere Erkundigungen über andere Gebärhäuser, so auch über die neue Berliner Einrichtung, eingezogen hatte, berichtete er der hannoverschen Regierung in einem Schreiben vom 17. Juni 1751, daß die Berliner Schule „nicht sonderlich eingerichtet" sei, weil Meckel den Hebammen nur die Theorie ihrer Kunst vortrüge und die Schüler der medizinisch-chirurgischen Militärakademie keinen geburtshilflichen Unterricht erhielten (49). Sofern dem nicht eine mißverständliche oder unvollständige Auskunft zugrunde lag, ließe sich vermuten, daß zu jenem Zeitpunkt die praktische Hebammenausbildung durch einen Chirurgen und die Anstaltshebamme der Charité noch nicht geregelt war. Oder Hallers Kritik ging davon aus, daß der praktische Unterricht vom Hebammenlehrer selbst zu erteilen wäre, denn die Planung für Göttingen sah vor, den theoretischen und den klinischen Unterricht für die Medizinstudenten wie für die Hebammenschülerinnen in eine Hand zu legen und deshalb einen akademischen Lehrstuhl für Geburtshilfe einzurichten (50).

Hierfür schlug Haller den 1750 mit einem geburtshilflichen Thema promovierten Johann Georg Roederer vor, den er 1749 in Göttingen kennengelernt hatte und der unter Johann Jakob Fried an der Straßburger Gebäranstalt arbeitete, der zudem 1747 in Paris und 1748 in London Geburtshilfe gelernt hatte (51). Am 28. Juni 1751 berief Georg II., König von Großbritannien und Kurfürst von Hannover, den erst 25jährigen Roederer zum Professor Medicinae extraordinario nach Göttingen. Er sollte das „Amt eines Docenten in arte obstetricali solchergestalt übernehmen, daß es an der Universität nicht eines besondern chirurgi oder Hebammenmeisters bedürfe". Außerdem sollte aber der Professor auch dem Hof- und Leibmedico von Haller in anatomicis helfend zur Hand gehen (52). Mit Roederers berühmter Antrittsvorlesung „Über den hervorragenden Wert der Entbindungskunst" wurde am 18. Dezember 1751 der erste Lehrstuhl für Geburtshilfe in Deutschland eröffnet (53).

War so im Zusammenwirken Hallers und der hannoverschen Regierung, insbesondere des fortschrittlichen Ministers Gerlach Adolf von Münchhausen und des namhaften Hofrats und Arztes Paul Gottlieb Werlhof die Einrichtung des Lehrstuhls relativ zügig erfolgt, zog sich andererseits die Einrichtung der zugehörigen kleinen Entbindungsanstalt, die von der Stadt Göttingen übernommen und zur Hälfte mitfinanziert werden sollte, unerfreulich in die Länge. Trotzdem war die Gebäranstalt die einzige klinische Einrichtung, die von den ursprünglichen Vorstellungen, die Universität mit einem großen Hospital für den Landesbedarf zu

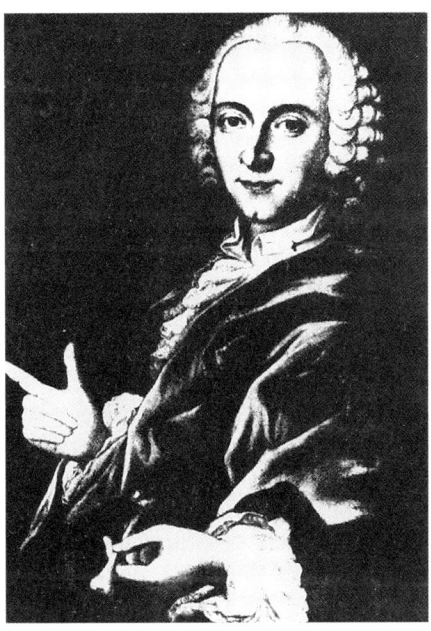

Abb. 9. Johann Georg Roederer

verbinden, zunächst verwirklicht wurde. Ein Leitgedanke Werlhofs in seinem Gutachten zur Einrichtung der medizinischen Fakultät vom 16. Dezember 1733 war: „der Professor mag lehren, was er will: wenn er nichts zeigen kann, so gehen die studenten hin, wo sie Kranckheiten und Curen selbst zu sehen bekommen" (54). Leider bereitete der Aufbau der Entbindungsanstalt einige Schwierigkeiten. Obwohl Münchhausen schon mit Schreiben vom 26. April und 13. Mai 1751 den Göttinger Bürgermeister um die schrittweise Umrüstung von vier Zimmern im bereits bestehenden Armenhospital bei St. Crucis ersucht hatte, mußte sich Roederer in einem Pro Memoria vom 14. Juni 1752 darüber beklagen, daß bisher nur das kleinste Zimmer und dieses nur mit einem Bett eingerichtet worden war, wofür außerdem noch von der Stadt Miete verlangt wurde (55). – Dahinter stand die ablehnende Haltung der Einwohner, die mit verschiedenen Argumenten die Einrichtung der Entbindungsanstalt überhaupt verhindern wollten, z.B. daß die Nähe dieses Hauses zur Kirche unschicklich sei, daß das Weinen der Kinder den Gottesdienst störe und besonders, daß die unzüchtigen Frauen die praktizierenden Studenten aufreizen könnten. Demgegenüber hob Roederer die fürsorgerische Absicht der Stiftung für „solche armen Personen" hervor, „welche diese Wohltat (der geschützten Entbindung) nicht nur wegen ihrer Armuth vonnöten... sondern auch noch Gelegenheit geben, daß die Studiosi und Wehemütter etwas lernen könnte, und die academia vor vielen anderen einen Vorzug bekommet" (56).

Unbeeinflußt von diesen Schwierigkeiten wurden elf hannoversche Altstädte am 17. Juni 1752 von der Landesregierung angewiesen, künftig keine Hebammen neu anzustellen, die nicht in Göttingen – auf volle Kosten der Altstädte – ausgebildet wurden und ein Zeugnis ihrer Geschicklichkeit vorlegen konnten. Der jeweils günstige Ausbildungstermin sollte direkt mit Roederer ausgemacht werden (57). – Die weitesten Entfernungen vom Wohnort zum Schulort ergaben sich für die Schülerinnen aus Nienburg und Lüneburg. Ob von der Kostenerstattung „Aufmunterungen" auf die Kandidatinnen ausgegangen sind, wie die Hofräte Werlhof und Hugo das von Anfang an für notwendig gehalten hatten (58), läßt sich heute schwerlich beurteilen. Zweifellos gehörte Mut für die Frauen dazu, in die Fremde zu gehen, um sich von einem ihnen unbekannten Professor, der gewiß fachliche Ansprüche stellen würde, unterweisen und beurteilen zu lassen. – Bis 1756 wurden drei Hebammen in Göttingen ausgebildet (59). Hätten es nach den Umständen in den elf Städten mehr sein müssen? Die Antwort hierauf fehlt.

Allerdings blieb auch die Belegungsfrequenz der Entbindungsanstalt jahrelang niedrig. Für Roederers Amtszeit, bis 1763, gab Gruber 18–20 Geburten jährlich an; insgesamt waren es 232 Geburtsfälle, deren wesentliche Dinge in einem Journal festgehalten wurden (60).

Nach Art dieser Einrichtungen wurden nun in einem Jahrzehnte währenden Prozeß in den einzelnen deutschen Staaten Entbindungsanstalten mit Hebammenschulen geschaffen. Mehrere Anstalten dienten gleichzeitig der praktischen Ausbildung von Chirurgen und/oder Ärzten. Teils wurden Schule und Anstalt in einem Akt gegründet; teils durchliefen die Schulen eine Vorstufe als Lehrinstitut ohne Klinikum, ehe ihre Koordination mit einer Entbindungsanstalt erfolgte. Die in zeitgenössischen Akten, Anordnungen und Büchern verwendeten Begriffe Hebammeninstitut und -schule lassen nicht immer ad hoc erkennen, ob nur ein systematisierter Unterricht durch einen speziellen Hebammenlehrer – noch ohne Praktika in einer Entbindungsanstalt – oder ob schon eine anstaltsgebundene Ausbildung gemeint ist.

Daß die Entwicklung von der Größe und finanziellen Leistungskraft der einzelnen Länder entscheidend mitbestimmt wurde, ist selbstverständlich. Außerdem wurde sie in mehreren Ländern durch die Einwirkungen des Siebenjährigen Krieges gehemmt und/oder zu Beginn des 19. Jahrhunderts durch die französische Besetzung beeinträchtigt. Die Gründungsepoche, in der es zur allmählichen Angleichung der Organisationsformen und Unterrichtsmethoden kam, lief erst in den dreißiger Jahren des 19. Jahrhunderts aus.

Frühe Gründungen von Hebammenschulen an Entbindungsanstalten erfolgten z.B. in Kassel (1763), Altona (1765), Mannheim (1766), Braunschweig (1768), Bruchsal und Detmold (1774), Dresden und Fulda (1775), Magdeburg (1777), Würzburg und Jena (1779) (61).

Während mittlere und kleinere Staaten ihren Bedarf an geschulten Hebammen mit der Unterhaltung von jeweils einer Entbindungsanstalt und -schule decken konnten, sahen sich die Regierungen größerer Länder gezwungen, mehrere Hebammenschulen einzurichten. Ausschlaggebend war, daß man zur damaligen Zeit kaum von einer Frau die Bereitschaft erwarten konnte, ihre Ausbildung in einem weit von zu Hause entfernten Ort zu absolvieren. In dem Rescript König Friedrichs

Zum Aufbau der Hebammenschulen in Deutschland im 18. und frühen 19. Jahrhundert 77

II., vom 24. Mai 1774, durch das in Preußen die schulische Hebammenausbildung mit Nachdruck eingeführt wurde, hieß es: „Wir haben Euch schon verschiedentlich Unsere höchste Intention zu erkennen gegeben, daß denen Frauen, welche sich zum Hebammendienst in dortiger Provinz widmen, und wegen Entlegenheit der Oerter die hiesige (Berliner) Hebammenschule nicht wohl besuchen können, der nöthige Unterricht durch geschickte Hebammenlehrer in der Provinz selbst ertheilet werden soll. Um nun der Sache näher zu treten, und eine so nützliche Anstalt, wie bereits in einigen andern Provinzen geschehen, auch dort endlich zustande zu bringen, haben Wir, nach eingezogenem Gutachten Unsers Ober-Collegii medici, allergnädigst resolvirt, in der Stadt... für dortige Provinz überhaupt eine dergleichen öffentliche Hebammenlehrschule zu errichten, dabey einen in der Hebammenkunst theoretisch und praktisch bewanderten Mann, er sey Medicus oder Chirurgus, zum Lehrer zu bestellen" (62).

In der Folgezeit wurden in mehreren wichtigen Verwaltungszentren anstaltsgebundene Hebammenschulen eingerichtet. Nach Leopold Krugs Statistik von 1804 bestanden in Preußen Hebammenschulen in Berlin, Königsberg, Gumbinnen, Warschau, Posen, Kalisch, Breslau, Glogau, Oppeln, Magdeburg, Halberstadt, Minden und Aurich (63). Zusätzlich wurden in mehreren Kreisstädten besonders geprüfte Hebammenlehrer bestellt, denen keine Entbindungsanstalt für den praktischen Unterricht zur Verfügung stand. In der Mark Brandenburg waren es allein zwei. Eine Angleichung der Ausbildung wurde dadurch angestrebt, daß diese Hebammenlehrer auf eine ähnliche Instruktion verpflichtet wurden, wie sie für die Hebammenlehrer der Berliner Charité galt (64).

Waren in der Mitte des 18. Jahrhunderts die Gründungen von Entbindungsanstalten vorrangig von ihrem Ausbildungszweck bestimmt worden, so wurde gegen Ende des Jahrhunderts in gleichem Maß ihre soziale Aufgabe gesehen und berücksichtigt. In besonderer Weise manifestierte sich das bei der Gründung des Accouchir-Hospitals in Hannover, 1781. Im Principium der Anstalt hieß es: „Der Mangel an geschulten Hebammen, insonderheit in denen kleinen Städten und auf dem platten Lande, und die daher gekommenen oftermahligen traurigen Fälle, daß durch Unwissenheit der Bademütter und Wundärzte manche Gebährerin nebst dem Kinde die Gesundheit verlohren, veranlaßte eine Hohe Königliche Landes-Regierung, um jenen Mangel abzuhelfen alhier eine Hebammen-Schule errichten und mit einem Hospital verbinden zu laßen, worin arme geschwächte und verlaßene Personen bey herannahender Niederkunft ihren Aufenthalt finden und entbunden werden können... Die Absicht bezielete mithin jene zwey Punkte und darnach ist denn auch die Einrichtung gemacht... Arme verlaßene Frauenspersohnen, welche sonst ohne Gefahr ihrer Leibesfrucht und ihrer selbst sonst nirgend füglich unterkommen können, werden in dem Accouchir-Hospital aufgenommen und daselbst bis zu ihrer Entbindung, und bis sie ohne Nachtheil der Gesundheit dimittiret werden können verpfleget" (65).

Man handelte fürsorglich und großzügig, wie das nicht überall der Fall war. „Eine jede Person hatte ihre eigene Kammer, ihr alleiniges Bette und ihre Wiege für das Kind; auch erhielt sie das nöthige Kinderzeug und die sonst etwa erforderlichen Kleidungsstücke ohne alles Geld." Taufen und eventuelle Beerdigungen wurden ebenfalls aus dem Anstaltsfonds bezahlt. Ohne Prüfung der Umstände wurde jedes „arme geschwächte Mädchen" zur Entbindung aufgenommen und solange kostenlos mit ihrem neugeborenen Kind versorgt, wie es der Gesundheitszustand erforderte. Die Anstaltsordnung war streng. Die „aufgenommenen Geschwächten" mußten auf das genaueste die Sittsamkeit und die Reinlichkeit beachten; sie durften nicht ausgehen und auch keinen Besuch empfangen. Außenstehende durften nur mit Erlaubnis des Direktors das Haus betreten. Dafür wurde andererseits strengste Diskretion über die Patientinnen gewahrt. – Jede Frau wurde vor der Aufnahme auf ansteckende Krankheiten hin untersucht; Infizierte wurden von den Gesunden isoliert und in eigenen Zimmern gepflegt. Schon für das erste Jahr sind zwei Fälle nachweisbar, in denen Frauen, deren Krankheit jedoch nicht bekannt ist, 13 bzw. 18 Wochen versorgt wurden (66).

Hier wurde Ärmsten unter den Armen in großer natürlicher Not der Schutz geboten, den ihnen die Gesellschaft sonst versagte. Als „vorurtheilsfreyes edles Institut" wurde die hannoversche Anstalt in Scherfs „Archiv der medizinischen Polizey", 1784, besonders gewürdigt und in dieser Form auch für andere Städte gewünscht (67). Gleichartige Leistungen wurden übrigens auch von dem 1784 in Celle gegründeten Accouchir-Hospital geboten (68). Indem die gesellschaftliche Fairness gegenüber den Patientinnen größere Bedeutung gewann, wurde zusätzlich eine weitere Vertrauensbasis geschaffen. Die sozialen Maßnahmen unterstützten das Wachsen der Anstalten.

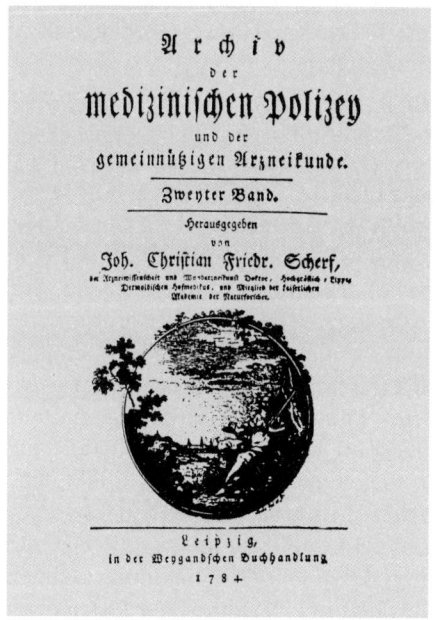

Abb. 10. Titelblatt
„Scherfs Archiv der med. Polizey, 1784"

Die spärliche und verstreute Überlieferung von Akten und Berichten sowie ihre ungleichartigen statistischen Angaben lassen nur gewisse Einblicke in die Größe und den Betrieb früher Entbindungsanstalten zu. Man darf wohl annehmen, daß ihre Erstausstattung vielfach auf acht bis zehn Betten für Schwangere und Wöchnerinnen bezogen war. 1767 wurden für die Einrichtung der Braunschweiger Anstalt vier doppelschläfrige Betten und ein Accouchir-Bett vorgeschlagen (69). Die Anstalt in Jena nahm 1779 ihren Betrieb mit acht Betten auf (70). Und der Vorschlag für die Hildesheimer Anstalt, 1802, sah ein Haus vor, in dem sechs bis acht schwangere Personen wohnen könnten (71).

Die Belegzahlen weichen voneinander ab. Von Oktober 1768 bis Oktober 1769 wurden in Braunschweig 55 Frauen aufgenommen, von denen 44 bereits glücklich entbunden waren, eine Frau war verstorben, 10 Frauen warteten noch auf ihre Niederkunft (72). – Von 1779 bis 1794 waren in Jena 324 Geburten angefallen, jährlich also 21 oder 22 (73). – In Celle, dessen Bettenanzahl jedoch unbekannt ist, erfolgten 19 Geburten im ersten Jahr 1784/85, im zweiten 28, dann 34 und 50 (74). In der hannoverschen Anstalt, die mit 11 Betten ausgestattet war, wurden 425 Frauen in den Jahren 1781 bis 1789 aufgenommen. Das ergab einen Jahresdurchschnitt von 47 oder 48 (75).

Mit der Erstellung eines Neubaues für die Entbindungsanstalt in Göttingen beabsichtigte die hannoversche Regierung einen Schritt „ins große". In dem an König und Kurfürst Georg III. gerichteten Bauantrag, vom 27. Februar 1784, begründete sie ihre Absicht mit der Notwendigkeit, die Geburtshilfe im Land zu verbessern und den Medizinstudenten allgemein die Möglichkeit zu bieten, „in einem großen EntbindungsHause die Menge und Verschiedenheit der Fälle zu beobachten, und dabei Hand anzulegen", so daß sich unter den Ärzten und Chirurgen des Landes auch jemand fände, der die Entbindungswissenschaft gründlich studiert hätte. Das jetzige, sich in einem gewißen Verfallszustande befindliche Accouchir-Haus habe wegen Ermangelung eines hinreichenden Fonds nicht zur erforderlichen Vollkommenheit gebracht werden können. „...die Errichtung des Gebäudes und dessen innerliche Erforderniße anlangend, so ist wol außer Zweifel, daß dabei an Dauerhaftigkeit und Geräumigkeit an nichts ersparet werden dürfe." Unter diesen Gesichtspunkten und unter Berücksichtigung der „eingezogenen Nachrichten von berühmten ähnlichen Instituten" hatte der Göttinger Universitätsbaumeister Georg Heinrich Borheck den Bauplan erstellt (76). – Daß bei der Bauplanung Gedanken des damals sehr angesehenen Kasseler Geburtshelfers Georg Wilhelm Stein zum Tragen gekommen sind, läßt sich wohl annehmen, eindeutige Beweise fehlen jedoch (77).

Der 1791 in Betrieb genommene beachtliche Neubau blieb, nach W. Seidels Untersuchungen zur Baugeschichte der Göttinger Frauenklinik, etwas hinter der vorgesehenen Größe zurück (78). Zwei geplante kleinere Seitentrakte wurden nicht ausgeführt. So bezog sich das stattliche Haus auf nur 16 Betten, die für 80 Aufnahmen jährlich bestimmt waren.

Zur Frauenklinik, die im ersten Stock lag, gehörten: der geräumige Entbindungsraum mit einem Steinschen Geburtsstuhl, zu beiden Seiten daneben das Dienstzimmer der Hebamme und ein Raum für frisch Entbundene; fünf größere und zwei kleinere Zimmer für Schwangere und Wöchnerinnen, ein Krankenzimmer und zwei Abort räume. Es sollten nur eine Wöchnerin und zwei Schwangere in einem Zimmer liegen. Jede Wöchnerin hatte die Bettstelle ihres Säuglings neben ihrem Bett stehen. – Im zweiten Geschoß befanden sich zwei komfortabel eingerichtete Räume für selbstzahlende Frauen, die heimlich entbinden wollten.

Zur Hebammenschule gehörten ein Unterrichtsraum mit Sammlungsraum im ersten Stock sowie vier im Parterre gelegene Zimmer für Schülerinnen.

Hierzu kamen eine große Wohnung für den Direktor, eine kleinere für die Familie des Verwalters, ein Doppelzimmer für die Haushebamme und ein Hausmädchenzimmer, ferner Wirtschafts- und Verwaltungsräume. Breite Flure, dazu das durch ein großes Dachfenster zu belüftende Treppenhaus mit bequemen Treppen sollten für ausreichende Belüftung und Belichtung sorgen und zugleich den Frauen angemessene Bewegungsmöglichkeiten bieten. Die säulengetragene Gesamtanlage stellt, auch wenn sie als Raumverschwendung kritisiert wurde, eine eindrucksvolle architektonische Leistung dar. Deshalb soll Borhecks Bau, der über 100 Jahre als Entbindungsanstalt gedient hat, jetzt als Baudenkmal restauriert werden.

Unter der Leitung Friedrich Benjamin Osianders, von Oktober 1792 bis März 1822, wurden in den Jahren 1793 bis 1821 durchschnittlich 86 Geburten registriert (79).

In der Würzburger Entbindungsanstalt ereigneten sich um 1806 nach einer Mitteilung ihres berühmten Leiters Elias Adam von Siebold sogar „mehrere hundert Geburten im Jahr" (80). Diese Angabe bietet eine gewisse Bezugsgröße für Siebolds „Vorschläge für die nützliche Kultur der Entbindungskunde im Fürstenthume Würzburg", mit denen er vermutlich den 1806 eröffneten Neubau der

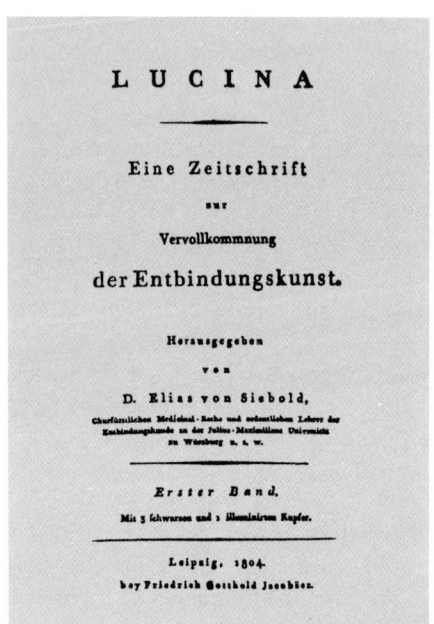

Abb. 11. Titelblatt „Lucina, Zeitschrift zur Vervollkommnung der Entbindungskunst, 1804"

Würzburger Entbindungsanstalt beantragt hatte und die er dann in seiner Zeitschrift „Lucina" veröffentlichte (81). Siebold empfahl darin: zwei Zimmer mit je sechs Betten für arme oder zur Hälfte zahlende Schwangere, dazu vier Zimmer mit je drei Betten für Wöchnerinnen, zwei Einzelzimmer für voll zahlende Frauen, zwei Einzelzimmer für kranke Wöchnerinnen, eines für eine infizierte Wöchnerin sowie ein „wohl verschließbares Zimmer" für eine Schwangere, die vom Gericht zur

Niederkunft übergeben würde, also insgesamt 30 Betten. „Ein paar Zimmer" waren für Hebammenschülerinnen vorgesehen.

Die Suche nach den für die Ausbildung wichtigen Beleg- und Schülerinnenzahlen gestaltete sich besonders schwierig. Einige ermittelte Beispiele deuten unterschiedliche Verhältnisse in den Anstalten an. In dem 1784 gegründeten Mainzer Accouchement, das mit sechs Wöchnerinnenbetten ausgestattet war, waren 40 Schülerinnen für das Jahr 1785 zugelassen worden (82). – In Aurich, dessen Anstalt man wohl auf sechs bis acht Betten schätzen darf, wurden im ersten Betriebsjahr, 1793, 16 Hebammen ausgebildet (83). – In Fulda waren nach Erweiterung der Anstalt, 1805, in fünf Monaten 28 Hebammen ausgebildet und angestellt worden (84). – In Celle wurden von Michaelis 1784 bis Juni 1786 an 39 Entbundenen 43 Schülerinnen voll ausgebildet; hierzu kamen weitere zwölf Schülerinnen, die ihre Lehrzeit noch nicht beendet hatten (85). Bis 1837 wurden 4206 Frauen entbunden und etwa 750 Hebammen ausgebildet (86). Nachdem zunächst noch nicht einmal eine Geburt auf eine Schülerin kam, waren es später durchschnittlich fünf oder sechs. – Im ersten Betriebsjahr der hannoverschen Anstalt, von Sommer 1781 bis Sommer 1782, wurden 52 Schwangere entbunden und 13 Schülerinnen ausgebildet (87). Bis Ende 1789 waren 425 Frauen aufgenommen und neun Schülerinnen ausgebildet worden (88); bis Ende des Jahres 1810 waren 2545 Schwangere entbunden und 132 Hebammen ausgebildet worden (89). Damit entfielen im ersten Betriebsjahr vier Geburten auf eine Schülerin, bis 1789 stieg die Zahl auf sieben oder acht Fälle, und bis 1810 sogar auf durchschnittlich 19 Geburten an. Die hohen Schülerinnenzahlen beweisen den Bedarf an geschulten Kräften.

Die anstaltsgebundene Hebammenausbildung dauerte um 1800 im allgemeinen drei oder vier Monate; mit Rücksicht auf Erntearbeiten wurden die Schülerinnen vom Land meist im Winter oder Frühling zur Ausbildung geschickt. Die Gemeinden trugen die Kosten für den Unterricht, die Reise und teilweise oder ganz für die Unterbringung und Verpflegung. Die bestehenden Zulassungsbestimmungen zum Beruf wurden dahingehend ergänzt, daß die vom Physicus und der Ortsobrigkeit ausgewählten Kandidatinnen dem Anstaltsleiter gemeldet wurden, dem vielfach das alleinige Recht der endgültigen Auswahl zustand. Dabei sollte er in der Reihenfolge der Zulassungen auf die Dringlichkeit des Bedarfs in den einzelnen Gemeinden Rücksicht nehmen (90).

Im theoretischen Unterricht, der sich um 1780 meist auf je eine Stunde an fünf oder sechs Wochentagen beschränkte, allmählich jedoch ausgedehnt wurde, trug der Hebammenlehrer anhand eines Lehrbuchs vor. Wie in den Lektionen an den Universitäten wurde den Hebammen regelrecht vorgelesen, nur mit dem Unterschied, daß Hebammenlehrer, zunehmend ab 1800, an ein vorgeschriebenes Lehrbuch gebunden waren (91). Mit dieser Maßnahme wollte man nicht nur die Einheitlichkeit der Ausbildung sichern, sondern auch ein Beurteilungskriterium für Prozeßfälle zur Verfügung haben (92).

Aufgrund der Unterrichtserfahrungen und/oder auf amtliche Veranlassung wurden zahlreiche Hebammenlehrbücher neu geschrieben (93). Immer wieder betonten die Verfasser in ihrem jeweiligen Vorwort, daß es unerläßlich sei, den Stoff auf das Wesentliche zu beschränken und die Darstellungsweise dem Auffassungsvermögen der Schülerinnen anzupassen. – Aus diesem Grund erteilte übrigens der beliebte Anstaltsleiter in Celle, Professor Johann Daniel Scheller, seinen Unterricht in Plattdeutsch (94).

Regelmäßig fanden Touchirübungen statt, für die den Schwangeren eine kleine Entschädigung gezahlt wurde. Zu ihrer Schonung hatte z.B. Osiander in Göttingen bestimmt, daß eine Schwangere nicht öfter als zweimal wöchentlich und an einem Tag nur von drei, höchstens vier Personen untersucht werden dürfte (95). Es war je eine Stunde mittwochs für eine Studentengruppe und samstags für die Hebammen angesetzt (96).

Allgemein galt die Bestimmung, daß sich die Schülerinnen bei allen in der Anstalt vorfallenden Geburten einzufinden hatten. In der Regel war auch der Geburtshelfer zur Anwesenheit bei jeder Geburt verpflichtet, wenngleich er normale Entbindungen der Anstaltshebamme überlassen durfte (97).

Eine wichtige Unterrichtshilfe waren Übungen am Hysteroplasma und am Phantom. Dazu hieß es im Gründungsplan für die Osnabrücker Entbindungsanstalt, vom 2. Februar 1824, daß die Schülerinnen die Übungen am Hysteroplasma solange vornehmen sollten, „bis sie dieselben mit weggewandten Augen durchs bloße Gefühl unterscheiden lernen". Durch die Übungen am Phantom sollten die Schülerinnen im „Bestimmen der verschiedenen Kindeslagen, und in der Wendung und den Steiß- und Fußgeburten unterrichtet werden, jedoch mit der ausdrücklichen Bemerkung, solche Operationen unter Gewissenspflicht und schwerer Verantwortung und nur im Notfalle unternehmen zu dürfen, da nachher der Kopf des Kindes zurückbleiben kann, und sie keine Zange haben, ihn bald und noch lebend entwickeln zu können" (98).

Außerdem waren die Schülerinnen verpflichtet, der Anstaltshebamme in der Pflege mitzuhelfen (99). Zu einem kleinen Teil zahlte sich hierdurch die kostenlose Ausbildung für den Unterhaltsträger wieder aus.

Mit der Eröffnung der großen Neubauten für die Universitäts-Entbindungsanstalten in Göttingen, 1791, und in Würzburg, 1806, hatte die Entwicklung erste Höhepunkte erreicht. Gleichzeitig hatte sich in zahlreichen Gründungen der Typ der kleineren nicht-akademischen Entbindungsanstalt mit Hebammenschule ausgebildet. Die Möglichkeiten, Probleme und Erfordernisse des Klinikbetriebs mit Ausbildung wurden 1806 in zwei Programmschriften über den Zweck und die Organisation von Entbindungsanstalten eingehend dargelegt. Die zunächst erschienene Abhandlung hatte Elias Adam von Siebold zur Eröffnung des Würzburger Neubaues verfaßt (100); die nachfolgende Veröffentlichung hatte Adolph Friedrich Nolde als Antrittsvorlesung beim Collegio medico-chirurgico in Braunschweig entworfen (101). Beide Verfasser stimmten im Grundsätzlichen überein.

Als ein Haupterfordernis für die Ausbildung stellten sie eine ausreichende Klinikgröße bzw. eine ausreichende Zahl Schwangerer heraus, ohne jedoch hierzu nähere Angaben zu machen. Der Unterricht sollte stufenweise erfolgen können und auch frühe Stadien der Schwangerschaft einschließen. Im Hinblick auf die Berufspraxis sollte der Lehrer in verschiedener Lage der Frauen unterrichten und entbinden (102). Beide Verfasser forderten vom Geburtshelfer Zurückhaltung in der Zangenhilfe (103). – Die humane, schonende Behandlung der Frauen sei oberstes Gebot (104).

In der Ausstattung des Hauses, die von Nolde detailliert dargestellt wurde, sollte es an nichts fehlen. Die Einrichtung und pflegerischen Maßnahmen sollten besser sein als die Gegebenheiten der häuslichen Wochenstuben. Sie sollten Maßstäbe setzen für Geburtshelfer und Hebammen und nebenbei erzieherisch auf die Schwangeren wirken (105).

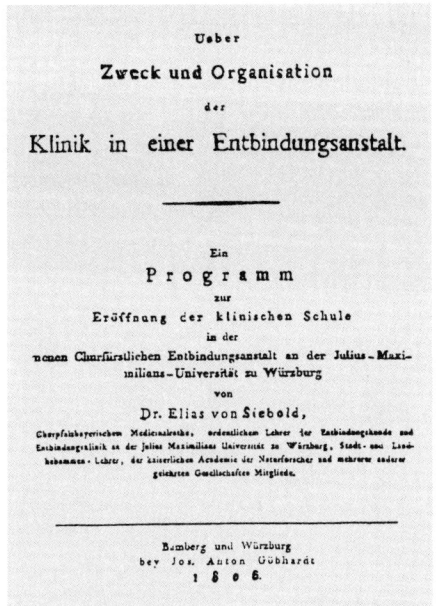
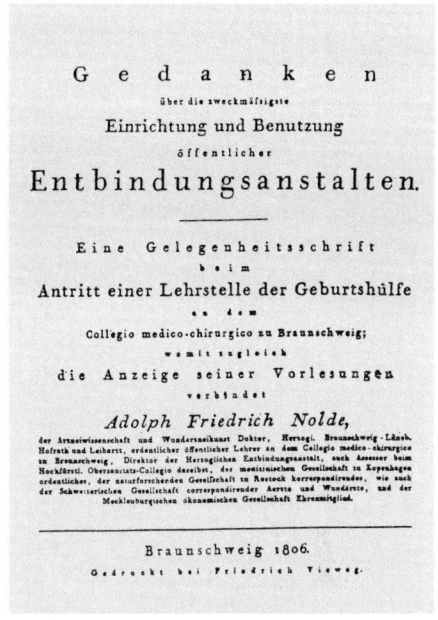

Abb. 12. Titelblatt „von Siebold: Über Zweck und Organisation der Klinik in einer Entbindungsanstalt, 1806"

Abb. 13. Titelblatt „Nolde: Zweckmäßigste Einrichtung und Benutzung öffentlicher Entbindungsanstalten, 1806"

Das 18. und frühe 19. Jahrhundert umfaßt grob gesehen die Zeitabschnitte in Deutschland, welche für den Aufbau der modernen Geburtshilfe die Grundlage bildeten. Klassisch betrachtet waren es drei Abschnitte, zunächst die Einrichtung von Gebärhäusern, welche zweifelsfrei in erster Linie einem Ausdruck erwachenden sozialen Empfindens einer sich wandelnden Gesellschaftsordnung entsprachen. Mit den Gebärhäusern entwickelten sich gleichzeitig neue Möglichkeiten in der Ausbildung von Hebammen, aber auch von männlichen Geburtshelfern.

Es folgte dann die wichtige Zeit der Gründung von Lehranstalten für Geburtshilfe, die mit klinischen Einrichtungen zur stationären Aufnahme von Schwangeren und Gebärenden unter verantwortlicher Leitung von Geburtshelfern verbunden waren. Obwohl die Mehrzahl der Lehranstalten zunächst Hebammenschulen waren, bildeten sie doch die Keimzellen der sich in Deutschland breit angelegt heranbildenden akademisch fundierten Geburtshilfe, die dann später weltweite Anerkennung fand. Wenn auch im westlichen Europa, wie in Frankreich, England oder Holland, einzelne geniale Geburtshelfer früher als in Deutschland hervorragende Leistungen erzielten und dabei von den dort herrschenden zentralstaatlichen Systemen begünstigt wurden, so ist in Deutschland dieser Rückstand durch die Vielfalt der Einrichtungen und der damit größeren Zahl der Gelehrten, die sich der Entwicklung der Geburtshilfe widmeten, bald ausgeglichen worden. Der Geist dieser Zeit spiegelt sich für uns heute gut erkennbar in den Nachrichten der am 3. September 1795 in Göttingen von Osiander gegründeten „Gesellschaft von Freunden der Entbindungswissenschaft" wider (106). Die ordentlichen Mitglieder kamen aus ganz Deutschland; sie waren überwiegend Göttinger Schüler. Unter den Ehrenmitgliedern befanden sich Stein aus Marburg, Loder aus Jena und von Siebold aus Würzburg.

Die Ziele der Gesellschaft deckten sich inhaltlich weitgehend mit denen der fast 100 Jahre später gegründeten Deutschen Fachgesellschaft, wobei sie in Einzelheiten wesentlich differenzierter aufgeführt wurden. Beachtenswert ist es, wenn in den „Verordnungen", mit denen sich die Mitglieder beschäftigen sollten, auch epidemiologische Ansätze wie Mortalitätslisten der Schwangeren, Gebärenden

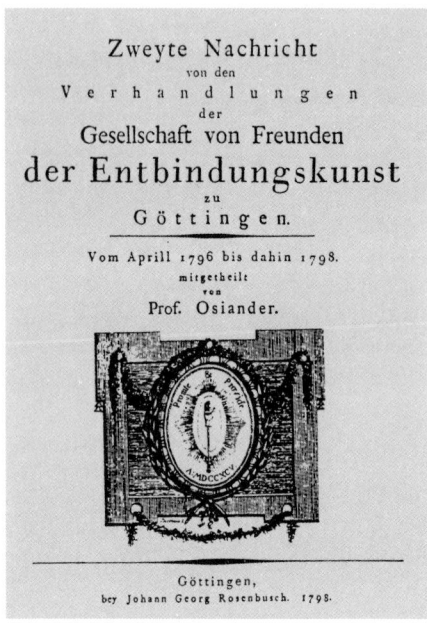

Abb. 14. Titelblatt „Osiander: Gesellschaft von Freunden der Entbindungskunst, 1798"

und neugeborenen Kinder in Städten und auf dem Land zu finden sind. Die politische Arithmetik, mit der durch Zahlen und Ziffern beschreibende Aussagen gemacht wurden, und die Tabellenstatistik waren damals erst junge Wissenschaften. Interessant sind auch das Motto „Promte et Provide" und das Symbol, welche sich die Gesellschaft gewählt hatte. Das Bild des Siegels war der mit Strahlen umgebene Stab der Göttin Lucina, den eine offene Hand krönte, in deren Innenfläche sich ein Auge befand. Der Stab der Lucina war in jener Zeit ein häufig verwendetes Symbol in der Geburtshilfe. Heute ist es kaum noch bekannt, vielleicht weil in der moderneren Geburtshilfe nicht mehr die Hand die einzige Möglichkeit ist, im Inneren der Gebärmutter zu sehen.

Die gegründeten Lehranstalten und Kliniken waren dann die Basis für die Entwicklung der systematisierten deutschen Lehrmethoden, denen bedeutende Fortschritte in der deutschen Geburtshilfe zu verdanken sind und denen besondere Anerkennung und Ruhm gezollt wurden. Die Geschichte des Aufbaues der Hebammenschulen als Stätten gelehrter und praktizierter Geburtshilfe in Deutschland ist ein Stein des Fundamentes, auf dem wir heute stehen.

Quellenverzeichnis

für schwierig auffindbare Literatur aus der Zeit vor 1850 ist der Standort des benutzten Exemplars angegeben:

SenB	= Senatsbibliothek Berlin
StB Br	= Stadtbibliothek Braunschweig
UB D	= Universitätsbibliothek Düsseldorf
SenckB	= Senckenbergische Bibliothek, Frankfurt/M.
SUB Gö	= Niedersächsische Staats- und Universitätsbibliothek Göttingen
NLB	= Niedersächsische Landesbibliothek Hannover
UB Wü	= Universitätsbibliothek Würzburg

Akten werden mit ihrer Findnummer zitiert; dazu folgende Archivangaben:

NdS StA Au	= Niedersächsisches Staatsarchiv Aurich
UnivA Gö	= Universitätsarchiv Göttingen
G Med Gö	= Universität Göttingen, Abteilung für Geschichte der Medizin
Nds HStA	= Niedersächsisches Hauptstaatsarchiv Hannover
Nds StA Os	= Niedersächsisches Staatsarchiv Osnabrück

Literaturverzeichnis

1. Bickenbach, Werner: Die Geschichte des geburtshilflichen Unterrichts an der Universität Göttingen. In: Die Universitäts-Frauenklinik in Göttingen. Hrsg. v. Heinrich Martius. Stuttgart 1951, S. 26;
2. nach Johann Nepomuk Rust sind „Physiker, ärztliche Staatsdiener, angestellt zur speciellen Beaufsichtigung des Medicinalwesens in einem Districte und zur Unterstützung der Staats-Verwaltung, der obrigkeitlichen und Gericht-Behörden in Fällen, wo es auf ärztliches Urtheil ankömmt". In: Rust: Die Medicinal-Verfassung Preußens, wie sie war und wie sie ist. Berlin 1838, S. 55; (SUB Gö);
3. Hub, Johann Dietrich: Die Hebammenordnungen des 17. Jahrhunderts. Würzburg, Med. Diss. 1914;
4. Burckhardt, Georg: Die deutschen Hebammenordnungen von ihren ersten Anfängen bis auf die Neuzeit. Leipzig 1912, T. 1, S. 6;
5. Burckhardt, wie Quelle 4, S. 12–23; Kirchenordnung: Wie es mit Christlicher Lere... Im Hertzogthumb Lüneburg gehalten wird. Wittemberg 1564; (NLB);
6. Nöth, Alois: Die Hebammenordnungen des 18. Jahrhunderts. Würzburg, Med. Diss. 1914;
7. Hoch-Fürstliche Braunschweig-Wolffenbüttelsche Medicinal-Ordnung. Braunschweig 1721, S. 23; (NLB);
8. Freund, Hermann Wilhelm: Die Entwicklung der deutschen Geburtshülfe aus der Hebammenkunst. In: Klinisches Jahrbuch 3 (1891), S. 52;
9. Leibniz, Gottfried Wilhelm: Werke. Hrsg. v. Onno Klopp. Hannover 1866. Reihe 1, Bd 5, S. 303–326; zu dem nicht ganz gesicherten Datum d. Vorschlags vgl. Müller, Kurt u. Gisela Krönert: Leben und Werk von G. W. Leibniz. Frankfurt/M. 1969, S. 63; zur Zusammenstellung von weiteren Vorschlägen vgl. Bodemann, Eduard: Die Leibniz-Handschriften der Kgl. Bibliothek zu Hannover. Hannover 1895, S. 269–281;
10. Behrens, Conrad Barthold: Medicus legalis. Helmstedt 1696; (SUB Gö); Deichert, Hermann: Aus Leibnizens Freundeskreis. In: Sudhoffs Archiv. 28 (1935), S. 43–44;
11. Medicinalordnung, vom 25. April 1708. In: Scotti, Johann Josef: Sammlung der Gesetze und Verordnungen, welche.. in Jülich, Cleve und Berg... ergangen sind. Düsseldorf 1821. T. 1, S. 273–275; (UB D);
12. Gesetze, vom 14. Mai 1777. In: Hoffmann, Christoph Ludwig: Unterricht von dem Collegium der Aerzte in Münster... nebst den münsterschen Medicinalgesetzen. Münster 1777, S. 119–389; (SUB Gö);
13. Medicinal-Ordnung, vom 13. Mai 1782. In: Hildesheimische Landesordnungen. Hildesheim. T. 2, S. 141–186; (NLB);

14. Edict, wegen des in Berlin aufgerichteten Collegii Medici, vom 12. November 1685, u. Medicinal-Ordnung, vom 30. August 1693. In: Corpus constitutionum Marchicarum. Berlin u. Halle 1740. Th. 5, Abth. 4, Sp. 11–23 u. 23–59; (NLB); Königliches Preußisches und Churfürstliches Brandenburgisches allgemeines und neugeschärftes Medicinal-Edict und Verordnung, vom 27. September 1725. Berlin 1725; (NLB);
15. Siegemund/in, Justine: Die Königl. Preußische und Chur-Brandenburgische Hof-Wehe-Mutter. Leipzig 1690/Nachdr. Hannover 1980 nach d. Aufl. Berlin 1752, Bl. 13: Testat der Med. Fakultät Frankfurt/Oder, vom 28. März 1689;
16. Du Tertre, Marguerite: Instruction familiere et trés-facile... touchant toutes les choses principales qu'une Sagefemme doit scavoir. Paris 1677; auf ungezählten Seiten am Schluß: Testat der Med. Fakultät Paris, vom 6. März 1677; (SUB Gö);
17. Erscheinungsorte: Hannover u. Wolfenbüttel; (SUB Gö);
18. Siebold, Eduard Caspar Jacob von: Versuch einer Geschichte der Geburtshülfe. Berlin 1845. Bd 2, S. 208 (SUB Gö);
19. Erscheinungsort: Braunschweig; (StB Br);
20. Widenmann/in, Barbara: Kurtze, jedoch hinlänglich und gründliche Anweisung Christlicher Hebammen. Augsburg 1735; 2. Aufl. 1751, S. 194 u. 197: Haken u. Hebel; S. 130–149: Säuglingskrankheiten; S. 209–211: Fragen kreissender Frauen; (SUB Gö);
21. Osiander, Friedrich Benjamin: Lehrbuch der Entbindungskunst. Göttingen 1799. T. 1, S. 177; (SUB Gö);
22. Völtter (auch Voelter); Erscheinungsort: Stuttgart; (SUB Gö); Siebold, wie Quelle 18, S. 199;
23. Wrede, Johann Ernst: Kurtzer Unterricht vor die Heb-Ammen. Hannover 1727, S. (4); (SUB Gö);
24. Kleinknecht, Conrad Daniel: Höchst-nöthiger und nützlicher Unterricht für die Heb-Ammen. Ulm 1749; (SUB Gö);
25. Mohr, Georg Friedrich: Die Gebährende Frau. Frankfurt u. Leipzig 1750; (SUB Gö);
26. wie Quelle 22, Titelbl.;
27. Ettner, Johann Christoph von: Des Getreuen Eckharts Unvorsichtige Hebamme. Leipzig 1715; (SUB Gö);
28. Roederer, Johann Georg: Oratio de artis obstetriciae praestantia. Dt. Übersetzung in: Göttinger Universitätsreden. Hrsg. v. Wilhelm Ebel. Göttingen 1978, S. 33–42; bes. 35 f.;
29. Süßmilch, Johann Peter: Die göttliche Ordnung in der Veränderung des menschlichen Geschlechts aus der Geburt, dem Tode und der Fortpflanzung derselben. Berlin 1765. T. 1, Cap. V; (NLB);
30. Martin, Anselm: Die neue Gebär-Anstalt in München. München 1857, S. 2;
31. Fasbender, Heinrich: Geschichte der Geburtshilfe. Jena 1906/Nachdr. Hildesheim 1964, S. 144/145;
32. Osiander, wie Quelle 21, S. 214;
33. Wieger, Friedrich: Geschichte der Medicin und ihrer Lehranstalten in Strassburg von 1497 bis 1872. Strassburg 1885;
34. Freund, Hermann Wilhelm: Die Entwicklung der deutschen Geburtshülfe aus der Hebammenkunst. In: Klinisches Jahrbuch. 3 (1891), S. 32–80;
35. Wieger, wie Quelle 33, S. 105;
36. Freund, wie Quelle 34, S. 62;
37. Freund, wie Quelle 34, S. 62/63;
38. Wille, Friedrich Carl: 200 Jahre Entbindungsanstalt der Charité. In: Zeitschrift f. Geburtshilfe u. Gynäkologie. 91 (1927), S. 411–415; Wille: Über Stand und Ausbildung, wie Quelle 14, S. 19/20;
39. Wille: 200 Jahre, wie Quelle 38, S. 19/20;
40. Artelt, Walter: Ärzte um Friedrich den Großen. In: Ciba-Zeitschrift. 72 (1955), S. 2391;
41. Wille: 200 Jahre, wie Quelle 38, S. 415;
42. Formey, Ludwig: Versuch einer medicinischen Topographie von Berlin. Berlin 1796, S. 262; (SUB Gö);
43. Augustin, Friedrich Ludwig: Die Kgl. Preußische Medicinalverfassung. Potsdam 1818. Bd 1, S. 524; (SenB);
44. Augustin, wie Quelle 43, S. 525;
45. Rust, wie Quelle 2, S. 54;

46. Wille: 200 Jahre, wie Quelle 38, S. 415; Hartmann, Hans: Staatskrankenhaus und Hebammenwesen. In: Zeitschrift d. Reichsfachschaft Deutscher Hebammen. 1935, S. 650;
47. Stellungnahme d. Hofräte August Johann von Hugo u. Paul Gottlieb Werlhof zu einem Vorschlag d. Hannoverschen Regierung zur Einrichtung einer Hebammenschule sowie zu dem Bericht d. Hofrats Albrecht von Haller. Vom 17. April 1751; (UnivA Gö: 4 IVg/1, Accouchir-Haus, St. 3); die Meldung d. Vossischen Zeitung, vom 20. März 1751, ist abgedruckt bei Wille: Stand u. Ausbildung, wie Quelle 14, S. 21;
48. Bickenbach, wie Quelle 1, S. 27;
49. Bickenbach, wie Quelle 1, S. 27/28;
50. Bickenbach, wie Quelle 1, S. 26;
51. Gruber, Georg B.: 200 Jahre akademischer Geburtshilfe in Göttingen. In: Naturwissenschaftliche Rundschau. 1956, S. 149;
52. Berufungsschreiben; (SUB Gö: Cod MS Schlözer I/1, Nr. 5);
53. Gruber, wie Quelle 51, S. 149;
54. (UnivA Gö: 4 IVg/1, Accouchir-Haus, St. 5, St. 6, St. 34);
55. Text d. Gutachtens in: Rössler, Emil F.: Die Gründung der Universität Göttingen. Göttingen 1855, S. 298–303; bes. S. 301;
56. Roederers Konzept d. „Beantwortung einiger Einwürfe, welche gegen die Heb-Ammen-Anstalt in Göttingen gemachet werden", vom 15. Mai 1752; (UnivA Gö: 4 IVg/1, Accouchir-Haus, St. 25);
57. (UnivA Gö: 4 IVg/1, Accouchir-Haus, St. 28);
58. Stellungnahme d. Hofräte Hugo u. Werlhof, wie Quelle 47, S. 3;
59. Bickenbach, wie Quelle 1, S. 28;
60. Gruber, wie Quelle 52, S. 150;
61. Hirsch, August: Geschichte der medizinischen Wissenschaften in Deutschland. München 1863/Nachdr. Hildesheim 1966, S. 352;
62. Krünitz, Johann Georg: Oekonomisch-technische Encyklopädie. 2. Aufl. Berlin 1789. T. 22, S. 537; (NLB);
63. Krug, Leopold: Abriss der neuesten Statistik des Preußischen Staates. Halle 1804, S. 126; (NLB);
64. Augustin, wie Quelle 43, S. 536–519;
65. Rechnung über Einnahme und Ausgabe behuef des Accouchir-Hospitals vom 1. Januar 1781 bis 1. Januar 1782; (Nds HStA: Hann 93, 44 Hannover, Nr 122, Bl. 8 u. 9);
66. Ruge, Walther u. Uta Hakemeyer: Zur Geschichte der Niedersächsischen Landesfrauenklinik Hannover. In: Niedersächsische Landesfrauenklinik Hannover. Hannover 1981, S. 6;
67. Archiv der medizinischen Polizey und gemeinnützigen Arzneikunde. Hrsg. v. Johann Christian Friedrich Scherf. Leipzig Bd 2 (1784), S. 47–53; bes. S. 51; (SUB Gö);
68. Tietze, Konrad: Vom Accouchir-Hospital zur Landesfrauenklink. Celle 1959. S. 9–12;
69. Nolde, Adolph Friedrich: Notizen zur Kultur-Geschichte der Geburtshülfe in dem Herzogthum Braunschweig. Braunschweig 1807, S. 120; (StB Br);
70. Martin, Eduard: Die Gebäranstalt und die geburtshülflichen Kliniken der Universität Jena. Jena 1848, S. 4; (SUB Gö);
71. Vorschläge d. Medicinalraths Püttmann zur Einrichtung einer Gebäranstalt in Hildesheim, ohne Datum/vermutlich vom 2. November 1802; (Nds HStA: Hildesheim, Br 10, 1513, St. 4, Bl. 7);
72. Nolde, wie Quelle 69, S. 124;
73. Martin, wie Quelle 70, S. 14;
74. Tietze, wie Quelle 68, S. 13;
75. Rechnung, wie Quelle 65, Bl. 69 v;
76. (Nds HStA: Hann 92, Nr 1025, Bl. 1–7);
77. Seidel, W. Die Bauten der Göttinger Universitäts-Frauenklinik seit ihrer Gründung vor 200 Jahren. In: Die Universitäts-Frauenklinik in Göttingen, wie Quelle 1, S. 52;
78. Seidel, wie Quelle 77, S. 51–56;
79. Siebold, Eduard Caspar Jacob von: Die akademische Entbindungsanstalt zu Göttingen, 1792–1855. Göttingen, S. 8 u. 9; (SUB Gö);
80. Siebold, Elias Adam von: Über Zweck und Organisation der Klinik in einer Entbindungsanstalt. Würzburg 1806, S. 33; (UB Wü);
81. In: Lucina. Leipzig, Bd 1 (1804), S. 341–377; bes. S. 347; (SUB Gö);

82. Mathy, Helmut: Die Gründung des Mainzer Accouchements unter Johann Peter Weidmann im Jahre 1784. In: Medizinhistorisches Journal. 12 (1977); darin Bettenzahl S. 114 u. 118; Schülerinnenzahl S. 112;
83. Wöchentliche Ostfriesische Anzeigen und Nachrichten. 1794, Nr 47, S. 1214; (Nds StA Au);
84. Adelmann: Geschichte der Hebammen-Lehranstalt in Fulda. In: Gemeinsame deutsche Zeitschrift für Geburtskunde. 3 (1828), S. 414; (SUB Gö);
85. Rechenschaftsbericht d. Hofraths W. Jacobi, vom 13. Juni 1786, Bl. 421 r u. v.; (Nds HStA: Hann 93, 46, Nr 219, Bl. 418–423);
86. Tietze, wie Quelle 68, S. 15 u. 21;
87. Hannöversche Anzeigen, 1781, Sp. 1294/95; (NLB);
88. Rechnung über Einnahme und Ausgabe behuef des Accouchir-Hospitals 1790/91; (Nds HStA: Hann 93, 44 Hannover, Nr 122, Bl. 16 u. 17);
89. Poten, Wilhelm: Festschrift zur Eröffnung der neuen Provinzial-Hebammenlehranstalt zu Hannover 1903. Hannover 1903, S. 27;
90. z.B. Bekanntmachung, die Verbesserung des Hebammenwesens im Landdrostey-Bezirke Osnabrück betreffend, vom 6. August 1824, § 13; (Nds StA Os: Rep. 335, Nr 15 500, Bl. 1–4);
91. Siebold, wie Quelle 18, S. 710 u. 711;
92. Augustin, wie Quelle 43, S. 517;
93. Augustin, wie Quelle 43, S. 517 u. 518;
94. Tietze, wie Quelle 68, S. 21;
95. Mitteilung an seine Studenten, vom 12. Juni 1793; (G Med Gö: Katalog „Medizin in Göttingen im 18. u. 19. Jh.", Nr 68);
96. Konzept, ohne Datum; Handschrift Osiander; (G Med Gö: Katalog, wie Quelle 95, Nr 67);
97. z.B. Kgl. Preußisches Reglement für das Hebammen-Institut in Hildesheim, vom 25. März 1806, § 1; (Nds HStA: Hild, Br 10, Nr 1513, Bl. 201–204); gemäß der Präambel handelte es sich bei diesem Reglement um eine in allen preußischen Hebammenanstalten geltende Regelung;
98. Versuch eines detaillierten Plans über die der künftigen hiesigen Hebammenanstalt zu gebende Einrichtung, vorgel. am 2. Februar 1824; (Nds StA Os: Rep. 335, Nr 15 500, Bl. 227);
99. Reglement, wie Quelle 97, § 4;
100. Siebold, Elias Adam von: Über Zweck und Organisation von der Klinik in einer Entbindungsanstalt. Bamberg u. Würzburg 1806; (UB Wü);
101. Nolde, Adolph Friedrich: Gedanken über die zweckmäßigste Einrichtung und Benutzung öffentlicher Entbindungsanstalten. Braunschweig 1806; (StB Br);
102. Siebold, S. 10–12, 20 u. 26; Nolde, S. 24, 44, 45, 48 u. 51;
103. Siebold, S. 17 u. 23; Nolde, S. 48, 50 u. 63;
104. Siebold, S. 31; Nolde, S. 24;
105. Siebold, S. 13–15; Nolde, S. 10;
106. Osiander, Friedrich Benjamin: Kurze Nachricht von der Entstehung und Einrichtung der Gesellschaft von Freunden der Entbindungswissenschaft. Göttingen 1796, S. 4–6: Verordnungen; S. 12: Mitglieder; Zweyte Nachricht von den Verhandlungen der Gesellschaft... Göttingen 1798, S. 2: zur Vignette; S. 11–14: Mitglieder; (NLB).

Die Frühgeschichte der Frauenheilkunde

Hans Schadewaldt

Es besteht heute im allgemeinen die Auffassung, daß die älteste menschliche Organisationsform im Sinne der Mutterrechtsvorstellungen des Baseler Rechtshistorikers und Altertumsforschers Johann Jakob Bachhofen (1815–1887) das Matriarchat gewesen sein dürfte, das erst auf einer späteren differenzierteren Kulturstufe vom Patriarchat abgelöst wurde. Während die Sexualfunktionen der beiden Geschlechter in bezug auf die Konzeption keineswegs von Beginn der Menschheit an klar erkannt worden waren, bestand sicherlich kein Zweifel daran, daß die Vorgänge der Geburt nur eine Interaktion zwischen Mutter und Kind waren, so daß die ersten frauenheilkundlichen Bemühungen diesem Phänomen gegolten haben dürften.

Ausgehend von den zur Zeit geltenden medizinhistorischen Theorien, die eine erste Stufe der Empirie annehmen, auf der sich dann in einer frühen Phase der Reflektion über Gesundheit und Krankheit die mystisch-magischen Schichten des Animismus, der Dämonologie und schließlich der Theurgie aufbauten, muß man daher vermuten, daß zuerst die weiblichen Familienangehörigen Beistand bei der Entbindung leisteten, dann aber bereits auch spezielle, dafür besonders geeignete Persönlichkeiten mehr und mehr diese Aufgaben auch über den Familienkreis hinaus übernahmen. Der Stand der Hebammen war entstanden. Diese „weisen Frauen", wie sie später im romanisch-germanischen Kulturbereich genannt wurden, hatten aber auch schon die Aufgabe, den Beginn der Konzeption aus entsprechenden Symptomen zu deuten, eine Prognose über den Verlauf der Schwangerschaft und der Entbindung abzugeben und auch die gefürchteten postpartalen Zwischenfälle wie insbesondere die Puerperalsepsis zu beherrschen, die eng mit dem Wirken von Dämonen in Verbindung gebracht wurden. So war auf der einen Seite eine entsprechende Beschwichtigungstherapie angezeigt, auf der anderen Seite wurde versucht, durch Täuschungsvorgänge wie das „Männerkindbett", die Couvade, die Dämonen von der gefährdeten Wöchnerin abzulenken und auf den Mann, der wegen des fehlenden Uterus nicht an dem Kindbettfieber erkranken kann, hinzulenken. Die Deutungen der Ethnologen und Anthropologen, daß sich hier eine andere Vater-Kind-Beziehung bzw. frühe mutterrechtliche Zusammenhänge manifestieren würden, oder gar die der modernen Feministinnen, daß der Mann bewußt damit sogleich Lasten auf die frisch entbundene Frau überwälzen würde, können strenger wissenschaftlicher Kritik kaum standhalten. Solche Dämonen sollten im übrigen auch an der Auslösung der Menstruation, die bis in unsere Tage hinein in vielen Volksgruppen als geheimnisumwittertes Phänomen betrachtet wurde, beteiligt sein. Der Biß eines bestimmten Totemtieres etwa, das Eindringen von schlangenähnlichen Dämonenwesen sollten diese Monatsblutung auslösen, über die die unterschiedlichsten Vorstellungen im Laufe der Geschichte entwickelt wurden. Auch Geburtshindernisse wie ein verengtes Becken, unter der Geburt auftretende Komplikationen wie eine Quer- oder Steißlage, eine Placenta praevia, eine Uterusruptur und nach der Entbindung auftretende Symptome wie verstärkte Lochien, längere postpartale Wehen, die Puerperalsepsis oder Uterusprolapse wurden ebenfalls auf die Einwirkung ganz bestimmter Dämonen zurückgeführt.

Erst mit der klaren Erkenntnis, daß die Geburt durch die Wehen des Uterus, in den bei den meisten Völkern die Konzeption verlegt wurde, ausgelöst würde, führte zu einer stärkeren Beachtung dieses Organs, das noch mehr als die sekundären Sexualmerkmale als typisch weiblich betrachtet wurde. Nur so ist es zu verstehen, daß eine Krankheit, die Hysterie, den griechischen Namen dieses primären Sexualorgans erhielt und jahrhundertelang die Auffassung vertreten wurde, daß dieses eigenartige – ebenso wie das Herz mit seinem Herzschlag – vom Willen der Trägerin unabhängige Organ im Körper umherwandern könnte und auf diese Weise die hysterischen Reaktionen auslösen würde, was im übrigen durch einen Mangel an männlichen Prägungsstoffen erklärt wurde. Darum wurde auch ihr Vorkommen bei zölibatär lebenden Nonnen, Jungfrauen und Witwen als besonders häufig angenommen. Erst im 18. Jahrhundert begann sich allmählich unter dem Einfluß von Thomas Willis (1621–1675) und Thomas Sydenham (1624–1689) die Auffassung zu verbreiten, daß die Symptome auch bei Männern, die ja keinen Uterus besaßen, auftreten könnten, aber es war eigentlich erst die Schule um Jean Marie Charcot (1824–1893) in Paris, die endgültig mit der alten These der Hysterie als einer typischen Frauenkrankheit aufräumte.

Die Vorgänge um die Konzeption blieben so lange schwer zu erklären, als klare Vorstellungen über die Anatomie und Physiologie der Sexualorgane bei beiden Geschlechtern fehlten. Noch heute glauben Teile der Ureinwohner Australiens daran, daß eine Konzeption in erster Linie durch einen Kuß auf den Nabel erfolgen könne, und noch vor wenigen Jahrzehnten gab es nicht wenige Pubertierende, die ebenfalls den Kuß als Ursache einer Schwangerschaft vermuteten.

Es hat sich jedoch auf der ganzen Welt in der Regel bald die Vorstellung verfestigt, daß nur durch den Koitus eine Schwängerung erreicht werden könne, wobei jedoch die Frage des männlichen und weiblichen Anteils jahrhundertelang umstritten blieb. In der Antike ging man vorzugsweise davon aus, daß im männlichen Samen der bereits präformierte menschliche Keim vorhanden sei und die Mutter nur als Matrix das nährstoffreiche Menstrualblut beisteuern würde. Dadurch wurde auch die Tatsache erklärt, daß nach einer Konzeption die monatliche Blutung ausblieb, die dann eben im Uterus von dem wachsenden Embryo und schließlich nach der Geburt durch hypothetische Brustmilchgänge, den sogenannten „Ductus lactiferus", in die Brust aufsteigen und in dieser durch eine „Pepsis", einen Kochungsprozeß, in die weiße, nährstoffreiche Muttermilch umgewandelt würde. Dieser Ductus lactiferus, der sogar in anatomischen Abbildungen der Zeit bis zum 17. Jahrhundert erscheint, könnte eventuell der erst später entdeckte Ductus thoracicus gewesen sein, der freilich nicht vom Uterus in die Mammae, sondern aus dem Darmsystem in den Angulus sinister der Vena jugularis einmündet.

Im übrigen erkannte erst François Mauriceau (1633–1709) in Paris, daß der Wochenfluß nach einer Geburt nicht etwa aus Resten des nicht voll verbrauchten Menstrualblutes, sondern als eine Wundabsonderung der Gebärmutterinnenfläche betrachtet werden müßte. Ähnliche irrige Vorstellungen existierten auch über die Plazenta, die als ein eigenständiges Wesen, sozusagen das Pendant des Föten, betrachtet wurde, und die deshalb nach ihrer Ausstoßung bei vielen Kulturen möglichst schnell beerdigt oder in speziellen Gefäßen beigesetzt wurde, weil man ihr eigene, unheilvolle Fähigkeiten zutraute.

Diese Probleme um die Generationsphänomene hat jahrhundertelang die Ansicht von der Inferiorität der Frau, die ja keine eigentliche Samenmasse, sondern nur eine Nährstoffbasis für den neuen Menschen zur Verfügung stellen sollte, geprägt und damit auch die Auffassungen über die Physiologie und Psychologie des weiblichen Menschen stark beeinflußt. Auch in der biblischen Schöpfungsgeschichte wird die Frau als Teil des Mannes in einem zweiten Schöpfungsakt geboren und schließlich „Männin" genannt.

Die feministische Theologie hat auch diese uralten Schöpfungsmythen ebenso wie die Vorstellung einer Gottvaterfigur in jüngster Zeit in Frage gestellt und läßt das Pendel wieder stärker zur matriarchalischen Seite ausschlagen. Stand in früheren Jahrhunderten mehr die anthropologische und anatomisch-physiologische Unterscheidung von Mann und Frau, wie sie Paracelsus (1493–1541) und nach ihm Johann Baptist von Helmont (1577–1644) gelehrt hatten, im Vordergrund und wurde das Wesen der Frau aus ihrer Rolle bei der Fortpflanzung erklärt, so hat sich zuerst, von England ausgehend, eine moderne Frauenbewegung in vielen Ländern der Welt entwickelt, in der mehr die Gemeinsamkeiten von Mann und Frau in anatomischer, physiologischer, aber vor allem in psychologischer Sicht herausgestellt wurden. Vorstellungen, daß die Frau wegen ihrer höheren nervösen Reizbarkeit leichter erkranken und eher depressiven Zuständen anheimfallen könnte, auch furchtsamer als der Mann sei, wurden durch subtile Untersuchungen der Jetztzeit widerlegt. Es scheint bewiesen, daß in vielen Fällen die Frau das sogenannte „stärkere Geschlecht" ist, was sich nicht zuletzt in der höheren Lebenserwartung der Frauen gegenüber den Männern äußert. Im ganzen kann man feststellen, daß die Frau früher fast ausschließlich bezüglich ihrer Aufgabe der Fortpflanzung auch in medizinischer Hinsicht beurteilt wurde, so daß der Geburtshilfe, die bei den sehr häufigen Entbindungen eine besondere Rolle spielte, sehr viel mehr Bedeutung als der Gynäkologie zuerkannt wurde.

Gerade heute wird die Frage der Geburtsstellung wieder lebhaft diskutiert, die in der Tat früher im Stehen oder Hocken zur Entbindung führte und erst sehr viel später die Schwangere zum Niederlegen auf die Erde oder auf ein Bett während der Entbindung veranlaßte. Man darf feststellen, daß wohl fast kein Naturvolk diese liegende Haltung bevorzugte, sondern auf allen entsprechenden Abbildungen eine Hock- oder Sitzstellung angedeutet ist, wofür auch die Existenz der sogenannten „Gebärstühle" spricht. Schon in der Frühphase der Medizin, erst recht aber nach der Entstehung einer laizistischen wissenschaftlichen Heilkunde und einer institutionalisierten Medizin in Ägypten, China, Indien oder im antiken Griechenland sind bestimmte Vorstellungen über die günstigste Entbindungsart bei normalen, das heißt Kopflagen und anderen Geburtshaltungen angegeben worden. In der Regel waren es Frauen, in erster Linie Hebammen, die diesen Parturientae beistanden. Es bleibt jedoch beachtenswert, daß von der Antike an bis in die neueste Zeit die geburtshilflichen Lehrbücher in erster Linie von Männern geschrieben wurden und nur wenige Hebammen meist außerordentlich praktische Anweisungen verfaßt haben. Es sind hier Marguerite de la Marche in Paris, die seit 1660 am Hôtel Dieu als Oberhebamme tätig war, Louise Bourgeois (1564–1636), die in Paris zwischen 1590 und 1636 wirkte, und die Kurbrandenburgische Hofwehenmutter Justine Siegemundin (1648 bis um 1705) zu erwähnen. Die Siegemundin hat 1690 den nach ihr benannten neuen Handgriff für komplizierte Fälle der geburtshilflichen Wendung angegeben.

Aber kehren wir noch einmal in die Antike zurück. Ebenso wie die Dämonen für die Auslösung von Krankheiten verantwortlich gemacht wurden, gab es in einer Epoche, in der es zur Konsolidierung der verschiedenen Religionen kam, wohl auch göttliche Kräfte, die die Gesundheit bewahren halfen. Sprichwörtlich dafür ist der Heilgott Imhotep in Altägypten und Asklepios mit seiner Tochter Hygieia in Griechenland. Dort aber entwickelte sich unter dem Einfluß der sogenannten „Vorsokratiker", den griechischen Naturphilosophen, eine eigenständige, vom religiösen Gedankengut weitgehend unabhängige wissenschaftliche Heilkunde, die im dritten vorchristlichen Jahrhundert im „Corpus Hippocraticum" und im zweiten nachchristlichen in dem umfangreichen Werk von Galen (129–199 n. Chr.) kumulierte.

Der Beginn der Geburt wird in dieser Epoche nicht etwa auf eine autochthone Aktivität des Uterus, sondern auf den zunehmenden Nahrungsmangel des Embryos zurückgeführt, der sich dann vor allem mit Hilfe der natürlichen Kopflagen mit eigener Kraft einen Weg aus dem Mutterleib bahnen würde. Diese Kopflagen würden am Ende der Gravidität durch ein Umstürzen des Kindes herbeigeführt, das in der Regel auch mit dem Blasensprung parallel gehe. In dieser Epoche kommt auch die Lehre vom Auseinanderweichen der Beckenknochen unter der Geburt auf, eine Vorstellung, gegen die sich als erster Mauriceau in Paris wandte, nachdem bereits der in Hamburg lebende Portugiese Rodrigo A. Castro (1546–1628) die Unbeweglichkeit der Symphyse behauptet hatte. Von nun an wurde die Lehre vom engen Becken zum Bestandteil der neuzeitlichen Geburtshilfe. Insbesondere sind hier die Arbeiten des Holländers Hendrik van Deventer (1651–1724) zu nennen. Diese Lehren hängen auch eng mit der immer noch nicht voll aufgeklärten Erfindung der Geburtszange durch die englische Chirurgenfamilie Chamberlen, insbesondere durch Hugh Chamberlen (um 1670) zusammen, doch gehört das Verdienst, selbständig ein eigenes Zangenmodell erfunden und es auch der Öffentlichkeit durch Publikation zur Verfügung gestellt zu haben, dem Genter Anatomen und Chirurgen Jean Palfijn (1650–1730), dem in seiner Vaterstadt auch ein Denkmal gesetzt wurde.

Die Tatsache, daß ein altes römisches Gesetz, das die Bestattung einer Schwangeren mit ihrer ungeborenen Leibesfrucht verbot, zu der Notoperation des Kaiserschnittes an der Toten geführt hat, ist heute weitgehend anerkannt. Aber auch die Wendung einer Quer- bzw. Steißlage ist bereits beim toten Kind durch den Nichtarzt Aulus Cornelius Celsus (25 v. bis 50 n. Chr.) und im zweiten nachchristlichen Jahrhundert durch den Frauenarzt Soranus von Ephesus (98–138) beim lebenden Kind empfohlen worden. Letzterer hat auch schon den Dammschutz und als angeblich pathologisches Stigma die Verwachsung der Schambeine als Geburtshindernis erwähnt.

Die Mönchsmedizin im frühen Mittelalter führte zu einem wachsenden Einfluß der Hebammen, so daß die akademischen Kenntnisse von den Frauenkrankheiten und der Geburtshilfe zurückgingen, die Hebammen jedoch allmählich eine wohl bessere Ausbildung erfuhren als in der Antike. Davon zeugen die Hebammenordnungen, die ihre Rechte und Pflichten im einzelnen regeln, aber auch ihr Wirken an den inzwischen gegründeten allgemeinen Krankenhäusern mit Gebärabteilungen, die mehr soziale Einrichtungen als Krankenbehandlungsanstalten waren, in denen jüngere Hebammen im praktischen Umgang mit älteren ihr Wissen erwerben und

Die Frühgeschichte der Frauenheilkunde

erweitern konnten. So ist es nicht überraschend, daß unter den ersten Druckerzeugnissen, die die Frauenheilkunde betreffen, „Der Schwangeren Frauen und Hebammen Rosengarten" des Wormser Arztes Eucharius Rösslin (gest. 1526) aus dem Jahre 1513 ist, obwohl schon vorher Ortolff von Bayerland ein Frauenbuch vor 1500 in Druck gab. Solche Hebammenbücher sind dann auch in der Folgezeit von Walther Reiff 1545 und Jacob Rueff (1500–1558) 1554 veröffentlicht worden.

Mit der Wiederentdeckung der bereits in der Antike geübten Wendung des Föten auf die Füße durch den französischen Chirurgen Ambroise Paré (1510–1590) 1549 sind wir bereits in der Renaissance und verlassen die Frühgeschichte der Frauenheilkunde, weil sich nunmehr auch die Chirurgen vor allem der Geburtshilfe annehmen und damit das Monopol der Hebammen durchbrochen wird. Eine andere Einstellung gegenüber dem lebenden und toten menschlichen Körper erlaubte die Autopsie durch eigene Beobachtung des Baues und der Funktion des menschlichen Körpers im Theatrum anatomicum. Diese Entwicklung erlebte ihren Höhepunkt in dem großartigen Werk „De humani corporis fabrica" des Paduaner Anatomen Andreas Vesal (1514–1564) vom Jahre 1543 und in den Veröffentlichungen der schon erwähnten flämischen und französischen Ärzte.

Es beginnt nun auch eine neue Epoche der Bewertung der Frau, die nicht mehr nur als Mutter möglichst zahlreicher Kinder und als Arbeitskraft gewertet, sondern deren Eigenwert allmählich erkannt wird. Man hat das 18. Jahrhundert sogar einmal das Jahrhundert der Frau genannt, da in der Tat vor allem die Aufklärung dem weiblichen Geschlecht mehr gerecht zu werden schien und vor allem, wie schon erwähnt, von Großbritannien ausgehend, die sogenannte „Frauenfrage" nunmehr mit besonderer Vehemenz diskutiert wurde. Diese positive Beurteilung wirkte sich auch sogleich auf die Frauenheilkunde aus, so daß der Tod im Wochenbett, am Kindbettfieber oder an einer bösartigen Erkrankung im Alter nicht mehr als schicksalhaft hingenommen wurde, sondern, dem Motto des namhaften Geburtshelfers Robert Gooch (1784–1830) entsprechend, es als besser angesehen wurde, sechs Kinderschädel unnötig anzubohren, als eine Frau zu verlieren. Freilich erkennt man daraus, daß das Jahrhundert des Kindes, das erst im Jahre 1900 die Schwedin Ellen Key (1849–1926) postulierte und mit dem sich dann auch die Geburtshelfer in besonderem Maße auseinandersetzen sollten und das zur Entwicklung des neuen Faches der Neonatologie führte, noch nicht angebrochen war.

In diesem 17. Jahrhundert erkannte man klarer als vorher die Notwendigkeit öffentlicher Entbindungsanstalten, und hier sei zum Abschluß der Straßburger Geburtshelfer Johann Jakob Fried (1689–1769) erwähnt, der im Jahre 1737 erstmals diese Einrichtungen nicht nur für Hebammen, sondern auch für Medizinstudenten zugänglich machte. In Paris, Göttingen, Berlin, Kopenhagen und London sind dann bald ähnliche Anstalten entstanden. Die Ergebnisse der Untersuchungskurse im Wiener Allgemeinen Gebärhaus, die beträchtliche Unterschiede in der Häufigkeit des Kindbettfiebers in den von Hebammenschülerinnen und Medizinstudenten untersuchten Abteilungen ergaben, führten ja dann Ignaz Philipp Semmelweis (1818–1865) 1847 zu ersten modernen Vorstellungen über entsprechende Prophylaxemaßnahmen gegen die Puerperalsepsis. Damit aber begann eine neue Ära der Frauenheilkunde.

Zur Geschichte der Uterusnaht beim Kaiserschnitt

Volker Lehmann

„Die Uterusnaht ist der Punkt, von dem der Erfolg abhängt", erkannte 1887 der Geburtshelfer Paul Zweifel, Nachfolger von Credé auf dem Leipziger Lehrstuhl (27).

In seinem Lehrbuch der Geburtshilfe bezeichnete Ernst Bumm 1908 die Uterusnaht als den wichtigsten Akt der Kaiserschnittoperation (2).

Und heute noch wird diskutiert, ob der zweireihigen Uterusnaht gegenüber der einreihigen der Vorzug zu geben ist (3, 16). Die große Bedeutung dieser an sich zeitlich sehr kurzen und technisch sehr einfachen Operationsphase beim Kaiserschnitt ist aus der historischen Entwicklung zu erklären.

Der Kaiserschnitt an der lebenden Schwangeren blieb bis in unser Jahrhundert ein Eingriff auf Leben und Tod. Aus der Statistik des großen Wiener Gebärhauses geht hervor, daß bis 1877 dort keine einzige Frau die Sectio caesarea überlebt hat (5). Die hygienischen Verhältnisse in den damaligen Gebärhäusern waren sehr schlecht. Aus einer Sammelstatistik aus den Jahren 1750 bis 1839 ist zu ersehen, daß die mütterliche Mortalität insgesamt 62 Prozent betrug (8). In den Fällen, die in den Gebärhäusern behandelt worden waren, betrug die Mortalität der Mütter 79 Prozent. Über den gleichen Zeitraum gibt eine Sammelstatistik über 258 Kaiserschnitte Auskunft, die G. A. Michaelis zusammengestellt hat (14). Die mütterliche Mortalität wird mit 54 Prozent angegeben. Die Frauen starben meistens an der postoperativen Infektion oder an einer Blutung der Uteruswunde.

Die Uteruswunde (damals ein Längsschnitt durch die vordere Uteruswand) wurde nicht zugenäht. Der erste, welcher die Uteruswand nähte, war 1769 Lebas. Seine Veröffentlichung über den Fall fand wenig Resonanz oder stieß auf Ablehnung. Der sehr angesehene und einflußreiche französische Geburtshelfer Lauverjat zitiert 1788 den Bericht von Lebas und lehnt die Uterusnaht ab (12).

Die berühmten und erfolgreichen Geburtshelfer der damaligen Zeit, wie z.B. Stein und Scanzoni, hielten die Uterusnaht für schädlich. Baudelocque vertritt in seinem Lehrbuch aus dem Jahre 1789 die Meinung, daß die Heilung der Gebärmutterwunde das Werk der Natur zu sein habe (1).

Osiander hat dann 1820 in seinem Handbuch der Entbindungskunst empfohlen, bei starker Blutung aus dem Uterusschnitt die Gebärmutterwunde mit zwei „Heften" zu schließen (17). Jedoch wird der Wundverschluß von ihm nicht als grundsätzliche Methode gesehen. Man war allgemein der Ansicht, daß die Fäden den Uterus reizten und zu Infektionen führten. Ritgen wollte nach einer Schnittentbindung 1830 eine Naht der Gebärmutterwand machen, „allein die anwesenden Amtsbrüder hielten diese wegen der Entzündung des in einem so ungewöhnlichen Vitalitätszustande befindlichen Uterus für zu gefährlich" (22). Er verzichtete auf die Naht und schloß nur die Bauchdeckenwunde.

Aus den berühmten „Krankheitsberichten über die Frau Adametz", die in den Jahren 1826, 1829, 1832 und 1837 viermal einen Kaiserschnitt erleiden wollte und mußte, erfahren wir von G. A. Michaelis, daß beim ersten Kaiserschnitt weder Uterus noch Bauchdecken durch eine Naht verschlossen wurden (18). Lediglich Pflaster hielt die Laparotomiewunde zusammen. Bei der zweiten Operation blieb die Uteruswunde unversorgt, die Bauchwunde wurde mit drei Nähten geschlossen. Bei der dritten Sectio caesarea blutete es stark aus der Uteruswunde. Eine Naht zur Blutstillung wurde nicht diskutiert, die Naht wurde grundsätzlich abgelehnt. Die Blutung konnte mit einem kräftigen Strahl kalten Wassers, den man wiederholt „aus ziemlicher Höhe" auf die Wunde leitete, zum Stehen gebracht werden. Die Wundränder der Bauchdecke wurden mit Heftnadeln aneinandergebracht. Bei der vierten Schnittentbindung blieb der Uterus wiederum offen. Die Bauchdecken wurden mit Seidennähten verschlossen. Das waren die damaligen operativen Verfahren beim Kaiserschnitt. Es war für jene Zeit, in der man von Asepsis und Narkose nichts wußte, wirklich ein unerhörtes Wagnis von der Frau, viermal einen Kaiserschnitt über sich ergehen zu lassen. Es überlebten nur jene Frauen die Operation, bei denen die Uteruswunde rasch verklebte oder mit den Bauchdecken verwuchs und so gegen die Bauchhöhle abgedichtet war. Bei den meisten Frauen waren vor der Sectio lange, fieberhafte Geburtsverläufe, zum Teil über mehrere Tage, vorausgegangen, ehe man die Indikation zur Sectio stellte. Daher war die Gefahr einer Peritonitis oder Sepsis im postoperativen Verlauf sehr groß. Auch die Frau Adametz hat ihre Kaiserschnitte nur überlebt, weil eine massive Verwachsung zwischen Uterus und Bauchdecke zustande gekommen war. Michaelis hat diesen günstigen Umstand sehr genau beobachtet und beschrieben. Er glaubte, „daß die Bauchdecken weitgehend mit dem Uterus verwachsen sein könnten, und so vielleicht das gefürchtete Vorfallen der Därme sowie das Einfließen von Blut und Eiter in die Bauchhöhle ganz verhindert würde. Für diese günstige Möglichkeit sprach, daß sich die Bauchhaut an drei Stellen kräuselte, wenn sich die Gebärmutter unter den Wehen zusammenzog."

1854 hat der Franzose Pillore aus dieser Beobachtung ein Operationsverfahren entwickelt (19). Er hat das Annähen der Uteruswunde an die Bauchdecken mit Silber- oder Eisendraht als Möglichkeit angegeben, um eine rasche Verklebung der beiden Peritonealblätter herbeizuführen, damit die Lochien keinen Zugang zu der Bauchhöhle haben. Martin hat dann 10 Jahre später diese Methode vor der Gesellschaft für Geburtshülfe in Berlin zur Diskussion gestellt, aber ohne durchschlagenden Erfolg (13).

Erwähnt werden soll an dieser Stelle, daß der Vater von G. A. Michaelis über 60 Jahre vor Porro bereits angeregt hatte, nach der vollführten Sectio den ganzen Uterus sogleich zu exstirpieren. Er schrieb 1809: „Es wäre deshalb wohl die Frage, ob man nicht die Operation des Kaiserschnittes, wenn man sie mit einer Exstirpation des Uterus, der doch nur ein Übel unter solchen Umständen ist, verbände, weniger gefährlich machte?" (15).

Im Jahre 1881 hatte Zweifel sich in einer Übersichtsarbeit gegen die Naht der Uteruswunde ausgesprochen und für die Porrosche Operationsmethode plädiert (26). Er schrieb: „Im Kapitel der Uterusnaht läuft also das Resumé darauf hinaus: Dieselbe unterlassen, heißt dem glücklichen Zufall mehr zu vertrauen als man verantworten kann, und selbst wenn man sie macht, bleibt das gefährliche Risiko, daß die Wunde aufgeht, weil der Uterus bei seinen Contractionen die Nähe zum Durchreissen bringt." Da beides – Offenlassen oder Nähen der Uteruswunde – mit der damaligen Technik ein zu hohes Risiko bedeutete, sah Zweifel in der Porroschen Operation die einzige Möglichkeit, eine auf normalem Wege nicht mögliche Geburt zu beenden.

Im Frühjahr 1882 erschienen dann zwei Arbeiten, die heute als medizinhistorisches Ereignis zu werten sind: „Der Kaiserschnitt bei Uterusfibromen nebst vergleichender Methodik der Sectio caesarea und der Porro-Operation" von Max Sänger (21) und „Über ein modifiziertes Verfahren beim Kaiserschnitte" von Ferdinand Adolf Kehrer (9).

Für beide Autoren (Abb. 1 und 2) war die Operation nach Porro als Modifikation der Sectio caesarea nicht akzeptabel. Und sie hatten erkannt, daß die Uteruswunde und ihre Versorgung das eigentliche Problem des Kaiserschnittes war. „Das Schicksal des alten Kaiserschnittes scheint mir geknüpft an die Lösung der Aufgabe, einen sicheren und dauernden Abschluß der Uterushöhle und ihrer Secrete von dem

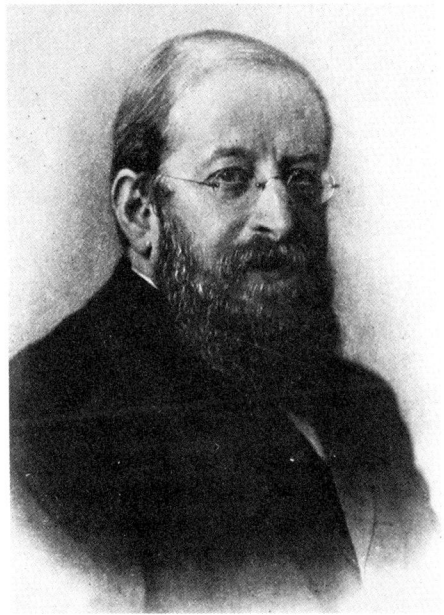
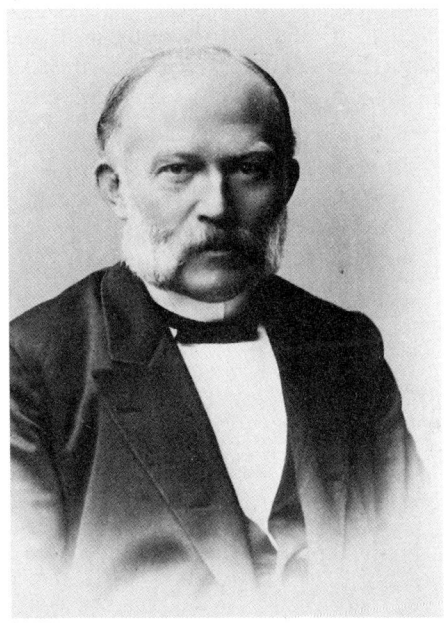

Abb. 1. Max Sänger (1853–1903) **Abb. 2.** Ferdinand Adolf Kehrer (1837–1914)

großen Peritonealraume herbeizuführen", schreibt Kehrer in seiner Arbeit und er empfiehlt „eine uterine Doppelnaht, d.h. Muskel und Bauchfellnaht." Beide Autoren verfolgten unabhängig voneinander das Ziel, das Verfahren einer Uterusnaht auszuarbeiten.

Es gab immer wieder Berichte über Einzelfälle von Kaiserschnittoperationen, bei denen die Uteruswunde durch Naht versorgt wurde. Wiefel war wohl der erste Kaiserschnittoperateur, welcher den Uterus mit einer Einzelnaht zuzunähen wagte (22).

Der Gh. Sanitäts-Rath Dr. Birnbaum aus Köln hat bei den Verhandlungen der gynäkologischen Section der Naturforscher-Versammlung zu Breslau 1874 berichten lassen, daß er im Jahre 1873 bei einem Kaiserschnitt die Uteruswunde mit sieben Catgutnähten verschlossen hatte und auf diese Weise eine starke Blutung aus der Uteruswand stillen konnte (2).

Wie Birnbaum haben auch andere Autoren die Naht zum Verschluß der Uteruswunde im Einzelfall vorgenommen. Sie hatten aber im Gegensatz zu Kehrer und Sänger nicht das Prinzipielle und das Methodische der Uterusnaht erkannt und dargestellt.

Sänger und Kehrer hatten nun gefordert, die Uteruswunde konsequent durch Nahtreihen zu verschließen. Die Diskussion, wem die Ehre gebührt, der erste in der Ausführung der medizingeschichtlich bedeutenden Tat gewesen zu sein, ist eigentlich müßig. Der Vollständigkeit halber seien hier die Daten angegeben. Die Monographie von Sänger ist datiert vom Dezember 1881 und im folgenden Jahr erschienen. Die Arbeit von Kehrer ist Anfang Januar 1882 bei der Redaktion des Archives für Gynäkologie eingegangen und im März publiziert worden.

Sänger hat 1882 dazu folgendes geschrieben: „Wenn zwei Autoren zu gleicher Zeit über eine wissenschaftliche Frage annähernd gleiche Ideen zu Tage fördern, so kann man ein solches Ereignis wohl als ein Zeichen ansehen, daß dieselbe in modo inductionés zu einem bestimmten Abschlusse drängte" (22).

Sänger führte bei seinem Verfahren einen Längsschnitt durch mit Unterminierung der Serosa und Resektion eines Muskelstreifens aus den Uteruswundrändern. Zur Naht wurde weicher, geglühter, echter Silberdraht und feine carbolisierte Seide benutzt. Der Silberdraht war beim Juwelier Gütig zu Leipzig gekauft. „Bei Anlegen der Naht wurde 1 cm vom Serosarand entfernt eingestochen, die ganze Dicke der

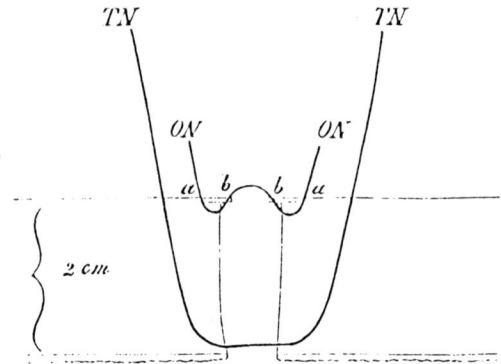

TN = tiefe Naht.
ON = oberflächliche Naht.
ab = unterminirte Strecke.
a zu a, b zu b.

Abb. 3. Uterusnaht nach Sänger (Zeichnung aus der Arbeit: Neue Beiträge zur Kaiserschnittfrage, 1885)

Muskulatur bis dicht an die Decidua gefaßt und umgekehrt auf der anderen Seite ausgestochen, die Enden gekreuzt, drei Mal gedreht, kurz abgeschnitten und die spitzen Enden mittels Pincette gebärmutterwärts umgebogen."

Die jetzt überstehenden Serosastreifen wurden in die Schnittfläche mit Seidenfäden eingefalzt (Abb. 3).

Die Resektion des Muskularisstreifens sollte immer so breit vorgenommen werden, daß ein ausreichend freier Rand von Serosa überstand. Das Einfalzen, wodurch der Serosastreifen des linken Wundrandes auf dem eingestülpten Serosastreifen des rechten Randes zu liegen kam, sollte ein schnelles Verkleben und Abdichten der Uteruswunde zur Bauchhöhle hin bewirken. Sänger hatte dieses Verhalten des Peritonealüberzugs im Tierversuch erprobt (23). Er hatte besonders empfohlen, die Decidua nicht mitzufassen, wobei es ihm hauptsächlich darauf ankam, daß die Nähte nicht durch das Uteruscavum zogen, „damit die Lochien nicht durch die Stichkanäle einzudringen und Uterus- und Bauchhöhle durch dieselbe mit einander zu communiciren vermögen".

Um „einen sicheren und dauernden Abschluss der Uterushöhle und ihrer Secrete von dem grossen Peritonealraume herbeizuführen", mußten nach der Vorstellung Kehrers drei Forderungen erfüllt werden: „1.) eine Stelle zu finden, an welcher die Wundränder des Uterus am wenigsten geneigt sind zu klaffen; 2.) eine zuverlässige Nahtmethode zu finden; und 3.) bei der Operation jegliche Infection der Wunden und der Bauchhöhle fernzuhalten und nachträglich die peritonealen Transsudate und die Lochien rasch abzuführen und zu desinficiren."

Er schreibt in seiner Arbeit aus dem Jahre 1882: „Diesen drei Anforderungen scheinen mir folgende Mittel zu entsprechen: 1.) Querschnitt am vorderen Umfang des inneren Muttermundes. 2.) Uterine Doppelnaht, d.h. Muskel- und Bauchfellnaht. 3.) Strenges Listern bei der Operation, Drainage und Genitalkanales im Wochenbette."

Es hat noch einige Zeit gedauert, bis der Querschnitt im unteren Uterinsegment der allgemeine Weg war, den Uterus zu eröffnen.

Noch im Jahre 1908 haben Hofmeier und Sellheim auf die Vorteile des Querschnittes im unteren Uterinsegment hinweisen müssen, weil vielerorts immer noch der korporale Längsschnitt bevorzugt wurde (6, 25). Die Plazierung des Uterusschnittes hat ihre eigene Geschichte, die hier nicht erzählt werden soll.

Der Schnitt im unteren Uterinsegment hat für die Naht jedoch insofern eine Bedeutung, als Kehrer erkannt hatte, daß hier die Wunde am geringsten klafft und die geringe Kontraktionskraft der Uterusmuskulatur in diesem Bereich die Nähte weniger belastet als im Fundus des Uterus. Er hatte zum Verschluß der Uteruswunde zunächst „Wandnähte" gelegt, die die Muskulatur und die Decidua umfaßten. Wenn man die tieferen Wandschichten eng aneinanderheften will, „so muß man Nähte anlegen, welche, im Durchschnitt gesehen, die Form aufrechter Kegel haben, also in der Tiefe mehr Gewebe umfassen, als an der Oberfläche" (9). Für die Serosanähte löste er den Peritonealzug von den Wundrändern der Muskelschicht. Kehrer hat mit Carbolseide genäht (Abb. 4).

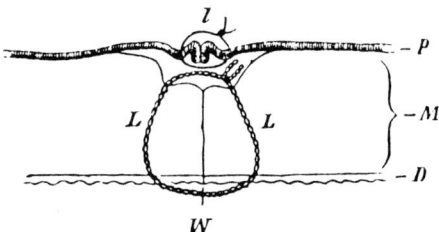

Abb. 4. Uterusnaht nach Kehrer (Zeichnung aus der Arbeit: Über ein modificirtes Verfahren beim Kaiserschnitt, 1882)

Die Diskussion darum, ob Decidua mitgefaßt werden dürfe oder nicht, hielt Kehrer für belanglos. Käme es zu einer Infektion durch die Lochien, so könnte man sich eventuell die Stichkanäle als Ausbreitungsweg vorstellen. Aber die Muskelwunde sei dann eine viel breitere Eintrittspforte für Bakterien. Er schreibt: „Dadurch, dass ich die Muskelnähte unter dem Peritoneum herführe und knote, während Sänger das Bauchfell bei Anlegung der Muskelnähte durchsticht, glaube ich dem Übertreten von Lochien durch die Stichcanäle in die Bauchhöhle ein grösseres Hindernis zu bereiten, als Sänger durch Schonung der Decidua" (10).

Die neue Nahttechnik wurde in den Jahren nach 1882 teils rasch, teils zögernd von den Geburtshelfern aufgenommen und angewendet. Sänger hat in immer neuen Publikationen und Diskussionsbeiträgen zur Verbreitung der neuen Nahttechnik viel beigetragen. Die Naht trug seinen Namen. Als Leopold eine kleine Modifikation der Sänger-Naht vornahm und die Bezeichnung nun Leopold-Sänger-Naht hieß, hat Sänger öffentlich dagegen Stellung genommen und auf die Geringfügigkeit des Leopoldschen Beitrages hingewiesen (23).

Kehrer nahm an dieser „Öffentlichkeitsarbeit" weniger teil. Die Arbeit von Sänger wurde mehr diskutiert. Das lag sicher zum Teil auch daran, daß er den Uterusschnitt an der allgemein als am günstigsten anerkannten Stelle des Uterus legte. Der Querschnitt von Kehrer wurde nicht sofort akzeptiert. Und es dauerte noch Jahre, bis sich die von Kehrer angegebene Technik durchgesetzt hatte und im Prinzip mit nur geringen Änderungen bis auf den heutigen Tag anerkannt wurde.

Noch im Jahre 1910 hat sich Schauta gegen den Schnitt im unteren Uterussegment ausgesprochen und dem corporalen Zugang den Vorzug gegeben mit der Begründung, daß dicke Wundränder mit breiter Vereinigung besser und fester heilen als dünnausgezogene (24).

Die zahlreichen Variationen der Uterusnaht, u.v. von Fritsch, Olshausen, Müller und Kaltenbach angegeben, ändern an dem Grundprinzip nicht mehr viel. Zu erwähnen wäre nur, daß z.B. Müller und Kaltenbach die Muskulatur mit zwei Nahtreihen versorgten (5). Auch Hofmeier empfiehlt 1916 eine doppelte Muskelnaht (7). Er legte zunächst eine Reihe Einzelknopfnähte unter Vermeidung der Decidua und darüber eine fortlaufende Naht. Für beide Nahtreihen wurde Jodcatgut verwandt. Eine Serosanaht wurde mit feinerem Catgut ausgeführt. Die Diskussion, ob eine Nahtreihe in der Uterusmuskulatur ausreicht oder eine zweite Reihe größere Festigkeit gibt, ist bis heute nicht eindeutig entschieden und unterliegt wohl mehr subjektiven Gesichtspunkten des jeweiligen Operateurs. Es scheint aber die einreihige Uterusnaht aus guten Gründen bevorzugt zu werden (16, 20). Nach einer Umfrage an Schweizer Geburtskliniken wird dort von allen Befragten die Uterusmuskulatur nur einreihig genäht (3).

1887 stellte Credé 50 Fälle von Kaiserschnitten der vergangenen fünf Jahre zusammen, die nach der Sängerschen Methode operiert worden waren. Die mütterliche Mortalität betrug nur noch 28 Prozent.

Kommen wir zum Schluß auf Paul Zweifel zurück. Er war einer der erfolgreichsten Operateure seiner Zeit. Zunächst voller Mißtrauen gegenüber der neuen Nahttechnik, brachte sie ihm später eine vortreffliche Erfolgsstatistik: 2 Prozent mütterliche Mortalität.

Einen Teil seiner Erfolge verdankte Zweifel der Sorgfalt, mit der er das Nahtmaterial ausgewählt hatte. In den achtziger Jahren hatte er wie Kehrer mit Seide genäht. Das Problem bestand darin, die geflochtenen Seidenfäden steril zu erhalten. Nachdem Listers Antisepsis mit Carbolsäure in den siebziger Jahren auch in Deutschland bekannt geworden war, wurden die Seidenfäden in Carbolsäure ausgekocht. Später, als man erkannt hatte, daß bei der Händedesinfektion das Sublimat hautfreundlicher war und die „Eiterkeime" vollständig abtötete, hat man die Seide mit Sublimat behandelt.

Sänger hat bei seinen ersten Kaiserschnitten mit Uterusnaht Silberdraht für die Muskelnaht und Seide für die Serosa benutzt. Noch im Jahre 1886 hat er vor Catgut als Nahtmaterial gewarnt. Er wollte die „guten Resultate durch ausschließliche Verwendung des Catgut nicht aufs Spiel setzen".

Das Catgut wurde aus Schafdarm hergestellt. Der Operateur nahm dann die weitere Präparation vor, indem er die Catgutfäden z.B. eine Stunde lang in Chromsäure liegen ließ. Danach wurden die Fäden durch Wasserspülung von der überschüssigen Chromsäure befreit und anschließend in Cumol desinfiziert. So beschrieben in der gynäkologischen Operationslehre von Krönig und Döderlein. Fehling verwendete eine Jodkaliumlösung. Leopold hat 1889 berichtet, daß Sublimatcatgut geeigneter sei als Chromcatgut; es werde besser resorbiert und sei geschmeidiger beim Knoten. Bald kamen die ersten Firmen, die Catgut produzierten und einsatzbereit zur Verfügung stellten. In Zukunft werden wohl Catgut und Chromcatgut durch resorbierbare, synthetische Fäden abgelöst werden, weil sie bei gleicher oder höherer Zugfestigkeit weniger Gewebereaktionen auslösen.

H. Fasbender schrieb 1906 in seinem Buch zur „Geschichte der Geburtshilfe": „Und doch sind es nicht in erster Linie die Lehren von Semmelweis und Lister, sondern vor allem die Anregungen von Kehrer und Sänger, welche den bewundernswürdigen Aufschwung der Prognose des klassischen Kaiserschnittes während der beiden letzten Dezennien des 19. Jahrhunderts herbeigeführt haben, in der praktischen Heilkunde eine der glänzendsten Errungenschaften aller Zeiten."

Aber 10 Jahre später müssen Küstner und Hofmeier (7, 11) schreiben, „daß für die veränderte Stellung des Kaiserschnittes in der geburtshilflichen Therapie möglichst Propaganda gemacht werden muß, damit ihm immer mehr der Begriff einer schrecklichen und gefährlichen Operation genommen werde".

Literaturverzeichnis

1. Baudelocque JL: L'art... Paris, 1789
2. Birnbaum D: Ein Fall von glücklich verlaufenen Kaiserschnitten mit Uterinnaht. Verhandlungen der gynäkol. Section der Naturforscher-Versammlung zu Breslau 1874. Arch. f. Gynäk. Bd 7 (1875) 352
3. Brundel Re R: „Vergleich der Operationstechniken" bei der abdominalen Schnittentbindung. Internationales Symposium, München 1884
4. Bumm E: Grundriss zum Studium der Geburtshilfe. Wiesbaden 1908
5. Fasbender H: Geschichte der Geburtshilfe. Stuttgart 1906
6. Hofmeier M: Der „extraperitoneale" und „suprasymphysäre" Kaiserschnitt. Z. f. Gynäk. Bd 29 (1908) 937
7. Hofmeier M: Zur Kaiserschnittfrage. Münch. med. Wschr. Bd 58 (1916) 1
8. Kayser C: De ventu section. caesar. Havniae 1841
9. Kehrer FA: Über ein modifiziertes Verfahren beim Kaiserschnitte. Arch. f. Gyn. Bd 19 (1882) 117
10. Kehrer FA: Zur Kaiserschnittfrage. Arch. f. Gyn. Bd 27 (1886) 227

11. Küstner O: Kommen wir mit dem tiefen transperitonealen Kaiserschnitt aus oder fordert neben ihm der extraperitoneale unbedingt einen Platz? Monatsschr. f. Geburtsh. u. Gynäk. Bd 53 (1920) 13
12. Lauverjat: Nouvelle methode. Journ. de médecine, Supplément de l'aunée, 1770
13. Martin E: Diskussion. 17. Verhandlung der Gesellschaft f. Geburtshülfe in Berlin. Monatsschr. f. Geburtsh. Bd 23 (1864) 334
14. Michaelis GA: Abhandlungen aus dem Gebiet der Geburtshülfe, Kiel 1833
15. Michaelis GPh: z. nach Fasbender H: Geschichte der Geburtshilfe, Berlin 1906
16. Ober KG und Meinrenken H: Gynäkologische Operationen, Berlin 1964
17. Osiander B: Handbuch der Entbindungskunst. Bd 2, 1820
18. Philipp E und Hörmann G: Die Kieler Uni.-Frauenklinik und Hebammen-Lehranstalt. Stuttgart 1955
19. Pillore: Gaz. des hôspit. Paris 1854. S. 149
20. Potter M und Hohuston CC: Uterine closure in cesareon sectian. Amer. J. Obstet. Gynec. 67 (1954) 760
21. Sänger M: Der Kaiserschnitt bei Uterusfibromen nebst vergleichender Methodik der Sectio caesarea und der Porro-Operation. Leipzig, 1882
22. Sänger M: Zur Rehabilitierung des classischen Kaiserschnittes. Arch. f. Gyn. Bd 19 (1882) 370
23. Sänger M: Neue Beiträge zur Kaiserschnittsfrage. Arch. f. Gyn. Bd 26 (1885) 163
24. Schauta F: Ein Wort für den klassischen Kaiserschnitt. Monatsschr. f. Geburtsh. u. Gynäk. Bd 21 (1910) 1
25. Sellheim H: Der extraperitoneale Uterusschnitt. Z. f. Gynäk. Bd 32 (1908) 133
26. Zweifel P: Zur Discussion über Porro's Methode des Kaiserschnittes. Arch. f. Gyn. Bd 17 (1881) 335
27. Zweifel P: Zur Methode des Kaiserschnittes. Arch. f. Gyn. Bd 31 (1887) 194

Der Kaiserschnitt im Wandel der Geburtshilfe von 1885–1985

Herbert Albrecht

In den 100 Jahren seit der Gründung der Deutschen Gesellschaft für Gynäkologie und Geburtshilfe ist wohl kaum mehr über Einsatz und Durchführung einer Operationsmethode in unserem Fachgebiet diskutiert und geschrieben worden wie über den Kaiserschnitt.

Am Beispiel des Kaiserschnittes läßt sich der enorme Wandel und Fortschritt, den die Medizin und für uns insbesondere die Geburtshilfe im ausklingenden 19. Jahrhundert und im 20. Jahrhundert in Deutschland erfahren hat, sehr anschaulich darstellen.

Ein schneller, glatter Siegeszug in einer segensreichen, problemlosen und sicheren Entwicklung der Geburtshilfe war es nicht. Welche Anstrengungen, wissenschaftliche Überlegungen, aber auch Stolpersteine und Rückschritte zeigen den Weg auf bis zu dem hohen Stellenwert, den heute die abdominale Schnittentbindung in der modernen Geburtshilfe und Perinatalogie einnimmt.

Erst Mitte des 18. und Anfang des 19. Jahrhunderts vollzieht sich ein allmählicher Wandel der Geburtshilfe. In Deutschland sind es vor allem Roederer, Osiander, Busch, Naegele, Michaelis, Schroeder, von Winckel, Credé, Litzmann, um unvollständig nur einige zu nennen.

Mit der Einführung der Äther- und Chloroformnarkose und der Antiseptik durch Lister (1867) wird die operative Geburtshilfe sicherer. Im Jahre 1885 spielt jedoch der Kaiserschnitt gegenüber anderen geburtshilflichen Operationsmethoden noch eine bescheidene Rolle. Die Zangenoperationen und die zerstückelnden Operationen stehen im Vordergrund. Als Operationstechniken konkurrieren der sogenannte klassische Kaiserschnitt und der 1876 sich immer mehr verbreitende Porrosche Kaiserschnitt.

Beim klassischen Kaiserschnitt wird nach abdominaler Eröffnung mittels Längsschnitt der Uterus vorgewälzt und die Uterotomie erfolgt durch sagittalen oder queren Fundusschnitt.

Bei der Porroschen Kaiserschnittoperation wird nach Herausnahme des Kindes das Collum uteri fest umschnürt und das Corpus uteri abgetragen. Der Collumstumpf wird in den unteren Winkel der Bauchwunde eingenäht. Der Porrosche Kaiserschnitt ist als Vorläufer der noch heute durchgeführten supravaginalen Hysterotomie zu werten.

Im Brockhaus Konversationslexikon, 13. Auflage, Leipzig 1882, ist zu lesen: „Der Kaiserschnitt wird notwendig, wenn die Frucht, sei es wegen Enge der Geburtswege, sei es wegen eingetretenen Todes der Mutter, das Becken nicht passieren vermag. Die Operation an der Lebenden ist in hohem Grade gefährlich und von den so operierten Frauen stirbt etwa die Hälfte, entweder sogleich infolge des Blutverlustes oder an der später auftretenden Bauchentzündung. Auch die

Kinder werden nicht immer lebend zur Welt gebracht. Trotzdem ist die Zahl der glücklich verlaufenden Operationen eine nicht geringe; ja es gibt mehrere wohl beglaubigte Fälle, in denen der Kaiserschnitt an einer und derselben Person drei- selbst viermal mit gutem Erfolg durchgeführt wurde."

1896 schreibt das Brockhaus Konversationslexikon u.a.: „In neuerer Zeit wird häufig der Kaiserschnitt mit gleichzeitiger Entfernung der ganzen Gebärmutter ausgeführt (Verfahren nach Porro)...". Das Lexikon fährt fort: „Die Gefahr der Operation ist durch die modernen antiseptischen Verbandsmethoden erheblich verringert worden. Der Kaiserschnitt soll unbedingt ausgeführt werden, wenn das Kind wegen Enge der Geburtswege, insbesondere wegen hochgradiger Beckenverengung weder ganz noch zerstückelt aus der Gebärmutter entfernt werden kann. In Fällen, wo das Kind zwar nicht unversehrt, wohl aber nach vorangegangener Zerstückelung (s. Embryotomie) auf dem natürlichen Wege aus dem Uterus genommen werden kann, hängt es von der Zustimmung der Mutter ab, ob der Kaiserschnitt gemacht werden soll. Ein Gesetz, welches die Mutter zwingt, den Kaiserschnitt wider ihren Willen an sich vollziehen zu lassen, gibt es nicht. Auch der Ehemann hat kein Recht, das zu verlangen. Wenn aber die Erhaltung des Lebens der Mutter mit der Erhaltung des Lebens des Kindes kollidiert, geht das Leben der Mutter vor. Der Geburtshelfer befindet sich in einem Notstand. Hat er in einem solchen pflichtmäßig gehandelt, so kann er strafrechtlich nicht zur Verantwortung gezogen werden, weil er das Kind getötet hat, um die Mutter zu erhalten."

Noch 1931 gibt dasselbe Konservationslexikon folgende Angaben zur Indikation des Kaiserschnittes: „Der Kaiserschnitt ist unumgänglich notwendig (absolute Indikation), wenn eine derartige Beckenverengung vorliegt, daß selbst ein totes zerstückeltes Kind nicht auf natürlichem Wege herausbefördert werden kann. Der abdominale Kaiserschnitt ist weiter notwendig (relativ indiziert), wenn Geburtskomplikationen (geringere Beckenverengung, vorliegender Mutterkuchen, Eklampsie, ungünstige Kindslage) für Mutter und Kind große Gefahr bedeuten, durch den Kaiserschnitt aber die Gefahr beseitigt oder wesentlich besser und ungefährlicher vermindert werden als durch andere Operationsverfahren."

Vor 100 Jahren wurde kaum über bestimmte Indikationen zum Kaiserschnitt diskutiert, sondern vielmehr über die Operationsmethode, wie der Kaiserschnitt am besten durchzuführen ist. Hier sind besonders Kehrer mit seiner ausführlichen Abhandlung: „Über ein modifiziertes Verfahren beim Kaiserschnitt" – Archiv für Gynäkologie 1882 – und Sänger: „Zur Rehabilitierung des classischen Kaiserschnittes" – Archiv für Gynäkologie 1882, zu nennen.

Kehrer stellt schon damals durchaus moderne Anforderungen an die operativtechnische Durchführung des Kaiserschnittes zur Vermeidung der schweren Komplikationen, insbesondere Blutungen und der tödlichen Infektionen mit einer hohen Todesrate von über 50 Prozent. Er schreibt u.a. in seiner 30 Seiten langen Abhandlung: „Ich habe mir gedacht und dies auch meinen Zuhörern gegenüber wiederholt ausgesprochen, daß man das vorgesteckte Ziel erreichen könne, durch eine Methode, welche nach drei Richtungen von den seitherigen Verfahren abweicht, nämlich bezüglich der Schnittführung, deren Nahtanlegung und der Abfuhr des Peritoneal- und Genitalinhaltes. Es handelt sich darum:

1. eine Stelle zu finden, an welcher die Wundränder des Uterus am wenigsten geneigt sind, zu klaffen,
2. eine zuverlässige Nahtmethode zu erfinden und

3. bei der Operation jegliche Infektion der Wunden und der Bauchhöhle fernzuhalten und nachträglich die peritonealen Transsudate und die Lochien rasch abzuführen und zu desinficieren.

Diesen drei Anforderungen schienen mir folgende Mittel zu entsprechen:
1. Querschnitt am vorderen Umfange des inneren Muttermundes.
2. Uterine Doppelnaht, d.h. Muskel- und Bauchfellnaht.
3. Strenges Listern bei der Operation, Drainage der Bauchhöhle, Irrigation, vielleicht auch Drainage des Genitalkanals im Wochenbett."

Weiter fährt er in seiner Arbeit fort: „Beim tiefen Querschnitt in den Uterus kann der Bauchschnitt viel kürzer ausfallen. Durch die Wunde am inneren Muttermunde wird gewöhnlich zuerst der Kopf austreten. Von der doppelten Barriere einer primären Wand-Resp.-Muskelnaht und einer sekundären Bauchfellnaht in Verbindung mit strenger Antiseptik werden wir uns wohl ein wirksames Schutzmittel gegen Übertritt der Lochien in die Bauchhöhle versprechen dürfen."

Kehrer fordert: „Die Scheide und der untere Teil des Uterus durch Karbolspülungen und Abwischen mit zehnprozentigem Karbol-Glyzerin sorgfältig zu reinigen, nach Entleerung des Uterus dessen Höhle mit dem Karbolwasser gründlich auszuspülen, die ganze Innenfläche mit einem in stärkerer Karbollösung getauchten Schwamme abzureiben und daß endlich eine penible Toilette der Bauchhöhle zu machen sei, – ist heutzutage wohl selbstverständlich."

Zur Indikation zum Kaiserschnitt macht Kehrer folgende Bemerkung: „Unsere seitherige Therapie war bekanntlich folgende: Entweder man ließ das Kind unter unseglichen Schmerzen der Kreißenden unter hoher Gefährdung ihrer Beckenorgane absterben, man umging damit der traurigen Eventualität einer Perforation des lebenden Kindes, erlebte aber nachher nicht selten die scheußlichsten puerporalen Zerstörungen der Genitalien. Oder man entschloß sich, wenn auch schweren Herzens, wegen Fieber, Kollaps, Metritis u.a. mütterlichen Symptomen, zur Perforation des lebenden Kindes. Oder man machte den Kaiserschnitt, aber diesen fast nur bei sogenannter absoluter Indikation, weil eben an vielen Orten die Stellung der Indikation einem Todesurteil fast gleich kam. Diese Therapie scheint mir auf die Dauer unhaltbar, sie entspricht ebensowenig den Anforderungen der Humanität wie den Fortschritten der heutigen Wissenschaft. Je eher die Geburtshilfe mit diesen Traditionen bricht, um so eher kann sie auch in dieser Richtung ebenbürtig anderen Disziplinen, insbesondere der Chirurgie, zur Seite stehen.

Ist dies erreicht und ich zweifle nicht, daß es unserer heutigen chirurgischen Technik, die schon ganz andere Schwierigkeiten zu überwinden erlernt hat, erreichbar sein wird, dann müssen wir für den Kaiserschnitt diejenigen Fälle zurückerobern, in denen der kleinste Beckendurchmesser 5,5–7,5 cm beträgt, in denen man also schon bei Beginn der Geburt sagen kann, daß ein reifes Kind nicht lebend durch das Becken getrieben oder ausgesogen werden könne. Es sind mit anderen Worten die Fälle von relativer Indikation, wobei man seither tatsächlich fast immer perforiert hat, welche ich in Zukunft mittels des Kaiserschnittes beendigt wissen möchte."

Wie eng jedoch damals die Indikation zum Kaiserschnitt gestellt wurde, zeigt sich in weiteren Ausführungen von Kehrer: „Dann verbleiben der Perforation diejenigen Fälle von mittelgroßem mechanischen Mißverhältnis (Conjugata vera von 7,5–8 cm), in welchen man anfangs hoffen konnte, die Frauen in schonender Weise zu entbinden, in denen sich aber im Verlaufe der Geburt die Unmöglichkeit einer nicht verletzenden Extraktion herausgestellt hat. Wenn sich dann zuletzt nach oft mehrtägigem Kreißen, wegen Kollaps, Fieber von 39°C, Druckschmerz des Uterus, Ödem der Vulva, fötidem Ausfluß und dergleichen die Notwendigkeit einer baldigen Entbindung ergibt, das Kind aber noch lebt, so halte ich bei solch ungünstiger Sachlage die Aussicht auf einen Erfolg des, wenn auch verbesserten Kaiserschnittes für so schlecht, daß die Perforation unstreitig das schonendere Verfahren darstellt."

Sänger (1882) ist ebenso wie Kehrer ein unbedingter Verfechter des verbesserten klassischen Kaiserschnittes durch einen tiefen Uterusquerschnitt gegenüber dem damals allgemein verbreiteten Verfahren mit dem sagittalen und horizontalen Fundusschnitt und der Ablehnung gegenüber dem Radikalismus der Porro-Operation. Sehr detailliert und für heutige Kenntnisse beeindruckend modern schreibt er über den tiefen Querschnitt im unteren Uterinsegment, wobei er für eine quere Incision im unteren Uterinsegment mindestens 2 cm oberhalb der Plica anterior plädiert. Er glaubt aber, der vordere hohe Fundusmedianschnitt als der von jeher geübtere wird noch sehr lange bleiben.

Wie Kehrer kämpft auch Sänger vergebens ohne viel Erfolg gegen die Porro-Operation.

Erst um die Jahrhundertwende wird der Optimismus größer, den Kaiserschnitt großzügiger anzuwenden, aber die Angst, die Mutter zu verlieren, ist berechtigterweise immer noch sehr groß. Die Entbindung mit der hohen Zange und die Perforationen gehen nur langsam zurück.

Die Sängersche Technik mit tiefem Uterusquerschnitt und einer verbesserten Nahttechnik und den peniblen Maßnahmen der Listerschen Antisepsis setzen sich durch.

Neu „in Mode" kommt die aus Frankreich im 18. Jahrhundert schon angewendete Methode der Symphysiotomie, der operativen Beckenerweiterung durch Spaltung der Schamfuge.

So schreibt Olshausen 1897 in seinen Abhandlungen über den Kaiserschnitt und seiner Indikation bei Beckenverengung anläßlich eines Vortrages, gehalten auf dem 12. internationalen Kongreß in Moskau: „Die Symphysiotomie ist keine Operation, welche in Privatwohnungen von der Mehrzahl der Ärzte ausgeführt werden kann, was von dem Kaiserschnitt gilt!"

Durch eine bessere Nahttechnik und Nahtmaterial, Antisepsis, weitere Verbesserung der Narkose werden die Resultate der mütterlichen und der kindlichen Sterblichkeit langsam besser; sie liegen um die Jahrhundertwende etwa bei 10 Prozent (Zweifel, Olshausen).

Die absolute Indikation zum Kaiserschnitt bei Beckenenge hat in dieser Zeit erheblich an Umfang gegenüber der Zange und Kraniotomie zugenommen. Auch wird nun schon öfters bei mütterlichen schweren Krankheitszuständen, wie Eklampsie, akute Nephritis, bedrohliche Atmungsinsuffizienz, auch Klappenfehler mit Erstickungsgefahr, die Indikation zum Kaiserschnitt gestellt (Olshausen).

Aber noch lange konkurrieren die Techniken der verschiedenen Kaiserschnittverfahren und der zerstückelnden Operationen sowie der Symphysiotomie und Pubotomie (Durchsägung eines Schambeinknochens mit einem Draht).

1920 werden als operative Techniken in 50 Prozent der klassische Kaiserschnitt mit Fundusquerschnitt und Längsschnitt, in 25 Prozent der extraperitoneale Kaiserschnitt mit seitlichem Abschieben der Harnblase und Eröffnung des unteren Uterinsegmentes und in 25 Prozent der transperitoneale Kaiserschnitt angewandt.

Im Grundriß zum Studium der Geburtshilfe von E. Bumm, 13. Auflage 1921, läßt sich der Stand der operativen Geburtshilfe für die damaligen Verhältnisse gut nachvollziehen.

Neben den Zangenentbindungen, die durchaus in ihrer Indikation und Durchführung schon recht klar definiert sind, werden die Kraniotomie, die Embryotomie, die Symphysiotomie und die Pubotomie dem konservativen Kaiserschnitt mit sagittaler querer Funduseröffnung sowie dem parasymphysären und cervikalen Kaiserschnitt und dem transperitonealen und extraperitonealen Kaiserschnitt als konkurrierende Verfahren gegenübergestellt und empfohlen.

Die allgemeine Mortalität der Symphysiotomie beträgt für Mutter und Kind 10 Prozent. Die der Pubotomie wird dagegen mit einer viel niedrigeren Mortalität von 1–2 Prozent angegeben. So schreibt Bumm: „Indiziert ist die Pubotomie bei engem Becken mit einer Konjugata zwischen 7 und 9 cm, wenn das Kind lebt und noch vollkommen intakt ist. Gelingt es unter solchen Umständen den natürlichen Geburtskräften wegen der Größe des Mißverhältnisses nicht, den Kopf zu konfigurieren und durch die Enge zu treiben und erheischt auf der anderen Seite das Befinden der Mutter die Beendigung der Geburt, so könnten neben der Beckenspaltung und dem Kaiserschnitt nur noch die Kraniotomie des lebenden Kindes in Frage kommen. Solange man zur Spaltung des Beckenringes nur die Symphysiotomie zur Verfügung hatte, galt in der allgemeinen Praxis mit Recht wegen der technischen Schwierigkeiten der Symphysiotomie und wegen ihrer Gefahren und langjährigen Nachbehandlung die Kraniotomie als Operation der Wahl, die Symphysiotomie blieb ebenso wie die Sectio caesarea im wesentlichen für die Kliniken reserviert. Die Pubotomie mit der Nadel verspricht hierin eine Änderung zu bringen."

In dieser Zeit um 1920 fällt die Indikation zum Kaiserschnitt noch sehr streng aus. Bumm: „Eine absolute Indikation zur Ausführung des Kaiserschnittes liegt vor, wenn die Entbindung per via naturalis unmöglich ist. Der Fall tritt ein bei hochgradig verengtem Becken, deren kürzester Durchmesser unter 5,5 cm sinkt, ferner bei Geschwulstbildung, Karzinom, Sarkom, Echondrom, Fibrom und Narbenstrikturen, welche den Geburtskanal verlegen und unwegsam machen."

Zur relativen Indikation: „Neben der absoluten Indikation zum Kaiserschnitt gibt es eine relative bei Beckenenge mittleren Grades, wo die Entbindung auf diesem Wege durch die Kraniotomie nicht möglich wäre, die Erhaltung des kindlichen Lebens aber nur durch die Sectio caesarea erlangt werden kann. Während man früher wegen der großen Lebensgefahr für die Mutter den Kaiserschnitt nur bei völliger Gebärunmöglichkeit vornahm, wurde die Indikationsstellung mit der Verbesserung der Heilungserfolge mehr und mehr ausgedehnt und nicht nur bei Beckenenge mittleren Grades, sondern auch bei Eklampsie, ungünstiger Kopfeinstellung, Ablösung der Placenta mit innerer Blutung u. dgl. operiert, wenn bei noch wenig erweiterter Cervix die Entbindung von unten untunlich und eine rasche Entleerung des Uterus dringend nötig schien. In neuerer Zeit ist mit dem Kaiserschnitt aus relativer Indikation bei Beckenenge mittleren Grades bei Mehrgebärenden die Pubotomie und in den Fällen, wo es sich um schleunige Entbindung bei noch geschlossener Cervix handelt, die vaginale Hysterotomie in Konkurrenz getreten."

„Die Prognose des Kaiserschnittes", so führt Bumm fort, „hängt ab von der technisch korrekten Ausführung der Operation und dem aseptischen Zustand der Kreißenden."

Bei guten Bedingungen, z.B. gutem Kräftezustand, fieberfreiem Verlauf und nicht zu langer Geburt, beträgt zu damaliger Zeit die mütterliche Mortalität kaum mehr 1–2 Prozent. Viel ungünstiger gestalten sich die Resultate bei mangelhafter Technik und infizierten Genitalien. Hier liegt die Mortalität zwischen 5 und 55 Prozent. 1929 erhob Max Hirsch die Forderung, die abdominale Schnittentbindung solle die klassischen vaginal entbindenden geburtshilflichen Operationen weitgehend ersetzen, trotz der Warnung von Winter (1929), der die Morbidität und Mortalität der Sectio caesarea noch als so ernst einschätzt, daß der Eingriff als die gefährlichste entbindende Operation zu bezeichnen ist.

Während in den USA und in England in den dreißiger und vierziger Jahren eine großzügige Erweiterung der Indikation zur Sectio caesarea erfolgt, lockert sich in Deutschland nur sehr zögernd die Einstellung zur klassischen konservativen Geburtshilfe.

Die Kaiserschnittfrequenz nimmt aber bereits auch schon vor dem Krieg an einigen deutschen Kliniken erheblich zu. An der Universitäts-Frauenklinik in Jena wird die Indikation zum Kaiserschnitt z.B. ungewöhnlich großzügig gestellt und die Sectiofrequenz liegt in den Jahren 1930–1934 bei 8 Prozent! Nach 1935 fällt die Sectiofrequenz allerdings an der Jenaer Klinik unter der Leitung von W. Haupt, der die hohe Sectiofrequenz als abwegig hinstellt, wieder auf unter 3 Prozent zurück. 1938 beträgt nach einer Sammelstatistik von Naujoks die durchschnittliche Sectiofrequenz in Deutschland 3,3 Prozent. Die kindliche Mortalität wird in der Sammelstatistik mit 9,1 Prozent toter Kinder nach Sectio angegeben, die mütterliche Gesamtmortalität liegt bei 5,3 Prozent (Operationsmortalität 3,2 Prozent).

Erst nach dem Zweiten Weltkrieg beginnt in der Einstellung zum Kaiserschnitt eine langsame Änderung. Um 1950 fällt die Kaiserschnittfrequenz mit 1–3 Prozent überraschenderweise niedriger als in den Jahren von 1930–1946 aus.

Durch die segensreiche Einführung der Antibiotika geht die Furcht, die Mutter durch eine Infektionskrankheit zu verlieren, zurück. Die mütterliche Mortalität nach Kaiserschnitten sinkt und liegt bei 1–2 Prozent.

Der Ruf nach einer verstärkten Präventivmedizin und Prophylaxe befruchtet die Geburtshilfe nach dem Zweiten Weltkrieg in einer derartigen Art und Weise, ohne die die Fortschritte, die in den letzten 40 Jahren, und insbesondere in den letzten 25 Jahren in der Geburtshilfe erzielt worden sind, gar nicht vorstellbar wären.

Der Fetus rückt erstmalig immer mehr in den Mittelpunkt der wissenschaftlichen Interessen und des geburtshilflich-klinischen Handelns. Döderlein und Bickenbach sind in den fünfziger Jahren die Wegbereiter einer modernen Schwangerenvorsorge.

Es muß jedoch davon ausgegangen werden, daß Anfang der fünfziger Jahre die Meinungen in der Geburtshilfe und insbesondere die zur operativen Geburtsentbindung noch weit auseinandergehen. Die strenge konservative, expektative Haltung überwiegt. Eine Erweiterung neben den klassischen Indikationen zum Kaiserschnitt tritt nur sehr zögernd ein.

Anders in den USA und in England. Hier wird die Indikation zur vaginalen operativen Geburtsbeendigung und zur Schnittentbindung bereits viel großzügiger gestellt. So schreibt G. Döderlein 1953: „Die Ergebnisse für die Kinder sind bei Ausschaltung des Geburtstraumas unter der weitherzigen Indikationsstellung in Amerika und England ohne Zweifel besser als bei uns. Wir müssen uns aber fragen, ob die erreichte, weitgehende mütterliche Lebenssicherheit der Schnittentbindung Anlaß geben soll, nicht nur aus mütterlichem, sondern auch aus kindlichem Interesse heraus, die Indikation zur Sectio caesarea erneut weiter zu stellen als bisher."

Wie zögernd Döderlein sich verhält, zeigt sein Hinweis bei der Placenta praevia, die Kopfschwartenzange in Erwägung zu ziehen und die bis jetzt bei Eklampsie notwendigen Kaiserschnitte durch eine bessere Schwangerenvorsorge zu senken. Einer Erweiterung der Indikation zum Kaiserschnitt ist er aber durchaus aufgeschlossen. So schreibt er weiter: „Diesen Einengungen der Indikationsstellung zur Sectio caesarea wegen schwerer Blutungen und wegen Eklampsie steht eine Erweiterung teils aus mütterlicher, teils aus kindlicher, teils aus kombiniert mütterlich-kindlicher Indikation entgegen, deren Berechtigung in der deutschen Geburtshilfe heute noch diskutiert wird."

Er gehört zu den ersten, die den Kaiserschnitt bei der Erythroblastose, der übertragenen Schwangerschaft, der alten Erstgebärenden über 35 Jahren mit bestehenden oder drohenden Geburtskomplikationen, wie z.B. Stirnlage und Querlage, und Komplikationen infolge von Zusammentreffen von Diabetes mellitus und Schwangerschaft empfehlen und durchführen. Zum ersten Mal überhaupt wird im Zusammenhang mit den diabetischen Schwangeren und einer erfolgreichen Insulinbehandlung von G. Döderlein der prophylaktische Kaiserschnitt diskutiert.

Auch in Einzelfällen wird nun bei schweren mütterlichen Erkrankungen in der Schwangerschaft, wie z. B. den dekompensierten Herzfehlern, der fortgeschrittenen Lungentuberkulose mit Pneumothorax, Gehirntumoren und Genitalkarzinomen, der primäre Kaiserschnitt durchgeführt. Auf der anderen Seite betont er jedoch „die Schnittentbindung ist nur einer von mehreren für den Geburtshelfer gangbarer Wege. Altbewährte schonende Entbindungsmethoden, wie das Herunterholen und Belasten eines Fußes bei Beckenendlage, der Dauerzug an der Kopfschwartenzange oder an der fixiert bleibenden Zweifelschen Zange treten zur Schnittentbindung oft genug in Konkurrenz, wenn sie dem Erfahrenen einen Erfolg versprechen." Diese von ihm genannten mütterlichen Einzelindikationen hält er für relativ selten und er sagt: „Im ganzen gesehen summieren sie sich so wenig, daß sie nur die Zahl der einzusparenden Schnittentbindungen ausgleichen, die durch Verwendung der Kopfschwartenzange bei der Placenta praevia und bei vorzeitiger Lösung der Placenta sowie durch Herabsetzen der Eklampsie-Häufigkeit bei richtig durchgeführter, systematischer Schwangerenvorsorge erreicht wird."

Döderlein wünscht sich deswegen nicht den Begriff von einer erweiterten Indikationsstellung, sondern nur von veränderter Indikationsstellung zur Schnittentbindung.

Gesondert geht er auch auf die Indikation zur Schnittentbindung bei Fieber unter der Geburt ein.

Hier haben die Antibiotika, insbesondere das Penicillin in der Geburtshilfe andere Voraussetzungen geschaffen als vor dem Krieg. So errechnete noch Naujoks 1938 eine Mortalität von 10–15 Prozent und eine Morbidität von 60 Prozent der Mütter bei Schnittentbindung nach mehr als 12 Stunden zurückliegendem Blasensprung. Zusammenfassend schreibt G. Döderlein zum heutigen Stand der abdominalen Schnittentbindung (1955): „1. Die deutsche Geburtshilfe ist im Gegensatz zur englisch-amerikanischen Geburtshilfe wesentlich zurückhaltender in der Indikation zur Schnittentbindung. Sie hält sich unter 3 Prozent der Geburtenfrequenz. Sie erstrebt und erreicht eine mütterliche Mortalität unter 1 Prozent der Schnittentbindung. 2. Die unbereinigte Kindersterblichkeit unter der Geburt mit 3–5 Prozent insgesamt kann ohne Zweifel durch eine Erweiterung der Anzeigestellung zur Schnittentbindung aus kindlicher Indikation gesenkt werden. 3. Die absolute und relative Häufigkeit der Schnittentbindung braucht deshalb nicht über 3 Prozent zu steigen, wenn bei anderen Indikationsgruppen Einschränkungen erfolgen (veränderte und nicht erweiterte Schnittentbindung). 4. Weitere Einschränkungen der Schnittentbindung aus mütterlicher Indikation sind möglich durch intensiven Ausbau der Schwangerenvorsorge. 5. Entscheidend ist die richtige Operation am richtigen Objekt zur richtigen Zeit unter Betrachtung der geburtshilflichen Indikationen. 6. Vorausgegangener Blasensprung bietet nicht die Indikation zur Schnittentbindung, so lange keine zu schwere Infektion besteht und sofern unter wirksamen Schutz der Antibiotika-Therapie operiert wird."

In den fünfziger Jahren liegen die kindlichen Mortalitätsziffern immer noch sehr hoch. Sie bewegen sich zwischen 4,2 und 10 Prozent. In der Weltliteratur werden nach Angaben von Vara 1958 Werte zwischen 1,6 und 22,3 Prozent angegeben. Zacherl (1955) ist sehr pessimistisch und stellt in seinen Darlegungen zur kritischen Stellungnahme zur Indikation zur Sectio fest, die Sectio wird immer mit dieser relativ hohen Ziffer belastet bleiben, weil der Kaiserschnitt ja nicht selten bei gefährdeten oder bereits geschädigten Kindern vorgenommen werden muß.

In den Untersuchungen zur Kindersterblichkeit von Vara (1958) liegt seine bereinigte Kindersterblichkeit bei 5,1 Prozent und die unbereinigte Kindersterblichkeit bei 7,1 Prozent. An der Rhein. Landes-Frauenklinik Wuppertal unter der Leitung von K. J. Anselmino kam es durch einen zunehmenden Anteil von Kaiserschnitten, bei denen das kindliche Interesse und die Vermeidung schwieriger vaginal-operativer Entbindungen im Vordergrund stand, zu einem Anstieg der Sectiofrequenz von 2,8 Prozent (1937–1952) auf 5,1 Prozent (1952–1956); die unbereinigte Kindersterblichkeit beträgt 7,1 Prozent (Beck und Hillejan 1958). Die hohe Todesrate wird insbesondere bei der vorzeitigen Lösung der Placenta praevia, den Toxiemien vorgefunden. Von den genannten Autoren wird aber auch schon klar gesagt, daß der Kaiserschnitt trotz einer erfreulichen Abnahme der mütterlichen Mortalitätsziffern bis unter 1 Prozent doch immer noch die gefährlichste geburtshilfliche Operation ist und auch in Zukunft bleiben wird.

In der Zeit von 1950–1960 beginnt sich die Einstellung in der Geburtshilfe durch einen geradezu explosionsartigen medizinischen Fortschritt, insbesondere in den angelsächsischen Ländern, auch in den deutschsprachigen Ländern allmählich zu wandeln. Die Einführung der Sulfonamide und Antibiotika, einer moderneren Narkosetechnik und schonenderen Operationstechniken, Prophylaxe und Behandlung der Thrombose und Embolie, Verbesserung im Infusions- und Transfusionswesen, Erkenntnisse in der Behandlung von Gerinnungsstörungen, erfolgreichere Behandlung von internistischen Grundleiden in der Schwangerschaft und unter der Geburt und im Wochenbett machen die Geburtshilfe und den Kaiserschnitt sicherer.

Der Wunsch, nicht nur eine gesunde Mutter, sondern auch ein gesundes Kind zu haben, tritt immer mehr in den Vordergrund. Durch die Anstrengungen in der experimentellen und klinischen Grundlagenforschung, der aufkommenden perinatalen Physiologie und Pathophysiologie, z.B. Untersuchungen zur Herz- und Kreislaufregulationen und Sauerstoffversorgung des Feten und Neugeborenen, physiologische und endokrinologische Zusammenhänge zwischen Mutter, Placenta und Fetus (Dawes, James, Reynolds) oder z.B. die Anwendung der Amniozentese und Spektralanalyse des Fruchtwassers, z.B. Rhesus-Inkompatibilität (Bevis und Liley), der Einführung des Asphyxie-Index von Virginia Apgar und die Östriol-

Bestimmungen für die Zustandsdiagnostik des Feten (Zondek), um nur einige Beispiele zu nennen.

Weltweit wird die Forderung (WHO) erhoben, neben der Senkung der mütterlichen Letalität Wege zu finden, eine niedrigere perinatale Sterblichkeit zu erreichen. Das Zusammenrücken von Pädiatern und Geburtshelfern mit dem Ziel, Geburtsstörungen und Schäden durch frühestmögliche Erkennung, Überwachung und Behandlung zu verhindern, wird zu einem großen Promotor und Anreiz für Forschung und Klinik auf dem Weg in eine moderne Geburtsmedizin, wie sie heute als selbstverständlich gilt.

Entscheidend beeinflußt wird das geburtshilfliche Denken und Handeln durch die geradezu einfach wirkenden, aber genialen Einfälle einiger weniger. Hier sind insbesondere die Entwicklung und Anwendung der kontinuierlichen Registrierung der fetalen Herzfrequenz des Feten und ihrer Interpretation durch Caldeyro-Barcia, Hammacher und Hon und die Blutabnahme vom Feten unter der Geburt mit der Bestimmung der Säure-Basen-Werte durch Saling (1962) zu erwähnen.

Trotz dieser Fortschritte herrscht aber in den sechziger Jahren die konventionelle Einstellung zur Geburtshilfe immer noch in den meisten Kliniken im deutschsprachigen Raum vor. Die geburtshilflichen Operationen werden immer noch fast ausschließlich zur Rettung von Mutter oder dem Kind aus akuter Gefahr ausgeführt. Die vitale Indikation wird erst im Augenblick des Auftretens der Gefährdung und oft erst nach erfolglosen konservativen Maßnahmen oder längerem Abwarten gestellt (Elert 1967).

Die Anmerkungen zur operativen Geburtshilfe von Elert in: „Prinzipielles zur Indikation, Technik, Gefahren von operativen Entbindungen" 2. Band, Gynäkologie und Geburtshilfe von Kaeser, Friedberg, Ober, Thomson, Zander (1967) nehmen in weiser Voraussicht die Empfehlungen und Einstellungen zur operativen Geburtshilfe, wie sie heute noch im wesentlichen gültig sind, vorweg. Elert warnt davor, die expektative Geburtshilfe, wie sie in den sechziger Jahren immer noch betrieben wird, weiter fortzusetzen. U.a. schreibt und empfiehlt er: „Die Operation nicht erst zur Rettung aus akuter Gefahr, sondern bereits zur Abwendung einer voraussehbaren oder drohenden Gefahr durchzuführen. Die präventive Indikation zur geburtshilflichen Operation bei prospektiver Gefährdung bedeutet zeitliche Vorverlegung der Indikationsstellung."

Aufgaben und Tätigkeit des Geburtshelfers faßt er wie folgt zusammen:

Aufgaben des Geburtshelfers	Tätigkeit des Geburtshelfers
Vorbeugung potentieller Gefahren für Mutter und/oder Kind.	Verhütung bzw. Früherkennung und Behandlung von Erkrankungen in und e-Gravididate im Rahmen der Schwangerenbetreuung.
Vermeidung provozierter Gefahren für Mutter und/oder Kind.	Unterlassung nicht indizierter Maßnahmen zur Geburtseinleitung, -beschleunigung und -erleichterung
Abwendung prospektiver Gefahren für Mutter und/oder Kind.	Geburtsbeendigung aus präventiver Indikation.
Rettung aus akuter Gefahr für Mutter und/oder Kind.	Geburtsbeendigung aus vitaler Indikation.

Elert fährt fort: „Die moderne Geburtshilfe erfordert wegen des erweiterten Indikationsgebietes in weitaus stärkerem Maße verantwortungsvolles Abwägen von Risiken und stellt daher an Wissen, Können und Erfahrungen höhere Anforderungen. In Abhängigkeit von der zugrundeliegenden Gefährdung sind bei der Indikationsstellung gegeneinander abzuwägen:

Das Risiko	gegen	das Risiko
Für die Mutter		Für das Kind
Des Abwartens		Des Eingreifens
Der vaginalen Operation		Der abdominalen Operation
Der antenatalen fetalen Gefährdung		Der postnatalen fetalen Gefährdung
Intrauterine Überlebenschance		Die postnatale Überlebenschance"

1968 wird die Deutsche Gesellschaft für perinatale Medizin gegründet. Die wissenschaftlichen Aktivitäten der Gesellschaft tragen maßgeblich dazu bei, das Ansehen der deutschen Geburtshilfe im Ausland zu verbessern.

Die in den siebziger Jahren jährlich in Berlin abgehaltenen Tagungen der Gesellschaft für perinatale Medizin spiegeln und geben ein eindrucksvolles Bild über die Einsatzfreudigkeit vieler in der experimentellen und klinischen Forschung tätigen Geburtshelfer wider. Jeder, der sich in dieser Zeit mit Freude und Begeisterung an dieser Entwicklung mit seinen wissenschaftlichen Beiträgen beteiligt hat, wird sich gerne an diese Aufbruchstimmung erinnern. Es sind zu viele Namen, um sie hier im einzelnen aufzuführen, die das Ansehen der deutschen Forschung auf dem Gebiet der Perinatalogie und Geburtshilfe der siebziger Jahre geprägt und gefördert haben.

Mit zunehmendem Einsatz der neuen ante- und intrapartalen diagnostischen Möglichkeiten und Überwachungsverfahren wird der expektative geburtshilfliche Standpunkt zugunsten einer präventiv auf die Sicherheit des Kindes ausgerichteten Geburtsleitung immer mehr verlassen. Die Folge ist allerdings, daß zugunsten einer präventiv auf Sicherheit des Kindes ausgerichteten Geburtshilfe die Kaiserschnittfrequenz steigt.

Am Beispiel der Universitäts-Frauenklinik Düsseldorf läßt sich die Situation für viele Kliniken mit einer ähnlichen Einstellung zur Geburtshilfe darstellen.

1964 halten sich an der Universitäts-Frauenklinik in Düsseldorf die operativen Entbindungen aus vitaler und präventiver Indikation noch die Waage. 1966 beträgt der Anteil der präventiven Indikation zwei Drittel und 1968 bereits 85 Prozent (Hüter 1968/1970). 1964 bewegt sich die Frequenz der Schnittentbindungen noch um 3 Prozent, 1966 6 Prozent und 1970 verdoppelt sich die Zahl auf 13 Prozent. Parallel zum Anstieg der operativen Entbindungsfrequenz erfolgt eine Senkung der perinatalen Mortalität von 1964 über 3 Prozent, 1968 2 Prozent und 1970 von 1,3 Prozent. Ähnlich fallen die Zahlen für das Bundesgebiet aus mit einer perinatalen Sterblichkeit 1948 von 4,97 Prozent, 1958 von 3,73 Prozent, 1967 von 2,69 Prozent und 1973 von 2,3 Prozent.

Die Kaiserschnittfrequenz für das Jahr 1974 schwankt an deutschen Universitätskliniken zwischen 7,5 und 16 Prozent (Käser, Basel 7,5 Prozent, Saling, Berlin 8 Prozent, Jung, Aachen 9,6 Prozent, Kubli, Heidelberg 13 Prozent, Halberstadt, Frankfurt 13 Prozent, Beck, Düsseldorf 14 Prozent, Plotz, Bonn 16 Prozent).

Anfang der siebziger Jahre hat sich der Indikationskatalog zum Kaiserschnitt gegenüber früher vergrößert. Viele im Ansatz ähnliche Indikationseinteilungen zum Kaiserschnitt werden veröffentlicht. Als neu gilt die zunehmende Berücksichtigung mehrerer Einzelfaktoren oder Risiken für die Indikationsstellung zur Sectio. Als sehr übersichtlich und praktikabel erscheinen mir die Empfehlungen für die Indikation zum Kaiserschnitt von Rüttgers und Kubli (1974). Sie unterscheiden zwischen den klassischen und nichtklassischen Sectioindikationen. Dabei gehören z.B. zu den klassischen primären Sectioindikationen das absolute Mißverhältnis, Placenta praevia totalis noch vor Geburtsbeginn und z.B. unter der Geburt das relative Mißverhältnis, der Nabelschnurvorfall, die fixierte Querlage, Einstellungs- und Haltungsanomalien, Uterusruptur, Fetal distress usw.

Zu den nichtklassischen primären Kaiserschnitten zählt vor Geburtsbeginn die fetale Notsituation, Risikoschwangerschaft mit fetaler Grenzsituation oder unreife Portio, vorzeitiger Blasensprung bei erhaltender Portio und unter der Geburt in der Eröffnungsperiode die protrahierte Geburt und die zunehmende fetale Verschlechterung subpartum und der Überlegung der Indikation zur Sectio in der Austreibungsperiode, und zwar bei fetaler Notsituation bei noch nicht sicher zangengerechtem Schädel oder der protrahierten Austreibungsperiode, z.B. bei relativem Mißverhältnis.

Die Empfehlung, anstelle einer schwierigen vaginalen operativen Entbindung in der Austreibungsperiode besser einen Kaiserschnitt in bestimmten Situationen durchzuführen, wäre für die fünfziger und sechziger Jahre kaum vorstellbar gewesen. In den Standortbestimmungen zur operativen Geburtshilfe 1974 (Kubli) heißt es: „Das Risiko einer Zange aus Beckenmitte wird reduziert, wenn diese in voller Sectiobereitschaft als Probezange (Trial-Forceps, Double-Set-up) durchgeführt wird. Eine asphyxierende und traumatisierende Wirkung läßt sich aber auch dabei nicht immer vermeiden. Im allgemeinen wird daher – wenn eine Zange in Sectiobereitschaft erwogen wird – der direkte Entschluß zur Schnittentbindung sinnvoller sein, besonders bei Erstgebärenden."

An der Düsseldorfer Universitäts-Frauenklinik (Beck, Albrecht 1974) wird bei der Indikation zum Kaiserschnitt zwischen drei großen Gruppen unterschieden.

I. Kaiserschnitte mit präventiver Indikation ohne Fetal-Distress-Zeichen. Es ist die Gruppe der anamnestischen Risiken, der geburtsmechanischen und funktionellen Störungen.

II. Kaiserschnitte aus präventiver Indikation mit den Zeichen eines beginnenden Fetal-Distress. Hier lassen sich drei Gruppen abgrenzen:
  1. Chronischer Verlauf eines Fetal-Distress (Tage und Wochen mit zunehmendem fetalen Gefahrenzustand vor Geburtsbeginn, zunehmende Zeichen einer chronischen fetoplacentaren Störung, diagnostiziert durch die klinische Symptomatik, Ultraschall, pathologische Hormonwerte und antepartale CTG-Veränderungen).
  2. Subakuter Verlauf unter der Geburt (Stunden), diagnostiziert durch langsam zunehmende pathologische CTG-Veränderungen oder einer beginnenden Azidose im Zusammenhang mit anderen pathologischen Störungen.
  3. Akute Störungen (Minuten) unter der Geburt ohne Vorgeschichte.

III. Notfallschnittentbindungen (vitale Indikationen) mit schwerem Fetal-Distress, erkennbar durch schwere CTG-Veränderungen und manifester Azidose. (Die Notfallschnittentbindung erscheint bei den gegebenen Überwachungsmethoden in der Regel vermeidbar.)

Besonderes Gewicht wird bei dieser Indikationsstellung auf die Berücksichtigung von Einzelfaktoren bzw. Risiken gelegt. Eine retrospektive Untersuchung (Albrecht) zeigt dabei deutlich, daß in 40 Prozent mehr als ein Faktor und in 60 Prozent drei und mehr Faktoren aus verschiedenen Risikogruppen, z. B. anamnestische Risiken, mütterliche Erkrankung, Zeichen der fetoplacentaren Störung antepartum, Mißverhältnis, pathologische Lagen, Einstellungen und Haltungen, funktionelle Störungen und Zeichen der fetoplacentaren Störungen subpartu, wie CTG-Veränderungen, Azidose, Fruchtwasser, Fieber usw., für die Indikation zur Sectio herangezogen wurden.

Überraschend hoch bleibt die perinatale Mortalität nach Kaiserschnitt trotz der zunehmenden Überwachung mit dem CTG und MBU und einer zunehmenden Kaiserschnittfrequenz an vielen Kliniken bei einer kontinuierlichen Abnahme der gesamten perinatalen Mortalität.

Sie beträgt nach Wittlinger, Mannheim (1970) 4,9 Prozent, Soergel, Hagen (1971) 2,5 Prozent, Andreas, Leipzig (1972) 3,5 Prozent, Rüttgers, Heidelberg (1974) 3,8 Prozent, Scholtes, Berlin (1974) 4,0 Prozent, Hollstein, Bochum (1974) 5,7 Prozent und Albrecht, Düsseldorf (1974) 4 Prozent.

Die Untersuchungen zur perinatalen Mortalität nach Kaiserschnitten läßt sich aber nicht ohne weiteres mit den kindlichen Mortalitätsziffern früherer Jahre vergleichen. Während früher die kindliche Mortalität nach Kaiserschnitten eher unter den reif Geborenen zu finden war, ist sie heute immer mehr in der Gruppe der sehr kleinen untergewichtigen Mangel- und Frühgeburten zu suchen, bei denen früher die Indikation zum Kaiserschnitt überhaupt nicht erwogen wurde (Krause, Albrecht 1975). Krause berichtet über eine perinatale Mortalität von über 50 Prozent von kaiserschnittentbundenen Kindern mit einem Geburtsgewicht unter 2000 g (1975).

1975, so wird betont, bleibt der Kaiserschnitt aus rein kindlicher Indikation vor der 34. Woche problematisch und umstritten. Dabei sind die häufigsten Indikationen zum Kaiserschnitt bei Frühgeborenen die schweren antepartalen Blutungen, der drohende intrauterine Fruchttod bei schwerem Fetal-Distress (z.B. schwere EPH-Gestose, Diabetes mellitus, Rh-Inkompatibilität) und der vorzeitige Blasensprung.

Auch führt die zunehmende kontinuierliche Überwachung des Feten vor und unter der Geburt (Ultraschall, Endokrinologie, CTG, MBU, Amnioskopie) nicht zu der gewünschten Senkung des Fetal-outcome – Frühmorbidität – in den ersten Lebenstagen bei zunehmender Sectiofrequenz. Apgarwerte nach 1 Minute von 4 und kleiner werden nach Spontangeburten in 2,5 Prozent und nach Kaiserschnitten in 11 Prozent gefunden, aktuelle pH-Werte aus der Nabelarterie unter 7,10 treten nach Spontangeburten in 0,4 Prozent und nach Kaiserschnitten in 2,7 Prozent auf (Albrecht, 1975).

Rüttgers (1974) fand Azidosen (pH-Wert < 7.20) mit 18,3 Prozent doppelt so häufig und schwere Azidosen (pH-Wert < 7.10) mit 6,75 Prozent fünfmal häufiger im Vergleich zum gesamten Geburtengut. Gesichert ist, daß diese hohe perinatale Morbidität nach Schnittentbindungen gegenüber den Spontangeburten nicht dem Kaiserschnitt selbst, sondern der zur Indikationsstellung führenden vorbestehenden Situation (Fetal-Distress) zur Last gelegt werden muß. In unserem Untersuchungsgut kam es z.B. zu Nabelarterien-pH-Werten < 7,18 nach Schnittentbindungen ohne Fetal-Distress-Zeichen in 10 Prozent, mit Fetal-Distress-Zeichen in 33 Prozent. Aus diesen Untersuchungen und denen anderer Kliniken geht deutlich hervor, daß die höhere kindliche Morbidität nach Kaiserschnitt in erster Linie in der Gruppe der Kaiserschnitte mit Fetal-Distress-Zeichen zu suchen ist.

Über eine erfolgreiche Senkung der kindlichen Morbitität, insbesondere der Spätschäden, die man sich durch eine zunehmende präventiv-kindliche Sectiofrequenz erhofft hat, gibt es leider noch keine überzeugende, durch prospektive Untersuchungen gefestigte Aussagen.

Trotz der enormen Fortschritte bleibt der Kaiserschnitt auch in den siebziger Jahren immer noch die gefährlichste Entbindungsmethode für die Mutter.

Die mütterliche Sterblichkeit wird 1974 mit etwa 2 auf 1000 angegeben (Käser). Damit ist die Sectioletalität bis zehnmal höher als die globale geburtshilfliche Sterblichkeit von 0,2 auf 1000. Die mütterliche Morbidität bei Kaiserschnitten hat sicher in den letzten Jahrzehnten erheblich abgenommen, ist aber gegenüber den vaginalen Geburten um das Vielfache erhöht. Die Zahlen schwanken zwischen 10 und 50 Prozent. Die schweren, nicht tödlichen Komplikationen liegen in Basel (Käser) 1974 bei 7,37 Prozent und in Düsseldorf (Albrecht) 1974 bei 8 Prozent. Eine genaue Analyse der Ursachen schwerer, nicht tödlicher Komplikationen und die daraus zu führenden Schlüsse führte in den Jahren bis 1979 an der Universitäts-Frauenklinik Düsseldorf zu einer Reduktion der schweren Komplikationsrate auf 2 Prozent (Distler und Albrecht 1980). Döring (1979) hatte in seiner Klinik bei 2000 Schnittentbindungen keinen mütterlichen Todesfall und 1 Prozent schwere Komplikationen beobachtet. Allgemein wird Mitte der siebziger Jahre vor einer weiteren Zunahme der Kaiserschnittfrequenz gewarnt.

Welchen Stellenwert nimmt der Kaiserschnitt 1986 ein?

Wie in allen geburtshilflichen Epochen der letzten 100 Jahre seit 1885 spiegelt sich in dem stolzen Kaiserschnitt Triumph und Niederlage zugleich (Wulf).

1986 zeichnet sich in der deutschen Geburtshilfe gegenüber früher ein erheblicher Fortschritt ab mit der niedrigsten perinatalen Sterblichkeit von 10 Promille und darunter und einer Frühmorbidität mit aktuellen pH-Werten < 7.10 von 1 Prozent und weniger.

Nie zuvor gab es eine höhere Sicherheit für Mutter und Kind. Die kontinuierliche Geburtsüberwachung mit Hilfe der Kardiotokographie wird nahezu in 100 Prozent an allen Frauenkliniken durchgeführt, jedoch mit der Folge einer stetig zunehmenden, vielleicht zu hohen Kaiserschnittfrequenz.

Die Anwendung und der Einsatz psychologischer, geburtserleichternder Methoden, die medikamentösen Geburtserleichterungen und der Leitungsanästhesie tragen positiv zu einem besseren Geburtserlebnis und in der Regel auch kürzeren Geburtsdauer bei.

Fetale Störungen werden immer früher in der Schwangerschaft durch den Einsatz einer verbesserten antenatalen Diagnostik (Ultraschall, Amniozentese mit pränataler Diagnostik usw.) erkannt und behandelt. Eine Indikation zur Geburtsbeendigung durch Kaiserschnitt wird immer früher in der Schwangerschaft gestellt – zur Zeit bis in die 28. Schwangerschaftswoche bei kleinen Frühgeborenen, insbesondere Beckenendlagen, Mangelgeburten mit zusätzlichen Risiken.

Die Neonatalmedizin ist hoch technisiert und immer erfolgreicher. Die zunehmenden Geburten und Aufzucht von sehr kleinen untergewichtigen Kindern < 1000 g im Inkubator und am Respirator werfen neue medizinische und ethische Probleme auf.

Die zunehmenden Kosten einer aufwendigen, hochspezialisierten, teuren Perinatalmedizin in einem Land mit einer stark rückläufigen, zur Zeit niedrigsten Geburtenrate der Welt wird konträr diskutiert. Den großen Erfolgen in einer verbesserten Geburtshilfe mit einer Senkung der perinatalen Mortalität und Morbidität und mütterlichen Letalität und Morbidität steht ein zunehmendes Mißtrauen von Bevölkerungskreisen gegen die sogenannte „unnatürliche Apparatemedizin" im Kreißsaal gegenüber.

Dazu gehört:
- Der Wunsch, eine „natürliche Geburt" zu erleben.
- Die Angst vor Schädigungen durch Medikamente und ihre strikte Ablehnung vor, unter und nach der Geburt.
- Das Bewußtsein und das Erleben des Feten als ein intrauterines, sensibles, seelisch sehr empfindsames Wesen, das extrauterinen negativen Einflüssen ausgesetzt wird.
- Die Mutter und der Fet als eine psychosomatische, pränatale, empfindliche Einheit.

Es stellt sich zum Schluß die Frage, gibt es die immer wieder diskutierte und geforderte ideale Sectiofrequenz?

Sie mit Nein zu beantworten, wäre sehr pessimistisch und wohl falsch. Vielleicht wird es die ideale Sectiofrequenz in Zukunft durch einen weiter zunehmenden Fortschritt in der Geburtsmedizin geben. 1986 ist jedoch der Beweis noch nicht erbracht, ob eine höhere Sectiofrequenz statistisch entscheidend zu einer Abnahme der perinatalen Mortalität und Morbidität beigetragen hat.

Es steht jedoch außer Zweifel, durch die rechtzeitige Indikation zum Kaiserschnitt sind gegenüber früher eine große Zahl schwerer geistiger und körperlicher Behinderungen mit Sicherheit vermieden worden.

So wird der Kaiserschnitt auch weiterhin die Diskussion in der Geburtshilfe beflügeln.

Der Kaiserschnitt hat und wird immer dort seine Berechtigung behalten, wo durch andere geburtshilfliche Maßnahmen für die Mutter und das Kind keine größere Sicherheit für die zukünftige Gesundheit und die Vermeidung von Spätschäden zu erreichen ist.

Vielleicht läßt sich der Kreis von 100 Jahren Kaiserschnitt und Geburtshilfe etwas nachdenklich mit einem Zitat aus einer Arbeit über die kritische Stellungnahme zu den Indikationen zur Sectio von H. Zacherl (1955) schließen. Da heißt es: „Es ist ein Gebot der Stunde, mit allem Nachdruck darauf hinzuweisen, daß die Geburtshilfe wieder einmal in Gefahr ist, zu aktiv zu werden. Vielleicht ist hierzulande die Gefahr noch nicht so akut, weil wir von unseren alten Lehrmeistern in der Geburtshilfe zu strengem Konservatismus erzogen wurden, den wir nicht so ohne weiteres aufgeben können. Aber es ist bedenklich, wenn man sieht, wie anderenorts die Kaiserschnittkurve steil in die Höhe klettert. Es macht sich eine Übersteigerung zur chirurgischen Einstellung geltend, die die elementaren Grundsätze der geburtshilflichen Kunst zu verlassen droht. Dem muß mit allem Nachdruck entgegengetreten werden. Trotz aller Erfolge, die wir bei der Sectio aufzuweisen haben, ist sie mit einer Mortalität von günstigstenfalls 1 Prozent (1985 1 Promille) immer noch die gefährlichste aller operativer Eingriffe, und zu einer weitherzigen Indikation besteht durchaus keine Veranlassung.

Die wirkliche Überlegenheit und die dadurch bedingte einigermaßen berechtigte Erweiterung ihres Indikationsgebietes stellt bessere Prognosen für das Kind dar. Dies darf aber nicht zur Übertreibung führen. Nicht eine Erweiterung, höchstens eine Anpassung der Indikationsstellung an den Fortschritt in der Medizin kann es geben.

Die wirkliche Geburtshilfe ist eine große Kunst, und weil diese Kunst schwierig ist, ist es leichter, ein guter ‚Caesarist' als ein guter Geburtshelfer zu sein."

Literaturverzeichnis

Albrecht H (1978): Operative Geburtshilfe und perinatale Resultate. Urban u. Schwarzenberg, München

Apgar V (1953): Proposal for new method of evaluation of new born infants. Anesth. Analg. Curr. Res. 32:260

Beck L, Hillejan H (1958): Bericht über 1377 Kaiserschnitte unserer Klinik aus den Jahren 1937–1956. Geburtsh. u. Frauenheilkunde 18:1098

Bevis D C A (1952): The antenatal predictions of haemolytic disease of the newborn. Lancet 1:315

Bickenbach W (1957): Die Erhaltung kindlichen Lebens in Schwangerschaft und Geburt. Arch. 189:28

Bumm E (1921): Grundriß zum Studium der Geburtshilfe. 13. Aufl. Bergmann

Caldeyro-Barcia R (1960): Physiology of uterine contraction. Clin. obstet. Gynec. 3:386

Dawes G S (1962): The umbilical circulation. Amer. J. Obstet. Gynec. 84:1634

Distler W, Albrecht H (1981): Untersuchungen zur mütterlichen Morbidität und Mortalität unter der Geburt und im Wochenbett. Z. Geburtsh. u. Perinat. 185:280

Döderlein G (1953): Der heutige Stand der abdominalen Schnittentbindung. Münch. med. Wschr. 95:56

Döderlein G (1955): Zweckmäßige Organisation der Schwangerenberatung. ZBL. Gynäk. 77:673

Döring G K (1979): Läßt sich eine Sectio-Frequenz von 10 % vertreten? Fortschr. Med. 97:2187

Elert R (1967): Prinzipielles zu Indikationen, Technik, Gefahren von operativen Entbindungen. In: Gynäkologie und Geburtshilfe B I.II, Hrsg. von O Käser, V Friedberg, K G Ober, K Thomsen, J Zander. Thieme, Stuttgart (S. 1091)

Hammacher K (1962): Neue Methode zur selektiven Registrierung der fetalen Herzschlagfrequenz, Geburth. u. Frauenheilk. 22:1542

Hon E H (1958): The electronic evaluation of the fetal heart rate. Amer. J. Obstet. Gynec. 75:1215

Hüter K A, Bokelmann J, Werners P H (1968): Die praeventive Indikationsstellung in der operativen Geburtshilfe und die perinatale kindliche Sterblichkeit. Geburtsh. u. Frauenheilk. 28:16

James L (1958): The acid base status of human infants in relationship to birth asphyxia and the onset of respiration. J. Pediat. 52:379

Käser O (1975): Sektiotechnik, vergleichende Morbidität und Letalität, Perinatale Medizin, Bd. VI. Thieme, Stuttgart (S. 265)

Kehrer F A (1881): Über ein modificiertes Verfahren beim Kaiserschnitt. Arch. Gynäk. 19:177

Krause W, Hartmann D, Klust E (1975): Das perinatale Schicksal der durch Sectio caesarea entbundenen Kinder mit einem Geburtsgewicht < 2000 g. Zbl. Gynäk. 97:1345

Kubli F (1975): Operative Geburtshilfe. Standortbestimmung. Gynäkologe 8:61

Liley A W (1961): Liquor amnii analysis in the managment of the pregnancy complicated by rhesus sensibilisation. Amer. J. Obstet. Gynec. 82:1359

Naujoks H (1942): Deutsche Kaiserschnittstatistik 1938. Archiv. Gynä. 173:491

Olshausen R (1897): Über den Kaiserschnitt und seine Indication bei Beckenverengung. Zeitschr. f. Geb. u. Gyn. 37:533

Reynolds S, Paul W (1956): Circulatory responses of the fetal lamp in utero to increase of intrauterine pressure. Bull. Johns Hopk. Hosp. 98:383

Rüttgers H (1975): Sektioindikation bei Schädellage. Gynäkologe 8:36

Saling E (1962): Neues Vorgehen zur Untersuchung des Kindes unter der Geburt. Arch. Gynäk. 197:108

Sänger M (1881): Zur Rehabilitierung des klassischen Kaiserschnittes. Archiv. Gynäk. 19:370

Vara P (1958): Die Frage des Kaiserschnittes in der heutigen Geburtshilfe. Gynaecologica 146:174

Wulf H (1975): Abdominale Schnittentbindung unter neuzeitlichen Gesichtspunkten. Perinatale Medizin, Bd. VI, Thieme, Stuttgart (S. 265)

Zacherl H (1955): Kritische Stellungnahme zu den Indikationen zur Sectio. Arch. Gynaek. 186:41

Zondek B (1959): Further studies on urinary oestriol excretion during pregnancy and its significance for estimation of placental function and dysfunction in advanced pregnancy. Acta obstet. gynec. 38:742

Zweifel E (1926): Ein neues Zangenmodel. Zbl. Gynäk. 50:604

Zur Geschichte der fetalen Herztonaufzeichnung in Deutschland

Silvia Porst

Aus der Universitäts-Frauenklinik Würzburg (Prof. Dr. K.-H. Wulf)

1863 bezeichnet Jacob Katz[1] in seiner Medizinischen Dissertation in Marburg die fetale Auskultation als „epochemachend" und „scharfsinnigste und zugleich segensreichste Entdeckung der Neuzeit" (Abb. 1). Vor der Entdeckung der fetalen Herztöne kannten die Geburtshelfer lediglich die allgemeinen Zeichen, die vermuten ließen, ob ein Kind während der Geburt lebe.

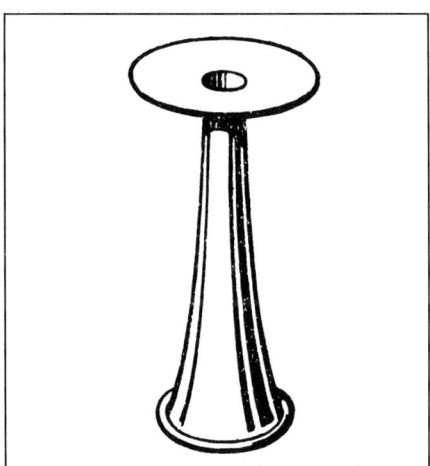

Abb. 1. Herztonrohr nach Pinard

In den geburtshilflichen Lehrbüchern des 17. Jahrhunderts wird als Lebenszeichen genannt:
1. wenn die Gebärende bis zur Geburt gesund sei,
2. wenn sich kein Unfall mit Stoß oder Fallen auf den Unterleib ereignet habe,
3. wenn keine Beckendeformität vorliege,
4. wenn die Kindslage regelrecht sei und kein Nabelschnurvorfall oder -druck eingetreten sei,
5. wenn unter der Geburt noch Kindsbewegungen fühlbar seien,
6. wenn der Geburtsverlauf nicht protrahiert sei,
7. wenn der kindliche Kopf die gewohnte Härte zeige und sich nach und nach eine Geburtsgeschwulst bilde,
8. wenn bei vorliegendem Kindsteil der Puls fühlbar oder an der Nabelschnur tastbar sei oder die Bewegung von Füßen oder Fingern sichtbar werde, oder wenn sich die vorgetretene Extremität bei Zugießen von kaltem Wasser zurückziehe,

9. wenn die vorgefallene Extremität anschwelle und rot werde und die Epidermis nicht leicht zu lösen sei.
10. Weiterhin beurteilte man die Fruchtwasserfarbe nach Geruch und Beschaffenheit und wertete Mekoniumabgang grob als Gefahrenzeichen.

Zusammenfassend lassen sich die genannten Kriterien als unsichere Kennzeichen fetalen Lebens erkennen, wobei dem Spüren der Bewegung in utero und dem direkten Tasten des fetalen Pulses (z.B. beim Vorfall einer Extremität oder der Nabelschnur) besondere Bedeutung zukommt.

Französische Ärzte des 17. Jahrhunderts sollen von den fetalen Herztönen Kenntnis gehabt haben, ohne daraus jedoch praktische Schlußfolgerungen zu ziehen oder weitere Untersuchungen folgen zu lassen. Genannt werden Philippe Le Goust, Lussaud und Marsac[2]. Von Le Goust wird berichtet, er habe in einem Streitgespräch in Form einer Ode die kindlichen Herztöne mit dem Klappern einer Windmühle verglichen.

Der Göttinger Anatom H. A. Wrisberg[3], Amtsnachfolger Roederers, „auskultierte" 1766 die Bewegungen des Feten durch Auflegen des Ohres auf das Abdomen der Schwangeren und soll auf diese Weise in der Lage gewesen sein, eine bestehende Schwangerschaft differentialdiagnostisch von einem Tumor hydropicus abzugrenzen.

Der große Osiander hat sich über Wrisbergs Bemerkung dahingehend geäußert, daß sich die meisten Schwangeren diese Methode „in der Privatpraxis verbitten und den Arzt für etwas mehr als einen Naturforscher halten würden".

50 Jahre später, 1818, beschreibt der Genfer Chirurg F. I. Mayor[4] den Doppeltoncharakter und die Frequenz der akustischen Herzaktion des Feten und stellt somit das kindliche Leben fest. Die näheren Umstände seiner Mitteilung sind nicht niedergelegt. Seine Arbeit „Bruits du cœur du fetus" (Notiz in der Genfer Universitäts-Bibliothek) ist dort ebenso wie in seinem Nachlaß nicht auffindbar. Somit wurde nicht geklärt, ob Mayor die Entdeckung als Publikation oder lediglich mündlich seinen Kollegen mitgeteilt hat.

Als eigentlicher Begründer der Herztonauskultation beim Feten gilt jedoch der französische Arzt J.-A. Le Jumeau, Vicomte de Kergaradec[5] (1821) (Abb. 2). Er entschuldigt sich als weitgehend Fremder auf geburtshilflichem Gebiet, der durch Laennec angeregt wurde. Tatsächlich erhält Laennecs Erfindung des Stethoskops im Jahre 1819 somit auch in der geburtshilflichen Geschichtsforschung einen besonderen Stellenwert.

Laennec, der Begründer der Auskultation der Thoraxorgane, war unter den Zuhörern an jenem 26. Dezember 1821, als Kergaradec vor der Académie royale de médicine in Paris über die akustische Wahrnehmung fetaler Herztöne bei acht Schwangeren berichtete. Aus den Quellen ist zu erfahren, daß es – ähnlich wie bei Wrisberg – auch Kergaradecs Intention gewesen sei, mittels Auskultation nach Bewegungen der Frucht im Amnionwasser zu fahnden. So gilt Kergaradecs Entdeckung als mehr zufälliges Ereignis, jedoch mit bahnbrechender Wirkung.

In Deutschland erschien Kergaradecs Schrift zunächst in Frorieps Notizen[6], danach in Weimar im Juli 1822 in der deutschen Übersetzung von Heyfelder[7]. Im Vorwort der deutschen Übersetzung bezieht sich der Verlag auf Laennecs Schrift „Vom Hören mittels des Stethoskopes"; die deutsche Ausgabe wird für denselben Sommer angekündigt. Kergaradec hatte von Laennecs Stethoskop Kenntnis bekommen und erforschte seine Anwendungsmöglichkeit auch auf anderen Gebieten als denen der Thoraxorgane. Seine Vorstellung war es, die Bewegungen des Feten im Amnionwasser zu vernehmen, wobei ihm die Theorie von der Gasentwicklung im Amnionraum als Voraussetzung diente. Bei seinen Versuchen, die diesbezüglich kein befriedigendes Resultat erbringen konnten, fielen ihm Doppelpulsationen auf, die in regelmäßigen Abständen wiederkehrten und sich in der Anzahl deutlich vom mütterlichen Puls unterschieden. Er erkannte in ihnen den fetalen Herzschlag. Daraus zog er Schlüsse auf die Kindslage und beobachtete die Pulsfrequenz in

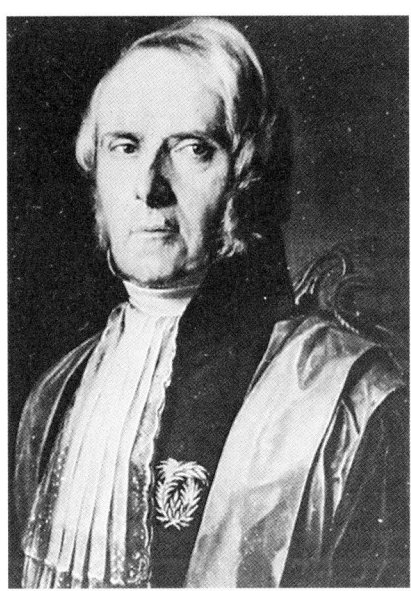

Abb. 2. J.-A. Le Jumeau, Vicomte de Kergaradec

Abhängigkeit von fetalen Bewegungen. Er hörte auch einfache Pulsationen, von „blasigem Geräusch" begleitet, welches er jedoch nicht regelmäßig registrierte. Zu den Untersuchungsbedingungen ist zu berichten, daß er die Auskultation in aller Eile vornehmen mußte, an bekleideten Patientinnen, die nicht lagen, zudem herrschte selten vollkommene Ruhe. Kergaradec hatte die praktische Bedeutung der Auskultation bei Schwangeren als sicheres Schwangerschaftszeichen und zugleich Lebenszeichen des Kindes erkannt. Er folgerte, daß den Frauen durch die Auskultation die unangenehme vaginale Tastuntersuchung erspart werden könne, ja daß letztere überflüssig würde. Er fragte nach Aussagen über den fetalen Gesundheitszustand, nach Kraft und Schnelligkeit der Herztöne, findet die Auskultation als geeignetes Mittel zur Mehrlingsdiagnostik und Lagebestimmung. Schließlich glaubt er bei indizierter Sectio caesarea mit dem sogenannten Plazentargeräusch die Lage des Mutterkuchens identifizieren und somit einen Hinweis für die Schnittführung geben zu können. Sogar zur Diagnostik der Extrauteringravidität und auch der Blasenmole hält er die Auskultation für geeignet.

Kergaradec bestätigt, daß er „der praktischen Entbindungskunst ganz fremd" sei und dieser Aufgabe „keineswegs die Ausdehnung geben könne, deren sie fähig" sei. In einem Nachwort betont er, daß er die Arbeit wegen anderer Berufsgeschäfte nicht auf den notwendigen Grad der Vollkommenheit bringen könne. Schließlich erwähnt er den Genfer Chirurgen Mayor, der bereits das Herz eines Feten habe schlagen hören, ohne weitere Schlüsse aus der Entdeckung zu ziehen. Wrisberg, Mayor und Kergaradec ist gemeinsam, daß sie sich lediglich sehr kurzfristig mit dem Auskultationsphänomen beschäftigten und daß es sich bei ihnen zum Teil um einmalige bzw. bei Kergaradec um kurzzeitige Auskultationen handelte.

Nach Kergaradecs vor der Académie royale sehr günstig beurteiltem Vortrag fand die neue Untersuchungsmethode zunächst nicht ungehindert Aufnahme in der geburtshilflichen Praxis.

In Deutschland wurde Kergaradecs Entdeckung keineswegs enthusiastisch aufgenommen, zumal das neue Verfahren einiger Übung bedurfte und die fetalen Herztöne nicht gleich bei den ersten Auskultationsversuchen gehört wurden. Zu jenen Kritikern zählte der einflußreiche Lehrer der Geburtshilfe an der Berliner Universität, Adam Elias von Siebold, der eindringlich warnte: „Möchten doch die Geburtshelfer über das Hörenwollen nicht die Vervollkommnung ihres Tastsinns vergessen."

Dennoch erschien in Deutschland die erste These und Dissertation von Lau[8] über die geburtshilfliche Auskultation unter Kluge in Berlin bereits im Jahre 1823.

1824 folgt die zweite These in Marburg durch Reccius[9].

Ebenso wurde die Entdeckung an der Würzburger Universität unter Professor d'Outrepont ohne Vorurteile überprüft und weiterverfolgt. So erschienen ebenfalls bereits 1823 ausführliche Einzelmitteilungen von J. C. Haus[10] und A. Ulsamer[11] aus Würzburg, wo man mit großem Eifer nach dem fetalen „Doppelschlag" forschte.

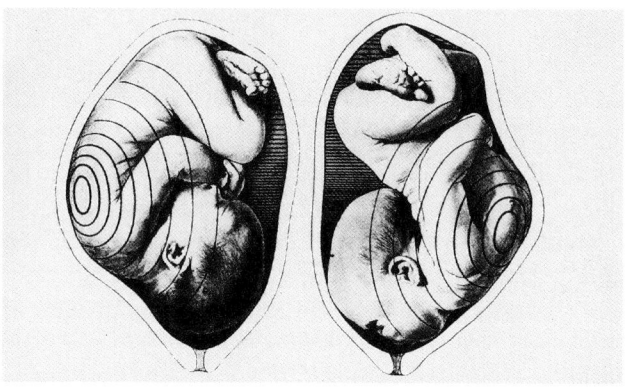

Abb. 3. Fortleitung der fetalen Herztöne

Nach der Aufzählung der unsicheren Schwangerschaftszeichen legt Haus in seiner Schrift die Intention dar, nach Kergaradecs Vorbild nach sicheren Kriterien der Gravidität zu fahnden. Er trennt die unmittelbare (durch Auflegen des Ohres auf das Abdomen) von der mittelbaren Auskultation (durch das Stethoskop). Die günstigen Arbeitsbedingungen an der Würzburger Entbindungsanstalt werden erwähnt, auch berichtet der Autor von operativer Geburtsbeendigung aufgrund des Auskultationsergebnisses, wobei sich alle übrigen diagnostischen Mittel als wertlos erwiesen. Haus kombiniert stets die Auskultation mit der inneren und äußeren Untersuchung der Schwangeren zur wechselseitigen Berichtigung dieser drei diagnostischen Mittel. Schließlich folgen 13 ausgewählte Beobachtungen an insgesamt 42 untersuchten Schwangeren.

Eine weitere Dissertation erscheint von R. Kruhse[12] 1826 aus Dorpat, der mittels des Fundortes der Fötalpulsation die Kindslage zu bestimmen sucht (Abb. 3).

Dagegen wurde in Frankreich in den Jahren 1822–1826 bei Schwangeren höchst selten auskultiert. Dugès[13] (Paris) warnt vor der Übernahme der Auskultation in die geburtshilfliche Praxis und hält die Wahrnehmung akustischer Phänomene des fetalen Herzens an der Bauchwand der Mutter aus theoretischen Überlegungen für unmöglich.

1831 gibt P. Dubois[14] einen Bericht über die Auskultation vor der Académie de médecine.

1833 erscheinen zwei fundamentale Werke über die geburtshilfliche Auskultation (Abb. 4): zum einen von A. F. Hohl[15] (Halle) mit einer Zeichnung des geburtshilflichen Stethoskops, zum anderen die Arbeit von E. Kennedy[16] (Dublin), die 1843 auch in New York erscheint. In den Lehrbüchern jener Zeit findet nun die Auskul-

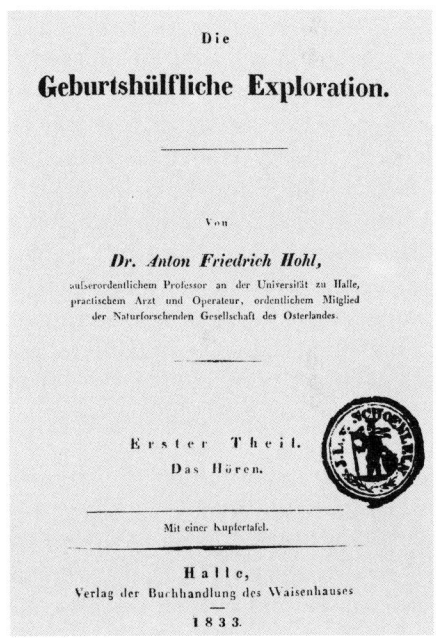

Abb. 4. A. F. Hohl (1833): Die Geburtshülfliche Exploration. 1. Theil: Das Hören. Halle 1833

tation erstmalig Erwähnung, so bei Carus[17] (Leipzig) 1828, Ritgen[18] (Marburg) 1829, Kilian[19] (Bonn) 1834 und H. F. Naegele Sohn[20] (Heidelberg) 1838 und 1843.

Auf die nächsten Ränge drängen französische Autoren, unter ihnen ist Maygrier[21] erwähnenswert, der ähnlich Nauche (1829) mit seinem sogenannten „Metroskop" auf vaginalem Wege zu auskultieren versucht. 1838 erscheint der ausführliche Bericht des Hofrats Dr. von Hoefft[22] aus St. Petersburg, der einen bedeutenden Beitrag zur Herztonüberwachung darstellt. Bemerkenswert ist, daß er in seiner Einleitung den Wert des Stethoskops unstrittig nennt. Nach einem kurzen historischen Abriß kommt er auf die Abhängigkeit des Hörens vom Grad der Übung zu sprechen. Entgegen der Ansicht von d'Outrepont und Haus bevorzugt der Autor die mittelbare Auskultation. Er erwähnt bestimmte Voraussetzungen in der Bauart, ebenso das Instrument von Nauche, das er als nutzloses und unanwendbares Stethoskop beurteilt. Sehr ausführliche Untersuchungen hat von Hoefft zur Herzfrequenzqualität und -intensität angestellt, er findet jedoch keine Veränderungen des Fötalpulses beim Pulsanstieg der Mutter. Er erörtert auch das Plazentar- bzw. Uteringeräusch.

Als Voraussetzungen für die Auskultation nennt er ausführlich:
a) ruhige Gemütsstimmung,
b) horizontale Lagerung der Schwangeren mit Zugang zu beiden Seiten des Bettes,
c) Untersuchung der unbekleideten Patientin,
d) vollkommene Stille im Raum,
e) gründliche Untersuchung an allen Stellen des Unterleibes,
f) Aufmerksamkeit für alle Geräusche.

Als Resultat seiner Beobachtungen kann gelten:
Obwohl die Auskultation nicht alles zu leisten vermag, was man sich anfänglich von ihr versprach, hat sie dennoch viele Vorteile. Von Hoefft schließt aus den Auskultationsgeräuschen, daß in physiologisch-pathologischer Hinsicht eine unmittelbar gemeinsame Blutzirkulation nicht stattfinden kann. Es ist anzunehmen, daß sich der Fet in den letzten Geburtsstadien in einer transitorischen Asphyxie befindet, welche bei ununterbrochener Fortdauer mit großer Lebensgefahr für das Kind verbunden ist. Aus einem lange nach Geburtsbeendigung hörbaren Uteringeräusch schließt von Hoefft auf eine mangelhafte Uterusrückbildung. In praktisch-geburtshilflicher Hinsicht ist durch die Auskultation Aufschluß über Schwangerschaft und Lebenszustand des Feten zu erhalten. Daraus folgen Indikationen für die „künstliche Frühgeburt", ja sogar für die Sectio caesarea bzw. Verbot für die Perforation bei positivem Herztonnachweis. Durch die Auskultation könne die bisher unsichere Indikation für Zangenentbindungen sicherer gestellt werden.

In ihrem Handbuch im Jahre 1840 lieferten Busch und Moser[23] eine ausgezeichnete Gesamtübersicht über die Geschichte der Auskultation. Sie beschreiben die vier damals als bedeutend angesehenen auskultatorischen Phänomene:
1. Plazentar- bzw. Uteringeräusch.
2. Dikrotierender Pulsschlag des fetalen Herzens.
3. Das durch die Fötalbewegung verursachte Geräusch.
4. Das Nabelschnurgeräusch, das im übrigen von Hohl geleugnet wurde.

Die Auskultation liefert die Indikationen für Zangenentbindung und Wendung sowie für Perforation und Geburtseinleitung.

Erwähnenswert ist zudem der französische Artikel von Depaul[24] (1847), der wie Busch und Moser die Auskultation an der unbekleideten Patientin fordert und die Aufmerksamkeit des Geburtshelfers auf die vorübergehende Herztonverlangsamung während der Wehen lenkt. Bereits im Jahre 1860 erscheint F. Frankenhäusers[25] Publikation über Nabelschnurgeräusch, Nabelschnurdruck und Hirndruck. Das Nabelschnurgeräusch erhielt seinen Namen von E. Kennedy 1833, wurde von Hohl 1833 und später Kiwisch geleugnet, dagegen u. a. von H. F. Naegele, Dietrich, von Hoefft und Depaul bestätigt.

Als Definition nennt Frankenhäuser jenes mit der Systole des Fötalherzens isochronische Blasen von unterschiedlicher Lautstärke. Er postuliert einen Zusammenhang mit Nabelschnurknoten und diskutiert als Ursache den Druck auf die Nabelschnur, wobei ihre Dicke eine Rolle spielt.

Frankenhäuser erörtert die Entstehungsmöglichkeit zum einen im fetalen Herzen
a) als fortgeleiteter erster Herzton,
b) durch Klappenfehler,
c) als sekundäre Insuffizienz, verursacht durch Nabelschnurdruck und dadurch bedingte Blutstauung,

zum anderen in der Nabelschnur
a) hervorgerufen durch Stenosen der Nabelarterien,
b) durch Druck auf die Nabelarterien (sei es aufgrund einer Umschlingung oder Knotenbildung), wobei der Autor jener letzten Erklärung den Vorzug gibt.

Frankenhäuser nimmt an, daß das Geräusch nur bei leichtem Druck entstehen könne und bei stärkerem verschwinden müsse, so daß er ihm keine bedeutende Rolle zumißt.

Nach der Aufzählung von Fallbeispielen wird die These von der kindlichen Hirndrucksteigerung für die Dezelerationsentstehung mit konsekutiver Asphyxie aufgestellt.

Als Resümee stellt Frankenhäuser fest, daß dem Nabelschnurgeräusch in der Praxis ein zu hoher Wert zugemessen wird. Es habe keine Bedeutung für die Kindslagendiagnostik und trage nur Unwesentliches zur Schwangerschaftsdiagnose und Sicherung fetalen Lebens bei. Jedoch kann es durchaus einen Druck auf die Nabelschnur mit den für das Kind gefährlichen Asphyxiefolgen bestätigen. Eine raschere Extraktion sei dann angezeigt.

FETAL HEART RATE

Normal Frequency

		BEATS/MIN
DUBOIS	(1831)	144
HOHL	(1833)	140
v. HOEFFT	(1838)	140
NAEGELE	(1838)	135
FRANKENHAEUSER	(1859)	136
HUETER	(1862)	132

Fetal Weight – Gestational Age

< 2900 g	144
> 2900 g	128
(BOLZONI 1884)	

Differences in Sex

FEMALE	144
MALE	124
(FRANKENHAEUSER)	

Abb. 5. Mittlere Herztonfrequenz

Vor allem weist Frankenhäuser auch darauf hin, daß bei Mädchen mit einer höheren mittleren Frequenz von ca. 144/min gegenüber 124 bei Knaben zu rechnen sei (Abb. 5). Die Unterschiede werden von anderen Autoren im Prinzip bestätigt, jedoch wird darauf hingewiesen, daß sie zu gering seien, um im Einzelfall eine verläßliche Geschlechtsbestimmung zu gestatten.

Der Scheintod Neugeborener.

Sendschreiben

an

Herrn Dr. C. Ludwig

Professor der Physiologie in Leipzig

von

Dr. B. S. Schultze

Professor der Geburtshülfe in Jena

Jena,

Mauke's Verlag

(Hermann Dufft).

1871.

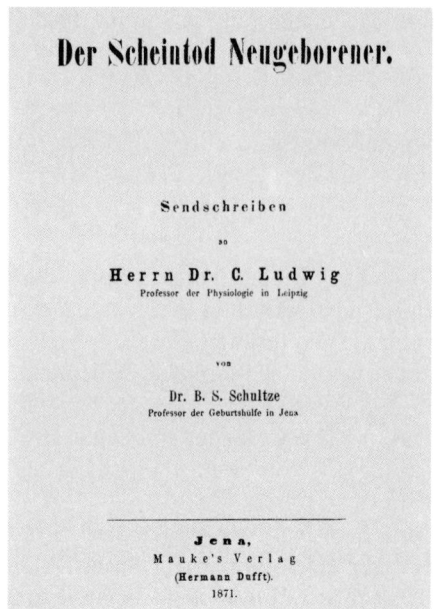

Abb. 6. B. S. Schultze (1871): Der Scheintod Neugeborener. Jena 1871

Die fötalen Herztöne

während der Geburt.

Der

hohen Medizinischen Fakultät der k. Universität München

zur

Erlangung der venia legendi

vorgelegt von

Dr. Ludwig Seitz

I. Assistenzarzt der k. Universitäts-Frauenklinik München.

MÜNCHEN 1903.

E. Mühlthaler's Buch- und Kunstdruckerei A.G

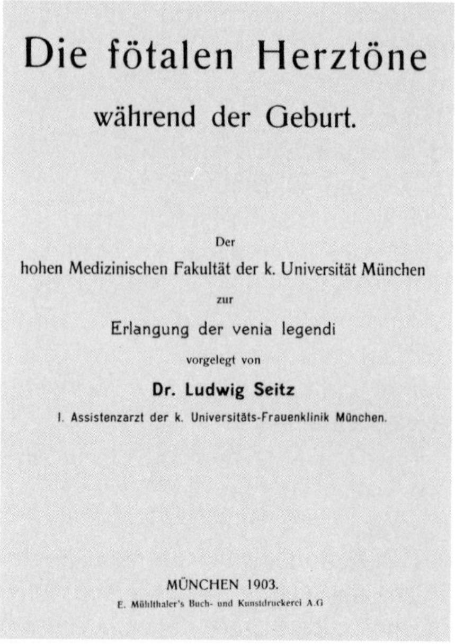

Abb. 7. L. Seitz (1903): Die fötalen Herztöne während der Geburt. Habilitation, München 1903

In seiner bereits eingangs erwähnten Dissertation erörtert Katz[1] 1863 die Frage, inwieweit das Eingreifen des Geburtshelfers durch die Auskultation beeinflußt wird. Außerdem unternimmt er den Versuch, die Frequenz der dadurch initiierten geburtshilflichen Operationen zahlenmäßig zu erfassen. Die mittlere Herztonfrequenz wird zwischen 120 und 140/min angegeben. Richtig erkennt Katz, daß man sich nicht an eine bestimmte Zahl klammern könne, um alle etwas schnelleren oder langsameren Werte für pathologisch zu halten. In Betracht komme dafür lediglich die deutliche Verlangsamung oder Steigerung. Dann könne eine Indikation für operatives Eingreifen gestellt werden. Dies sei erforderlich, wenn günstige Lebensbedingungen für den Föten nicht mehr gegeben seien. Im statistischen Vergleich findet Katz, daß sich eine größere Frequenz von operativer Hilfeleistung als günstig für das kindliche Überleben erweise. Er schließt von vorneherein mazerierte Früchte aus und begrenzt die postpartale Mortalität auf die ersten 14 Tage nach der Geburt. Ebenso kann Katz beim Einfluß auf die mütterliche Mortalität ein rasches operatives Eingreifen im Interesse der Kreißenden statistisch sichern. Dabei wird indiziertes operatives Eingreifen vorausgesetzt und aufgrund des Zahlenmaterials auch in zweifelhaften Fällen zum Einschreiten ermuntert. Sieben Fallbeispiele stellt er an das Ende seiner Dissertation.

Die wesentlichen Pathomechanismen der Herzfrequenzalteration, die wir heute in den Mittelpunkt unserer Diagnostik stellen, waren in den prinzipiellen Aussagen somit schon vor 100 Jahren bekannt. Die damals entwickelten Theorien über die Herztonmuster unter der Geburt stützten sich auf umfangreiche, sehr sorgfältige klinische Beobachtungen. Experimentelle Ansätze mit wesentlichen Beiträgen zu diesen Mechanismen lieferten Schwartz[26] (Kiel), Schultze[27] (Jena) (Abb. 6) und Seitz[28] (München) (Abb. 7).

Schwartz hat bei der Beschäftigung mit den fetalen Atembewegungen die Asphyxietheorie über den Atembeginn entwickelt. Den Grund für wehenabhängige Dezelerationen sieht er in der Beeinträchtigung des plazentaren Gasstoffwechsels durch Drosselung der uterinen Durchblutung im Wehenverlauf. Für den fetoplazentaren Kreislauf konstatierte er eine Stagnationshypoxie.

Schultze befaßte sich intensiv mit der Asphyxia neonatorum, dem „Scheintod Neugeborener", und stellte die CO_2-Intoxikation in den Mittelpunkt seiner pathogenetischen Betrachtung. Die CO_2-Anhäufung führe zur Vagusreizung mit nachfolgender Bradykardie.

Seitz hingegen studierte Druck- und Kompressionsphänomene. Er erläuterte den Mechanismus des Hirndruckpulses und betonte die Bedeutung der Pressorezeptoren für die Frequenzregulation. Den Anteil bradykarder Reaktion sub partu gibt er in der Eröffnungsperiode mit 5 bis 22 Prozent und während der Austreibungszeit zunehmend mit 62, 87 und 95 Prozent an. Bei 8 Prozent aller Geburten sei zu Beginn und bei 2 Prozent am Ende der Einzelkontraktion mit Tachykardien zu rechnen. Dies sei ein früher Hinweis auf einen biphasischen Verlauf von Herztonkurven während der Wehen.

In den geburtshilflichen Lehrbüchern des ausgehenden 19. Jahrhunderts hat die Auskultation Schwangerer ihren festen Platz inzwischen behauptet (vgl. Schroeder, K.[29] 1880 und 1886, Winckel, F.[30] 1889 und Kaltenbach, R.[31] 1893).

Um die Jahrhundertwende erschienen nun in Deutschland die ersten Publikationen über den Einsatz kombinierter Techniken zur Hörbarmachung und räumlichen Übertragung der fetalen Herztöne.

Zur Durchführung der Auskultation (z.B. im Liegen oder Stehen, an bekleideter oder unbekleideter Patientin, die Bevorzugung bestimmter Hörrohre) hatten nahezu alle Autoren bereits mehr oder weniger ausführlich Stellung genommen. Neue Geräte und physikalische Verfahren sollten nach und nach den Einzug der Überwachungstechniken in die Kreißsäle ermöglichen. Ziel war es, die kindlichen Herztöne nicht nur intermittierend auskultatorisch zu erfassen, sondern kontinuierlich aufzuzeichnen und zu dokumentieren. Gleichzeitig bemühte man sich um ihre Verstärkung, um sie einem größeren Zuhörerkreis für Demonstrationszwecke zugängig zu machen.

Als Pionier der Phonokardiographie gilt E. Pestalozza[32] aus Padua. Er konnte im August 1890 anläßlich des 10. Internationalen Medizinischen Kongresses in Berlin die ersten Registrierungen der akustischen Herzaktion des Feten mit Hilfe des Dugeonschen Sphygmographen demonstrieren. Abbildungen sind nicht überliefert, es liegt lediglich ein Kongreßbericht vor.

L. Knapp[33] beschreibt 1896 das bisher nur in der Inneren Medizin eingesetzte Phonendoskop von Bianchi und Bazzi bei der Überwachung Kreißender und asphyktischer Neugeborener. Es handelt sich dabei um ein binaurales Stethoskop mit Verstärker, das jedoch eine Modifizierung der Klangfarbe mit sich bringt. Die Phonendoskop-Platten sowie ein Stäbchen zur Auskultation an umschriebener Stelle müssen exakt an der Körperoberfläche angelegt werden. Nach Knapps Beschreibung eignet sich das Gerät für die Zwillingsgravidität; er gibt die Unterscheidungsmöglichkeit zwischen Geräuschen innerhalb des kindlichen Herzens und der Nabelschnur an, die Diagnose eines fetalen Herzfehlers soll möglich werden. Das Phonendoskop stelle zu Demonstrationszwecken ein nutzbringendes und hilfreiches Instrument dar.

1908 stellt O. Weiss zusammen mit I. Hofbauer[34] sein Phonoskop zur graphischen Darstellung fetaler Herztöne zur Ergründung ihrer akustischen Natur vor. Zur flexiblen Pulsübertragung dient eine Seifenlamelle, die Schalleitung erfolgt über ein elastisches, resonanzfreies Zuleitungsrohr. Die Schwingungen der Membran werden über einen dünnen Glashebel photographisch aufgezeichnet und ermöglichen erstmalig die Bestimmung der akustischen Systolen- und Diastolendauer.

Aus Chicago kommt 1922 das von Hillis und De Lee[35] entwickelte Kopfstethoskop (Abb. 8). De Lee, der zum Teil in deutscher Sprache veröffentlichte, entwickelte ein binaurales Stethoskop, welches am Kopf des Geburtshelfers fixiert wurde und so die Herztonüberwachung z.B. während der Zangenentbindung ermöglichte.

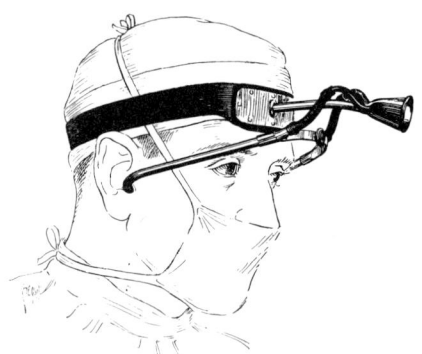

Abb. 8. J. B. De Lee (1922): Ein neues Stethoskop, für die Geburtshilfe besonders geeignet. Chicago 1922

Durchsetzen konnte sich keines dieser Verfahren und Erfindungen. Eine wesentliche Verbesserung der Phonokardiographen begann mit der Entwicklung der Radiotechnik. Zur Schallaufnahme verwendete man zunächst noch die Ohmsche Tonkapsel, später elektromagnetische Mikrophone aus der Telephonie. Zur Hörbarmachung der Herztöne dienten Röhrenverstärker.

1923 demonstrierten Schäffer[36] und Fleischer im Hörsaal der Breslauer Universitäts-Frauenklinik die kindlichen Herztöne im achten Schwangerschaftsmonat für jeden hörbar. Die von einem Stethoskop aufgenommenen Schallwellen wurden über einen Gummischlauch auf ein sogenanntes Waetzmannsches Horchgerät übertragen. Die elektrischen Impulse aus dem Mikrophonkreis führte man verstärkt einem hochohmigen Lautsprechertelephon zu.

Halbmechanisch war auch noch Bennatts[37] Versuchsanordnung. Die Impulsaufnahme erfolgte über eine Ohmsche Herztonkapsel. Die Schallwellen wurden über einen Gummischlauch einem feinen Gelatinehäutchen zugeleitet, dessen Schwingungen über einen Spiegel auf ein lichtempfindliches Papierband projiziert.

Schwarz (1926)[38] ging einen Schritt weiter, indem er die Schallschwingungen der Ohmschen Kapsel in elektrische Potentiale übertrug und sie nach der Verstärkung mit einem Galvanometer registrierte. Die deutlichen Oszillationen hatten annähernd Tonbildcharakter.

Den entscheidenden Durchbruch für die moderne Phonokardiographie brachten die Forschungsergebnisse von Beruti[39] (Buenos Aires) und Rech[40] (Heidelberg – München) 1927. Beruti widmete sich intensiv der Regeneration und Verstärkung der fetalen Herztöne. Seine Apparatur besteht aus einem Telephonmikrophon, einem akustischen und elektromagnetischen Relais und einer Schreibtrommel. Das

Verfahren ermöglicht nur eine quantitative Herztonaufzeichnung und wird Kardiotelephonie und Phonokardiographie genannt. Unter Verzicht auf ein akustisches Relais kann die Wiedergabe durch die Konstruktion eines Kontaktmikrophons entscheidend verbessert werden. Ermöglicht wird durch das neue System eine Fernauskultation und Dokumentation auf phonographischen Platten. Die von Rech zur gleichen Zeit mit eigener Versuchsanordnung geschriebenen Phonokardiogramme entsprechen denen von Beruti. Die Anlage bestand aus einem mechanisch gekoppelten, elektromagnetischen Mikrophon, aus Vor- und Hauptverstärkern sowie einem elektromagnetischen Kymographen. Die sehr umfangreiche Apparatur war vorwiegend zur Vermeidung von Rückkopplungserscheinungen in zwei getrennten schallisolierten Räumen untergebracht. Die Verständigung erfolgte über ein Telephon. Durch Frequenzfilterung sowie elektrische und akustische Abschirmung konnte später eine mobile Einheit entwickelt werden, die im Kreißsaal einsatzfähig war. Bemerkenswert blieb der monströse Schallempfänger. Er verbot Langzeitüberwachung von vornherein. Dennoch konnten mit dem Gerät wichtige Erkenntnisse über das Herzfrequenzverhalten des Feten während Schwangerschaft und Geburt gewonnen werden. Rech konnte auch den Einfluß der Kopfkompression auf die Herzfrequenz experimentell belegen.

Einen vorläufigen Abschluß fand die Entwicklung der Phonokardiographie mit den Studien von Palmrich[41] (1951) und Tosetti[42] (1958). Durch Einengung der Frequenzbereiche in den Aufnahmemikrophonen und selektive Verstärkung der Schallimpulse konnten in der Schwangerschaft fast immer gut auswertbare Kurven geschrieben werden. Mittels Transformation gelang es auch, die Schallbilder über umhüllende Kurven in markante Triggerimpulse zu verwandeln; eine Voraussetzung für eine Frequenzintegration. Für einen Routineeinsatz in der praktischen Geburtshilfe mit Dauerüberwachung der Herztöne waren auch diese Geräte nicht geeignet. Es fehlte die übersichtliche Darstellung des Frequenzverhaltens. Auch wuchs mit zunehmenden Wehen die Störanfälligkeit. Der große Durchbruch ist der Phonokardiographie bis zur Mitte dieses Jahrhunderts nicht gelungen (Abb. 9).

> **Grundregel für die Kontrolle der Herztöne**
> Die Herztöne müssen abgehört werden:
> 1. in der **Eröffnungsperiode**
>   (bei stehender Blase): mindestens alle **10 bis 15 Minuten!**
> 2. bei **starken und häufigen Wehen:** nach **jeder Wehe!**
> 3. **nach dem Blasensprung: sofort** mehrmals hintereinander abhören!
> 4. in der **Austreibungsperiode:** nach **jeder Wehe!**

Abb. 9. Grundregel zur fetalen Herztonauskultation

Gleiches gilt für die Experimente mit dem fetalen EKG. Ausgehend vom Saitengalvanometer Einthovens versuchte Cremer[43] 1906 durch Einführen von Elektroden in den Oesophagus und somit günstiger Plazierung an der Hinterwand des Herzens die Herzaktion abzuleiten und auf einer photographischen Platte abzubilden. Bei dieser gegenüber den üblichen Methoden direkteren Ableitung diente ihm ein Degenschlucker als Proband. Die erhaltenen EKGs waren von erstaunlicher Qualität, die Elektrodenlage ließ sich röntgenologisch kontrollieren. Der Methode wollte sich Cremer nun bedienen, um bei einer Gravida das fetale EKG abzuleiten. Seine Vorschläge zielen auf rektale Plazierung der Elektroden (somit unterhalb des kindlichen Kopfes) oder in Vagina, Blase oder Magen der Schwangeren. Als Ergebnis seiner Untersuchungen zeigt er eine Kurve mit der Darstellung der fetalen EKG-Zacken.

Doch auch Cremers Experimente mit dem fetalen EKG finden zur selben Zeit einen Nachahmer. Foa bemüht sich in Turin 1911 um die Ableitung. Cremers Methode erscheint ihm zu störanfällig, und er versucht, das F-EKG vom mütterlichen räumlich weitgehend getrennt abzuleiten, indem er die Elektroden an den Bauchdecken und am Scheidengrund anbringt. Sein möglicher Ausblick zielt auf Mehrlingsschwangerschaften und z.B. auf Lageveränderungen des Feten. Danach blieb es fast 20 Jahre still um die fetale Elektrokardiographie. Lediglich Mitteilungen über mehr oder weniger erfolglos abgebrochene Versuche (z.B. Sachs, 1922) wurden veröffentlicht. Der Hauptgrund für das Scheitern lag an der Niedervoltage der an der Bauchwand ableitbaren elektrischen Impulse des fetalen Herzens. Die Amplituden betrugen nur 5 bis 50 μVolt und gewannen erst wieder an Bedeutung mit der Entwicklung leistungsfähiger elektronischer Verstärker (wie z.B. beim EEG). Enthusiastische Berichte stammen vor allem von Larks[44] (1961). Er konnte fetale EKGs schon in der zehnten bis zwölften Woche aufnehmen. In Deutschland befaßte sich vor allem Bolte mit der fetalen Elektrokardiographie, in Frankreich Sureau, in England Southern.

Um 1960 waren beide Aufnahmeverfahren der fetalen Herzaktion – die Phonokardiographie und die Elektrokardiographie – so weit entwickelt, daß einwandfreie Signale geliefert wurden, die als Triggerimpulse für ein Integrationssystem dienen konnten. Die Konstruktion brauchbarer Frequenzintegratoren erfolgte in wenigen Jahren gleichzeitig in Deutschland und in den USA.

Die Lösung technischer Probleme, besonders der Beseitigung der Störimpulse in der Phonokardiographie, erreichte schließlich Hamacher 1962 mit dem von ihm angegebenen Verfahren des Zeitvergleichs von Dauer und Abstand zwischen den mechanischen Herzaktionsphasen und den Störimpulsen. Damit war der Durchbruch der Phonotachographie erreicht, die sich in Verbindung mit der Aufzeichnung der Wehentätigkeit Kardiotokographie nennt.

Die meisten technischen Probleme der fetalen Elektrokardiographie lassen sich bei interner Potentialableitung umgehen, wie dies Rech vor mehr als 30 Jahren im Tierversuch bei EKG-Ableitungen mit transabdominal applizierten Nadelelektroden zeigte. Von größtem Nutzen und zugleich als sicherste Überwachungsmethode hat sich jedoch das transzervikale direkte F-EKG erwiesen, das heute als Standardverfahren der Herzfrequenzkontrolle sub partu gilt. Voraussetzung und Nachteil zugleich stellen Blasensprung und Zugängigkeit des vorangehenden Kindsteiles dar. Als Ableitungselektroden sind die Nadel-, Saug-, Clip- oder Schraubenelektroden (Junge, Hon, Rüttgers u.a.) eingeführt.

Erwähnenswert in diesem Zusammenhang ist schließlich die drahtlose Signalübermittlung mittels Telemetrie. Ihre praktische Ausführung war schließlich nur noch ein Gedankensprung. Durch einsatzfähige Telemetriesysteme konnten beliebige Entfernungen überbrückt werden, ja selbst von Kontinent zu Kontinent war ein einwandfreier Empfang garantiert. Obwohl die Telemetrie keine geburtshilflichen Vorteile bei der Überwachung bietet, ist sie doch den Patientinnen dienlich.

Mit der Entdeckung der fetalen Herztöne und der allmählichen klinischen Anwendung und zunehmenden Bedeutung bei der geburtshilflichen Indikationsstellung trat ein entscheidender Wandel in der Geburtshilfe ein. Die Geschichte der

Herzfrequenzaufzeichnung stellt unter diesem Blickwinkel auch ein Kurrikulum des geburtshilflichen Fortschritts dar. Sie vermag einige wesentliche Schritte biomedizinischer Technik zu beleuchten von den ersten geburtshilflichen Stethoskopen am Anfang des 19. Jahrhunderts über die Kardiotokographen der zweiten Generation zu den modernen computergesteuerten CTG-Auswertungssystemen der gleichsam dritten Generation. Die technischen Möglichkeiten der kardiotokographischen Überwachungsanlage sind heute keine Vision mehr – 160 Jahre nach Kergaradec.

Literaturverzeichnis

1. Katz I: Der Fötalpuls und sein Verhältnis zur operativen Geburtshilfe. Med. Diss. Marburg 1863
2. Zootzmann B: Zur Geschichte der Überwachung des Kindes in der Spätschwangerschaft und unter der Geburt. Med. Diss. Berlin 1969
3. Ahlfeld F, Wrisberg, Mayor, de Kergaradec: Zur Geschichte und Entwicklung der geburtshilflichen Auskultation. Mschr. Geburtsh. 47 (1918) 187
4. Mayor FJ: Bruits du cœur du foetus. Bibl. univ. de Genève sc. et arts. 1818. IX
5. de Kergaradec MJAL: Mémoire sur l'Auscultation appliquée à l'Etude de la Grossesse ou Recherches sur deux nouveaux signes propres à faire reconnaître plusieurs circonstances de l'Etat de Gestation; lu à l'Académie royale de médecine, dans sa séance générale du 26 décembre 1821. Paris 1822
6. de Kergaradec MJAL: idem. Frorieps Notizen aus dem Gebiete der Natur- und Heilkunde. No. 35 und 38
7. de Kergaradec MJAL: idem. Übersetzung aus dem Französischen, von Heyfelder. Weimar 1822
8. Lau CA: De tubi acustici ad sciscitandam graviditatem efficacia. Med. Diss. Berlin 1823
9. Reccius CF: De auscultatione in graviditate. Thèse Médecine Marburg 1824
10. Haus JC: Die Auscultation in Bezug auf Schwangerschaft. Würzburg 1823
11. Ulsamer A: Auskultation bei Schwangeren als ein wichtiges Mittel zur Vervollkommnung der äußerlichen Untersuchung. Rhein. Jahrb. 1823
12. Kruhse R: De auscultatione obstetricia. Med. Diss. Dorpat 1826
13. Dugès A: Mémoire sur l'Auscultation appliquée à l'Etude de la grossesse, etc; par M. A. J. Lejumeau de Kergaradec. Revue Médicale 8 (1822) 220
14. Dubois P: De l'application de l'auscultation à la pratique des accouchements. Rapport fait à l'Académie de Médecine. Archives Générales de Médecine. Bd. 27 Paris 1831 (Déc.) pag. 437–466 und Bd. 28, S. 5–22
15. Hohl AF: Die Geburtshülfliche Exploration 1. Theil: Das Hören. Halle 1833
16. Kennedy E: Physiological and practical Observations on the Utero-Placental Circulation, and the Phenomen of Placental Soufflet,... In: The Dublin Hospital Reports and Communications in Medicine and Surgery. Vol. V. Dublin 1830, S. 231–273
17. Carus: Lehrbuch der Geburtshilfe, Leipzig 1828
18. Ritgen: Lehrbuch der Geburtshilfe, Marburg 1829
19. Kilian HF: Lehrbuch der Geburtshilfe, Bonn 1834
20. Naegele HF: Lehrbuch der Geburtshilfe, Mainz 1843
21. Maygrier JP: Demonstrations d'Accouchements, 1822
    Nauche JL: Des maladies propres aux femmes. Paris 1829
22. von Hoefft FMSV: Beobachtungen über Auskultation der Schwangeren, welche während den Jahren 1835 und 1836 in der Kaiserlichen Gebäranstalt zu St. Petersburg gesammelt sind. N. Zschr. Geburtsk. 6 (1838) 1
23. Busch DWH und Moser: Handbuch der Geburtskunde in alphabet. Ordnung I. Bd. Berlin 1840
24. Depaul JH: Traité théorique et practique d'Auscultation obstétricale. Paris 1847

25. Frankenhäuser F: Über Nabelschnurgeräusch, Nabelschnurdruck und Hirndruck. Mschr. f. Geburtsk. XV. 356. Berlin 1860
26. Schwartz H: Die vorzeitigen Atembewegungen. Leipzig 1858
27. Schultze BS: Der Scheintod Neugeborener. Jena 1871
28. Seitz L: Die fötalen Herztöne während der Geburt. Habilitation, München 1903
29. Schroeder K: Lehrbuch der Geburtshilfe. Bonn 1880 und 1886
30. von Winckel F: Lehrbuch der Geburtshilfe. 1889
31. Kaltenbach R: Lehrbuch der Geburtshilfe. Stuttgart 1893
32. Pestalozza E: Graphische Darstellung des fötalen Herzimpulses. Lecture der gynecological section, X. international medical Congress, Berlin 1890. Ref. Arch. Gynäk. 39 (1891) 137
33. Knapp L: Über die Verwendbarkeit des Phonendoskopes von Bianchi und Bazzi in der Geburtshilfe. Prager Med. Wschr. No. 46, 1896
34. Hofbauer II und Weiss O: Photographische Registrierung der fötalen Herztöne. Zbl. Gynäk. 13 (1908) 429
35. De Lee JosB: Ein neues Stethoskop, für die Geburtshilfe besonders geeignet. Chicago 1922
36. Schäffer H: Die Verstärkung und Hörbarmachung der fötalen Herztöne mittels Kathodenröhren. Klin. Wschr. 2 (1923) 2058
37. Bennatt A: Über Herztonschreibung und Embryokardie. Klin. Wschr. 7 (1928) 752
38. Schwarz G: Die graphische Darstellung fetaler Herztöne. Klin. Wschr. 5 (1926) 451
39. Beruti JA: Fernauskultation und Registrierung der fetalen Herztöne. Arch. Gynäk. 132 (1927) 52
40. Rech W: Experimentelle Untersuchungen über Beziehungen zwischen mütterlicher und kindlicher Herzaktion. Arch. Gynäk. 132 (1927) S. 57–59
41. Palmrich AH: Die Variabilität des physiologischen fetalen Phonokardiogramms und dessen Abgrenzung vom pathologischen Herztonbild. Zbl. f. Gynäk. Heft 22, 1951
42. Tosetti K: Registrierung pharmakologischer Wirkungen mittels der Herztonkurve am Kinde während der Schwangerschaft. Geb. u. Frauenheilk. 18 (1958)
43. Cremer M: Über die direkte Ableitung der Aktionsströme des menschlichen Herzens vom Oesophagus und über das EKG des Fötus. Münch. Med. Wschr. 53 (1906) 811
44. Larks SD: Historical Aspects of Fetal Electrocardiographie, Am. Lecture Series 1961

Zur Geschichte der medikamentösen und psychosomatischen Geburtserleichterung

Siegfried Potthoff und Lutwin Beck

Seit je ist der Geburtsschmerz ein zentrales Problem der Geburtshilfe. Er tritt unter der Geburt auf als Wehenschmerz, bedingt durch rhythmische Kontraktionen der Gebärmutter sowie als Dehnungsschmerz des Gebärmutterhalses und des Beckenbodens (2).

Der Geburtsschmerz ist nicht ein Phänomen, das es allein in hochzivilisierten Gesellschaften gibt. Auch Frauen noch ursprünglich lebender Volksstämme haben weder eine leichte noch schmerzlose Geburt. In den Schriften der Ägypter und Chinesen, im Alten Testament, 4000 Jahre vor Christus, zu allen Zeiten, in jeder Zivilisation und jeder Kultur findet man Textstellen, in denen die Bitte und das Flehen nach Schmerzbefreiung und Geburtserleichterung deutlich zum Ausdruck kommt (6).

Die Geburt ist wohl der einzige physiologische Vorgang beim Menschen, der mit Schmerzen einhergeht. So wird die Frau vor einer unerwarteten Geburt gewarnt und veranlaßt, zur Geburt ein schützendes Lager – in unserer zivilisierten Welt eine geburtshilfliche Klinik – aufzusuchen.

Der Geburtsschmerz ist wie jeder Schmerz ein komplexes Phänomen und setzt sich aus einer Vielzahl verschiedener, gegenseitig aufeinander einwirkender Komponenten zusammen, die den individuellen subjektiven Charakter der Schmerzen bei der Geburt ausmachen: Die Wahrnehmung des Schmerzreizes am Ort seiner Entstehung, die Weiterleitung durch die schmerzleitenden Bahnen, die Verarbeitung der Information auf den verschiedenen Ebenen der autonomen Reizantwort und des Affektes sowie auf der Ebene bewußter Wahrnehmung und Erkenntnis des Gehirns (24). Die Verarbeitung des Schmerzes wird beeinflußt von der Gemütslage, den persönlichen bewußten und unbewußten Erfahrungen, der augenblicklichen Situation, der Umgebung sowie der Persönlichkeitsstruktur der Gebärenden. Daneben spielen die äußere Umgebung und die zwischenmenschliche Interaktion unter der Geburt eine wichtige Rolle für das Geburtserleben und damit auch für die subjektive Wahrnehmung des Schmerzes.

In dem Bemühen um Minderung des Geburtsschmerzes hat die Geburtshilfe von der Anästhesiologie Impulse erhalten, aber auch selbst Anstöße zu Entwicklungen auf dem Gebiet der Anästhesie gegeben. Die Geburtshilfe hat wichtige Beiträge zum psychosomatischen Verständnis des Geburtsschmerzes geliefert und somatopsychische Methoden zur Geburtserleichterung entwickelt.

Die geburtshilfliche Anästhesie ist erst 140 Jahre alt. Bis zur Mitte des 19. Jahrhunderts war Schmerzerleichterung in der Geburtshilfe unbekannt. Naturvölker verwandten und benutzen neben Kräutertränken auch heute noch mechanische Hilfen, um die Geburt zu beschleunigen und zu erleichtern, so z.B. Gebären im Stehen, in der Hocke oder auf den Knien, wobei sich die Frau über dem Kopf mit den Händen an einem Baum, an einem Balken oder an einem Seil festhält. Auch im Sitzen wird bei den Naturvölkern entbunden, wobei der Mann, hinter der Gebärenden sitzend, mit seinen Händen auf ihren Bauch drückt (6, 21, 23).

Inhalationsanalgesie

Nachdem 1771 Priestley und Scheele unabhängig voneinander den Sauerstoff gefunden hatten, wurde 1772 das Lachgas (N_2O) von Joseph Priestley entdeckt.

Faraday, Hickmann und viele andere erkannten die anästhetischen Eigenschaften von Äther. 1831 entdeckten Liebig, Guthrie und Soubeiran unabhängig voneinander Chloroform. Diese Entdeckungen stellen quasi die Anfänge der modernen Anästhesie dar (23).

Ein erster Höhepunkt der modernen Anästhesie war die öffentliche Demonstration einer Anästhesie bei einem chirurgischen Eingriff zur Entfernung eines Halstumors von Sir William T. G. Morton am Massachusetts General Hospital am 16. Oktober 1846. Diese Szene wurde viele Jahre später von Robert Hinckley in einem Gemälde dargestellt, das heute in der Countway-Bibliothek für Medizin in Boston hängt (6, 23, 39) (Abb. 1).

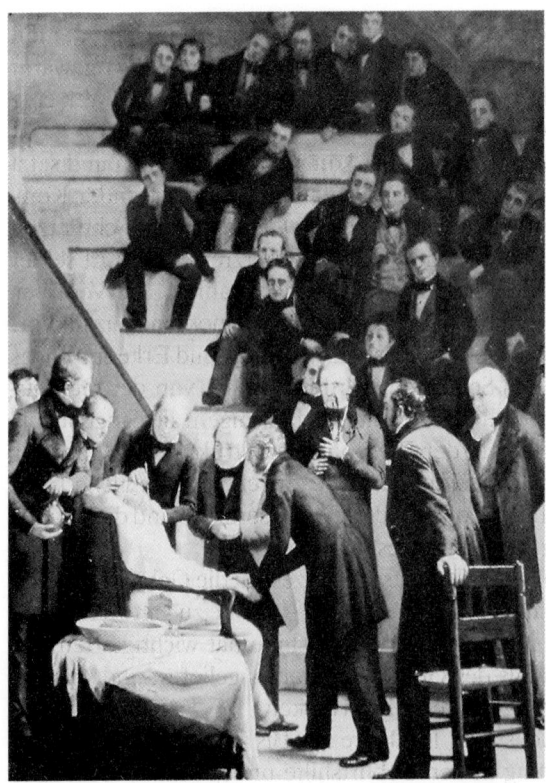

Abb. 1. Die erste von William T. G. Morton (1819–1868) im Jahre 1846 durchgeführte Äthernarkose. Gemälde von Robert Hinckley, das heute in der Countway-Bibliothek für Medizin in Boston hängt.

Wir danken Herrn Prof. Dr. H. Schadewaldt, Direktor des Medizinhistorischen Instituts der Universität Düsseldorf, für die Überlassung der Abbildungen.

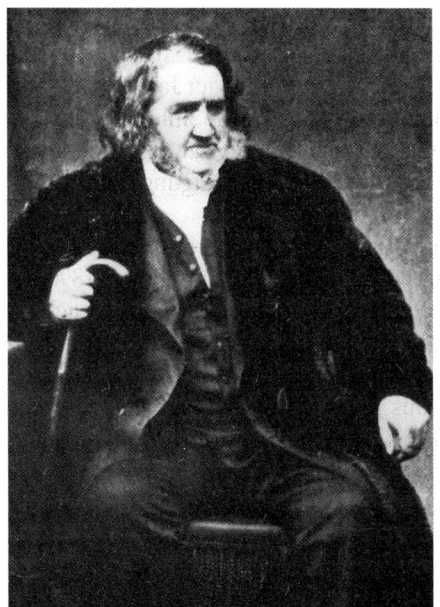 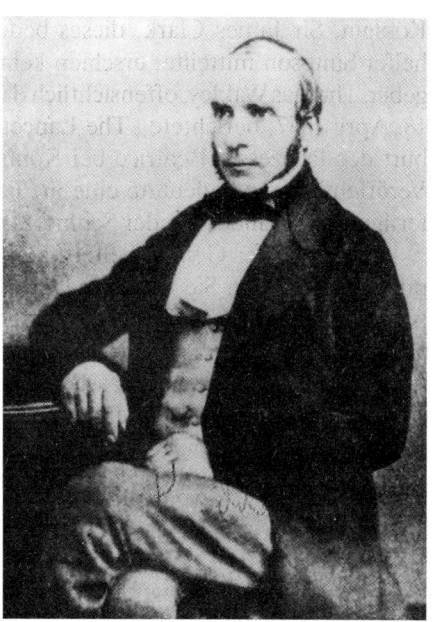

Abb. 2. Sir James Young Simpson (1811–1870) verwandte erstmals im Jahre 1847 Äther und Chloroform zur Schmerzerleichterung unter der Geburt.

Abb. 3. John Snow (1813–1858) kreierte 1853 die „chloroform à la reine".

Ein Jahr später, 1847, war das Geburtsjahr der geburtshilflichen Anästhesie. Der englische Geburtshelfer Sir James Y. Simpson (Abb. 2) benutzte als erster am 19. Januar 1847 Äther und am 8. November 1847 Chloroform zur Schmerzerleichterung bei einer Geburt. Die Wirkung von Chloroform hatte Simpson vorher im Selbstversuch und an seinen Mitarbeitern Matthews Duncan und George Keith erprobt (6, 23). Von besonderem geburtshilflichen Interesse ist, daß die Gebärende, bei der Simpson das Chloroform zum ersten Mal anwandte, vorher von einem Kind entbunden wurde, bei dem man den Kopf des Kindes perforiert hatte, nachdem sie drei Tage unter der Geburt gelegen hatte. Bei der durch Chloroform erleichterten Geburt wurde das Anästhetikum 3½ Stunden nach Wehenbeginn noch vor dem Ende der Eröffnungsperiode angewandt, indem Simpson einen halben Teelöffel der Lösung auf ein trichterförmig zusammengerolltes Taschentuch gab, das er mit dem breiten offenen Ende über den Mund und die Nase der Frau stülpte. Nach Abklingen der Wirkung wurde die gleiche Menge Chloroform noch einmal gegeben. Das Kind wurde 25 Minuten nach Beginn der ersten Chloroforminhalation geboren (6).

Von seiten vieler Ärzte, der Öffentlichkeit und der Kirchen erhob sich eine heftige Opposition gegen den Einsatz der Anästhesie unter der Geburt.

John Snow (Abb. 3) führte 1853 eine erfolgreiche Chloroformnarkose bei der Geburt von Prinz Leopold, der achten Geburt der englischen Königin Victoria, durch. Snow tropfte Chloroform fraktioniert auf ein Taschentuch und kreierte damit die „chloroform à la reine", die 53 Minuten dauerte. Mit dem Begriff „Anaesthesie à la reine" wird die intermittierende Inhalationsanästhesie belegt, die in der geburtshilflichen Praxis seither bevorzugt wurde. Obwohl der Geburtshelfer der

Königin, Sir James Clark, dieses bedeutende Ereignis dem bekannten Geburtshelfer Simpson mitteilte, erschien kein Bericht im „The Lancet", da der Herausgeber, Thomas Wakley, offensichtlich dagegen war (6, 23). Erst vier Jahre später, am 18. April 1857, berichtete „The Lancet", daß Snow Chloroform anläßlich der Geburt der Prinzessin Beatrice bei Königin Victoria sicher angewandt hatte. Diese Veröffentlichung bedeutete eine medizinische und religiöse Billigung bzw. Rechtfertigung der Linderung der Schmerzen unter der Geburt (6).

1862 führte der Geburtshelfer Skinner aus Liverpool die gazebespannte Drahtrahmenmaske ein. Sie wurde in Deutschland durch Karl Schimmelbusch 1890 bekannt. 1880 berichtete Klikovitsch aus St. Petersburg über 25 Geburten mit Lachgas zur Schmerzerleichterung. Drei bis vier Inhalationen führten zur Schmerzreduktion während der Wehe, ohne das Bewußtsein wesentlich einzutrüben (6, 23). Nach einer Landesstatistik aus dem Jahre 1958 aus England wurde Lachgas bei über 50 Prozent aller Geburten verabreicht (2). Es ist in England das am häufigsten angewandte Mittel zur Inhalationsanästhesie unter der Geburt.

Leitungsanästhesie

Mit der Jahrhundertwende gewinnen die Leitungsanästhesien für die Geburtshilfe an Bedeutung. Der Subarachnoidal-Block, allgemein als Spinalanästhesie bezeichnet, wurde 1898 von dem Chirurgen Bier (Abb. 4) erstmals angewandt (5). Schon in den darauffolgenden Jahren 1900 bis 1902 haben die Geburtshelfer Kreis (20), Doloris und Malartic (8), Stone (38) sowie Hopkins (14) die Spinalanästhesie unter der Geburt eingesetzt. Die Spinalanästhesie ist mit Ausnahme des Sattelblocks zur vaginalen Entbindung, bei dem nur die Sakralsegmente ausgeschaltet werden, in den letzten 50 Jahren verlassen worden.

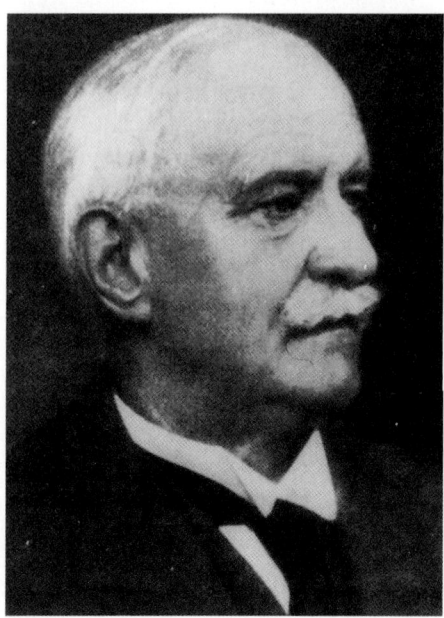

Abb. 4. August Bier (1861–1949) führte 1898 die erste Spinalanästhesie durch.

Die Kaudalanästhesie wurde zuerst 1901 von Cathelin (7) und Sicard (35) in Frankreich beschrieben und von Stoeckel (37) 1909 in die Geburtshilfe eingeführt. Aber erst Edwards und Hingson (9) haben mit der Einführung der Kathetertechnik 1942 das Verfahren populär gemacht, wie es auch bis heute in der klinischen Anwendung erhalten ist. Über die lumbale Periduralanästhesie in der Geburtshilfe wurde zuerst 1935 von Graffagnino und Seyler (12) berichtet. Die kontinuierliche Periduralanästhesie in der heutigen Form war erst nach Entwicklung der Tuohy-Nadel und entsprechender Katheter möglich und geht auf Flowers, Hellmann und Hingson (10) 1949 zurück. In Deutschland verwandte Anselmino (1, 2) 1949 als erster die lumbale Periduralanästhesie. Er erreichte mit Hilfe der Periduralplombe eine gezielte Ausschaltung des Geburtsschmerzes. Zur Schmerzausschaltung während der Eröffnungsperiode wurde Pantocain in kolloidaler Lösung zwischen L_1 und L_2 injiziert, und zur Schmerzausschaltung in der Austreibungsperiode eine entsprechende Dosis zwischen L_5 und S_1. Heute ist die kontinuierliche lumbale Periduralanästhesie mittels Katheter die Methode der Wahl, wobei eine getrennte Schmerzausschaltung für die Eröffnungs- und Austreibungsperiode durch entsprechende Lagerung nach Injektion als wässerige Lösung erreicht wird (3, 4, 35).

Die Pudendusanästhesie geht auf die deutschen Geburtshelfer Mueller (26) 1908 und Ilmer (16) 1910 zurück. Sellheim hat das Verfahren weiter propagiert, allerdings noch in der Weise, daß der Einstich perkutan im Bereich des Perineums erfolgte. Erst durch Kobak (19) wurde 1960 der transvaginale Zugang geschaffen, der sich bis heute allgemein durchgesetzt hat.

Zentralwirkende Medikamente

Zur Schmerzausschaltung unter der Geburt wurden neben den erwähnten Inhalationsnarkotika und den Leitungsanästhesien vor allem analgetisch wirksame Medikamente eingesetzt. Das älteste Mittel zur Geburtsanalgesie ist Morphin (2, 3). Einen Fortschritt bedeutete die Einführung von Spasmalgin durch die Geburtshelfer Schickele 1928 und Kreis 1933 (2). 1939 wurde das Opiat Pethidin (Dolantin®) synthetisiert und ein Jahr später in die geburtshilfliche Praxis eingeführt (2). Die Opiate passieren wie die Narkotika rasch die Plazenta und haben ebenfalls den Nachteil, daß sie bei hoher Dosierung zur Bewußtseinseintrübung der Mutter führen. Im Vordergrund der unerwünschten Nebenwirkungen steht die atemdepressive Wirkung vor allem auch auf das Kind. Auf Angst und Verspannung außer durch die Schmerzreduktion haben Analgetika keinen nennenswerten Einfluß. Hierauf haben Psychopharmaka eine günstigere Wirkung. Zur Anwendung kommen Tranquilizer und Neuroleptika in den letzten Jahren.

Das Ziel der Geburtserleichterung ist nicht nur, mit Leitungsanästhesien und Medikamenten der Mutter Schmerzen zu ersparen, ihr eine möglichst angenehme, bequeme Entbindung zu ermöglichen, sondern unser Ziel ist vielmehr, – ausgehend von der täglichen klinischen Beobachtung, daß Angst und Verspannung sowie starke Schmerzen die Geburt in ihrem physiologischen Ablauf erheblich beeinträchtigen können bis hin zur zervikalen Dystokie – einen gestörten Geburtsablauf mit den erwähnten zur Verfügung stehenden Methoden zu normalisieren, um damit nicht nur für die Mutter, sondern insbesondere auch für das Kind eine möglichst schonende Geburt zu erreichen (27).

Indem die vorwiegend mechanische Betrachtungsweise der Geburt, wie sie in der Lehre von der Geburtsmechanik Sellheims zum Ausdruck kam, mehr und mehr einer vorwiegend funktionellen dynamischen Sicht weicht, wird deutlich, daß die geburtserleichternden Verfahren, insbesondere die Leitungsanästhesien, ihre Indikation vor allem bei schmerz- und verspannungsbedingten Gebärstörungen haben.

Alle geburtserleichternden Verfahren haben den Nachteil, daß die verwendeten Medikamente die Plazenta passieren und für das Kind, wenn auch tolerabel, Nebenwirkungen haben. So werden Analgetika heute nur noch so gering dosiert, daß die atemdepressive Komponente vom gesunden Neugeborenen toleriert wird. Dennoch könnte sich die atemdepressive Wirkung trotz niedriger Dosierung für ein Frühgeborenes nachteilig auswirken.

Aufgrund neuer psychologischer Forschungsergebnisse von Janov (18) und Grof (13) in den letzten Jahren erfährt neben der rein körperlichen die psychologische und geistige Komponente des Kindes unter der Geburt mehr Beachtung. Man nimmt an, daß die sensibleren und sensitiven Wahrnehmungsfunktionen des Kindes unter der Geburt um so mehr verloren gehen, je traumatisierender die Geburt für das Kind ist. Eine traumatische Geburt überstehen nur die stärksten und gröbsten Hirnfunktionen. Daneben scheint es auch für das Kind von Bedeutung, daß die Intensität des Geburtserlebnisses nicht durch zentral dämpfende Medikamente beeinträchtigt ist.

Aber auch für die Mutter-Kind-Beziehung ist es nicht ohne Einfluß, wenn die Mutter die Geburt schrecklich und dramatisch erlebt hat. Auf der anderen Seite soll die Wahrnehmungs- und Erlebnisfähigkeit der Mutter möglichst voll erhalten bleiben.

Anästhesie bedeutete ursprünglich nicht Schmerzlosigkeit, sondern „Empfindungslosigkeit". Jede Minderung des Schmerzes führt somit zwangsläufig zur Einschränkung aller Gefühlswahrnehmungen, bei Leitungsanästhesien jedoch nur in dem von der Leitungsanästhesie betroffenen Bereich. Mit der Empfindungslosigkeit geht einher die Minderung der Erlebnisfähigkeit – des Erlebens der Geburt.

Psychosomatische Methoden

Da in den letzten Jahren von den Schwangeren, ihren Ehemännern und den betreuenden Ärzten die Beachtung auch der psychologischen Aspekte der Geburt mit ihren Auswirkungen auf Mutter und Kind gefordert wird, hat die psychosomatische Geburtserleichterung zunehmend an Bedeutung gewonnen.

Die Anfänge sind im autogenen Training von J. H. Schultz 1926 (34) als Entspannungstechnik zu sehen. Der Geburtshelfer Jacobson (17) verwandte schon 1928 die „progressive Relaxation", ein Verfahren, das auf dem Prinzip der Tonusregulierung beruht, was man wie das autogene Training als ein somatopsychisches Therapieverfahren bezeichnen kann. Auf den Zusammenhang zwischen Angst, Spannung und Schmerz hat als erster Dick Read (30) hingewiesen und es als „Angst-Spannungs-Schmerz-Syndrom" bezeichnet. Er geht davon aus, daß Realängste, wie z.B. Angst vor der Geburt, vor einem nicht gesunden Kind, als Mutter nach der Geburt zu versagen, und unbewußte Ängste, die aus Erzählungen über Geburten und aus der eigenen Kindheit stammen können, Spannung verursachen, diese Spannung ihrerseits Schmerzen auslösen kann oder bestehende Schmerzen verstärkt, wodurch die ursprüngliche Angst dann wieder verstärkt wird und es zu einem Circulus vitiosus kommt. Seine 1933 von ihm veröffentlichte Methode besteht aus aufklärenden informierenden Gesprächen, Entspannungsübungen ähnlich der progressiven Relaxation nach Jacobson und der Anfangsstufe des autogenen Trainings sowie dem Erlernen einer vertieften Bauchatmung (33).

1952 haben Lamaze und Vellay (22) die sogenannte „Psycho-Prophylaxe" des Geburtsschmerzes in Frankreich eingeführt. Der theoretische Ansatz unterscheidet sich von dem von Jacobson und Dick Read dadurch, daß man meinte, ein Geburtszentrum im Gehirn konditionieren zu können, das dann unter der Geburt automatisch arbeitet. Er bezeichnete die Methode auch als „Neuromuskuläre Erziehung". Prinzip und Durchführung entsprechen dagegen vollständig der Read-Jacobsonschen Relaxation. Neu ist die Einführung der „Hechelatmung", einer oberflächlichen frequenten Brustatmung, die in der zweiten Hälfte der Eröffnungsperiode (ab 3 cm Muttermundsweite) zur Unterdrückung des Wehenschmerzes angewandt wird. In der ersten Hälfte der Eröffnungsperiode wird die tiefe Bauchatmung bevorzugt.

In der Bundesrepublik haben sich in erster Linie Roemer (32), der das Tübinger Bade-Gespräch einführte, und Prill (29), der sich in erster Linie auf das autogene Training konzentrierte sowie in Düsseldorf Elert und Hüter (15) sowie Richter in Freiburg (31) mit der Readschen Methode befaßt. Die Methoden von Lamaze und Read haben sich in den letzten Jahren mehr und mehr angenähert, so daß heute im wesentlichen auf der Methode nach Dick Read aufgebaut wird, wobei jede Krankengymnastin und Hebamme, die einen Geburtsvorbereitungskurs durchführt, natürlich Anteile eigener Erfahrungen aus anderen Körper- und Atemarbeiten mit einbringt. In den letzten zehn Jahren ist es üblich geworden, daß die Ehemänner an diesen Kursen teilnehmen.

Neben der Schmerzminderung unter der Geburt hat die Geburtsvorbereitung in den letzten Jahren zusätzlich einen Beziehungsaspekt erfahren, in dem die Schwangere über feinsinnige Atem- und Körperwahrnehmung die propriozeptive Wahrnehmungsfähigkeit intensiviert, damit mehr emotionalen Kontakt zu ihrem eigenen Körper und sich selbst erfährt und somit auch den Kontakt zu ihrem Kind intensiviert. Wenn Paare an Geburtsvorbereitungskursen gemeinsam teilnehmen, wird selbstverständlich die Beziehung zwischen den Partnern und damit die Beziehung der Eltern zu ihrem ungeborenen und geborenen Kind gefördert (28). Der affektive Kontakt zwischen Mutter und Kind, der pränatal beginnt und unter der Geburt nicht unterbrochen wird, ist das Anliegen auch der Haptonomie. Dieses Verfahren wurde von Frans Veldmann begründet. Die haptonomische Begleitung der Schwangeren und des Kindes unter der Geburt stellt eine neue Dimension in der Schwangerschaftsbetreuung und Geburtshilfe dar.

Der Begriff des Angst-Spannungs-Schmerz-Syndroms nach Read hat sich inzwischen als eine nicht mehr zulässige Verallgemeinerung herausgestellt und verbirgt damit, daß andere Formen gestörten Gebärverhaltens nicht das somatische Korrelat von Angst, sondern von andersartigen Impulsen darstellen. Auf diese Zusammenhänge hat Molinski (25) besonders hingewiesen. Er unterscheidet ein retentives, ein ärgerliches, ein perfektionistisches, ein rational gesteuertes, ein kontaktarmes und zugleich ratloses und planloses Gebärverhalten. Diese Formen gestörten Gebärverhaltens sind Ausdruck bestimmter Persönlichkeitsstrukturen.

Diese in der Geburtshilfe bereits früh begonnenen physo-psychischen Methoden der Schmerzerleichterung wurden erst in den letzten 10 bis 20 Jahren zögernd in die Behandlung von anderen Schmerzen, z.B. in den Schmerzkliniken, die weitgehend eine Domäne der Anästhesisten darstellen, integriert (24).

In den letzten Jahren wurde über die Entdeckung der Endorphine deutlich, daß durch die im Körper gebildeten Morphine die Schmerztoleranz verändert wird. Der menschliche Organismus verfügt über Opiatrezeptoren, die 1973 zum ersten Mal nachgewiesen wurden. 1975 wurden die natürlichen Opiate in unserem Körper entdeckt, die als Endorphine bezeichnet werden. Die Endorphinbestimmungen des Gynäkologen Goebelsmann (11) im Rahmen der Geburtshilfe zeigen, daß die Endorphine unter der Geburt ansteigen. Patientinnen mit Periduralanästhesie unter der Geburt haben einen niedrigeren Endorphinspiegel.

Es liegen auch Untersuchungen vor, daß bei Frauen, die eine Geburtsvorbereitung nach Lamaze durchführen, in der Schwangerschaft der Beta-Endorphinspiegel um das Zwei- bis Dreifache anstieg, so daß wir heute vermuten, daß es durch eine tiefe körperliche Entspannung zu einer Erhöhung des Endorphinspiegels kommt und die Geburt schmerzärmer erlebt werden kann.

Jeder Geburtshelfer weiß aus seiner täglichen Erfahrung, daß das Eingehen auf die Schwangere und den Partner sowie die Berücksichtigung der Wünsche und Vorstellungen für Mutter, Kind und Vater einen wesentlichen Anteil an einer erfolgreichen, schmerzarmen Geburtshilfe darstellen. Vom Arzt und der Hebamme werden Einfühlungsvermögen und psychologischer Umgang auch mit schwierigen Menschen unter besonderen Bedingungen, wie sie die Geburt mit sich bringt, erwartet. Das erfordert mehr Engagement als die Verordnung von Analgetika und Tranquilizer sowie Pudendus- oder Periduralanästhesie.

Durch die unterschiedlich beschrittenen Wege der Geburtserleichterung hat die Geburtshilfe wesentlich zur Entwicklung der modernen Anästhesie und darüber hinaus zur Humanisierung der Medizin beigetragen.

Literaturverzeichnis

1. Anselmino KJ, Plaskuda G, Stewens R: Über ein neues Verfahren der protrahierten Leitungsanaesthesie des Wehenschmerzes; die segmentäre peridurale Plombe. Klin. Wschr. 27 (1949) 104
2. Beck L: Geburtshilfliche Anästhesie und Analgesie. Thieme, Stuttgart, 1968
3. Beck L u. Albrecht H: Analgesie und Anästhesie in der Geburtshilfe. Thieme, Stuttgart, 1982
4. Beck L: Die medikamentöse Analgesie und Anästhesie. Käser O, Friedberg V, Ober KG, Thomsen K, Zander J (Hrsg.): Gynäkologie und Geburtshilfe, Band II, Thieme, Stuttgart, 1981
5. Bier A: Versuche über Cocainisierung des Rückenmarkes. Deutsch Z. Chir. 51: 361, 1899
6. Bonica JJ: Principles and Practice of Obstetric Analgesia Anesthesia. Band 1, F. A. Davis Company, USA, 1967
7. Cathelin MF: A new route of spinal injection; a method for epidural injections by way of the sacral canal; application to man. Comt. rend. Soc. Biol. 53: 452, 1901

8. Doloris J, Malartic P: Analgesie obstetricale par l'injection de cocaine dans l'arachnoide lombaire. Acad. Med. 17, 1900
9. Edwards WB, Hingson RA: Continuous caudal anesthesia in obstetrics. Amer. J. Surg. 57: 459, 1942
10. Flowers CE jr., Hellmann LM, Hingson RA: Continuous peridural anesthesia/analgesia for labor, delivery and cesarean section. Curr. Res. Anesth. Analg. 28: 181, 1949
11. Goebelsmann U: Persönliche Mitteilung
12. Graffagnino P, Seyler LW: Epidural anesthesia in obstetrics. Amer. J. Obstet. Gynec. 35/597, 1938
13. Grof S: Geburt, Tod und Transzendenz. Neue Dimensionen in der Psychologie. Kösel-Verlag, München, 1985
14. Hopkins SR: Case of cesarean section under spinal anesthesia. J.A.M.A. 38: 1355, 1902
15. Hüter KA: Vergleichende Untersuchungen zur psychoprophylaktischen und medikamentösen Geburtsleitung unter besonderer Berücksichtigung der Neugeborenenasphyxie. Geburtsh. u. Frauenheilk. 22: 279, 1962
16. Ilmer W: Ueber nervus pudendus anasthesie. Zentralbl. f. d. ges. Gynak. u. Geburtsh., 34/699, 1910
17. Jacobson E: Progressive Relaxation. University of Chicago Press, 1928
18. Janov, Arthur: Frühe Prägungen. Fischer-Verlag, Frankfurt, 1984
19. Kobak AJ, Sadove MS: Transvaginal regional anesthesia simplified by a new instrument. Obstet. Gynec. 15/387, 1960
20. Kreis O: Ueber Medullarnarkose bei Gebarenden. Zbl. Gyneak., July 14, 1900, p. 724
21. Kuntner L: Die Gebärhaltung der Frau. Hans Marseille Verlag, München, 1985
22. Lamaze F, Vellay P: L'accouchement sand douleur par la méthode psychophysique. Premiers résultats portant sur 500 cas. Gaz. méd. Fr. 59 (1952) 1445–1460
23. Lee JA: A Synopsis of Anaesthesia. Bristol: John Wright and Sons, 1959
24. Milz H: Neue Möglichkeiten der Schmerzbehandlung. In: Ganzheitliche Medizin. Athenäum, Königstein, 1985
25. Molinski H: Normales und pathologisches Gebärverhalten. In: Hertz DG, Molinski H (Hrsg.): Psychosomatik der Frau. Springer, Berlin, 1981
26. Mueller B: Narcologie. 88 Berlin Trenkel, Volume 11, 1908
27. Potthoff S, Beck L: Geburtserleichternde Verfahren und Geburtsart. In: Hillemanns H-G, Steiner H, Richter D (Hrsg.): Die humane, familienorientierte und sichere Geburt. Thieme, Stuttgart, 1983
28. Potthoff S: Begleitung der Schwangeren aus ethischer Sicht, Freuden und Leiden der Schwangeren. In: Zielinski HR (Hrsg.): Prüfsteine medizinischer Ethik IV. AMEG-Grevenbroich, 1983
29. Prill HJ: Methoden psychischer Geburtsschmerzerleichterung. Z. Geburtsh. Gynäk. 146 (1956), 211
30. Read GD: Mutterwerden ohne Schmerz. 12. Aufl. Hoffmann & Campe, Hamburg, 1963
31. Richter D: Psychologische Geburtserleichterung. In: Beck L, Albrecht H (Hrsg.): Analgesie und Anästhesie in der Geburtshilfe. Thieme, Stuttgart, 1982
32. Roemer H: Erfahrungen mit der psychologischen Geburtsvorbereitung nach Read. Geburtshilfe und Frauenheilk. 18, 278, 1958
33. Roemer H: Methoden der Geburtserleichterung. Psychologische Methoden. In: Käser O, Friedberg V, Ober KG, Thomsen K, Zander J (Hrsg.): Gynäkologie und Geburtshilfe, Band II, Thieme, Stuttgart, 1981
34. Schultz JH: Das autogene Training, 11. Aufl. Thieme, Stuttgart, 1964
35. Sicard MA: Les injections medicamenteuses extra durales par voie sacrococcygienne. Compt. rend. Soc. Biol. 53/396 (Seance du 20 Avril) 1901
36. Strasser K, Albrecht H: Die lumbale Peridural-, die Kaudal- und Spinalanästhesie. In: Beck L, Albrecht H (Hrsg.): Analgesie und Anästhesie in der Geburtshilfe, Thieme, Stuttgart, 1982
37. Stoeckel D: Sakrale anaesthesia. Z. Gynaek. 33: 3, 1909
38. Stone WR: Cocainization of the spinal cord by means of lumbar puncture during labor. Amer. J. Obstet. Dis. Women and Children 43: 145, 1901
39. Winter PM, Miller N: Anästhesie. Spektrum der Wissenschaft 6/88, 1985

Hausgeburt und klinische Entbindung im Dritten Reich (Über eine Denkschrift der Deutschen Gesellschaft für Gynäkologie aus dem Jahre 1939)

Josef Zander und Elisabeth Goetz

Auseinandersetzungen um den Nutzen und Nachteil der Hausgeburt und der klinischen Entbindung sind nicht neu. Schon vor fast einem halben Jahrhundert versuchte ein totalitärer Staat auf der Grundlage seiner Ideologie den Trend zur Entbindung in der Klinik aufzuhalten und anstatt dessen die Entbindung im häuslichen Milieu mit allen Mitteln zu propagieren. Gegen diesen Versuch haben Gynäkologen entschlossen protestiert.

Im Zentrum stand eine „Denkschrift der Deutschen Gesellschaft für Gynäkologie zu den vom Reichsgesundheitsführer und der Reichshebammenschaft aufgeworfenen Fragen". Über den Vorgang soll im folgenden berichtet werden.

Zur Vorgeschichte

Schon kurze Zeit nach der „Machtübernahme" wandte sich die Aufmerksamkeit der nationalsozialistischen Machthaber in besonderer Weise der Geburtshilfe zu. Die erklärten Ziele wurden deutlich in dem Runderlaß des preußischen Ministeriums des Inneren vom 6. September 1934 zum Thema: Hausentbindungen – Anstaltsentbindungen. Es heißt darin in den Absätzen 1, 2 und 5:

„1. Das heute von zahlreichen Organisationen verschiedenster Art und weiten Bevölkerungskreisen getragene Bestreben, dem Geburtenrückgang des deutschen Volkes Einhalt zu gebieten und einen Anstieg der Geburtenzahl herbeizuführen, hat in der letzten Zeit häufig Maßnahmen veranlaßt, die Entbindungen so weitgehend wie möglich in bestehende oder zu gründende klinische Anstalten und Heime zu verlegen. Der diesen Maßnahmen zugrundeliegende Gedanke ist, daß die Sterblichkeit der Mütter auf ein möglichst geringes Maß heruntergedrückt werden sollte.

Die hierbei meist stillschweigend zugrundeliegende Überzeugung, daß die grundsätzliche Verlegung möglichst aller Geburten in klinische Anstalten hierfür ein geeignetes Mittel sei, stimmt mit den heutigen ärztlichen Erfahrungen jedoch nicht überein. Selbstverständlich ist aber die klinische Entbindung in jedem Fall vorzuziehen, in dem ein krankhafter Verlauf einer Entbindung zu erwarten oder auch nur zu vermuten ist oder in dem die Wohnungsverhältnisse besonders ungünstig liegen.

2. Erfahrungen und wissenschaftliche Arbeiten haben dagegen gerade in der neuesten Zeit ergeben, daß die Aussichten auf einen günstigen Verlauf bei einer normalen Entbindung im Privathaushalt denen der klinischen Entbindung nicht nachstehen. Dies wird auch durch das ausländische medizinische Schrifttum bestätigt."

Absatz 5 lautet:

„5. Als erwünscht muß es auch bezeichnet werden, daß durch die Hausentbindung das Zusammengehörigkeitsgefühl der Familie gestärkt wird. Die Förderung des Familiengedankens entspricht der nationalsozialistischen Weltanschauung, während die Werbung für die grundsätzliche Verlegung möglichst aller Entbindungen an Anstalten früher vielfach einer familienfeindlichen Anschauung entsprach."

Für die weitere Entwicklung dürfte ein offensichtlich intimes Zusammenspiel zwischen dem damaligen Staatskommissar für das Gesundheitswesen im preußischen Innenministerium, Staatsrat Dr. Leonardo Conti, und seiner Mutter, der Hebamme und späteren Leiterin der Reichshebammenschaft, Frau Nanna Conti, kennzeichnend sein. Conti wurde am 20. April 1939 von Hitler zum Leiter des Hauptamtes für Volksgesundheit ernannt und erhielt den Titel „Reichsgesundheitsführer". Im August 1939 wurde er Staatssekretär im Reichsministerium des Inneren und damit höchster Medizinalbeamter im Dritten Reich.

Im Rahmen einer Tagung der Arbeitsgemeinschaft für Mutter und Kind am 21./22. Mai 1937 in Wildbad hielt Conti ein Grundsatzreferat zum Thema „Geburtshilfe und Hebammenwesen in Deutschland" (Der öffentliche Gesundheitsdienst 3, 257, 1937; Deutsches Ärzteblatt 68, 4, 1938). Die Tagung fand durch ihren direkten Bezug auf den Vierjahresplan der Regierung besonderes Interesse.

In diesem Referat versucht Conti, die Vorzüge und Nachteile der Hausentbindung und Anstaltsentbindung gegeneinander abzuwägen. Seine Bilanz fällt jedoch deutlich zugunsten der Hausentbindung aus. Er stellt dazu u. a. fest:

„Der Familienzusammenhang wird auch ideell gewahrt. Der Übergang zur Wiederaufnahme der Tätigkeit erfolgt im Hause gleichmäßiger. Die Gefahr der Infektion ist im Hause grundsätzlich geringer als in jeder Anstalt. Die gebärende Mutter ist eben in ihrer Familie in ihrem natürlichen Kreise isoliert und kommt mit Erkrankten mittelbar oder unmittelbar sehr viel schwerer und weniger in Berührung als bei der Entbindung in der Anstalt. Die Stilltätigkeit wird im Hause in der Regel besser gefördert. Die Kosten für die Allgemeinheit sind geringer als durch die Anstaltsentbindung."

Die Anstaltsentbindung wird hingegen vorwiegend negativ geschildert. Dazu sagt er u.a.:

„Die nur selten ausreichende Zahl von Pflegekräften, der Wechsel des Pflegepersonals, erschweren die Forderung der Stilltätigkeit, die psychologische Beeinflussung in dieser Hinsicht läßt in der Regel sehr zu wünschen übrig, der plötzliche Wechsel durch die Entlassung nach Hause, wo dann nichts für die Entlassung der Mutter bereit zu sein pflegt, bedeutet neben anderem die Gefahr des plötzlichen Aufhörens der begonnenen Stilltätigkeit. Der Familienzusammenhang wird durch die klinische Entbindung nicht gefördert. Die Gefahr nicht notwendiger Eingriffe besteht."

Als Beleg für diese Auffassung werden u.a. die angeblichen Zustände in einem Krankenhaus und Wöchnerinnenheim herangezogen, dessen Träger eine „weltanschauliche Gemeinschaft" ist. Es seien binnen ganz kurzer Zeit eine größere Anzahl von Kindern gestorben, welche in schlechtestem Zustand aus diesem Hause entlassen worden waren. Nur zwei Ärztinnen standen in diesem Krankenhaus zur Verfügung. Eine sei für die chirurgische Station, die andere für die Entbindungsstation, für die Säuglinge und die Mütterberatungsstelle zuständig. Die erstere sei Jüdin, die zweite Halbjüdin. Conti stellt dann fest:

„So etwas gibt es in Deutschland auch noch! Die Halbjüdin zeichnete sich bis 1933 in der Eheberatung, in der sie tätig war, dadurch aus, daß sie die Empfängnisverhütung nicht nur empfahl, sondern gleich auch die notwendigen Mittel dazu ausgab, mit denen der Schrank ihrer Diensträume angefüllt war."

Schließlich wirft Conti die Frage auf, ob es nicht erfolgversprechender sei, nur denjenigen Geburten die Vorzüge der klinischen Entbindungen zugute kommen zu lassen, die ihrer bedürfen und vor den Nachteilen der klinischen Entbindung alle die zu bewahren, bei denen kein ausreichender ärztlicher Grund vorliegt.

Im gleichen Vortrag stellt Conti fest, daß das neue Hebammengesetz auch eine Anordnung über die Pflicht zur Heranziehung von Hebammen bei allen Entbindungen enthalten müsse. Seine eigene Kompetenz versucht er mit folgenden Worten zu belegen:

„Ich kenne den Hebammenberuf. Ich habe als Arzt Geburtshilfe ausgeübt, und ich kenne geburtshilfliche Anstalten. Nur ein Gesamtüberblick vermag der Staatsführung die richtige Linie aufzuzeigen. Diese Linie kann und darf nicht zu amerikanischen Verhältnissen führen."

Wenige Wochen später hielt seine Mutter, Frau Nanna Conti, auf der internationalen Hygienetagung in Paris vom 1. bis zum 10. Juli 1937 ein Referat zum Thema „Müttersterblichkeit bei der Geburt und im Wochenbett bei Anstalts- und Hausentbindungen" (Der öffentliche Gesundheitsdienst 3, 584, 1937). Frau Conti vertritt die Auffassung, daß aus der Sicht der mütterlichen Sterblichkeit die klinische Entbindung höchst fragwürdig sei. Sie kommt schließlich zu folgender Schlußfolgerung:

„Bei ernster Prüfung der überaus wichtigen Frage der Müttersterblichkeit werden die Regierungen aller Länder zu dem Entschluß kommen müssen, daß die Erhaltung der klassischen Form der Geburtshilfe, d.h., der Entbindung der Frau im eigenen Heim, geschützt vor Infektionen, betreut von einer nur für Geburtshilfe ausgebildeten und nun geburtshilflich tätigen Frau, die staatlicher Aufsicht untersteht und damit die Erhaltung eines leistungsfähigen und lebensfähigen Hebammenberufs und Standes, von größter Wichtigkeit ist."

Etwa anderthalb Jahre später, am 21. Dezember 1938, wurde das Hebammengesetz erlassen. Es enthielt u.a. die bekannte Hinzuziehungspflicht für eine Hebamme bei allen Entbindungen.

Mit der dritten Verordnung zur Durchführung des Hebammengesetzes vom 22. September 1939 wurden die Reichsfachschaft Deutscher Hebammen sowie sonstige Vereinigungen von Hebammen aufgelöst. Rechtsnachfolgerin der aufgelösten Vereinigung wurde die „Reichshebammenschaft". Unter dem gleichen Datum wurde durch Erlaß des Reichsministers des Inneren über die Satzung der Reichshebammenschaft Frau Nanna Conti in Berlin zur Leiterin der Reichshebammenschaft ernannt.

Weitere Befugniserweiterungen für die Hebammen erfolgten durch Erlasse des Reichsministers des Inneren vom 30. Oktober 1939 und 2. Juli 1940 (Anwendung von Arzneimitteln und sonstigen Maßnahmen durch Hebammen bei drohender Lebensgefahr von Mutter und Kind) sowie vom 18. Juni 1940 (Einschaltung der Hebammen in die Schwangeren-, Säuglings- und Kleinkinderfürsorge).

1939 versucht Conti in einem Vortrag „Säuglings- und Kindersterblichkeit seit 1933" (Der öffentliche Gesundheitsdienst 5A, 408, 1939/1940) anhand von statistischen Daten darzulegen, daß die Ergebnisse der Säuglingssterblichkeit in den

Anstalten nicht besser als im Hause, sondern schlechter seien. Er weist erneut darauf hin, daß jede Zusammenballung von Müttern zur Entbindung eine gewisse Gefahr bedeute. Insbesonders greift er auch konfessionelle Krankenhäuser an, welche nach seiner Auffassung nicht etwa aus ärztlicher Indikation, sondern aus politischen Gründen die normalen Entbindungen an sich reißen.

Charakteristische Äußerungen zur Wiederbelebung der Hausgeburt werden in dieser Zeit immer wieder veröffentlicht. So schreibt z.B. der Amtsrat, Medizinalrat Dr. Engering aus Bergisch-Gladbach in seinem Beitrag „Organisation der Schwangerenfürsorge auf dem Lande" (Der öffentliche Gesundheitsdienst 6A, 75, 1940/1941):

„Die Vorteile der Hausentbindung sind vor allem auf volkssittlichem und familienpolitischem Gebiet. Einerseits gewinnt das Erlebnis der Mutterschaft und der Geburt für die Mutter und für die übrigen Familienmitglieder in der Hausgemeinschaft eine ungleich höhere Bedeutung, als wenn die Geburt in fremder Umgebung, fern der nächsten Angehörigen vor sich geht, und andererseits auch der Mann den Vorgang der Geburt im eigenen Heim nicht nur ganz anders erleben, sondern auch ganz anders würdigen kann."

Mit dem Runderlaß des Reichsministers des Inneren vom 6. September 1939 werden schließlich sehr eindeutig staatliche Maßnahmen zugunsten der Hausentbindung eingeleitet. Er hat folgenden Wortlaut:

„Der zu erwartende Bedarf an Krankenhausbetten macht es notwendig, daß die im Lauf der letzten Jahre auf Kosten der Hausentbindung stark gestiegene Zahl der Anstaltsentbindungen auf das unbedingt notwendige Maß zurückgeführt wird. Ich ersuche daher die Leiter der Krankenhäuser und Entbindungsanstalten mit Ausnahme der Lehranstalten anzuweisen, Schwangere zur Entbindung nur dann aufzunehmen, wenn entweder eine ärztliche Notwendigkeit für die Aufnahme vorliegt oder die genaue Erfragung der Wohnungs- und Pflegeverhältnisse dies dringend notwendig erscheinen läßt. Hierbei ist jedoch von der Erkenntnis auszugehen, daß die Durchführung der Entbindung auch unter dürftigen Wohnverhältnissen unter der Einzelbetreuung der Hebamme weit bessere Ergebnisse für Mutter und Kind zeigt, als die Entbindung in ggf. überfüllten oder mit Erkrankten verschiedenster Art gefüllten Krankenanstalten ohne die für Geburtshilfe erforderliche reichliche Zahl von nur hierfür zur Verfügung stehenden Ärzten und Pflegekräften und Isolierungsmöglichkeiten es vermag. Es ist daher bei der Beurteilung der Aufnahme aufgrund mangelhafter häuslicher Wohn- und Pflegeverhältnisse im Interesse der Schwangeren selber, einen strengeren Maßstab anzulegen, als dies im allgemeinen bisher der Fall ist."

Die Denkschrift der Deutschen Gesellschaft für Gynäkologie und ihre Folgen

Diese Vorgänge und insbesondere die wiederholten Angriffe der nationalsozialistischen, sogenannten Gesundheitsführung gegen die Anstaltsentbindungen zugunsten der Hausgeburt führten zu Unruhe bei vielen Frauenärzten und wohl auch zur Verunsicherung großer Teile der Bevölkerung. Auslösend für den Protest wurde schließlich der oben zitierte Erlaß des Reichsministers des Inneren vom 6. September 1939.

Auf der Suche nach Akten der Klinik zu diesen Vorgängen fanden wir zufällig zum Teil als „Vertraulich" gekennzeichnete Akten der Deutschen Gesellschaft für Gynäkologie aus den ersten Kriegsjahren. Sie vermitteln ein bemerkenswertes Bild von den Auseinandersetzungen zwischen Gynäkologen und der Gesundheitsführung des Dritten Reiches zum Thema Hausgeburt und Anstaltsentbindung. Die weitere Darstellung folgt den Originaldokumenten in diesen Akten.

Am 21. November 1939 wandte sich Professor Gustav Döderlein aus Berlin schriftlich an den Präsidenten der Deutschen Gesellschaft für Gynäkologie, Professor H. Fuchs, in Danzig. Sein Brief beginnt mit folgendem Absatz:

„In den letzten Wochen mehren sich die Veröffentlichungen über Anordnungen zur Haus- und Klinikentbindung, über Befugniserweiterungen für Hebammen in der Tagespresse und in unseren Arztzeitschriften, so daß Unruhe in das Publikum getragen und Sorge bei den geburtshilflich-tätigen Ärzten entstanden ist. Besonders die immer wiederkehrende Behauptung, daß die Hausentbindung besser sei als die Kliniksgeburt, deren Gefahren in unverantwortlicher Weise betont und übertrieben werden, ist ein unerhörter Vorwurf gegen die geburtshilflichen Anstalten. Die Befugniserweiterung für die Hebammen (Deutsches Ärzteblatt Nr. 47, S. 684) auf Eingriffe unter der Geburt überschreitet bei weitem die Fähigkeiten der Durchschnittshebamme, selbst wenn man berücksichtigt, daß sie zunächst nur auf Ausnahmefälle beschränkt ist."

Abschließend heißt es in dem Brief Döderleins:

„Ich bitte Sie daher, sehr verehrter Herr Präsident, baldmöglichst die Vorstandsmitglieder der Deutschen Gesellschaft für Gynäkologie zu einer Sitzung zusammenzurufen, damit die durch diese vertretene Gesamtheit der Deutschen Geburtshilfe, der Tradition und der Bedeutung unserer Gesellschaft entsprechend, ihren Einfluß geltend machen kann, bevor es zu spät ist."

Wenige Tage später, am 30. November 1939, schrieb Prof. Lönne aus Posen ebenfalls an den Präsidenten der Deutschen Gesellschaft für Gynäkologie. Sein Brief beginnt mit den Absätzen:

„Durch die Veröffentlichung eines von Herrn Staatssekretär Dr. Conti veranlaßten Erlasses des Reichsministers des Inneren vom 6. September 1939, der die Hausentbindung und Anstaltsentbindung behandelt, ferner durch eine Anordnung der selben Stelle, welche eine Befugniserweiterung für Hebammen vorsieht, des weiteren durch ein Rundschreiben über die Zusammenarbeit ‚Hilfswerk Mutter und Kind' und Reichshebammenschaft, unterzeichnet von Herrn Hauptamtsleiter Hilgenfeldt, offenbar beraten von der Mutter des Herrn Reichsgesundheitsführers, der Reichshebammenführerin Nanna Conti, und durch die Wiedergabe all dieser Verordnungen in der Fach- und Laienpresse ist eine Beunruhigung in der gesamten Bevölkerung und Ärzteschaft entstanden, wie sie bisher wohl einzigartig dasteht.

Aus den Veröffentlichungen muß man entnehmen, daß es die Auffassung des Herrn Reichsärzteführers Dr. Conti ist, daß Hausentbindungen grundsätzlich vor Anstaltsentbindungen den Vorzug verdienen. Er hat bisher statistische Zahlen herangezogen, die einen Anspruch auf streng wissenschaftliche Beurteilung und Objektivität nicht haben. Aus diesem Grund hat die Deutsche Gesellschaft für Gynäkologie eine vollständige Klärung der Frage, ob in Deutschland die Anstaltsgeburt schlechtere Resultate als die Hausgeburten haben, gewünscht."

Tatsächlich hatte Prof. G. A. Wagner, der Direktor der Frauenklinik an der Charité in Berlin, schon als Präsident der 25. Versammlung der Deutschen Gesellschaft für Gynäkologie vom 20. bis 23. Oktober 1938 die Frage, ob die Hausgeburt oder die Anstaltsgeburt die bessere ist, in den Mittelpunkt seiner Eröffnungsrede gestellt. In der II. Mitgliederversammlung am 22. Oktober wurde dann von den Mitgliedern der Gesellschaft folgende Resolution gefaßt:

„Die Deutsche Gesellschaft für Gynäkologie wünscht eine völlige Klärung der Frage, ob in Deutschland die Anstaltsgeburt schlechtere Resultate hat als die Hausgeburt. Sie will zu ihrem Teil zur Klärung dieser Frage dadurch beitragen, daß vollkommen verläßliche und lückenlose Berichte der Deutschen geburtshilflichen Anstalten gesammelt und statistisch richtig bewertet werden. Mit dieser Angelegenheit wird ein Ausschuß betraut" (Verhandlungen der Deutschen Gesellschaft für Gynäkologie, 25. Versammlung, Berlin, 20. bis 23. Oktober, Herausgeber: G. A. Wagner und H. Naujoks, Berlin, Springer Verlag 1938. S. 22).

Lönne fordert den Präsidenten der Deutschen Gesellschaft für Gynäkologie abschließend in seinem Brief auf, daß der Vorstand der Gesellschaft sofort für den 7., 8. oder 9. Dezember nach Berlin einberufen wird, um sich mit dem Gegenstand zu befassen. Er schlägt außerdem vor, daß Geheimrat Prof. W. Stoeckel und Dr. von Stuckrad aus Berlin zu der Sitzung des Vorstandes geladen werden.

Am 9. Dezember 1939 fand dann die Sitzung des Vorstandes der Deutschen Gesellschaft für Gynäkologie in Berlin statt. Die Gynäkologen Haselhorst aus Rostock und Bickenbach aus Göttingen wurden offensichtlich nach dieser Sitzung aufgefordert, möglichst kurzfristig Klarheit in die geburtshilflichen Statistiken der Kliniken zu bringen. Außerdem beauftragte der Vorstand Döderlein und von Stuckrad, sofort eine Denkschrift zur gesamten Problematik auszuarbeiten. Diese Denkschrift wurde kurzfristig fertiggestellt und lag schon Ende Dezember mit Zustimmung des Präsidenten der Gesellschaft in gedruckter Form vor. Es wurden 3000 Exemplare gedruckt. Je ein Exemplar sollte dem Reichsgesundheitsführer im Verlauf einer persönlichen Rücksprache und zugleich dem Reichsminister des Inneren übergeben werden. Sämtliche Mitglieder der Deutschen Gesellschaft für Gynäkologie und alle Mitglieder der Deutschen regionalen Fachgesellschaften sollten ein Exemplar erhalten. Döderlein schreibt dazu:

„Wir halten diese Form der Verbreitung im Kreise unserer Fachgenossen für korrekter, als den ursprünglichen Plan einer allgemeinen Veröffentlichung in den Fachzeitungen, die als zu scharfe Kritik an den Anordnungen des Ministers in der Öffentlichkeit empfunden werden würde."

Abb. 1 zeigt das Titelblatt der gedruckten Denkschrift. Sie besteht aus 16 Druckseiten und beginnt mit folgendem Wortlaut:

„Die Deutsche Gesellschaft für Gynäkologie sieht sich gezwungen, ihre schweren Bedenken gegen folgende Anordnungen des Herrn Reichsministers des Inneren und die daraus sich ergebenden Veröffentlichungen in der Presse zu äußern: Runderlaß des Herrn Reichsminister des Inneren vom 6. September 1939, weiter in der ärztlichen Fachpresse: Deutsches Ärzteblatt Nr. 47, 1939, Seite 684 und Ärzteblatt für Berlin, Mark Brandenburg und Pommern, Nr. 47/48, 1939, Seite 754 Anordnungen des Reichsministers des Inneren, des Hilfswerks Mutter und Kind" (Hauptamtsleiter Hilgenfeldt sowie Reichshebammenführerin Frau Nanna Conti).

Diese Erlasse und Veröffentlichungen betreffen folgende Fragen:
1. Anstalts- und Hausentbindung.
2. Befugniserweiterung für Hebammen.
3. Vorsichtsuntersuchungen bei Schwangeren.

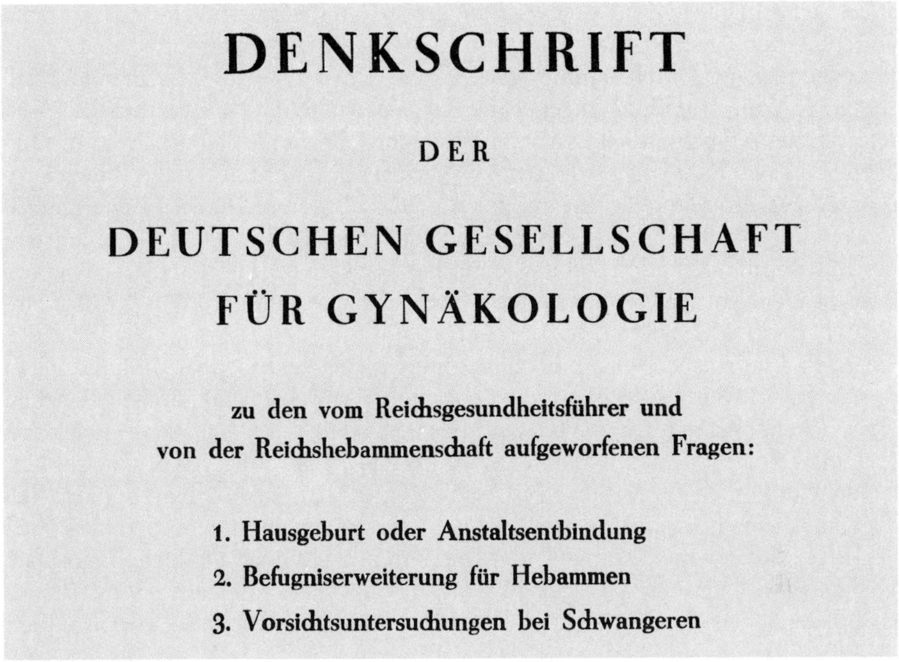

DENKSCHRIFT

DER

DEUTSCHEN GESELLSCHAFT FÜR GYNÄKOLOGIE

zu den vom Reichsgesundheitsführer und
von der Reichshebammenschaft aufgeworfenen Fragen:

1. Hausgeburt oder Anstaltsentbindung
2. Befugniserweiterung für Hebammen
3. Vorsichtsuntersuchungen bei Schwangeren

Abb. 1. Deckblatt der unveröffentlichten Denkschrift der Deutschen Gesellschaft für Gynäkologie.

Die Behandlung dieser Fragen in der vorliegenden Form und Tendenz ist auf das tiefste zu bedauern. Es hat dies nicht nur bei den deutschen Ärzten, sondern besonders auch bei den deutschen Frauen größte Erregung und Widerspruch hervorgerufen."

In der Denkschrift wird klar und unmißverständlich zu den wiederholten öffentlichen Ausführungen von Conti und seiner Mutter sowie zu dem Erlaß des Reichsministers des Inneren vom 6. September 1939 Stellung genommen. Einige Zitate aus der Denkschrift können dies belegen:

„Es geht nicht an, die Schäden unzulänglicher Anstalten für alle zu geburtshilflicher Tätigkeit besonders eingerichteten Spezialkliniken zu verallgemeinern. Darin liegt eine nicht gerechtfertigte Herabsetzung der deutschen Geburtshelfer und somit der deutschen geburtshilflichen Wissenschaft. Sie wiegt um so schwerer, als sie in der Öffentlichkeit erfolgt und bisher unwidersprochen geblieben ist, so daß auch jenseits der Reichsgrenzen nach diesen Veröffentlichungen die deutsche medizinische Wissenschaft beurteilt werden wird.

Es ist deshalb nicht verwunderlich, daß die Erlasse, nach denen die Wahl der werdenden Mutter nicht mehr frei sei, sondern klinische Hilfe unter der Geburt nur in ganz besonders begründeten Fällen in Anspruch genommen werden soll, größte Beunruhigung in der Öffentlichkeit, nicht nur bei den Ärzten, sondern insbesondere bei den gebärenden Frauen hervorgerufen haben. Die Frauen haben teilweise zur häuslichen Geburtshilfe kein Vertrauen. Nun wird künstlich Mißtrauen gesät gegenüber der bisher mit Vertrauen betrachteten Klinik.

Der wahre Grund zeigt sich deutlich in den Äußerungen, ,daß die gesundheitlichen Vorzüge der Einzelentbindung im Haus so groß sind, daß sie den Nachteil selbst sehr ungünstiger Wohnungsverhältnisse voll ausgleichen' und ‚daß die Durchführung der Entbindung auch unter dürftigen Wohnverhältnissen unter der Einzelbetreuung der Hebamme weit bessere Ergebnisse für Mutter und Kind zeitigt, als die Entbindung in gegebenenfalls überfüllten oder mit Erkrankten verschiedenster Art gefüllten Krankenanstalten ohne die für die Geburtshilfe erforderliche reichliche Zahl von nur hierfür zur Verfügung stehenden Ärzten, Pflegekräften und Isolierungsmöglichkeiten', ferner daß die besonders von Lönne und G. Döderlein geforderte ärztliche Beratung aller Schwangeren ‚zu einer Vermehrung der Klinikentbindung und damit zu einer Erhöhung der Mütter- und Säuglingsverluste in Deutschland, nicht zu einer Verminderung führen würden' (Z. Reichsfachsch. dtsch. Hebamm. 1939, H.3, 61).

Gegen eine solche Behauptung, die durch nichts bewiesen ist, und die einen ungeheuer schweren Angriff auf die deutsche Wissenschaft und auf die deutschen Geburtshelfer bedeutet, muß von seiten des Vorstandes der Deutschen Gesellschaft für Gynäkologie auf das schärfste Verwahrung eingelegt werden. Es geht keinesfalls an, die Gesamtheit der ärztlichen Geburtshelfer derartig zu diffamieren. Diese Verallgemeinerung gelegentlicher Fehler kann nur zur Verbitterung und Verärgerung der Ärzte und der einwandfreien Kliniken führen. Es ist höchst unlogisch, normale Geburten aus Angst vor den schlecht arbeitenden Kliniken zu Hause stattfinden zu lassen, dann aber diesen schlechten Kliniken trotz ihrer offenbaren Ungeeignetheit die komplizierten und schweren Fälle zuzuweisen.

Um aufgrund einer völlig einwandfreien Statistik die Behauptung von der Gefährlichkeit der Klinikentbindung widerlegen zu können, hat die Deutsche Gesellschaft für Gynäkologie eine große Rundfrage an die größeren Kliniken eingeleitet. Sie empfiehlt andererseits, daß durch den Herrn Reichsgesundheitsführer ein Geburtentagebuch für Ärzte obligatorisch eingeführt wird, aus dem – ähnlich wie aus den Hebammentagebüchern – der Stand der deutschen Geburtshilfe überhaupt und die Frequenz operativer Eingriffe usw., wie der Ort, an dem die Entbindung stattfindet, einwandfrei hervorgehen. Die Gesellschaft würde es weiter dankbar begrüßen, wenn ihr selbst die Einsicht in die zur Begründung der Gefährlichkeit der klinischen Entbindungen dienenden Statistiken und Gelegenheit zu deren Nachprüfung gegeben würde."

An anderer Stelle heißt es in der Denkschrift:

„Die Frage der Klinikentbindung oder Hausentbindung kann, soweit nicht zwingende Gründe für die Klinikentbindung vorliegen, nur von der deutschen Frau selbst beantwortet werden. Sie wird dahin gehen, wo sie am besten aufgehoben zu sein glaubt und wo sie sich am sichersten geborgen fühlt. Es erscheint unbillig, sie nach der einen oder anderen Seite durch Zwangsmaßnahmen beeinflussen zu wollen. Wenn die Wahl der Frau und ihrer Familie auf die Klinik fällt, ist es in erster Linie Sache der Gesundheitsführung, ihr das Aufsuchen einer sie nicht gefährdenden Klinik zu ermöglichen."

Abschließend heißt es in der Denkschrift:

„Sie (die Deutsche Gesellschaft für Gynäkologie) zieht aus den vorstehend begründeten Erkenntnissen folgende Schlüsse:

1. Es dürfen keine Maßnahmen durch Gesetz oder Verordnung festgelegt werden, durch welche für Mutter und Kind anstatt des erwarteten Vorteils eher ein Schaden verursacht wird.

2. Die bereits verfügten Maßnahmen bedürfen weitgehender Ergänzung durch noch zu erlassende Durchführungsbestimmungen. Diese können den Schaden wieder gutmachen, der durch die voreilige Veröffentlichung der Bestimmungen angerichtet worden ist.

3. Die Ärzteschaft ist auf die zu erwartenden Durchführungsbestimmungen in beruhigender Weise aufmerksam zu machen.

4. Die Öffentlichkeit ist durch sachgemäße Aufklärung in der Tagespresse zu unterrichten, daß einer Entbindung in gut geleiteten und eingerichteten Entbindungsanstalten keine Gefahren anhaften und daß es gebärenden Frauen keineswegs verwehrt ist und auch nicht verübelt wird, in einer solchen Entbindungsanstalt niederzukommen.

5. Die Deutsche Gesellschaft für Gynäkologie wird den Herrn Reichsminister des Inneren bitten, als Beauftragten der Gesellschaft Herrn Geheimrat Professor Dr. Stoeckel, Direktor der Universitätsfrauenklinik Berlin, zu einer persönlichen Aussprache zu empfangen.

Im Auftrage des Vorstandes der Deutschen Gesellschaft für Gynäkologie:
H. Fuchs, W. Stoeckel, G. A. Wagner, G. Döderlein, Fr. Lönne, K. v. Stuckrad."

Im Januar 1940 erschien dann in der Zeitschrift NS Frauenwarte, welche sich als „einzige parteiamtliche Frauenzeitschrift" ausgab, ein Leitartikel mit dem Titel „Worüber wir einmal sprechen müssen: Für Frauen, die ein Kind erwarten" (Frauenwarte 8, 293, 1940). Dieser macht die ideologischen Hintergründe in der charakteristischen Sprache des Dritten Reiches besonders deutlich. Er wird deshalb vollständig wiedergegeben:

„Der Krieg zwingt uns auf vielen Gebieten wieder zu Schlichtheit und Einfachheit. Wir müssen uns hier und dort wieder nach dem Beispiel unserer Mütter und Großmütter richten, die in ihrer Lebensführung so manche Bequemlichkeit, die uns selbstverständlich wurde, missen mußten, ohne daß ihre Leistung geringer, ihre Bildung schlechter, ihre Gesundheit schwächer gewesen wäre. Im Gegenteil, so mancherlei, das uns ein Fortschritt schien, wäre ihnen gar nicht wünschenswert vorgekommen; und wenn wir heute sagen wollten, eine bewußte Umkehr und ein freudiger Verzicht sei eben aus der Not eine Tugend gemacht, so würden wir uns selbst unrecht tun. Denn eine einfache, natürliche Lebensweise ist eben nie eine Not, sondern immer eine Tugend.

So wird es zweifellos zum größten Segen werden, daß durch die gegenwärtige andere Inanspruchnahme der Kliniken und Krankenhäuser unsere Frauen wieder, wenn irgend möglich, zur Geburt zu Hause bleiben. Jede verantwortungsbewußte und gewissenhafte Hebamme hat hierzu ja immer geraten, denn nur die anormalen komplizierten Fälle gehören in die Klinik. Darum lasse sich jede junge Frau, die ein Kindlein erwartet, schon frühe von einer guten Hebamme beraten; diese wird ihr sagen können, ob sie einer normalen Entbindung entgegensehen darf. Für diejenigen, die noch zweifelnd sind, möge das Vorbild unserer Mütter und Großmütter – und wenn wir noch weiter zurückschauen wollen, aller unserer Ahnfrauen eine Ermunterung sein: So weit wir zurückschauen können, waren deutsche Mütter stolz und glücklich, wenn sie ihre Wochenstube zu Hause richten konnten, mögen sie nun in Hütten oder Palästen, in Dörfern oder Städten gelebt haben: Und wie viele Wochenbetten haben unsere Ahnfrauen erlebt: Trotz Not und Tod, Krieg und Seuchen, trotz mangelnder medizinischer Kenntnis und hygienischer Einrichtungen, trotzdem die hohe Säuglingssterblichkeit immer wieder bitteres Leid brachte, war die Geburtenfreudigkeit unserer deutschen Mütter aller vergangenen Jahrhunderte so groß, daß Kinderzahlen von 10 und mehr an der Tagesordnung waren! Und alle waren selbstverständlich daheim bei der Geburt!

Wer sich aber von diesem Rückblick in die Geschichte auch noch nicht überzeugen lassen will, der gehe zu einer kinderreichen Mutter und lasse sich von dieser erzählen, welch ein unendliches Glück es ist, die Geburt des Kindes, auf das sich die ganze Familie schon freut, die letzte Erfüllung der Liebe, das Wunder der Menschwerdung daheim, auf dem Platz, auf den uns Gott gestellt hat, zu erleben."

Döderlein, den Heinrich Martius aus Göttingen besonders auf dieses „Elaborat" aufmerksam gemacht hatte, schrieb dazu am 11. Januar 1940:

„Den Artikel in der Frauenwarte habe ich noch nicht gelesen. Ich spare ihn mir als Sonntagsfreude auf. Sicherlich setzt er dem Faß die Krone auf. Es ist wirklich höchste Zeit, daß gegen die wildgewordene Wehenmutter etwas geschieht." (Gemeint ist wohl Frau Nanna Conti.)

Für den 22. Januar 1940 bat der Reichsgesundheitsführer, Staatsrat Dr. Conti, die Mitglieder des Ausschusses der Deutschen Gesellschaft für Gynäkologie zu sich. Döderlein legte größten Wert darauf, daß bis zu diesem Zeitpunkt die Umschläge für die Denkschrift an die Mitglieder der Deutschen Gesellschaft sowie der Regionalen Gesellschaften fertig adressiert waren. Über den Verlauf des Gesprächs schreibt Döderlein am nachfolgenden Tag, also am 23. Januar, an Prof. Fuchs:

„Gestern war die Sitzung bei Herrn C. (Conti). Er ist wütend über die Denkschrift und hat getobt. Auch wir haben ebenso getobt und so ist schließlich trotz fast dreistündiger Aufregungen von beiden Seiten zunächst gar nichts herausgekommen. Herr von Stuckrad war leider so unvorsichtig gewesen, einige Exemplare der Denkschrift aus der Hand zu geben. Diese wurde natürlich prompt Herrn C. zugeleitet, bevor er die Denkschrift von uns offiziell überreicht bekam. Er hat daraus den irrtümlichen Schluß gezogen, wir hätten die Denkschrift allgemein schon ausgeschickt, bevor er und auch der Minister sie in Händen hatten. Daß wir diese Unkorrektheit natürlich nicht begangen haben, mit der allgemeinen Versendung vielmehr gewartet haben, bis die Denkschrift in Händen der Behörde ist, konnten wir Herrn C. schließlich klar machen, er hat aber trotzdem über den Inhalt getobt.

Zweifellos ist diese Reaktion zunächst einmal sehr gut. Es ist auch kein Fehler, daß Herr C. auf diese Weise genaue Kenntnis von dem Inhalt der Denkschrift genommen hat, bevor wir gestern offiziell bei ihm waren. So war er wenigstens orientiert, daß wir uns wehren werden, und daß wir dabei so wenig ein Blatt vor den Mund nehmen wie er und seine Mutter.

Bei der erregten Kampfesstimmung gestern und bei der Schärfe der Sprache, die auf beiden Seiten, besonders von Stoeckel, unverblümt geführt wurde, war eine sachliche, vernünftige Diskussion nicht möglich. Es bestätigte sich leider nur, daß Herr C. ganz einseitig die Interessen der Hebammen vertritt und von den höheren Gesichtspunkten der Geburtshilfe weder etwas versteht noch offenbar sich belehren lassen will. Der Unterton in seinen Ausführungen ging aber schließlich, als wir immer wieder, teils einzeln, teils gemeinsam, auf ihn eindrangen, dahin, daß ihm bei der ganzen Sache nicht wohl in seiner Haut ist, und daß er schließlich noch zu einer vernünftigen Aussprache zu haben sein wird, wenn der Ärger über die Denkschrift erst einmal verrauscht ist. Unsere Schrift hat also doch gewirkt, und die ganze Sorge von Herrn C. ist, der Inhalt könnte demnächst in der ausländischen Emigrantenpresse erscheinen.

Das einzige Zugeständnis, das wir von Herrn C. gestern erreicht haben, war nur seine Bereitwilligkeit, die Propaganda der Hebammen in der Tagespresse, im Rundfunk usw. einzustellen. Nach Schluß der offiziellen Sitzung haben die Herren Stoeckel und von Stuckrad, während ich zum Minister fuhr, in einer persönlichen Rücksprache mit Herrn C. diesem angeboten, wir würden die bereits im Gange befindliche Verbreitung unserer Denkschrift unter den Reichsdeutschen Fachgenossen abstoppen, wenn wir ihm damit einen Gefallen tun könnten. Dieser Vorschlag scheint ihm einen Stein vom Herzen genommen zu haben, denn er erklärte sich daraufhin bereit, gerne ‚kameradschaftlich' und sachlich über die von uns gewünschten Fragen weiter zu verhandeln.

Ich habe daraufhin und auf nochmaligem telefonischen Anruf von Herrn Blome die an die Schriftführung unserer örtlichen Fachgesellschaften schon ausgesandten Pakete mit den Denkschriften telegraphisch wieder an mich zurückerbeten. Für unsere Gesellschaft selbst sind die einzelnen Exemplare ohnehin noch nicht abgegangen. Die Denkschrift ist also bis auf wenige Einzelstücke zunächst bei mir zurückgehalten. Wir werden nun sehen, ob Herr C. nun seine Zusage, vernünftig mit uns zu verhandeln, einlöst. Wenn nicht, werden wir die Denkschrift sofort wieder loslassen, falls er sie nicht einfach beschlagnahmen läßt. Es ist aber inzwischen unter den Gynäkologen schon soviel Gerede und Neugier über die Denkschrift, daß unsere Stellungnahme schon nicht mehr aus der Welt zu schaffen ist. Stoeckel hat auch ein Exemplar der Denkschrift dem Führer (A. Hitler) zugeleitet.

Zunächst erwarten wir nun die Aussprache beim Minister. Sie wird sich wohl in noch schärferen Formen abspielen als die gestrige Sitzung. Das schadet aber nichts, hilft vielmehr nur zur Klärung der Situation, daß wir uns keinesfalls von einer Hebamme regieren lassen werden."

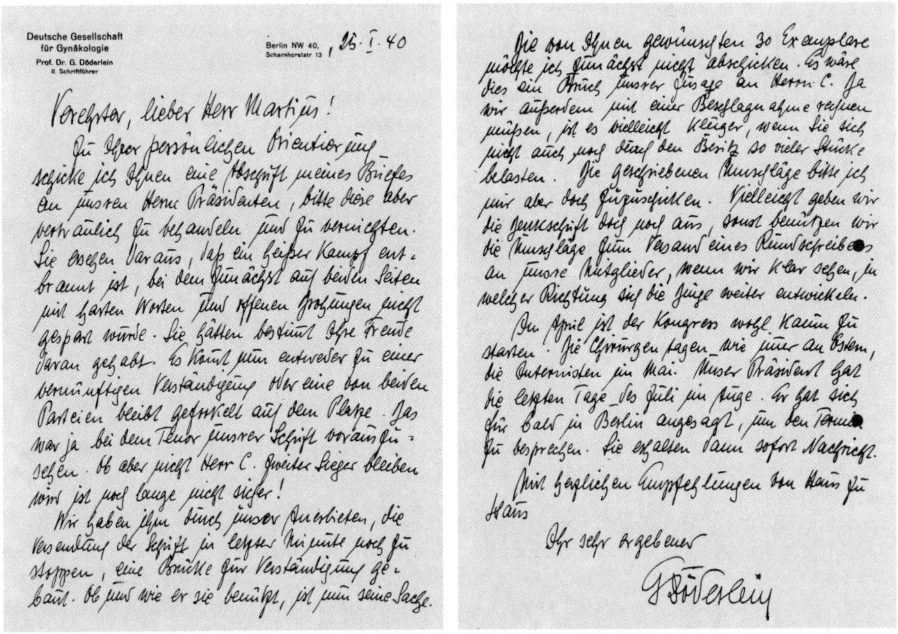

Abb. 2. Originalbrief des II. Schriftführers der Deutschen Gesellschaft für Gynäkologie, Professor Dr. G. Döderlein, vom 25. Januar 1940 an Professor Dr. Heinrich Martius in Göttingen.

Eine Abschrift dieses Briefes schickte Gustav Döderlein, der zweite Schriftführer der Deutschen Gesellschaft für Gynäkologie, an Heinrich Martius in Göttingen. Er fügte handschriftlich hinzu (Abb. 2):

„Sie ersehen daraus, daß ein heißer Kampf entbrannt ist, bei dem zunächst auf beiden Seiten mit harten Worten und offenen Drohungen nicht gespart wurde. Sie hätten bestimmt Ihre Freude daran gehabt. Es kommt nun entweder zu einer vernünftigen Verständigung oder eine von beiden Parteien bleibt geforkelt auf dem Platze. Das war ja bei dem Thema unserer Schrift vorauszusehen. Ob aber nicht Herr C. zweiter Sieger bleiben wird, ist noch lange nicht sicher!

Wir haben ihm durch unser Anerbieten, die Versendung der Schrift in letzter Minute noch zu stoppen, eine Brücke zur Verständigung gebaut. Ob und wie er sie benutzt, ist seine Sache.

Die von Ihnen gewünschten 30 Exemplare möchte ich zunächst nicht abschicken. Es wäre dies ein Bruch unserer Zusage an Herrn C. Da wir außerdem mit einer Beschlagnahme rechnen müssen, ist es vielleicht klüger, wenn Sie sich nicht auch noch durch den Besitz so vieler Stücke belasten. Die geschriebenen Umschläge bitte, mir aber zuzuschicken. Vielleicht geben wir die Denkschrift doch noch aus, sonst benützen wir die Umschläge zum Versand eines Rundschreibens an unsere Mitglieder, wenn wir klar sehen, in welcher Richtung sich die Dinge weiter entwickeln."

Etwa fünf Wochen später, am 2. März 1940, schreibt Döderlein erneut an Martius:

„Nachdem ich gestern von der Niederrheinisch-Westphälischen Gesellschaft das letzte Paket Denkschriften zurückbekommen habe, ist nun dieser Stein des Anstoßes in voller Auflage wieder in meiner Hand."

Später heißt es in dem gleichen Brief:

„Die Angelegenheit scheint sich nunmehr doch noch besser zu entwickeln als wir fast gehofft hatten.

Herr C. hat durch einen Mittelsmann pünktlich und selbst auch telefonisch Stoeckel mitgeteilt, daß er einsehe, Fehler gemacht zu haben, und daß er zunächst einmal um eine ganz intime Aussprache unter 3 Augen bitte. Diese wird nächste Woche sein und den Weg zeigen, wie man weiterkommt. Daß wir auch weiterhin nicht schweigen oder gar mit einem halben Erfolg zufrieden sein werden, ist selbstverständlich. Mir scheint, daß doch eine höhere Instanz Herrn C. zurückgepfiffen hat."*)

In den nachfolgenden Monaten wurden vom Reichsgesundheitsführer Conti neue Leitsätze erarbeitet. Auf die Versendung der Denkschrift der Deutschen Gesellschaft für Gynäkologie wurde verzichtet.

---

*) In den in bezug auf ihre Entstehung umstrittenen „Erinnerungen eines Frauenarztes" von Walter Stoeckel (Kindler-Verlag, München 1966) wird der Vorgang kurz erwähnt (Seite 463 und 464).
Danach erreichte Stoeckel über einen telefonischen Anruf bei seiner langjährigen Patientin, Frau Magda Goebbels, daß deren Mann, der „Reichspropagandaminister" Dr. Goebbels, den „Reichsgesundheitsführer" Conti unmittelbar zur Rede stellte und wegen seines Vorgehens heftig rügte. Jeder Eingeweihte habe später gewußt, daß es sich bei den „Leitsätzen" um seine (Stoeckels) Formulierung handelte, die er dem „Reichsgesundheitsführer" diktiert habe. Aus den uns vorliegenden Akten der Deutschen Gesellschaft für Gynäkologie ergeben sich für diese Version keine Anhaltspunkte.

Am 16. Juli 1940 schreibt G. Döderlein an H. Martius in Göttingen:
„Anliegend übersende ich Ihnen die Waffenstillstandsbedingungen zwischen uns und dem Reichsgesundheitsführer. Sie werden nun in 2500 Exemplaren gedruckt und ebenso versandt, wie wir es mit der Denkschrift beschlossen, begonnen und wieder abgebrochen hatten."...
„Hoffentlich folgt auf diesen mühsam zusammengebrachten Waffenstillstand nun auch der Friede in der Geburtshilfe. Wenn nicht, müssen wir die Denkschrift doch noch herumschicken. Herr Lönne ist mit unserem Erfolg, auf den wir so stolz sind, gar nicht zufrieden. Er hat mich stark beschimpft, ich habe ihm aber angeboten, er solle versuchen, die Sache besser zu machen. Wir sind der Meinung, das Maximum erreicht zu haben, das sich überhaupt erreichen läßt. Bei loyaler Beachtung der Leitsätze von allen beteiligten Seiten und nach Einstellung der unsachlichen Propaganda gegen die Kliniken sollten doch vernünftige Arbeitsbedingungen für die Geburtshilfe gesichert sein."

Daraufhin antwortete Martius:
„Meinen besten Dank für die Zusendung der Leitsätze, die ich mit dem größten Interesse, ja, ich möchte sagen, Spannung, gelesen habe. Wenn man die Vorgeschichte kennt, kann man sich an einigen Stellen eines Lächelns nicht erwehren, und zwischen den Zeilen ist für den Eingeweihten sehr viel zu lesen. Im großen und ganzen muß man aber sagen, daß alles Notwendige erreicht ist, wenn auch manchmal etwas geschraubt ausgedrückt. Sehr wichtig wird nun sein, in welcher Form die Verordnungen erscheinen werden. Daraus wird sich erst erkennen lassen, ob Conti zu den Leitsätzen steht. Die Hauptsache bei der ganzen Angelegenheit ist wohl, daß man gesehen hat, daß man sich nicht alles gefallen läßt. Die Deutsche Gesellschaft wird den wackeren Kämpfern in Berlin sehr dankbar sein."

Am 1. August 1940 schreibt schließlich Döderlein an Martius:
„Die neuen ‚Leitsätze' sind gestern an alle deutschen Mitglieder unserer Gesellschaft und an die Schriftführer der örtlichen Fachgesellschaften zur Verteilung an deren Mitglieder verschickt worden. Die deutschen Gynäkologen werden also Ende dieser Woche der Erleuchtung teilhaftig werden. Meine Portoauslagen habe ich anliegend aufgeschrieben. Den Betrag bitte ich durch Postscheck mir überweisen zu lassen."

Die Veröffentlichung der „Leitsätze für die Ordnung der Geburtshilfe" von Staatsrat Dr. L. Conti erfolgte in der Zeitschrift „Der öffentliche Gesundheitsdienst" 6, 707–708, 1940/1941. Es handelt sich um 24 Leitsätze. Auf der einen Seite wird versucht, die Hausgeburt unter Leitung der Hebamme bei sogenannten normalen Entbindungen auch weiter zu fördern. Auf der anderen Seite wird aber festgestellt, daß gute geburtshilfliche Anstalten die Träger des geburtshilflichen Fortschrittes sind und daß ihnen die heutige Höhe der deutschen Geburtshilfe in erster Linie zu verdanken sei. Ihre Belange dürften nicht beeinträchtigt werden. Im Leitsatz 15 wird festgestellt, daß eine vorsorgende ärztliche Schwangerenberatung möglichst im Beisein der Hebamme überall zu fördern sei. Es wird schließlich klargestellt, daß die Schwangere selbst über die Wahl des Entbindungsortes entscheiden könne und daß ihre Entscheidung hierüber keinem Zwang unterliege. In den nachfolgenden Jahren des Dritten Reiches ist es um die Hausgeburt stiller geworden.

Nachwort

Die Auseinandersetzungen um die Hausgeburt und die Geburt unter klinischen Bedingungen in der Zeit des nationalsozialistischen Regimes zeigen, daß Protest gegen Maßnahmen des Regimes, zumindest auf einem begrenzten Gebiet, durchaus möglich waren. Die handelnden Gynäkologen konnten den Bogen ziemlich weit bis in Bereiche spannen, die nicht mehr ganz ungefährlich waren und schließlich sogar einen gewissen Erfolg ihres Protestes verbuchen. Dazu war möglicherweise auch der Zeitpunkt günstig. Ärger in der Öffentlichkeit war in diesen Tagen der ersten Kriegszeit, auch auf Randgebieten nicht erwünscht, selbst dann, wenn es um Anliegen ging, mit denen sich die Herrschenden ideologisch identifizierten. Man konnte die Lösung solcher Probleme in die Zeit nach dem „Endsieg" verschieben.

Bedeutende ärztliche Persönlichkeiten waren offensichtlich in der Lage, ihr öffentliches Ansehen mit Geschick und auch mit Zivilcourage einzusetzen, wenn eigene Angelegenheiten unmittelbar bedroht waren. Der Medizinhistoriker Rudolf Kudlien spricht in solchem Zusammenhang von „punktueller Kritik", welche noch keineswegs Ausdruck eines echten politischen Widerstands gegen das Regime war (Ärzte im Nationalsozialismus, Kiepenheuer und Witsch, Köln 1985).

Die Angriffe auf die klinische Geburtshilfe in der Zeit des nationalsozialistischen Regimes sind heute längst verweht. Neue Angriffe in der Gegenwart werden vorwiegend von solchen vorgetragen, welche unkundig sind, was sich in der Vergangenheit zutrug. Mehr denn je ist aber heute klar, daß die Erfolge der Geburtshilfe in der Senkung der mütterlichen und kindlichen Sterblichkeit und Morbidität nicht nur der besseren Betreuung gravider Frauen in der Schwangerschaft, sondern ebenso der Entwicklung der klinischen Geburtshilfe zu danken sind.

Die von der Deutschen Gesellschaft für Gynäkologie beschlossene Sammlung „vollkommen verläßlicher und lückenloser Berichte der Deutschen geburtshilflichen Anstalten und ihre statistische richtige Bewertung" blieben allerdings über Jahrzehnte aus. Sie hat erst mit der Münchener Perinatalstudie zu Beginn der siebziger Jahre begonnen.

Zusammenfassung

Auseinandersetzungen um den Nutzen und Nachteil der Hausgeburt und der klinischen Entbindung sind nicht neu. Die sogenannte Gesundheitsführung des Dritten Reiches förderte mit allen propagandistischen Mitteln und z.T. auch auf dem Verordnungsweg die Hausgeburt unter der Leitung der Hebamme. Dazu wurden von dem damaligen Reichsgesundheitsführer, Dr. Leonardo Conti, und seiner Mutter, Frau Nanna Conti, als Leiterin der Reichshebammenschaft, teils ideologische, teils sachliche Gründe höchst fragwürdiger Art gegen die klinische Geburtshilfe vorgetragen. Am 21. Dezember 1938 wurde das Hebammengesetz erlassen, welches die bekannte Hinzuziehungspflicht für eine Hebamme bei allen Entbindungen enthielt. Gegen staatliche Maßnahmen zur Einschränkung der klinischen Geburtshilfe haben Gynäkologen schließlich Ende 1939 ihren Protest in einer Denkschrift der Deutschen Gesellschaft für Gynäkologie formuliert. Sie sollte allen Mitgliedern der Gesellschaft zugeleitet werden. Unter dem Druck dieser Denkschrift kam es im

Januar 1940 zu harten Verhandlungen zwischen Vertretern der Deutschen Gesellschaft für Gynäkologie und Dr. Conti. Sie führten im Endeffekt nicht nur zur Einstellung der Angriffe auf die klinische Geburtshilfe, sondern auch zur vollen Würdigung ihrer Leistungen. Außerdem verwies der Reichsgesundheitsführer in 1940/41 veröffentlichten „Leitsätzen für die Ordnung der Geburtshilfe" darauf, daß Frauen selbst darüber entscheiden können, wo sie entbinden wollen.

Danksagung

Frau Dr. med. J. Baumann vom Gesundheitsamt der Stadt München danken wir für ihre Hilfe bei der Beschaffung einiger der für diese Arbeit wichtigen Runderlasse des damaligen Reichsministers des Inneren.

Die Entstehung der Schwangerenvorsorge im Spiegel der Kongreßberichte der Deutschen Gesellschaft für Gynäkologie

Konrad W. Tietze

Schwangerenvorsorge als ein Teil von Gesundheits- und Daseinsvorsorge ist zunächst nicht Gegenstand wissenschaftlich-medizinischer Abhandlungen. Wer, wann und wo untersucht werden soll, ist eher ein organisatorisches Problem aller Vorsorgeprogramme. Trotzdem fließen ständig wissenschaftliche Erkenntnisse und technische Entwicklungen in das Programm der Schwangerenvorsorge hinein und diese sind dann auch Gegenstand der wissenschaftlichen Verhandlungen der Deutschen Gesellschaft für Gynäkologie und Geburtshilfe gewesen. Zum besseren Verständnis der Konzepte heutiger Schwangerenvorsorge wird im folgenden der Versuch unternommen, die Entstehung der ärztlichen Schwangerenberatung und Teile ihrer Entwicklung in den Kongreßberichten der Gesellschaft nachzuzeichnen. Dazu sind einige Vorbemerkungen notwendig:

Die Kongreßberichte können allein nicht die Quelle dieser Darstellung sein. Auch andere Publikationen sollen die Relevanz des auf den Kongressen vorgetragenen Forschungsgegenstandes zusätzlich sichern. Es wurde deswegen noch auf weitere Veröffentlichungen zurückgegriffen. Nur diese sind im Literaturverzeichnis aufgeführt worden, während die jeweiligen Verhandlungsberichte und die zitierten Redner dem Text zu entnehmen sind.

Die Darstellung ersetzt nicht eine noch zu schreibende Geschichte der Schwangerenvorsorge; denn in der Auswahl der Diskussionspunkte haben sich Vorlieben des Autors niedergeschlagen.

Die im folgenden genannten Prinzipien der Schwangerenvorsorge sollen als gedankliche Hilfen betrachtet werden, mit denen die Ideengeschichte dieser Institution nachvollzogen werden kann.

Prinzipien der Schwangerenvorsorge

Mit der Einrichtung der Schwangerenvorsorge sind zumindest drei Prinzipien verbunden, die sich auch historisch begründen lassen:
  – Eine sekundärpräventive Orientierung der Schwangerenvorsorge liegt in dem Bemühen, Krankheiten in der Schwangerschaft möglichst frühzeitig zu erkennen. Dies ist ein tragendes Prinzip der ärztlichen Schwangerenvorsorge, in der im Laufe der Zeit immer stärker verfeinerte Untersuchungsmethoden eine große Rolle spielen. Bei der Früherkennung von Schwangerschaftskrankheiten ist der Arzt darüber hinaus auf den frühzeitigen und häufigen Besuch der Schwangeren angewiesen.
  – Das zweite Prinzip der Schwangerenvorsorge bezieht sich auf die Frage, ob ein normaler weiterer Verlauf der Schwangerschaft und die komplikationslose Geburt

eines gesunden Kindes zu erwarten ist oder nicht. Es umfaßt also die Vorhersagemöglichkeit im Hinblick auf die jeweils erwarteten Ereignisse in der Schwangerschaft und im Hinblick auf die Geburt. Es soll also Auskunft über die Prognose geben. Dieses Prinzip führt schließlich zur Definition der Risikoschwangerschaft und der Nicht-Risikoschwangerschaft.

In der Vergangenheit wurde die Diskussion um die Frage der Haus- und Anstaltsgeburt aus unterschiedlichen Motiven und mit wechselnden Ergebnissen geführt. Unter dem Blickwinkel der Vorhersage von Geburtskomplikationen und der Entbindung solcher Schwangeren in (entsprechend ausgerüsteten) Entbindungsabteilungen wird diese Diskussion breiter dargestellt.

– Das dritte Prinzip der Schwangerenberatung ist eine primärpräventive Orientierung. Das Ziel ist, eine der Schwangerschaft angemessene Lebensweise bei der Schwangeren zu erreichen. Damit bezieht sich dieses Prinzip am stärksten auf den lebensweltlichen, alltäglichen Bereich der Schwangeren und ihrer Familie. Die Sozialhygiene ist diejenige Wissenschaft, welche die besonderen Umstände berücksichtigt, unter denen u.a. schwangere Frauen leben und arbeiten. Soziale Lage, Erwerbstätigkeit, Rauchen und Alkoholkonsum sind z.B. ihre Forschungsgegenstände.

Diese Prinzipien sind miteinander verflochten. Die im folgenden gewählten Beispiele sind die Früherkennung der Eklampsie, die Vorhersage des Geburtsverlaufs und der Einfluß der Sozialgynäkologie.

Die Anfänge der Vorsorge

Bekanntlich waren die ersten Sitzungen der „Deutschen Gesellschaft für Gynäkologie" klein. 1886 betrug die Mitgliederzahl 67, an diesem ersten Kongreß nahmen 38 Mitglieder und 34 Nichtmitglieder teil, es wurden 32 Vorträge gehalten. Mit der Gründung hatte sich die Idee verbunden, die Gynäkologie als Fach stärker zu institutionalisieren. Probleme für die Geburtshelfer waren u.a. die Erkrankung der Schwangeren an Tuberkulose und Lues, aber auch besonders die Behinderung des Geburtsweges und des Geburtsmechanismus durch Beckendeformitäten. Vorsorge begann in den günstigsten Fällen in den letzten Schwangerschaftsmonaten oder unmittelbar vor der Geburt. Sie bestand in der Ausmessung der Geburtswege (Skutsch – Jena 1886: Methode, alle Beckendurchmesser zu messen [s. Abb.]; Walcher – Stuttgart 1891: Die Veränderlichkeit der Conjugata). Diese Grundlage einer Voraussage über den Geburtsverlauf verband sich in erster Linie mit dem Gedanken an eine mögliche vaginale operative Entbindung und erst danach an eine Kaiserschnittsentbindung (Kaiserschnittsfrequenz: ca. 1,5 Prozent; Kaiserschnittsletalität: ca. 10 Prozent; [10]). In seinem 1891 gehaltenen Referat „Der Betrieb der praktischen Geburtshülfe unter Privatverhältnissen" erwähnte Dohrn–Königsberg nichts davon, daß bei einer zu erwartenden schwierigen geburtshilflichen Operation die Schwangere in eine Entbindungsanstalt zu bringen sei. Auch der Korreferent Ahlfeld – Marburg sagte nichts dergleichen. Dieser warnte aber vor der „Vermehrung der geburtshülflichen Operationen in der Privatpraxis" („Die Zange muß als ein gefährliches Instrument angesehen werden").

Der einmal durchgeführte Kaiserschnitt gab Anlaß zu prognostischen Überlegungen: Wie verhält sich die entstandene Narbe bei nachfolgenden Schwanger-

Die Entstehung der Schwangerenvorsorge im Spiegel der Kongreßberichte

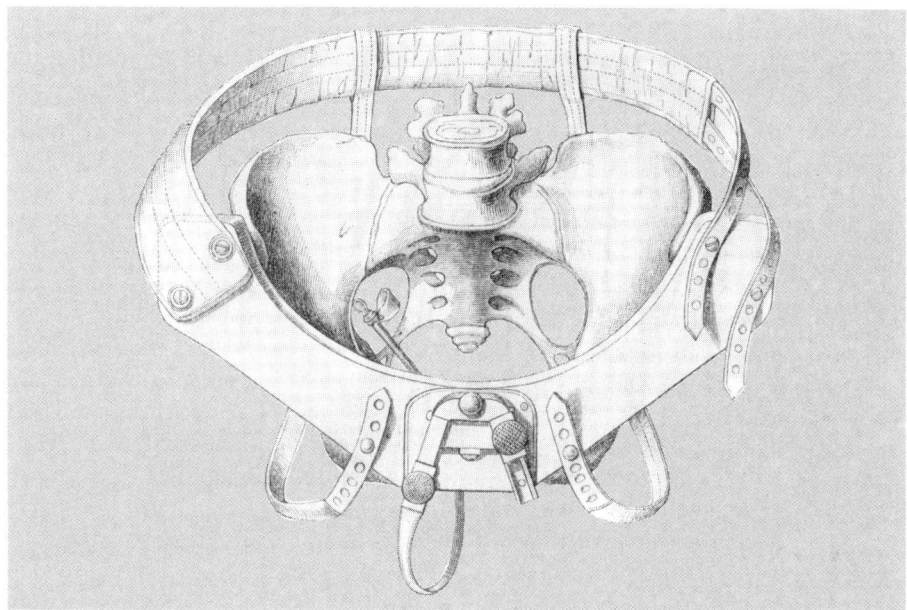

Abb. Instrument zur Beckenmessung. Die Abbildung ist in den „Verhandlungen der ersten Versammlung der Deutschen Gesellschaft für Gynäkologie in München" 1886 als Holzschnitt bezeichnet. Der Autor Skutsch – Jena schlug vor, auf einem zwischen den Spinae und der Symphyse fixierten Brett ein abnehmbares Teil in der Mitte aufzusetzen. Von diesem aus sollten verformbare Sonden aus vernickeltem Blei – ebenfalls abnehmbar – an die inneren Beckenmeßpunkte durch die Scheide herangeführt werden. Danach sollten sie nacheinander aus der Scheide herausgenommen werden und wieder an dem jetzt abgenommenen Mittelteil befestigt werden. So war es möglich, die inneren Beckendurchmesser außen direkt zu messen.

schaften und Geburten? (Krukenberg – Bonn 1886, Korn – Dresden 1891). In Anbetracht der hohen Kaiserschnittsletalität erscheint der wiederaufgenommene Versuch Zweifels (5. Versammlung 1893), durch Symphyseotomie bei engem Becken die Perforation lebender Kinder zu vermeiden, sehr plausibel. Er hielt diese Operation auch in der allgemeinen Praxis für anwendbar. Im Jahre 1907 waren auf dem 12. Kongreß die beckenerweiternden Operationen das wichtigste Thema.

Die Früherkennung der Eklampsie

Schon vor dem Ersten Weltkrieg hatten Fehling und Wyder auf dem 9. Kongreß (1901) über die Eklampsie referiert. In der Zeit danach wurden die Vorstellungen der wissenschaftlich tätigen Frauenärzte vom Konzept einer konstitutionell-disponierenden Genese bei dieser Krankheit bestimmt (s. z.B. A. Mayer, 17. Versammlung 1922, und Mathes in der Eröffnungsrede zur selben Versammlung). Frauen von „adipösem Äußeren und phlegmatischer Natur" wurden als prädestiniert im Sinne einer endogenen Konstitution für diese Krankheit angesehen. 3 Prozent aller Schwangerschaften rechnete Gessner (1918) dazu, weitere 10 Prozent der Schwangerschaften gehörten zur „exogenen" Form und waren einer Prävention zugänglich. Diese bestand in diätetischen Maßnahmen, Vermeidung von „Fettbildnern" und allgemeinen hygienischen Maßnahmen wie körperliche Bewegung durch leichte Arbeit. Das Bild der sportlich schlanken Engländerinnen mit der niedrigsten Eklampsieziffer in Europa (4) und die anscheinend geringere Eklampsieziffer während der Hungerzeiten am Ende des Ersten Weltkrieges bildeten die später in Frage gestellte (1) empirische Grundlage für dieses vorsorgliche Verhalten. Früherkennung und Prophylaxe als Elemente der ärztlichen Schwangerenvorsorge traten damit zuerst am Beispiel der Eklampsie deutlich zutage, obwohl die Symptome dieser Krankheit noch nicht vollständig bekannt waren. Sie blieben Thema auf allen Verhandlungen der Deutschen Gesellschaft zwischen 1922 (17. Verhandlung) und 1929 (21. Verhandlung). R. Hirsch – München berichtete 1922 über Sehstörungen bei der Eklampsie, Linzenmeier – Leipzig 1923 und Naujoks – Königsberg 1925 über Leberbefunde. Kaboth – Göttingen berichtete 1925 über die Entstehung des Ödems. Im Vortrag von Ludwig Seitz – Frankfurt wurde 1923 mit dem Hinweis auf die diagnostische Trias der Appell zur aktiven Prophylaxe durch diätetische Maßnahmen oder – bei Hirndrucksymptomen – durch Beendigung der Geburt ausdrücklich formuliert. Über Diskussionen zur Diagnose (z.B. Dienst – Breslau 1927), vor allem aber über die Diskussion zur Therapie wurde die Eklampsie zur „Frage" (Nevermann – Hamburg 1927). Neben der konstitutionell-disponierenden Theorie galt auch die dyskrasische Genese der Eklampsie als Grundlage von Maßnahmen. Zweifel machte 1923 die folgenden Vorschläge: „Neben der Bevorzugung der Pflanzennahrung haben die Ärzte zwecks Vorbeugung ihre Aufmerksamkeit den Vorboten der Krankheiten zuzuwenden. Das sind Kopfschmerzen, Schwindel, Übelsein, Magendrücken, Ödem irgendwo am Körper, besonders aber Sehstörungen, Flimmern vor den Augen. Wir sollen, so oft wir um Rat gefragt werden, den Urin untersuchen, ja bei vollblutigen überernährten Frauen, die entschieden zur Eklampsie neigen, einen vorbeugenden Aderlaß machen, wie man dies vor 60 bis 70 Jahren regelmäßig tat" (14).

Frühzeitigkeit bei der Überwachung im Hinblick auf die Vorzeichen der Eklampsie und Kontrolle bedeuten zunächst, daß die Schwangere frühestens im siebten Monat in der ärztlichen Sprechstunde erschien. Baumgart sah (wie Seitz in seinem Vortrag 1923) das Auftreten der eklamptischen Symptome als „... Endglied einer gewöhnlich schon seit Wochen bestehenden Erkrankung in der Schwangerschaft..." an und stellte 1929 ein Vorsorgeprogramm mit vierwöchentlichen Untersuchungen in den ersten sechs Monaten, vierzehntägigen im siebten und wöchentlichen ab dem achten Schwangerschaftsmonat auf (2).

Die medizinische Voraussetzung für die Organisation einer systematischen Früherkennung, wie sie durch Baumgart vorgeschlagen wurde, war die frühzeitige Feststellung der Schwangerschaft. Die sogenannten wahrscheinlichen Schwangerschaftszeichen sind mit Autoren unseres Faches aus einer früheren Zeit verbunden (Piskacek 1854–1932, Hegar 1830–1914, Osiander 1759–1822). Es kam darauf an, den Anfang der Schwangerschaft sicherer zu bestimmen. Dazu findet man einen Beitrag von Stephan – Greifswald (Glycosurie-Provokation durch Phloridzin) in der 17. Verhandlung 1922, zu dem sich auch eine Diskussion entwickelte. Dem Vortrag von B. Zondek und S. Aschheim – Berlin „Experimentelle Untersuchungen über die Funktion und das Hormon des Ovariums, geprüft am biologischen Testobjekt" auf der 19. Verhandlung im Jahr 1925 folgte als praktische Umsetzung naturwissenschaftlich gewonnener Erkenntnisse die Entwicklung eines „sicheren" Schwangerschaftstestes.

Die Vorhersage von Geburtskomplikationen

Im vorangegangenen Abschnitt konnte am Beispiel der Schwangerschaftstoxikose die Entwicklung der Früherkennung als Idee einer medizinischen Schwangerenvorsorge dargestellt werden. Für die Vorhersage – vor allem im Hinblick auf den Verlauf der Geburt – kann das Erkennen von möglichen Behinderungen der Geburtswege als Beispiel gelten. Die Aufmerksamkeit, die der Feststellung der Beckenmaße und den Körperformen der Frau auf den Kongressen gewidmet wurde, entsprach den damaligen diagnostischen Möglichkeiten. Sie wurde aber auch durch die verbreitete Idee der Konstitutionspathologie sehr gefördert.

Die Vorhersagbarkeit des Geburtsverlaufes hätte vielleicht in der zweiten Hälfte des dritten Jahrzehnts unseres Jahrhunderts nicht eine solche Bedeutung gewonnen, wenn nicht die Erwartungen, die Max Hirsch in Berlin an die Entwicklung und an die Erfolge der Kaiserschnittstechnik knüpfte, ihn dazu veranlaßt hätten, von einer „Neuordnung der Geburtshilfe" zu sprechen. Max Hirsch hatte zunächst in der 20. Versammlung der Deutschen Gesellschaft 1927 in einem Vortrag „Die operative Geburtshilfe vor der Frage vaginal oder abdominal" mit Hilfe von geburtshilflichen Landesstatistiken aus Baden und Hamburg nachzuweisen versucht, daß – ausgehend von solchen Bevölkerungsstatistiken – die Erfolge der Kaiserschnittsentbindungen sich im Laufe der Zeit gebessert hatten, während die Erfolge der Zangenentbindungen gleichgeblieben waren. Er empfahl deswegen, „den Indikationsbereich der abdominalen Schnittentbindung auf diejenigen geburtshilflichen Komplikationen auszudehnen, welche bisher auf vaginalem Wege angegangen worden sind... (die Schnittentbindung) tritt an die Stelle der kindlichen Frühgeburt, der hohen Zange, der Wendung und Extraktion, der Zerkleinerung des Kindes und... der beckenspaltenden Operationen". Soweit erkennbar stieß Hirsch auf Verständnislosigkeit und Ablehnung. Sachs – Berlin wies auf die methodisch schwer vergleichbaren unterschiedlichen Indikationsgebiete für die beiden Vorgehensweisen hin und empfahl noch einmal die Symphyseotomie. Hirsch beendete sein Schlußwort mit dem 1928 im Zentralblatt (6) veröffentlichten Konzept: „Arbeitsteilung in häusliche normale und klinisch-operative Geburtshilfe, Neuorganisation der Geburtshilfe in dem von mir geforderten Sinne mit Normierung bestimmter Grundsätze für Arzt und Hebamme sind die Aufgaben der nächsten Zeit."

Seine Initiative begründete in der Gemeinschaft der wissenschaftlich tätigen Frauenärzte einen Streit, der für viele Jahre unter dem Stichwort „Neuordnung in der Geburtshilfe" geführt wurde. Unter Normierung verstand Hirsch z.B.: „Es muß dafür Sorge getragen werden, daß jeder geburtshilfliche Fall, in welchem die Notwendigkeit operativer Entbindung von Anfang an vorliegt oder im Laufe der Geburt eintritt, rechtzeitig und keimfrei der klinischen Behandlung zugeführt wird." Seine wissenschaftlichen Gegner sahen sich veranlaßt, zunächst einmal die operative Hausgeburt zu verteidigen. In einer Reihe von 10 Vorträgen auf dem Leipziger Kongreß 1929 wurde die Notwendigkeit einer „Neuorientierung in der Geburtshilfe" im Sinne einer Änderung geburtshilflicher Systeme und Grundsätze nicht (anerkannt)..." (Winter). G. Winter aus Königsberg, der prominenteste Gegner, kritisierte: „(Die Neuordnung) will die operative Geburtshilfe überhaupt in die Entbindungsanstalt überweisen... und will den praktischen Arzt dabei überhaupt so weit als möglich ausschalten". Demgegenüber argumentierte er, „daß der praktische Arzt sehr wohl im Stande ist, operative Geburtshilfe zu treiben und daß kein Grund vorliegt, ihm dieselbe zu entziehen". Er stützte sich auf das Ergebnis eines Aufrufes an ungefähr 450 geburtshilflich tätige niedergelassene Ärzte, von denen 119 ihre Resultate mitteilten. Hirsch sah neue Aufgaben auf den praktischen Arzt zukommen und sah auch die Schwierigkeiten einer richtigen Vorhersage. Er wies wiederholt auf die „überaus verantwortungsvolle diagnostische und prognostische Aufgabe (des Praktikers)" hin und fordert zugleich, daß „...eine Art Nothilfe bei plötzlichen Unglücksfällen in der Geburt geschaffen werden (muß)" (6). Eine „Behelfsgeburtshilfe" sollte durch Medikamente eine Überbrückung bis zur Verlegung in eine der nach geburtshilflichen Möglichkeiten gestaffelten Abteilungen bewirken. 25 Diskussionsredner, unter ihnen auch Hirsch, sprachen zu den Vorträgen auf dem Leipziger Kongreß. Die Beiträge sollen im einzelnen ausführlicher dargestellt werden (9). Zwar wurde die Wirkung von Hirschs Anstoß begrüßt, mit seinen als radikal bezeichneten programmatischen Forderungen erntete er jedoch keine Sympathie. Einer der wenigen, die ihn unterstützten, war Fraenkel – Breslau. Ebenso wie Sachs bei den Statistiken von Hirsch wies Fraenkel auf einen methodischen Fehler bei der Fragebogenaktion von Winter hin: nur ein Viertel der angeschriebenen Allgemeinpraktiker hatte geantwortet. Fraenkel schloß daraus, „daß die restierenden drei Viertel schlechtere Resultate gehabt haben, sonst hätten sie dieselben dem verehrten Lehrer sicher gemeldet". Heute wissen wir, daß die Interpretation von Statistiken mit einer Methodenkritik verbunden sein muß. In der Münchener Medizinischen Wochenschrift hat Hirsch 1931 seine Vorstellungen zur Risikoschwangerschaft auf die sozialen Risiken erweitert. Diese Arbeit trug die Überschrift „Die geburtshilfliche Auslese" (7). Weder zu dieser Zeit noch später fand er Anerkennung.

Als 1935 in der 24. Versammlung der Deutschen Gesellschaft für Gynäkologie und Geburtshilfe die Diskussion um die „Gegenwart und Zukunft der häuslichen und klinischen Geburtshilfe" (Geller – Breslau) fortgesetzt wurde, durfte sein Name nicht mehr genannt werden. Die Versammlung war „erstmals judenfrei" (Dr. Streck als Vertreter des Reichsärzteführers zur Eröffnung der 24. Versammlung). Auf dieser Versammlung setzten sich aber die Redner Geller, Holtermann – Köln und Kovác – Debrecen überraschenderweise energisch im Sinne von Hirsch für eine Verlagerung des Schwergewichts der Geburtshilfe auf die Klinik ein. Dabei ist bedeutsam, daß die nationalsozialistische Ideologie die Hausgeburt in einer Weise fördern wollte, wie sie dem Stande der Wissenschaft nicht mehr entsprach. Kovác nannte in diesem Zusammenhang den Namen „Nanna". Gemeint ist die Leiterin der Reichsfachschaft Deutscher Hebammen Nanna Conti, über deren Auseinandersetzung mit v. Oettingen 1934 in dieser Frage wir an anderer Stelle berichtet haben (11). Aus der Eröffnungsansprache zum 25. Kongreß 1937 geht hervor, daß nach einem Kompromiß gesucht wurde. G. A. Wagner formulierte das Ergebnis seiner längeren Argumentation folgendermaßen: „Damit wäre die Frage: ‚Anstalts- oder Hausgeburt' für unser Volk abgelehnt mit dem Satze: ‚Anstalts- und Hausgeburt'." Nicht nur der NS-Politik konnte damit formal entsprochen werden, sondern auch der Tatsache, daß „Anstalten" von sehr unterschiedlicher Qualität für Entbindungen zur Verfügung standen. Auf der Mitgliederversammlung der 26. Verhandlung 1941 in Berlin wurde mitgeteilt, daß Stoeckel „...mit Energie, diplomatischem Geschick und Takt unsere Sache geführt (hat)". Die vom Reichsgesundheitsführer herausgegebenen „Leitsätze für die Ordnung der Geburtshilfe" enthielten die Abgrenzung der Anstalts- von der Hausentbindung und erweiterte Befugnisse der Hebammen. Auch die Notwendigkeit der Schwangerschaftsvorsorge wird darin genannt. Neue Einzelheiten zu dieser Entwicklung konnten Zander und Goetz (13) kürzlich berichten.

Hirschs Name wurde auch nach dem Kriege nicht mehr genannt. 1958 fielen in der Eröffnungsansprache der 32. Tagung im Zusammenhang mit der „Neuordnung" und dem noch zu besprechenden zweiten Thema von Hirsch, der „Mutterschaftsfürsorge", nicht sein Name, sondern der von Winter und anderen.

Die Sozialgynäkologie

Ein Schwerpunkt der 22. Versammlung der Deutschen Gesellschaft für Gynäkologie in Frankfurt 1931 war die Sozialgynäkologie, zu deren Vertretern Hirsch und Liepmann zu rechnen sind (5, 8). Bei der Eröffnung sagte Ludwig Seitz: „Es hat sich gezeigt, daß der Einfluß des sozialen Milieus auf Entwicklung, Körperverfassung, Gesundheit und Erkrankung der Frau sehr groß sein kann, und daß es wichtig ist, diese Faktoren in ihrer Auswirkung genau zu kennen und durch vorbeugende Maßregeln ihre Entwicklung zu verhindern."

Hirsch hielt das Referat über Mutterschaftsfürsorge. Er entwarf darin in äußerst breiter Form ein System gesundheitlicher Versorgung, das nicht nur alle Lebensphasen der Frau von der Kindheit bis zu eigenen Kindern umfaßte, sondern auch alle Lebensbereiche, Empfängnisverhütung, wirtschaftliche Not und Erwerbstätigkeit. Eine solche Utopie mag zu weit von den bestehenden Möglichkeiten entfernt gewesen sein. Die Diskussion war prinzipiell zustimmend, jedoch zurückhaltend.

An der Realität orientiert war dagegen Gornick, der Leiter der Schwangerenfürsorgestellen der Berliner Krankenkassen. Er schilderte die noch bestehende Unsicherheit bei der Institutionalisierung einer systematischen Schwangerenvorsorge. Der Verband unterhielt 14 Beratungsstellen, die den Familienversicherten Beratung, Behandlung und Befürsorgung anboten. Ein solches vollständiges Angebot war bei den anderen Institutionen (Stadt, Staat, Privatinstitute, Ärzteschaft) aus den verschiedensten Gründen nicht möglich. Die von Gornick erwähnte Möglichkeit der Krankenkassen-Beratungsstellen, durch Hausbesuche und daraus folgende Maßnahmen auch die sozialen Verhältnisse der Familien zu verbessern, ist in einer medizinischen Dissertation von 1928 (12) anschaulich geschildert worden. Auf dem 26. Kongreß im Jahre 1941 in Wien ist der so weit ausholende Begriff „Mutterschaftsfürsorge" auf den Begriff „Schwangerenvorsorge" eingeengt worden. Gustav Döderlein hatte wiederholt seine Berliner Erfahrungen zur Schwangerenvor- und -fürsorge (übrigens auch zu den von der Klinik betreuten Hausgeburten) mitgeteilt. Er hielt den zweiten Hauptbericht über „Ärztliche Schwangerschaftsvorsorge und ihre gesetzliche Regelung".

Dieses Referat hatte die Ausführlichkeit eines Handbuchartikels und schilderte – durchaus im Ton der Zeit – die Entstehung einer systematischen Schwangerenvorsorge im ländlichen und im städtischen Bereich, im Gesundheitsamt und in der Poliklinik der Universitäts-Frauenklinik. Döderlein führte in seinen Empfehlungen den Gedanken der drei Bereiche „Beratung", „Therapie", „Befürsorgung" fort. Für ihn gehörten zur Schwangerschaftsvorsorge ein Arzt, eine Hebamme und die Fürsorgerin. Ausdrücklich hat er 1957 (3) nochmals auf die Notwendigkeit des Zusammenwirkens von medizinischer Schwangerenberatung (Arzt und Hebamme) und sozialer Fürsorge hingewiesen. Neben der Frühbehandlung gefährdeter Schwangerer sollte eine „vorbeugende Gesundheitsführung" gesunder Schwangerer durchgeführt werden. Damit war die Berücksichtigung alltäglicher Dinge gemeint wie Ernährung, Kleidung, Arbeit, Körperpflege und Sport. Er warnte allerdings davor, „alle schwangeren Frauen ohne Unterschied der Lebensweise und der Gesundheitsverfassung nach einem leeren Schema mit sämtlichen Vitaminen von A bis K..." zu versorgen.

Döderlein hat in seinem Referat die systematische Schwangerenvorsorge vollständig dargestellt. Die Fragen der Organisation (wer, wann, wo) und die Inhalte sind geklärt. In der Diskussion wurden noch einmal von Günter K. F. Schultze – Greifswald drei Punkte genannt: geburtshilfliche Prognose, Hygiene und Diätetik sowie sozialärztliche Betreuung, dabei betonte der Redner die Wichtigkeit des dritten Punktes.

Die in der Überschrift des Referates angekündigte gesetzliche Regelung gab es nicht. Döderlein beschränkte sich auf das Zitieren des Gesetzes zur Vereinheitlichung des Gesundheitswesens vom 3. 7. 1934 und auf den Hinweis, daß in Deutschland ein neues Mutterschutzgesetz in Vorbereitung sei. Lönne hatte jedoch schon der Mitgliederversammlung der vorangegangenen 25. Versammlung in Berlin eine Resolution vorgelegt, in der empfohlen wurde, daß auch die Kosten der vorbeugenden Schwangerschaftsuntersuchungen vom Versicherungsträger übernommen werden sollten. Die Resolution wurde angenommen. Bekanntlich ist der gesetzliche Anspruch in die Reichsversicherungsordnung erst 1966 zusammen mit den ersten Mutterschaftsrichtlinien aufgenommen worden.

Im Vorangegangenen ist aus Anlaß des hundertjährigen Bestehens der Deutschen Gesellschaft für Gynäkologie und Geburtshilfe die Entstehung einer systematischen Schwangerenvorsorge nachgezeichnet worden. Ansprachen, Referate und Diskussionen spiegeln die Bemühungen um Früherkennung von Krankheiten, Prognose der Geburt und soziale Fürsorge wider. Man kann beim Nachlesen erkennen, daß kontroverse Ansichten mit Leidenschaft ausgetauscht und auch publiziert wurden. Der Einfluß des Zeitgeistes ist sowohl in den Verhandlungen bis zum Nationalsozialismus als auch danach deutlich. Seine Spuren verdienten eine stärkere Bearbeitung, als dies hier der Fall sein konnte.

Literaturverzeichnis

1. Baader O (1939): Die Häufigkeit und Sterblichkeit in der geburtshilflichen Statistik Badens. Zbl. Gynaekol. 63: 1111–1119
2. Baumgart G (1929): Die Verhütung der Eklampsie. Zbl. Gynaekol. 53: 647–661
3. Döderlein G (1957): Schwangerenberatung. Therapiewoche 7: 223–224
4. Gessner W (1918): Zur Behandlung der Schwangerschaftsniere und Eklampsie. Zbl. Gynaekol. 42: 933–940
5. Grabke V C (1980): Wilhelm Liepmann als sozialer Gynäkologe. Med. Diss. Berlin
6. Hirsch M (1928): Die Arbeitsteilung der Geburtshilfe in häuslich-normale und klinisch-operative. I. Die Überlegenheit der abdominalen Schnittentbindung. Zbl. Gynaekol. 52: 1377–1384. II. Die Sicherung des Materials. Zbl. Gynaekol. 52: 1434–1447
7. Hirsch M (1931): Die geburtshilfliche Auslese. Münch. med. Wschr. 78: 870–872
8. Lennig R (1977): Max Hirsch: Sozialgynäkologie und Frauenkunde. Med. Diss. Berlin

9. Oldörp B: Die Entwicklung einiger Kriterien der Schwangerenvorsorge. Med. Diss. Berlin (in Vorbereitung)
10. Schaal H-J (1986): Der Wandel der Kaiserschnittindikationen unter den Bedingungen der früheren und der gegenwärtigen Geburtshilfe. Med. Diss. Berlin
11. Tietze KW (1985): Entstehung und Inhalte ärztlicher Betreuung in der Schwangerschaft. In: Zink A, Tietze KW und Korporal J: Schwangerschaft und medizinische Betreuung. Vorsorge und Behandlung durch Kassenärzte im Vergleich deutscher und ausländischer Frauen. De Gruyter, Berlin, New York, S. 13–25
12. Wolff Ch (1928): Die Fürsorge für die Familie im Rahmen der Schwangerenberatung der Ambulatorien des Verbandes der Berliner Krankenkassen. Med. Diss. Berlin
13. Zander J und Goetz E (1985): Hausgeburt und klinische Entbindung im Dritten Reich. Geburtsh. u. Frauenheilk. 45: 915–922
14. Zweifel P (1923): Über die mittlere Linie der Eklampsietherapie nach Engelmann. Zbl. Gynaekol. 47: 1521–1532

Die Deutsche Gesellschaft für Perinatale Medizin

Achim Bolte und Hans Ewerbeck

Wenn ein Gynäkologe und ein Pädiater aus Anlaß des 100jährigen Bestehens der Deutschen Gesellschaft für Gynäkologie und Geburtshilfe die Aufgabe übernehmen, eine mit knapp 20 Jahren verhältnismäßig junge wissenschaftliche Gesellschaft kritisch zu würdigen, kann dieses sowohl als Rückblick in Form eines sachlichen Tätigkeitsberichtes wie auch punktuell mit dem Ziel erfolgen, die Schwerpunkte des Wirkens dieser Gesellschaft darzustellen. Letzteres erscheint angebracht, zumal die Kongreßbände ausführlich über die Inhalte der bisherigen zwölf Kongresse in Berlin berichten.

Als im Jahre 1965 zahlreiche junge Wissenschaftler aus Gynäkologie und Pädiatrie, aber auch Physiologen und Pathologen, zu einem ersten Symposium zum Thema „Die Übergangsstörungen des Neugeborenen und die Bekämpfung der perinatalen Mortalität" in Bad Schachen zusammentrafen, war diese damals ungewöhnliche Art der Tagung im Vorfeld zwischen Gynäkologie und Pädiatrie getragen von dem Wunsch, durch möglichst ungezwungene freie Gespräche einen gegenseitigen Lernprozeß mit dem Ziel in Gang zu bringen, geburtshilfliche Leistungen einschließlich der Neugeborenenversorgung zu verbessern. Das nachfolgend zitierte Motto des Bad Schachener Symposiums wurde als zukunftweisend betrachtet:

„Die gemeinsame Arbeit von Geburtshelfer und Pädiater bei der Sorge um Leben und Gesundheit des Kindes, die in der Vergangenheit aus der Einsicht in die dringende Notwendigkeit entstanden ist, ist beglückend für jeden, der sie täglich auf der Neugeborenenstation erlebt.

Wie sollte der Geburtshelfer ein ausreichendes Verständnis für die Belange des Kindes vor und während der Geburt aufbringen, wenn er nicht die postnatale Entwicklung auch als Ergebnis seiner eigenen Tätigkeit durch das regelmäßige Gespräch mit dem Pädiater ständig vor Augen hätte. Und wie sollte der Pädiater diagnostisch und therapeutisch gerade in den ersten Lebenswochen zum Ziel kommen, wenn nicht die Hintergründe der intrauterinen und geburtshilflichen Anamnese durch ihn Beachtung finden können."

Nur an wenigen großen Kliniken im Bundesgebiet war bereits eine harmonische interdisziplinäre Zusammenarbeit zustande gekommen. In den meisten geburtshilflichen Abteilungen und Anstalten wurde der Kinderarzt nicht häufig und auch nicht immer gern gesehen. Es wurde daher für wahrscheinlich gehalten, daß noch eine lange Zeit vergehen müsse, bis sich die überall zur Senkung der Neugeborenenmortalität und zur Verringerung der Übergangsschäden notwendige und im Ausland bereits übliche Zusammenarbeit zwischen Geburtshelfern und Pädiatern realisiert hat. Der in Bad Schachen geäußerte Wunsch, daß die persönliche Kontaktaufnahme und die Gespräche während des Symposiums den kritischen Abstand zwischen Geburtshilfe und Pädiatrie verringern und Verständnis für die Probleme der anderen Disziplinen bei der Entbindung und der Neugeborenenperiode wecken möge, wurde – das kann man mit Fug und Recht vorwegnehmen – innerhalb von 20 Jahren realisiert. Dazu hat das zweitägige Symposium mit damals sicherlich nur zum Teil bereits namhaften Referenten und den Themen „Übergangsstörungen des Neugeborenen", „Therapie der kindlichen Asphyxie", „Frühgeburt", „Hospitalismus beim Neugeborenen" und schließlich „Bekämpfung und Prophylaxe der perinatalen Mortalität" wesentlich beigetragen. In Bad Schachen wurde dann auch der Entschluß gefaßt, Tagungen dieser Art regelmäßig zu wiederholen. Auch der Gedanke einer gemeinsamen Gesellschaft wurde bereits geäußert und in einer zum Teil leidenschaftlich und kontrovers geführten Diskussion mit dem Begriff „Perinatologie" eine Interessengemeinschaft zwischen Geburtshelfern und Pädiatern sowie Anästhesiologen, Physiologen und Pathologen gesehen.

Die im Jahre 1967 gegründete Deutsche Gesellschaft für Perinatale Medizin hatte ihre erste wissenschaftliche Sitzung am 25. November 1967 in Berlin unter ihrem Begründer und 1. Vorsitzenden Erich Saling. Die Ziele waren hochgesteckt. Wörtlich führte der 1. Vorsitzende in seiner Begrüßungsansprache unter anderem aus: „Die Perinatalperiode ist der gefährlichste Zeitabschnitt im menschlichen Leben. Sie umfaßt beim ausgetragenen Kind rund dreizehn Wochen. Die außerordentlich schnelle Zunahme unserer Kenntnis über die Perinatalpathologie veranlaßt uns, mit immer größerem Nachdruck darauf hinzuweisen, wie wichtig es ist, unsere medizinischen Bemühungen zum Schutze des Kindes in dieser äußerst gefahrvollen Lebensphase zu verbessern. Bei kritischer Betrachtung muß man feststellen, daß die Fürsorge um das Kind in der Perinatalperiode, wie sie heute praktiziert wird, immer noch zu den rückständigsten Gebieten in der medizinischen Versorgung zählt." Es wird dann weiter der Hoffnung Ausdruck verliehen, daß es der neugegründeten Gesellschaft gelingen möge, beträchtliche Rückstände im Bereich der Geburtshilfe abzubauen, so die bislang unzulängliche Schwangerenbetreuung und die praktische Ausübung der Geburtshilfe zu verbessern. Zum damaligen Zeitpunkt fanden noch mehr als die Hälfte aller Geburten in der Bundesrepublik ohne ärztliche Überwachung statt, und auch in den sogenannten großen Kliniken war man noch weit davon entfernt, mit der für das Kind größtmöglichen Sicherheit zu arbeiten. Selbst die Versorgung des nach einer Risikoschwangerschaft geborenen – und damit erhöht gefährdeten – Kindes war vielerorts noch unbefriedigend. Die Kooperation mit der Pädiatrie war nur an wenigen Stellen so, wie sie im Interesse des Kindes zu wünschen gewesen wäre. Hier zum Nutzen von Mutter und Kind Abhilfe zu schaffen, wurde als Zielvorstellung der neugegründeten Gesellschaft angesehen, wobei die wissenschaftliche Kooperation zwischen Pädiatrie und Geburtshilfe, aber auch mit anderen Fachdisziplinen wie Physiologie, Pathologie, Anästhesie, Neurologie, Kinderchirurgie und Veterinärgeburtshilfe zu optimistischen Spekulationen für die Zukunft Anlaß gab.

Die erste wissenschaftliche Sitzung in Berlin behandelte die Themenkreise: Zustandsdiagnostik beim Neugeborenen unmittelbar post partum, Reanimation des Neugeborenen und organisatorische Maßnahmen zur Senkung der perinatalen kindlichen Sterblichkeit. Zahlreich waren die Forderungen, die von den Referenten für die Optimierung der Perinatalperiode vorgetragen wurden.

Vordergründig wurde hervorgehoben, daß auch das ungeborene Kind als vollwertiges Individuum anzusehen sei und ebenso wie ein Erwachsener vollen Anspruch darauf habe, vor perinatal entstehenden Schäden bewahrt zu werden. Fetale Hypoxien und aus ihr resultierende Azidosen sollten zur seltenen Ausnahme werden, dazu bedürfe es aber eines wesentlich größeren personellen und apparativen Aufwandes, als bisher vielerorts in der Geburtshilfe üblich. In einem abschließenden Kommentar wird vom 1. Vorsitzenden nachdrücklich darauf hingewiesen, daß alle zuständigen Krankenhausträger und politischen Institutionen zur Kenntnis nehmen müssen, daß sich in der Geburtshilfe ein einschneidender Wandel vollzieht. Weiter wird dann ausgeführt, daß neben der viele Jahrzehnte dominierenden mechanistischen Einstellung, bei der das manuell vollendete Können großes Ansehen genoß, heute und in Zukunft weit größere Berücksichtigung die Pathophysiologie, die Biochemie sowie der Einsatz der Elektronik finden muß und daß damit in Zukunft in der Geburtshilfe ein erheblich größerer Aufwand als in der Vergangenheit zu erwarten ist.

Schon der zweite Kongreß in der Zeit vom 26. bis 28. Juni 1969 ließ die Gründer der jungen Gesellschaft mit einer unerwartet hohen Teilnehmerzahl und ausgezeichneten Referaten und Vorträgen erkennen, daß der schon früher für möglich erachtete „Silberstreifen am Horizont" in einen klaren, sonnigen Frühlingsmorgen für die Perinatalmedizin überzugehen schien. In der recht zweckmäßigen und im Vergleich zu dem in späteren Jahren mehr zwangsläufig genutzten ICC intimen Berliner Kongreßhalle fanden sich 1000 an der perinatalen Medizin interessierte, überwiegend jüngere Wissenschaftler zu Podiumsdiskussionen, Referaten und freien Vorträgen zusammen und diskutierten bei Abendkolloquien bis in die späten Nachtstunden. Die Themen verteilten sich auf die gegenwärtige Situation der Schwangerenvorsorge und Vorschläge zur Verbesserung, die hormonelle Diagnostik der Plazentainsuffizienz, die Ultraschalldiagnostik, die fetale Pharmakologie und Pharmakokinetik, den Stand der apparativen und biochemischen Überwachung des Feten, Einfluß der geburtshilflichen Anästhesie auf das Kind, die Organisation der klinischen Geburtshilfe in Zusammenarbeit mit der Pädiatrie, Definition des Todeszeitpunktes beim Feten und Neugeborenen, Neugeborenenchirurgie, immunbiologische Aspekte einschließlich Impffragen und neuere, für die Perinatalmedizin wichtige Ergebnisse der pathologischen Anatomie.

Während in technologischer Hinsicht das Ultraschallverfahren erste richtungweisende diagnostische Hoffnungen für die Geburtshilfe erwecken konnte, erwies sich die Kardiotokografie bereits als Geburtsüberwachungsverfahren, welches das geburtshilfliche Handeln wie wohl kein anderes zum Nutzen des Kindes grundsätzlich gewandelt hatte. Mit der erstmaligen Verleihung des Maternité-Preises an Konrad Hamacher wurde die geniale und für die Geburtsüberwachung bahnbrechende Grundidee des Konstrukteurs gebührend gewürdigt.

Zehn bis 1985 folgende Kongresse der Deutschen Gesellschaft für Perinatale Medizin behandelten alle Probleme der Geburtsmedizin und Neonatologie. Junge Wissenschaftler stellten ihre oft originellen Ergebnisse vor. Die thematischen Schwerpunkte dieser Kongresse lagen in den Bereichen Technik zur Überwachung der Gravidität, der Geburt und des Neugeborenen, der perinatalen und Säuglingssterblichkeit, der Früh- und Mangelgeburt, der pränatalen Diagnostik genetischer und anderer Defekte, der Indikation zu operativen Entbindungen, der neonatalen Intensivmedizin und zunehmend der Psychosomatik während Schwangerschaft und Geburt, wobei die Kooperation zwischen Geburtsmedizin, Anästhesie und Pädiatrie sowie zwischen Klinik und Praxis vordergründig blieb.

Dem Wirken der Deutschen Gesellschaft für Perinatale Medizin, voran ihrem Gründer und langjährigen 1. Vorsitzenden Erich Saling, den späteren vorsitzenden Gynäkologen und Pädiatern, den Vorstandsmitgliedern und nicht zuletzt den zahlreichen aktiven Mitgliedern ist eine außerordentlich rasche und positive Entwicklung der Geburtshilfe und Neonatologie im Bereich der Bundesrepublik Deutschland und Berlin (West) zu verdanken. Das hatte in erster Linie zur Folge, daß sich die perinatale Mortalität in der Bundesrepublik im Vergleich mit anderen europäischen Ländern in den vergangenen Jahren drastisch verbesserte. Bedenkt man, daß noch vor zehn Jahren die Bundesrepublik mit der perinatalen Mortalität an vierzehnter Stelle unter den Ländern Europas lag, so hat sich die Sterblichkeit mehr als halbiert. Mit einer perinatalen Mortalität von 8 Promille liegt sie noch vor der Deutschen Demokratischen Republik und einigen anderen europäischen Ländern, u. a. Holland, an der vierten Stelle.

Ursächlich besteht hier kaum Zweifel daran, daß die faktische Verbesserung der Mutterschaftsvorsorge sicherlich ein wesentliches Element des Erfolges ist. Ähnliches gilt für die Verbesserung der neonatalen Versorgung, die durch eine Anhebung der Qualität den Intensiveinheiten und eine Optimierung der Transportsysteme erreicht wurde. Da die bundesweit erzielte niedrige Totgeburtenrate von 4 Promille seit etwa zehn Jahren im wesentlichen unverändert geblieben ist, geht die erreichte Verbesserung der perinatalen Resultate ausschließlich zugunsten der Senkung der neonatalen Sterblichkeit.

Die Auswirkungen der heute flächendeckenden und fortgeschriebenen Perinatalerhebungen sind hierbei unverkennbar. Alle Bundesländer haben sich zumeist im Rahmen ihrer Ärztekammern dieser Qualitätskontrolle unterzogen. Nach dem Vorreiter Bayern mit der ersten Studie im Jahre 1975 haben sich sukzessiv alle Bundesländer dieser Qualitätskontrolle angeschlossen: 1980/81 Bremen, Hamburg, Niedersachsen und Hessen, 1982 Nordrhein-Westfalen und schließlich 1985 Baden-Württemberg, Schleswig-Holstein, Rheinland-Pfalz und das Saarland. Entscheidend war, daß die Maßnahmen zur Qualitätssicherung geburtshilflicher Leistungen völlig unabhängig von staatlichen Einflüssen aus der Kraft der Ärzte und der ärztlichen Selbstverwaltung zustande kamen und daß die ganze Bundesrepublik erfaßt werden konnte.

Zweifellos weist die Geburtshilfe heute einen bisher nicht erreichten, sehr hohen Grad der Technisierung auf. Kardiotokografie und Ultraschalldiagnostik werden heute praktisch bei jeder Schwangeren und Gebärenden angewandt und haben mit größter Wahrscheinlichkeit kausal entscheidend dazu beigetragen, die Leistungszahlen der Geburtshilfe, gemessen an der perinatalen Mortalität und Morbidität, zu verbessern. Der technologische Fortschritt hat aber andererseits auch zu einer deutlichen Erhöhung der Operationsraten, insbesondere der abdominalen Schnittentbindung, geführt. Dieses Faktum hat wiederum zur Folge, daß die Müttersterblichkeit in der Bundesrepublik zwar deutlich abgefallen ist – sie betrug 1984 bezogen auf 100000 Lebendgeborene 10,8 Todesfälle –, aber im Vergleich mit anderen europäischen Ländern immer noch relativ zu hoch liegt. Da die Operationsraten hierbei kausal von entscheidender Bedeutung sind, wird die Senkung der Kaiserschnittfrequenz zukünftig ein aktuelles Thema der Geburtshilfe sein, ohne daß dabei die erreichten guten Resultate gefährdet werden dürfen.

Schließlich hat das Wirken der Deutschen Gesellschaft für Perinatale Medizin der letzten Jahre zu Strukturveränderungen der Geburtshilfe und der Neonatologie beigetragen, nachdem die Regionalisierung der Risikogeburten als ein essentielles Element der erfolgreichen perinatalen Gesundheitspolitik erkannt werden konnte. Wenn in der Bundesrepublik die erwähnte überproportionale Verbesserung perinataler Leistungsziffern vor dem Hintergrund einer flächendeckenden Qualitätskontrolle, einem hohen Technisierungsgrad der Geburtshilfe und Neonatologie und bei relativ hoher Operationsfrequenz erreicht werden konnte, so wird dieses Ergebnis bei Berücksichtigung der Säuglingssterblichkeit, und zwar speziell der Nachsterblichkeit, zwischen dem siebten Lebenstag und dem Ende des ersten Lebensjahres teilweise paralysiert. Im europäischen Vergleich findet sich die Geburtshilfe der Bundesrepublik trotz aller Bemühungen auf dem elften Rang wieder. Wenn auch die Kausalitätsfaktoren schwer zuzuordnen sind, so dürften sowohl die Geburtshelfer als auch die Pädiater gefordert sein. Ein wesentlicher Teil der überhöhten Säuglingssterblichkeit ist durch Frühgeburten sowie unreife-dystrophe Kinder bedingt, die zwar heute schon den siebten Lebenstag überleben, aber letztlich doch später versterben. Hier wird in Zukunft nur die in ihrer Bedeutung erkannte Regionalisierung oder Zentralisierung Abhilfe schaffen können. Erforderlich ist dazu ein flächendeckendes System der Regionalisierung für alle Risikogeburten, unter allen Umständen für Frühgeburten unter einer Schwangerschaftsdauer von 32 Wochen oder mit einem geringeren Geburtsgewicht von 1500 Gramm. Bis heute fehlen fast alle Voraussetzungen für eine sinnvolle Zentralisation und dies, obwohl hinreichende Daten darüber vorliegen, daß die Primärversorgung in den ersten Lebensminuten und -stunden und die Vermeidung des Transportes der hochempfindlichen, sehr kleinen Neugeborenen entscheidend für das gesunde Überleben ist. Zur Vermeidung des Transportes werden daher neonatologische Intensiveinheiten als Außenstation der Pädiatrie in großen Frauenkliniken möglichst flächendeckend für die Bundesrepublik gefordert. Bisher sind neonatologische Intensiveinheiten in den Frauenkliniken lediglich an den Universitäten München, Frankfurt, Heidelberg realisiert, sieht man von einzelnen Zentralklinika ab, in denen Geburtshilfe und Neonatologie im gleichen Gebäudekomplex oder unmittelbar benachbart, also ohne Transportwege, untergebracht sind. Die Forderung einer Regionalisierung der Geburtshilfe bei Hochrisikoschwangerschaften in Perinatologischen Zentren innerhalb der Frauenkliniken bleibt von fundamentaler Bedeutung für die Zukunft einer modernen Geburtshilfe und Neonatologie.

Nicht zuletzt ist die Deutsche Gesellschaft für Perinatale Medizin dazu aufgerufen, das heute noch kritische Spannungsverhältnis zwischen der berechtigten Forderung nach einer familienorientierten Geburt einerseits und zum Teil überkritischen Maßstäben der Öffentlichkeit an der geburtshilflichen Leistung andererseits einzudämmen. Das Bewußtsein, daß medizin-technologisch fast alles machbar wird und das Mögliche auch gefordert werden kann, sieht sich zum Teil konfrontiert mit der gesunden, wenn auch häufig irrational formulierten Angst vor den fast zwangsläufig sich ergebenden Abhängigkeiten. Trotz ihres vordergründig sicher berechtigten wissenschaftlichen Engagements sollte die Deutsche Gesellschaft für Perinatale Medizin auch bemüht sein, darauf einzuwirken, daß der Wunsch vieler Schwangerer respektiert wird, diese Abhängigkeit bei einem so existentiellen Vorgang wie Schwangerschaft und Geburt möglichst klein zu halten. Hebammen, Geburtshelfer und Pädiater sollten primär Helfende bleiben, deren Zuwendung vor allem der Schwangeren, ihrem Partner und dem Neugeborenen gilt, ohne dabei die vordergründigen Gesichtspunkte der absoluten Sicherheit zu beeinträchtigen.

Ist die moderne Technologie ein wichtiger Garant für den Fortschritt in der Geburtshilfe, so müssen Ärzte, Hebammen und Krankenschwestern durch ihre vermehrte Zuwendung zum Patienten zur Humanität im Krankenhaus, sei es im Kreißsaal, auf den Säuglings- oder Intensivstationen, beitragen. Diese Forderung und die immer wieder von der Perinatologie zu akzentuierende Erkenntnis, daß die Zukunft unserer Gesellschaft entscheidend in den geburtshilflichen Abteilungen und Peri-Neonatologischen Zentren mitbestimmt wird, setzt auch in Zeiten der Restriktion eine gute Personalausstattung voraus. Die zukünftige Struktur und Organisation von Geburtshilfe und Kinderheilkunde können einen wesentlichen Beitrag dazu liefern, daß die Säuglingssterblichkeit in den kommenden Jahren eine wesentliche Verminderung erfährt und daß darüber hinaus auch neuromotorische Störungen in der kindlichen Entwicklung seltener beobachtet werden.

Die Entwicklung der Lehren von den Ovar-Uterus-Beziehungen nach Entdeckung der menschlichen Eizelle Rückblick und Ausblick

Konrad Tietze sen.

I.

Die Entdeckung der weiblichen Eizelle durch Karl-Ernst v. Baer 1827 hat offenbar die Diskussion um die Ovar-Uterus-Beziehungen unter den europäischen Gelehrten, wie den Engländern Jones, Lee und Patterson, in Frankreich Négrier (bereits 1831), Gendrin (1840), Briére de Boismont (1843) und dem deutschen Forscher Bischoff (1844 und ff.) in Gang gebracht. Da ihnen methodisch keine anderen Möglichkeiten zur Verfügung gestanden hatten, mußten sie sich vorwiegend auf die Erfahrungen an Tieren stützen, und so sind sie zu dem Resultat gekommen:

Die Ovulation erfolgt bei den Tieren zur Zeit ihrer Brunst und bei der Frau zur Zeit der Menstruation. Nach ihrer Meinung war also Brunst und Menstruation gleichzusetzen. Es hat allerdings schon damals nicht an Gegenstimmen gefehlt. So hat der Physiologe Arnold 1847 in seinem Handbuch bemerkt, daß die „Berstung eines Eierstockbalges" und die Ausstoßung eines Eies jedesmal nach einer fruchtbaren Begattung stattfände, wie aber auch ganz unregelmäßig zu jeder anderen Zeit ohne „Beziehung und Begleitung der Menstruation". Gestützt durch die Theorie Pflügers von der „Summation der Reize" setzte sich die Meinung der erstgenannten Autoren durch. Erst 1871 hat ein neuer Abschnitt in den Erkenntnissen von den Ovar-Uterus-Beziehungen eingesetzt – Siegesmund, praktischer Arzt in Rudolstadt (Thüringen) vertrat nämlich „zum Erstaunen der ärztlichen Welt", so Carl Schröder 1881 – die Ansicht, daß eine befruchtete Eizelle nicht aus dem letzten Menstruationsvorgang stammen könnte, sondern einer Ovulationsperiode vor der ausgebliebenen Menstruation.

Den wirklichen Verhältnissen kam Loewenhard (1872) aufgrund seiner Berechnungen einzelner Schwangerschaftsdauern seit letzter Menstruation sehr nahe. Er vermutete einen Befruchtungstermin im Zeitraum zwischen dem 8. und 12. Tage nach letzter Menstruation.

Erst aber der Hinweis auf die Veränderungen der Uterusschleimhaut vor Eintritt der Menstruation durch Reichert sowie die ebenfalls 1873 bekannt gewordenen Befunde am praemensuellen Endometrium von Kundrat und Engelmann haben die weitere Forschung in die richtigen Bahnen gelenkt, d.h. also zur weiteren und verbesserten Erkundung der Wandlungen des Endometriums während eines Zyklusablaufes.

Die Färbung histologischer Schritte nach van Gieson war 1889 eingeführt worden. Der Kieler Gynäkologe v. Werth und sein Mitarbeiter Westfalen benutzten dieses neue Verfahren und haben lange vor Hitschmann und Adler (1908) trotz deren Prioritätsanspruches die praemensuelle Sekretionsphase des Endometriums richtig und gültig beschrieben.

II.

Robert Schröders großes Verdienst ist es nun, daß er seit seiner Doktor-Dissertation (Rostock 1909 unter Büttner) in zahlreichen Arbeiten während seiner gesamten Schaffenszeit immer wieder auf die zyklisch und sich wiederholenden Vorgänge im Endometrium, und zwar sowohl im Aussehen und Verhalten der Epithelzellen als auch im Gefüge des Stromas und im Verhalten der Blutgefäße, hingewiesen hat. Von entscheidender Bedeutung war aber nun, daß er die von Tag zu Tag wechselnden Bilder der Uterusschleimhaut zum besten und zuverlässigsten Test für die gleichzeitigen Funktionsabläufe im Ovarium erklärt hat.

Mit immer wieder erstaunlicher Treffsicherheit las Schröder am Endometrium den Tag nach Beginn der letzten Regelblutung ab und brachte das seinen Schülern in den wöchentlichen histologischen Demonstrationen bei.

An dieser Stelle muß nun betont und besonders hervorgehoben werden, daß in mehreren Arbeiten (seit 1911) Robert Meyer und Carl Ruge im Rahmen des mensuellen Zyklus das Entstehen, die Entwicklung und Organisation des Corpus luteum histologisch beschrieben und geklärt haben.

Robert Meyer und Robert Schröder, der eine von der Erforschung der ovariellen, zyklisch gesteuerten Vorgänge, der andere von den wechselnden Bildern der Uterusschleimhaut her, haben übereinstimmend den Zeitpunkt der Ovulation – Wendepunkt der endometranen Proliferationsphase zur Sekretionsphase – mit dem 14./15. Tag p.m. festgelegt.

Fränkel hat dagegen noch längere Zeit meist intra operationär erhobenen, also makroskopischen Befunden vertrauend den Zeitpunkt der Ovulation mit dem 16.–18. Tag p.m. angenommen.

Zweierlei wurde mit Schröder erreicht:
1. Er fundamentierte die Lehre von den Ovar-Uterus-Beziehungen, so daß sie nunmehr auch der weiteren klinischen Forschung und der ärztlichen Praxis dienstbar gemacht werden konnte.
2. Erst auf diesem gebahnten Wege konnte später die gynäkologische Hormonaera ihren Siegeszug antreten.

Zu dieser letzten Bemerkung sei daran erinnert, daß schon in der zweiten Hälfte des 19. Jahrhunderts die ersten Zweifel an der funktionellen Abhängigkeit gewisser Organe des Körpers allein vom Nervensystem geäußert worden sind (Rein [1867], Brown-Séquart, Kocher u.a.). Auf dem IV. Deutschen Gynäkologen-Kongreß 1891 trugen Hofmeister sowie v. Werth ihre Ansichten über die „trophschen Beziehungen" zwischen Ovarien und Uterus vor. Chrobak und Knauer haben etwas später mit hautimplantierten Eierstöcken auf kastrierten Tieren einen deutlichen Einfluß auf das Uteruswachstum in ihren Versuchen festgestellt. Damals fiel erstmalig das Wort von der „inneren Sekretion".

Fränkel bezeichnete seinen Lehrer Born, Anatom in Breslau, als Vater der Hypothese, daß das Corpus luteum graviditatis eine Drüse mit „innerer Sekretion" sei.

Fränkel selbst bewies, daß die Entfernung des Gelbkörpers während des Beginns der zweiten Zyklushälfte die Menstruation auslöse (1903, 1910).

Doch zurück zu Robert Schröder!

Zu seinem Gesamtwerk gehören nicht nur seine frühen Arbeiten über den normalen histologischen Ablauf des weiblichen Genitalzyklus, sondern fast mehr noch seine sich aus der Analyse der Regelblutungsstörungen herleitenden Erkenntnisse der sie verursachenden gynäkologischen Erkrankungen bzw. rein funktionellen Entgleisungen. Das war seinerzeit eine ganz neue und ungewohnte Art gynäkologischer Diagnosestellung. Das von Schröder angewandte vereinfachte Kaltenbachsche Schema zur Eintragung der anamnestisch möglichst exakt erhobenen typischen oder atypischen Genitalblutungen nach Häufigkeit, Stärke und Dauer oder sogenannter „Zwischenblutungen", diese meist aus anderen Quellen als dem Endometrium, hat sich immer wieder bewährt. Darauf aber hier einzugehen ist kein Platz. Im Rahmen unserer Frage nach den Ovar-Uterus-Beziehungen aber liegt Schröders Auffassung von dem Bestehen einer von ihm sogenannten „generativen" und einer „vegetativen" Ovarialfunktion und deren Auswirkungen auf den Uterus.

Bei einer stufenweisen Aufteilung funktioneller Zyklusstörungen als Folge einer entsprechenden Zunahme einer Insuffizienz der Ovarialfunktion in die „zu häufige Regel" (Polymenorrhoe), der „Follikelpersistenz", der „zu seltenen Regel" (Oligomenorrhoe) hatte Schröder dann unterschieden eine Amenorrhoe I. Grades und eine Amenorrhoe II. Grades.

Der I. Grad ist erkennbar an dem Ausbleiben der Menstruation bei erhaltener Größe und Turgeszenz des Uterus („positiver Wachstumstest"), also eingeschränkte, aber nicht ganz erloschene Ovarialfunktion.

Der II. Grad ist eine Amenorrhoe mit geschrumpftem Uterus („negativer Wachstumstest") als Folge eingestellter Funktion.

Die Feststellung einer „Amenorrhoe I. Grades" führte dann im Rahmen der Forschungen H. Siebkes an der Schröderschen Klinik zur Konzeption des Vorhandenseins eines rein follikulären, oestrogenen „unterschwelligen Zyklus", eine Bezeichnung, die Siebke von Frank übernommen hatte. Sehr viel später erst bekannte sich Schröder auch zu der Möglichkeit anovulatorischer Zyklen mit einer vierwöchentlich auftretenden, meist geringfügigen menstruationsähnlichen Blutung. Diese Blutungen Menstruationen zu nennen, wofür amerikanische Autoren eintraten, lehnte Schröder indessen ab, um das physiologische Geschehen nicht mit dem urphysiologischen auf eine Stufe zu stellen.

Da ja nun der normal verlaufende Vierwochenzyklus der Frau sowohl ein generativer wie ein vegetativer gemäß der Schröderschen Definition ist, so stellt sich für uns Nachvollziehende der Gesamtverlauf eines vierwöchentlichen Genitalzyklus der Frau wie folgt dar:

Aus dem fortlaufenden, follikulären, vegetativen Geschehen erhebt sich die hypophysär-thalamisch angeregte Eizelle und damit der generative Zyklus über den nur vegetativen hinaus und vollendet sich über Ovulation, Gelbkörperbildung und -rückbildung. Schon aus Schröders Schilderungen über den Ablauf des weiblichen Genitalzyklus geht eine wochenrhythmische Gliederung sowohl des generativen, aber auch des vegetativen Geschehens hervor.

Der Verfasser dieser hier vorgelegten Übersicht über die Entwicklung der Forschungen über die Ovar-Uterus-Beziehungen, d.h. zu Zyklus und Rhythmus der weiblichen Genitalfunktion, hat als Mitarbeiter Robert Schröders schon frühzeitig (ab 1933/34) die oben kurz erwähnten, auf Ovarialinsuffizienz beruhenden Zyklusstörungen in ein gemeinsames ätiologisches Schema zu bringen versucht. Dabei handelt es sich um die Ableitung ihres Zustandekommens aus dem Vierwochenschema eines normalen weiblichen Zyklusverlaufes. Nach dem Studium einer sehr großen Anzahl von Aufzeichnungen nach dem Kaltenbachschen Schema in den Krankenblättern oder persönlich geführter „Regelkalender" sowie histologisch geprüfter Fälle aller Altersklassen hatte ich die These von dem wochenweisen Aufbau der Ovarialfunktion in der Jugend und einen ebensolchen Abbau im Alter vorgetragen. Später kamen noch die Auswertung der Morgentemperaturkurven ovarialinsuffizienter Frauen hinzu. Zwei Erkenntnisse glaube ich aus diesen eigenen Analysen der „Regelstörungen" ableiten zu können:

1. „Die unregelmäßige Regel erfolgt geregelt" (1951, 1957). Es konnte gezeigt werden, daß in den Fällen generativer Ovarialinsuffizienz, den sogenannten Tempoanomalien der Regelwiederkehr (Oligomenorrhoe, aber auch Polymenorrhoe), ein deutlicher Rhythmus, ein Wochenrhythmus, nachweisbar ist. In meinen Beiträgen zu dieser Frage habe ich auch immer wieder darauf hingewiesen, daß der Wochenrhythmus meistens 7 Tage beträgt, daß aber auch ein anderer Wochentakt wie 6,5 Tage (nicht selten), 6 Tage (selten), aber auch 5 Tage (sehr selten) vorkommt. Diese Tatsache hatte übrigens schon lange vorher Riebold (1908–1942) und dasselbe Tscherne behauptet (1949, 1950); man hatte ihnen jedoch nicht geglaubt. Eine kürzere oder längere Amenorrhoe I. Grades endet mit einer anovulatorischen Blutung oder echten biphasischen Menstruation nach einer Zeit von mehr als 4 Wochen zu je 7 Tagen (6,5 – 6 – oder 5 Tagen). Was aber besagt das? Während der „generativen" Ruhe ist der „vegetative" unterschwellige Zyklus wochenrhythmisch weitergelaufen.

2. Der vegetative, rein follikuläre Zyklus läßt sich auch analog dem Verhalten bei der Amenorrhoe I. Grades als Zeitmaß der Schwangerschaftsdauer erkennen. Hier ein Beispiel, entnommen meiner Arbeit in der Zs. Geb. und Gyn. 174, 1971. Es handelt sich um die Daten einer jungen Ärztin für den Zeitraum von 13 Jahren und 2 Monaten (1939–1952). Die durchschnittlichen Zykluslängen betragen in der genannten Zeit 26,4–26,9 Tage, die Zykluswoche demnach 6,6–6,7 Tage.

Es betrugen die Längen der Schwangerschaften:

    1. 1944 Abortus   nach 72 oder 11 mal 6,5 Tagen
    2. 1945 Partus   nach 268 oder 41 mal 6,5 Tagen
    3. 1947 Partus   nach 279 oder 43 mal 6,5 Tagen
    4. 1949 Abortus   nach 60 oder 9 mal 6,5 Tagen

Es betrugen die Längen der Amenorrhoen:

    1. 1945 Laktationsamenorrhoe   192 oder 29 mal 6,6 Tage
    2. 1945 sek. Amenorrhoe   43 oder 6 mal 7   Tage
    3. 1948 Laktationsamenorrhoe   59 oder 9 mal 6,6 Tage
    4. 1948 sek. Amenorrhoe   151 oder 23 mal 6,6 Tage

III.

Die bisherigen Ausführungen zum Bestehen eines Wochenrhythmus des „vegetativen" oder auch „unterschwellig" genannten, monophasischen oestrogenen Geschehens im Ovarium der Frau ergänzend und abschließend sei noch ein Hinweis auf den Fortpflanzungs- und Entwicklungsrhythmus der Tiere gestattet.

Zu der gleichen Zeit der vierziger Jahre vorigen Jahrhunderts, als sich die europäischen Gelehrten an die Erforschung der Ovarial-Uterus-Beziehungen gemacht hatten, da hat der Engländer Thomas Laycok (1842–1844) in den ersten Ausgaben der eben gegründeten Zeitschrift „The Lancet" eine Reihe von sieben Aufsätzen veröffentlicht unter dem Generalthema: „Evidente and arguments in proof of the existence of a general law of periodicity in the phaenomens of life".

Hier wird also schon sehr früh nach Zyklus und Rhythmus im Rahmen der Fortpflanzung gefragt. Diese Aufsätze enthalten nun eine Fülle von Mitteilungen über eigene Beobachtungen, von Zitaten aus der antiken und zeitgenössischen Literatur, von Hypothesen und Theorien über eine Rhythmik der Lebenserscheinungen. Laycok glaubte, daß das Leben des Menschen beherrscht sei von kleinen Halbtages- und Tagesrhythmen und von größeren von meist siebentägiger Dauer oder eines Mehrfachen davon.

Schon damals hat der Autor behauptet, daß die Menstruation der Frau auch nach mehr als vier Wochen im gleichen Rhythmus eintreten könnte.

Bei den Tieren betrage die Trächtigkeits- bzw. Brutdauer eine der Tierart eigentümliche Anzahl von ganzen Wochen. Auch betrage die Zeit bis zum Flüggewerden bei den Vögeln das Mehrfache einer Woche. Sehr eingehend behandelte Laycok das entsprechende Verhalten niederer Tiere wie Fische, Lurche und Insekten. Man könnte, so schloß der Autor, zu keinem anderen Resultat kommen, als daß sich die Entwicklung zum Leben in Zeiträumen von 3½, 7, 14, 21, 28 Tagen über oder über eine Anzahl von ganzen Wochen vollziehe.

Laycok war übrigens nicht der erste, der von einem Wochenrhythmus der Lebenserscheinung gesprochen hat, schon A. J. Testa hat 1790 hingewiesen auf den „Medizinalmonat" von 26 Tagen und 22 Stunden (errechnet aus dem Durchschnitt der tropischen und siderischen Mondperiode).

„Löst man nun diesen Monat in vier gleiche Perioden auf, so erhält man für jede Periode 6 Tage und 17½ Stunden" (Woche des Hippokrates). Da ist aber auch des deutschen Physiologen Karl-Friedrich Burdach und seines dreibändigen Werkes „Physiologie als Erfahrungswissenschaft" zu gedenken (Leipzig 1826 und 1828). Auch er betont die Tatsache, daß die Trag- und Brutzeiten der Tiere, aber auch den Menschen einschließend, sich durch die Zahl ganzer Wochen voneinander unterscheiden. Als wissenschaftlicher Romantiker sieht er darin das Walten einer höheren Kraft im „Weltganzen".

Erst Ende des 19. Jahrhunderts fanden sich Forscher, die sich den Erkenntnissen jener damals bereits vergessenen Autoren zugewandt haben. An ihrem Anfang steht Heape (1894, 1897) mit seiner Einteilung der Tiere in polyoestrische und monoestrische Gattungen. Die ersten Publikationen betrafen Affenzyklen, vorwiegend von Macacus rhesus, aber auch höherer Affen. Bis in unsere Zeit hat man sie immer wieder registriert und gedeutet.

Dr. J. Struve, ein praktisch und wissenschaftlich interessierter Landwirt und Züchter, hat 1911 wohl als erster im deutschen Schrifttum den Brunstzyklus von Kühen, Sauen und Stuten statistisch genauer untersucht.

Dabei kam er auf Mittelwerte von 20,158 Tagen bei 742 Zyklen von Kühen und von 20,66 Tagen bei 144 Zyklen von Sauen. Der Streubereich betrug bei Kühen je 8 Tage beiderseits vom Mittelwert von 21 Tagen, bei Sauen 6 Tage. Struve hatte diese Ergebnisse in „Fühlings Landwirtschaftlicher Zeitung" veröffentlicht, sie wurden von der offiziellen Wissenschaft kaum beachtet. Sie haben sich in der Praxis bewährt und durchgesetzt und sind zum festen Bestandteil derselben geworden.

Bis in unsere Zeit hinein ist eine Fülle von Ergebnissen genauer wissenschaftlicher Untersuchungen zu dem Dreiwochenzyklus von Kühen, Sauen und Stuten

bekanntgegeben worden. So lassen sich etwa die von Klüner (1955), von Buchner, Morrison und Leuthold (1966) u. a. wie folgt zusammenfassen:
1. Der Dreiwochenzyklus besteht je aus einer ganzen Woche des Prooestrus, des Oestrus und des Metoestrus. Diese Phasen sind am Verhalten der Tiere, aber auch an dem Aussehen und histologischen Befunden am Ovar überprüft worden.
2. Auch bei dem Dreiwochenzyklus der genannten Tiere kommt es gelegentlich zu zeitlichen Verschiebungen, auch sie sind wochenweise portioniert, wie es im Rahmen des Genitalzyklus der Frau der Fall sein kann.

Schon Carl Hartmann hatte 1923 bei dem amerikanischen Opossum – übrigens mit Vierwochenzyklus – dieses Phänomen bemerkt, und es wurde eindrucksvoll unterstrichen von den Erfahrungen von Pilton und Sharman (1961) an dem australischen Opossum, dem sogenannten Fuchskusu.

Verf. ist auf dieses interessante Faktum in seiner Arbeit in der Zs. Gebh. u. Gyn. 1974:79 1971 näher eingegangen.

Auch die Abstände der Hitzeperioden mono- oder bioestrischer Tiere, wie etwa die von Hündinnen, zeigen nach den bisher nur spärlich vorliegenden Beobachtungsergebnissen ein wochenrhythmisches Verhalten – also einen Wochenrhythmus der immer vorhandenen sogenannten unterschwelligen Ovarialfunktion in den hitzefreien Zwischenzeiten (Sokolowski, Stober und van Ravensway, 1972). Wir Gynäkologen kennen es von der „sekundären Amenorrhoe" und „Oligomenorrhoe" her und ihre Gebundenheit an den Wochenrhythmus.

Die Phänomene tierischer Fortpflanzungszyklen sind also dieselben, wie wir sie von der Frau her kennen. Man könnte dazu noch viele Beispiele aus der Beobachtung unserer Laboratoriumsmäuse und -ratten anführen, um das Gesagte zu unterstreichen.

Zurück zu Laycoks Behauptung über die nur durch die Anzahl ganzer Wochen sich unterscheidenden Schwangerschafts- bzw. Trächtigkeitsdauern der Säugetiere sowie der Brut- und Nestdauern der Vögel, ja sogar der Entwicklungsdauern bei niederen Tieren. Es haben die in den vergangenen Jahrzehnten darauf gerichteten speziellen Untersuchungen die Richtigkeit jener Laycokschen Aussage bestätigt.

Über die Trächtigkeitsdauern der Säugetiere gibt es nunmehr überaus zahlreiche Mitteilungen, teils von Beobachtungen einzelner Tiere, teils eines größeren Kollektivs von Arten und Gattungen. Wegen der relativ breiten statistischen Streuung um einen überzeugenden Mittelwert sind nur solche Angaben zu verwenden, welche auf der Erfassung einer genügenden Anzahl beruhen.

Auch dabei trifft man übrigens auf das Phänomen der „wochenweise portionierten" Verschiebung der Tragzeiten zwischen verschiedenen Rassen gleicher Gattung. Beispiele dafür sind die verschiedenen Katzenrassen mit 56, 63 und 70 Tagen, sowie Rinderrassen, wie einerseits das meist schwarz-bunte Niederungsvieh und andererseits Breitstirnrinder der Alpen mit 280 resp. 287 Tagen und die domestizierten Büffel in Mittel- und Süditalien mit 308 Tagen. Auch die Pferderassen bieten bei gleicher Betrachtung ein hochinteressantes Bild.

Hinsichtlich der Brut- und Nestlingsdauern verweise ich auf die Arbeiten von O. und M. Heinroth (1908, 1933, 1955), Niethammer (1942), J. Engelhard (1967), Colin Harrison (1975). Jedem Kanarienzüchter ist aber die Tatsache der wochenrhythmischen Brutdauer und der Nestlingszeit seiner Gelege bis zum Flüggewerden geläufig. Auch bei Säugetieren bestimmt offenbar eine wochenrhythmische

Die Entwicklung der Lehren von den Ovar-Uterus-Beziehungen

Entwicklungszeit den Eintritt der sexuellen Reife, der Oestrache. Das haben jedenfalls zahlreiche darauf gerichtete Untersuchungen ergeben.

Die in diesem dritten und letzten Abschnitt mitgeteilten Ergebnisse einer vergleichenden Fortpflanzungs- und Entwicklungsforschung zeigen uns eindringlich, daß die uns Gynäkologen so wichtige Aufklärung der Ovar-Uterus-Beziehungen oder anders gesagt von Zyklus und Rhythmus in der Wiederkehr einer Empfängnisbereitschaft eine ganz andere Dimension erhält, wenn wir sie in den Rahmen einer allgemeinen Betrachtung des Phänomens der Fortpflanzung einbeziehen.

Das hatte bereits Thomas Laycok vor 160 Jahren geahnt. Die Gynäkologie hat viel geleistet, aber die hier immer wieder hervorgehobene Rhythmuseinheit, diese „sieben Tage der Schöpfung" harren hinsichtlich ihres eigentlichen Entstehungsmodus weit über den Teilbereich der Gynäkologie hinaus breit angelegter Erforschung.

Mögen sich Forscher finden, die sich dieser Aufgabe annehmen.

Gynäkologische Endokrinologie* in den Verhandlungen der Deutschen Gesellschaft für Gynäkologie von 1886 bis 1935 – Beiträge deutschsprachiger Frauenärzte

Hans H. Simmer

Einleitung

Schon in den Jahren vor dem ersten Kongreß der Deutschen Gesellschaft für Gynäkologie hat es mehrere beachtenswerte Beobachtungen und Schlußfolgerungen gegeben, die in das Gebiet der Gynäkologischen Endokrinologie gehören. So hatte z.B. 1874 der Straßburger Physiologe Friedrich Goltz (1834–1902) mit seinem Schüler Adolf Freusberg (geb. 1849) nach Rückenmarksdurchtrennung einer Hündin bei diesem Tier Brunst, Gravidität und Geburt beobachtet und daraus u.a. geschlossen, daß die Eierstöcke „eigentümliche Stoffe" an das Blut abgeben und so im Gehirn die Brunst auslösen.[1] Goltz wurde damit zum Vorläufer der ovariellen Endokrinologie.[2] Für die Schwangerschaft nahm er zwischen dem Uterus und den Brüsten einen ähnlichen Übertragungs- und Kontrollmechanismus an.[3] Wenn auch noch vage, so war dies doch ein erster Ansatz zu einer Plazentarendokrinologie.[4] Ferdinand Adolf Kehrer (1837–1914), seit 1881 Ordinarius für Frauenheilkunde in Heidelberg, bezog sich wenig später zwar ausdrücklich auf die von Goltz postulierten „Stoffe" und sah in „excitirenden Substanzen aus den Ovarien" die Ursache für die Menstruation[5], die ja damals noch als ein der Brunst analoger Vorgang angesehen wurde. Die Schlüsse von Goltz und Kehrer fanden indessen keinen Widerhall, sie eröffneten kein neues Arbeitsgebiet. Es waren verfrühte Einsichten, die noch keine Paradigmata bildeten. Schließlich sei daran erinnert, daß der damalige Assistent der Münchener Universitäts-Frauenklinik Richard Frommel (1848–1912) 1882 über puerperale Atrophie des Uterus bei anhaltender Laktation und Amenorrhoe berichtet hatte[6], ein Syndrom, auf das schon 1855 von Johann Chiari (1817–1854) hingewiesen worden war[7] und das später als Chiari-Frommel-Syndrom in die Weltliteratur einging.[8]

Ansätze zu einer Gynäkologischen Endokrinologie existierten also schon vor 1896, auf den frühen Kongressen der Deutschen Gesellschaft für Gynäkologie standen sie aber nicht zur Diskussion – und das, obwohl Frommel zweiter Schriftführer und Mitherausgeber der Verhandlungen des ersten Kongresses[9] war und Kehrer von Anfang an als Mitglied der Gesellschaft angehörte.[10] Freilich gilt es zu bedenken, daß es bis 1891 noch keine Lehre von der inneren Sekretion im heutigen Sinne gab. Verwendete man den Ausdruck „innere Sekretion" überhaupt, so meinte man damit seit Claude Bernards (1813–1879) Definition von 1855 allenfalls den

---

*Der Begriff Gynäkologische Endokrinologie schließt die Geburtshilfliche Endokrinologie ein, so wie in dem hier behandelten Zeitraum die Deutsche Gesellschaft für Gynäkologie auch die Geburtshilfe einschloß.

Prozeß der Blutbildung. Dafür sah Bernard ja das – bis dahin – einzige Beispiel in der von ihm entdeckten Glukosesekretion durch die Leber.[11] Nach den großes Aufsehen erregenden Selbstversuchen von Charles Édouard Brown-Séquard (1817–1894) mit Hodenextrakten im Jahre 1889 formulierte dieser dann 1891 mit seinem Schüler Jacques Arséne d'Arsonval (1851–1940) eine neue, eben die heute geltende Konzeption von der inneren Sekretion als Steuerungs- und Regulationsmechanismus neben dem des Nervensystems.[12]

Im Vorfeld der Gynäkologischen Endokrinologie 1886–1899

Die Berichte von den ersten Versammlungen der Deutschen Gesellschaft für Gynäkologie sind gleichwohl von Interesse, zeigen sie doch, wie anfangs die operative Gynäkologie und Geburtshilfe und die Bakteriologie im Vordergrund standen[13] und wie erst später die Gynäkologische Endokrinologie mehr und mehr Gestalt annahm. Von Anfang an wurden freilich, wenn auch am Rande, Themen behandelt, die wir heute der Gynäkologischen Endokrinologie zurechnen.

Als sich die Gesellschaft im Juni 1886 in München erstmals versammelt, sind auch jene Ärzte anwesend, deren Schüler um die Jahrhundertwende zu den Pionieren der Gynäkologischen Endokrinologie gehören: Rudolf Chrobak (1843–1910), der Lehrer von Emil Knauer (1867–1935); Friedrich Schauta (1849–1919), der Josef Halban (1870–1937), Fritz Hitschmann (1870–1926), Ludwig Adler (1876–1958) u. a. ausbilden und fördern wird und auch Ernst Fraenkel (1844–1921), der seinen Neffen Ludwig Fraenkel (1870–1951) in seine Privatklinik in Breslau aufnehmen und ihm so seine klassischen Versuche ermöglichen wird. Das alles ist 1886 noch nicht vorauszusehen. Erwähnenswert ist von der ersten Versammlung lediglich ein zum Thema gehörender Vortrag von Thomas Alois Wyder (1853–1926), Privatdozent an der Berliner Charité, der normales und dysfunktionell verändertes Endometrium myomatöser Uteri als Endometritis interpretiert und dabei ausdrücklich auf die Olshausensche „Endometritis fungosa" hinweist.[14] Robert (von) Olshausen (1835–1915) selbst, damals noch Ordinarius in Halle a. d. S., spricht über die Anfangsstadien des Myoms, ohne aber für die „Entzündung" des Endometriums eine Erklärung zu geben.[15]

Vom zweiten Kongreß im Jahre 1888 in Halle a. d. S. sind für uns Vorträge und Diskussionen über die bestmögliche Behandlung der Myome von Interesse. Noch gibt es Befürworter der Kastration, die der Freiburger Ordinarius Alfred Hegar (1830–1914) schon 1876 im deutschen Sprachraum eingeführt hat.[16] Der Freiburger Extraordinarius Wilhelm Wiedow[17] und der Hallenser Ordinarius Rudolf Kaltenbach (1842–1893), beide Schüler Hegars, weisen auf die geringere Gefahr dieser Operation im Vergleich zu den direkten Eingriffen am myomatösen Uterus hin.[18, 19] Der Berliner Privatdozent Eduard August Martin (1847–1933) dagegen hat andere Argumente. Er berichtet über eine hohe Rate bösartiger Myome in seinem Untersuchungsgut[20], was ihn ebenso wie die postoperative Sterilität und das folgende „Klimakterium" von der Kastration abhalte.[21] Heinrich Fritsch (1844–1915), der Breslauer Ordinarius, sieht konkret voraus, „daß die Enukleationen [der Myome] berufen sind, die Kastration bei den Myomen vollständig abzuschaffen".[22] Während der Hallenser Versammlung hat schon der Kieler Ordinarius Richard Werth (1850–1918) über Psychosen nach gynäkologischen Operationen, auch nach Kastrationen, berichtet. Solche Psychosen könnten bereits präoperativ, zumindest als Anlage, vorhanden gewesen sein.[23] Der Eingriff wirke dann nur auslösend oder verstärkend. Die Kastration kommt gegen Ende des Kongresses in ganz anderem Zusammenhang noch einmal zur Sprache, als Hermann Johannes Karl Fehling (1847–1925), gerade Ordinarius in Basel geworden, zum ersten Mal über den Erfolg der Kastration bei einer nichtschwangeren Patientin mit Osteomalazie berichtet.[24] Für ein Jahrzehnt wird dieser Eingriff die Methode der Wahl bei der Osteomalazie sein, auch wenn man keine Erklärung für den Wirkungsmechanismus geben kann.[25] Weder Fehling noch die vielen anderen Autoren, die sich damals mit der Kastration befassen, denken an einen Hormonausfall als eine mögliche Ursache für die Auswirkungen dieser Operation.[26]

Vom dritten Kongreß im Juni 1889, von Hegar und seinen Schülern veranstaltet, ist nur wenig zu berichten. Operative Gynäkologie und Geburtshilfe stehen natürlich in Freiburg i. Br. im Vordergrund. In den Vorträgen über die Plazenta geht es ebenso nur um die Anatomie wie bei der kleinzystischen Degeneration des Eierstocks, über die Hegars Assistent Paul Gustav Bulius (geb. 1862) einen minutiösen histologischen Bericht gibt – wohl die erste derart gründliche, in einem Vortrag dargelegte Beschreibung.[27] Auf die Symptome seiner Patientinnen oder gar deren Abhängigkeit von den veränderten Ovarien geht der Autor nicht ein. Hegar hat übrigens als Präsident in der Eröffnungsrede dieses Kongresses hervorgehoben, daß das Wissen über die geschlechtlichen Vorgänge noch sehr mangelhaft sei. Gleichwohl ist er schon damals für eine Eugenik, ja für eine „Zuchtwahl" beim Menschen eingetreten.[28]

Es wäre gewiß reizvoll, die Eröffnungsreden der Präsidenten gesondert zu betrachten – die Redner zu würdigen, ihre Aussagen zu analysieren und ihren Voraussagen nachzugehen. Hier kann nur vereinzelt darauf eingegangen werden. Wohin Eugenik im Dritten Reich führen wird, hat Hegar 1889 nicht ahnen können. Aber auch der Präsident des nächsten Kongresses im Mai 1891 in Bonn, der dortige Ordinarius Gustav (von) Veit (1824–1903), kann nicht voraussehen, daß die Pflügersche Lehre von der nervalen Verursachung der Menstruation[29] zehn Jahre später durch den Schauta-Schüler Halban widerlegt werden wird.[30] In seiner Eröffnungsrede jedenfalls tritt er 1891 noch nachdrücklich für die Menstruationslehre seines Bonner Fakultätskollegen ein, des Physiologen Eduard Friedrich Wilhelm Pflüger (1829–1910).[31] Nicht nur Pflüger, sondern auch dem anwesenden Christian Gerhard Leopold (1846–1911) wird Anerkennung gezollt.[32] Leopold hat aufgrund der Menstruationsanamnese und der Ovarialbefunde während einer Operation oder während der Autopsie in der Mehrzahl der Fälle eine Koinzidenz von Ovulation und Menstruation zu beobachten und damit ein Pflügersches Postulat zu erfüllen gemeint. Ausnahmen davon führt Fritsch 1891 auf künstliche Follikelöffnung bei präoperativen Untersuchungen und während der Operation zurück.[33] Ja, selbst Pflügers Causa finalis von der Menstruation als einem Inokulationsschnitt der Natur sieht Fritsch noch als richtig an.[34]

Im weiteren Verlauf des vierten Kongresses wird wiederum intensiv über die Behandlung uteriner Fibromyome diskutiert und dabei auch nach dem Wirkungsmechanismus der Kastration gefragt. Der Würzburger Ordinarius Max Hofmeier (1854–1927) vertritt erneut die Devaskulationshypothese, wonach durch die Unterbindung der „Spermatica" die Blutzufuhr zum Uterus vermindert werde.[35] Diese Erklärung hat allerdings einige Jahre zuvor schon Kehrer tierexperimentell widerlegt. Wie andernorts dargelegt[36], mutet es seltsam an, daß weder der sehr wahrscheinlich anwesende Kehrer noch irgendein anderer diese Versuche erwähnt. Selbst Werth, der Hofmeiers Hypothese ablehnt, weist nicht auf Kehrers Versuche hin, sondern unterbreitet Pflügersches Gedankengut.[37] Zu erwähnen sind schließlich noch Vorträge über die Dezidua. Hofmeiers Assistent Gustav Klein (1862 bis 1920) berichtet über die Entwicklung und Rückbildung der Dezidua und betont dabei die Vieldeutigkeit der Epithelveränderungen. Nur der „Nachweis von Eitheilen, z. B. Chorionzotten" sichere die Diagnose einer Schwangerschaft.[38] In Vorträgen und Diskussionen über Neubildungen der Dezidua wird nichts von gleichzeitigen Veränderungen der Ovarien berichtet.[39, 40] Vergebens suchen wir auch in einem Vortrag Frommels zur Physiologie der Brust nach einer Hypothese über die Verursachung der Milchsekretion.[41] Indessen, erst im Jahre dieses Kongresses, 1891, wird, wie anfangs dargelegt, die innere Sekretion im modernen Sinne definiert. Auch während der nächsten Versammlungen wird sich das noch nicht auswirken.

Der fünfte Kongreß findet im Mai 1893 in Breslau statt. Die Diskussion über die Myomoperationen ist abgeebbt. In seiner Eröffnungsrede stellt Fritsch summarisch fest: „Enucleation bei kleinen, Totalexstirpation bei großen Myomen, Castration in Einzelfällen, werden als einzige Myomoperationen übrig bleiben."[42]

Der Konservatismus hinsichtlich der Ovarien nimmt zu. Schon zwei Jahre zuvor hat Martin über 21 Teilsekretionen der Ovarien berichtet.[43] Jetzt, 1893, kommt er in einer Diskussion darauf zurück. Bei polyzystischen Ovarien sei er im Jahre 1891 in 21 Fällen so vorgegangen, „daß er [...] eine Mehrheit von kleincystischen Räumen entleerte, die Zwischenwände excidierte und die Wunde durch eine Naht verschloß".[44] Damit ist er einer Keilresektion schon recht nahe gekommen. Auch dieses teilt Martin noch mit: von 24 Patientinnen habe er neuere Nachrichten; danach seien nur zwei „rezidiv" geworden. „Dagegen haben 8 geboren."[45] Martin hebt dann auch gebührend hervor, daß „bei solchen partiell erhaltenen Organen" die weiblichen Funktionen weiterbestehen, ja sogar Schwangerschaften möglich sind.[46]

Zwei Vorträge sind während dieser Tagung noch von Interesse: Der Wiener Frauenarzt Johannes Kyri (geb. 1857) berichtet über die Beziehungen des Nervensystems, insbesondere des Sympathikus zu den Genitalerkrankungen.[47] Die Lehre von den Ovarialnerven wird von ihm klinisch und theoretisch beträchtlich erweitert. Die schon in den beiden Jahren zuvor publizierten bahnbrechenden histologischen Untersuchungen der Ovarialnerven erwähnt er allerdings nicht[48], gleichwohl trägt auch er zu der immer noch vorherrschenden Auffassung bei, daß die Ovarien über das Nervensystem wirken und beeinflußt werden. Über Wirkungsmechanismen äußert man sich damals freilich wenig oder überhaupt nicht, so auch Fehling nicht, der während dieser Tagung den Gipsabguß des äußeren Genitales einer stark virilisierten Frau mit einem linksseitigen „Sarcoma ovarii" demonstriert, ohne auf die möglichen Zusammenhänge zwischen Tumor und Vermännlichung einzugehen.[49]

Unter den Vorträgen, die 1893 zwar nicht mehr gehalten, in den Verhandlungen aber abgedruckt werden, befindet sich auch ein ausführlicher Bericht von Ernst Fraenkel über die Behandlung der chronischen Endometritis, gleichsam ein Auftakt zu einem von zwei Hauptthemen des nächsten Kongresses, der 1895 in Wien stattfindet. Wenn Fraenkel schreibt, „daß die Lehre von der Endometritis corporis in rein anatomischer Hinsicht jetzt fest begründet ist"[50], so trifft er damit die vorherrschende Meinung im Jahre 1895 und auch noch in den folgenden 12 Jahren.[51] Hervorragende Gynäkologen nehmen in Wien in Referaten zur Endometritis Stellung: Carl Ruge (1846–1926), der Leiter des Pathologischen Instituts der I. Universitäts-Frauenklinik in Berlin, ferner der Münchener Ordinarius Franz (von) Winckel (1837–1911); sodann der gerade nach Basel berufene Ernst Bumm (1858 bis 1925); auch der Schauta-Schüler und Wiener Dozent Ernst Wertheim (1864 bis 1920) und schließlich Albert Döderlein (1860–1941), damals noch Extraordinarius in Leipzig. Sie alle halten an der alten Endometritislehre fest, wenn drei von ihnen auch bemerkenswerte Einschränkungen machen. Winckel gibt zu bedenken, daß sich das Endometrium, in einer „merkwürdigen Abhängigkeit" von den Ovarien, „in einem permanenten Wechsel von An- und Abschwellung" befinde.[52] Bumm faßt zusammen, daß sich trotz intensiver Nachforschung bei der chronischen hyperplasierenden, katarrhalischen Endometritis „meistens keine Mikroorganismen" finden lassen, d.h. die Erkrankungen auch „nicht durch Bakterien" unterhalten werden.[53] Döderlein bestätigt dies und geht noch einen Schritt weiter: Für die sogenannte fungöse Endometritis und den entsprechenden „Veränderungen der Dezidua" schlägt er vor, „[...] einen Namen zu wählen, welcher in seiner Wortbildung nicht den Begriff der Entzündung, sondern vielmehr den der Hyperplasie oder Metaplasie zum Ausdruck bringt".[54]

Bemerkenswert ist, daß während des Kongresses, also im Jahr der ersten Publikation der Basler Nomina Anatomica, Chrobak auch von Anträgen berichtet, „die Gesellschaft möge es unternehmen, eine einheitliche Nomenclatur in der Geburtshilfe und Gynäkologie herzustellen".[55] Der nächste Kongreß sei damit zu betrauen, wird beschlossen. Während der folgenden Versammlung kommt man zwar darauf zurück: Man wolle aber, heißt es, die Erfahrungen der Anatomen abwarten und halte im übrigen weitere Vorarbeiten für wünschenswert.[56]

In seiner Eröffnungsrede erklärt Chrobak 1895 in Wien, der Fortschritt der Medizin, auch der Frauenheilkunde, vollziehe sich in Sprüngen.[57] Die neue Lehre von der inneren Sekretion der Ovarien ist ein solcher Sprung, der trotz aller früheren Ansätze erst in diesem Jahr, 1895, richtig beginnt: Werth und Leopold Landau (1848–1920) veranlassen ihre Schüler Richard Mond (geb. 1867) bzw. Ferdinand Mainzer, Ovarialtrockensubstanz klinisch zu testen.[58] Chrobak selbst stellt Versuche mit Ovarialpräparationen an, seinen Schüler Knauer fordert er auf, als eine Art Therapie die Ovarialtransplantation bei zuvor kastrierten Tieren zu untersuchen.[59, 60] Es gehört zu den Merkwürdigkeiten der Kongresse von 1895, 1897 und 1899, daß die Ovarialtherapie allenfalls am Rande und ablehnend erwähnt wird.[61] Eine gründliche Diskussion darüber fehlt ebenso, wie sich unter den im Anhang der Berichte beigefügten Anzeigen der Pharmazeutischen Industrie keine Ovarialpräparate finden. Ovarialtransplantationen werden überhaupt nicht diskutiert, obwohl Chrobak und Knauer am siebten und achten Kongreß der Jahre 1897 und 1899 teilnehmen.[62]

Es ist nun aber nicht so, daß damals Themen, die wir heute der Endokrinologie zurechnen, nicht abgehandelt werden. So wird 1895 über eine erfolgreiche Sterilitätsbehandlung durch Anwendung von intrauterinen Laminaria-Stiften bei einer Frau „mit angeborener Kleinheit des Uterus" berichtet.[63] Der Warschauer Gynäkologe Franz Ludwig (von) Neugebauer (1856–1914) behandelt ausführlich den Pseudohermaphroditismus und gibt damit ausdrücklich eine Vorschau auf sein später erscheinendes klassisches Werk.[64, 65]

Schließlich berichtet der Wiener Frauenarzt Wilhelm Latzko (1863–1937), mit Phosphorbehandlung gute Ergebnisse bei der Behandlung der Osteomalazie erzielt zu haben. Die Kastration werde künftig „nur außerordentlich selten indiziert" sein.[66] Von der Kastration rückt man also immer mehr ab – wie schon gesagt, bei den Patientinnen mit uterinen Fibromyomen jedenfalls und, wie noch nicht erwähnt, auch bei den Frauen mit Nerven- und Geisteskrankheiten.[67, 68]

Nachdem man in der siebten Versammlung in Leipzig u. a. den „Stand von den malignen Tumoren der Plazentarstelle" erörtert hat[69], wobei sich der junge Ludwig Fraenkel hervortut[70] – nachdem dort auch die Corpus luteum-Pathologie einschließlich der Corpus luteum-Zysten behandelt worden ist, ohne daß man dabei die klinischen Symptome wie Oligomenorrhoe oder sekundäre Amenorrhoe erwähnt[71, 72] –, wird während der achten Versammlung in Berlin, im Mai 1899, noch einmal die Behandlung der uterinen Fibromyome in aller Breite diskutiert. Namhafte Gynäkologen wie der Leipziger Ordinarius Paul Zweifel (1848–1927)[73] und Alfons von Rosthorn (1857–1909)[74], damals noch Ordinarius in Graz, distanzieren sich mehr oder weniger von der Kastration, wenn sie auch in ihren Formulierungen nicht so scharf sind wie der Münchener Privatdozent Joseph Albert Amann (1866–1919): „Die Kastration, die Pozzi von den Proceduren le pis-aller nennt und von der Fritsch treffend sagt, dass sie das ungesunde Princip verfolge, das Kranke zurückzulassen und gesunde Organe zu entfernen, wird wohl bloß für ganz heruntergekommene Individuen in Betracht kommen."[75]

Einer der Gründe für den Rückgang der Kastration besteht fraglos in den starken postoperativen Ausfallserscheinungen, die mit Ovarialpräparationen doch nicht so gut zu beherrschen sind, wie man anfangs geglaubt hatte. Zweifel weist in der Diskussion darauf hin, wie sie doch alle 1888 von Werths Bericht über die Analyse der psychischen Folgen tief beeindruckt gewesen seien und in der Folge entsprechend gehandelt hätten.[76] Die Ausfallserscheinungen machen den Gynäkologen 1899 noch immer zu schaffen, auch wenn Werth vor Übertreibungen, besonders aber vor der Annahme einer „Cachexia ovaripriva" warnt[77] und der Tübinger a. o. Professor Winternitz, wie sein Lehrer Johann (von) Säxinger (1833–1897) ein Befürworter der Kastration, bei seinen Patientinnen keine nennenswerten Beeinträchtigungen durch Ausfallserscheinungen feststellen kann.[78]

In der Kastration nur ein „ungesundes Prinzip" zu sehen, wie Amann und Fritsch[79] es tun, läßt die Überlegungen der Pioniere und deren Erfolge außer acht. Zudem übersieht man dabei auch die Bedeutung dieser Operation für die spätere Aufhellung der inneren Sekretion. Gewiß, nach den Untersuchungen von Werth und Glaevecke sind keine wesentlichen neuen Erkenntnisse über Kastrationsfolgen bei der Frau hinzugekommen. Als Tierexperiment gewinnt aber die Kastration gegen Ende des 19. Jahrhunderts entscheidende Bedeutung bei der Begründung der Endokrinologie der Fortpflanzung. Darauf wird später zurückzukommen sein.

Ein Vortrag während des achten Kongresses läßt die Bedeutung der Kastration für die Endokrinologie noch nicht erkennen: Auf Veranlassung seines Lehrers Hegar, dem wir den schon 1878 publizierten tierexperimentellen Nachweis der uterinen Atrophie nach Entfernung beider Eierstöcke[80] verdanken, untersucht Hugo Sellheim (1871–1936) die Folgen dieses Eingriffes auf das Knochenwachstum. Der Grund für das vermehrte Wachstum nach der Kastration liege „in der Retardierung der Verknöcherung knorpeliger Skelettabschnitte und in einem längeren Offenbleiben der Knochensuturen", stellt er summarisch fest.[81] Wie die Gonaden das normalerweise verhindern, erörtert Sellheim nicht. Die zuvor diskutierten Hypothesen[82] über den Wirkungsmechanismus der Kastration läßt er unerwähnt. Im Mai 1899 hätte Sellheim freilich schon von der inneren Sekretion der Ovarien sprechen können[83], wenn auch die Kastration allein keinen schlüssigen Beweis dafür liefern konnte.

Gelbkörperablationen, Ovarialtransplantationen und klinische Beobachtungen 1899-1911

Die Lehre von der inneren Sekretion der Ovarien wurde kurz vor der letzten Jahrhundertwende begründet; sie hatte drei Wurzeln: die Verwendung von Eierstockspräparationen bei Frauen, Stoffwechseluntersuchungen bei kastrierten Tieren ohne und mit nachfolgender Anwendung von Eierstocksextrakten und schließlich – ganz entscheidend – die Kastration von Tieren mit anschließender Ovarialtransplantation. Schon 1889 und 1890 berichtete man über erste Versuche mit Ovarialextrakten.[84, 85] Noch waren die Indikationen unspezifisch und die Erprobungen unsystematisch. Um die Mitte der neunziger Jahre begann eine ausgedehnte und gut kontrollierte Erprobung von Eierstockstrockenpräparaten bei Frauen mit Ausfallserscheinungen. Publikationen der Landauschen Klinik in Berlin und der Universitäts-Frauenklinik in Kiel ragten, wie schon gesagt, heraus.[86] Wissenschaftlicher als die Ovarialtherapie erschien, was 1895 und 1896 die Italiener Giacomo Emilio Curatulo (geb. 1864) und Luigi Tarulli (1865–1949) von Stoffwechseluntersuchungen, insbesondere von Phosphatmessungen im Urin von Hunden berichteten, wobei sie ausdrücklich die innere Sekretion der Ovarien hervorhoben.[87] Ehe es sich herausstellte, daß die Ergebnisse von Curatulo und Tarulli nicht reproduzierbar sind, war 1899 aus den Ergebnissen der Ovarialtransplantation von Tieren nach Kastration der Schluß gezogen worden, daß Ovarien eine innere Sekretion haben. Dieses Verdienst kommt nicht Knauer zu, sondern Herman Rafael Rubinstein (1871–1955)[88] und Halban.[89] Von all dem erfahren wir nichts in den Verhandlungen der Deutschen Gesellschaft für Gynäkologie vor der Jahrhundertwende.

Die Endokrinologie hält erst 1901, während der neunten Versammlung in Gießen, ihren Einzug in die Gesellschaft. Zwei Vorträge erscheinen dem Historiker wie Paukenschläge; der von Ludwig Fraenkel über das Corpus luteum und der von Halban über die Menstruation. In Gießen gibt Ludwig Fraenkel erstmals die Hypothese seines Lehrers Gustav Jacob Born (1851–1900) bekannt, wonach das Corpus luteum eine Drüse mit innerer Sekretion ist; ja, er berichtet schon als Bestätigung dieser Hypothese, daß frühe Kastration von schwangeren Kaninchen die Nidation des befruchteten Eies verhindert.[90] Bei der Korrektur der Druckfahnen des Verhandlungsberichtes kann er noch hinzufügen, daß er gleiche Ergebnisse auch durch Exzision oder Ausbrennung der Corpora lutea erhalten hat.[91] Fraenkel ist sich allerdings auch der begrenzten Beweiskraft einer Ablation bewußt, schlägt er doch Einspritzungen von Luteinextrakt und außerdem Ovarialtransplantationen vor, um einen nervalen Wirkungsmechanismus des Gelbkörpers auszuschließen.[92] Nicht also erst im Jahr 1903, wie wieder und wieder behauptet wird, beginnt Fraenkel die Reihe seiner klassischen Publikationen über die Funktion des Corpus luteum, sondern schon 1901 in Gießen.[93]

Während der Gießener Versammlung gibt zudem noch Halban, zu der Zeit Assistent Schautas an der I. Wiener Universitäts-Frauenklinik, bekannt, daß es ihm durch Kastration und folgende Ovarialtransplantation bei zwei menstruierenden Pavianen gelungen sei, die Menstruation zu erhalten und dadurch deren hormonale Verursachung aufzudecken.[94] Aus der trotz angegangener Transplantation folgenden Amenorrhoe bei zwei anderen Tieren erschließt er die Wichtigkeit normalen Ansprechens hormonaler Zielorgane.[95] Pflügers Reflexhypothese der Menstruation ist 1901 durch diese Versuche Halbans widerlegt, auch wenn sie in den nächsten Jahren noch gelegentlich befürwortet wird.[96]

Fraenkels und Halbans Vorträge sind in die letzte Sitzung des Gießener Kongresses gelegt worden. Fraenkel ist der zweite, Halban der sechste und letzte Sprecher am Nachmittag jenes 31. Mai 1901. Diskussionen schließen sich ihren Vorträgen nicht an. Wieviele Teilnehmer den beiden Rednern noch zuhören, wissen wir nicht. Ob der im Paragraph 1 der Statuten angegebene Zweck der Gesellschaft in diesen Fällen erfüllt wird, ist zweifelhaft; der Zweck sollte ja sein, „durch persönlichen Verkehr den Austausch der Ideen zu erleichtern und gemeinsame Arbeiten zu fördern".[97]

In den folgenden Versammlungsberichten ist jedenfalls von der aufblühenden Gynäkologischen Endokrinologie wenig, wenn überhaupt die Rede.[98] Dennoch, es trifft wohl für die meisten Teilnehmer zu, was 1901 der Gießener Ordinarius Hermann Löhlein (1847–1901) in seiner Eröffnungsrede zur neunten Versammlung in Anbetracht der vielen Fortschritte ausruft: „ ‚Es ist eine Lust zu leben' [...] Denn jeder neue Tag kann neue Bahnen der Erkenntnis erschließen oder neuen, ungeahnten Ausblick aus den erschlossenen eröffnen."[99] Das gilt auch für die Gynäkologischen Endokrinologen und die Gynäkologische Endokrinologie der nun kommenden Jahre. Die Bekanntgabe neuer Erkenntnis erfolgt aber nur noch selten während der Versammlungen der Deutschen Gesellschaft für Gynäkologie, auch wenn im übrigen für die Endokrinologie gilt, worauf der sehr selbstkritische Werth in seiner Eröffnungsrede des Kieler Kongresses von 1905 hinweist: das „Übermaß literarischer Produktion".[100] Und noch etwas stellt Werth fest, was nachdenklich stimmt, daß nämlich die neuen Entwicklungen „große Schwierigkeiten" für jeden bereiten, „der auch nur auf seinem engeren Arbeitsgebiet mit den Fortschritten der Forschung enge Fühlung halten will".[101]

Nochmals, die Rede ist von der elften Versammlung der Gesellschaft in Kiel im Jahre 1905. Dort ist es selbstverständlich, daß der bedeutende Kieler Anatom Ferdinand Graf von Spee (1855–1937), dem wir grundlegende Erkenntnisse über die Nidation verdanken[102], ein junges Stadium der menschlichen Einbettung demonstriert und damit einen weiteren Beweis für die von ihm postulierte interstitielle Implantation erbringt.[103] Über frühe Nidationen wird im übrigen zuvor und später wiederholt auf den Versammlungen berichtet.[104]

Die nächste, die zwölfte Versammlung findet in Dresden statt. Dem damaligen Brauch folgend, ist der dortige Klinikchef Christian Gerhard Leopold (1846–1911) 1. Vorsitzender und Eröffnungsredner. Auf ihn hat man sich ja zuvor immer wieder bezogen, wenn man von der Gleichzeitigkeit von Ovulation und Menstruation gesprochen hat, der Folgerung aus der Pflügerschen Menstruationstheorie – eine Koinzidenz, an die übrigens Halban 1901 noch glaubt, als er die endokrine Verursachung der Menstruation nachweist. Auf der Basis von sorgfältig ausgewähltem Operations- und Sektionsgut hält Leopold auch jetzt, 1907, an der Koinzidenz fest, lediglich den Ovulationstermin auch kurz vor dem Eintritt der Menses gesteht er zu.[105] Wichtiger noch ist aber dies: Leopold gibt zu, daß das bisherige Beobachtungsgut nicht ausreiche, den normalen Zeitpunkt der Ovulation endgültig festzusetzen.[106] Bald schon soll sich denn auch durch die Untersuchungen Fraenkels und anderer der wahre zeitliche Zusammenhang beider Vorgänge herausstellen.[107]

Den bedeutendsten, ja revolutionierenden Vortrag halten in Dresden Hitschmann und Adler. Die beiden Assistenten Schautas demonstrieren, daß es sich bei vielen, jahrzehntelang als chronische Endometritis gedeuteten Zustandsformen der Gebärmutterschleimhaut um gesetzmäßig ablaufende, zyklische Veränderungen der Mucosa uteri handelt.[108] Die bisher so genannte Endometritis glandularis hypertrophica stellt normales praemenstruelles, d. h. sekretorisch umgewandeltes Endometrium dar[109], die Endometritis glandularis hyperplastica umfaßt mehrere Entwicklungsstufen des Endometriums, wiederum praemenstruelle Schleimhaut, aber auch Varianten im Drüsenreichtum innerhalb physiologischer Grenzen, etwa in der späten Proliferationsphase, und schließlich eine glanduläre Hyperplasie, die pathologischer Art, aber nicht entzündlicher Natur ist.[110] Für die Diagnose der echten Endometritis fordern Hitschmann und Adler den Nachweis zahlreicher Plasmazellen und stellen so die Lehre von der Endometritis „auf eine allgemein pathologisch-anatomische Basis".[111]

Über die Ovarien, über Ovarialhormone erfahren wir in diesem klassischen Vortrag nichts. Der Grund dafür ist wohl dieser gewesen: In etwa der Hälfte der Fälle untersuchen Hitschmann und Adler Abradate, der Status der Ovarien kann dabei nicht erfaßt werden. Wenige Jahre später schon sollen die Stadien der Ovarien mit denen des Endometriums in Verbindung gebracht werden.[112] Es sei noch angefügt, daß der Münchener Frauenarzt Adolf Theilhaber (geb. 1854) am nächsten Tag des Kongresses in Dresden ebenfalls über den Bau des normalen Endometriums und über die Endometritis vorträgt.[113] Manches klingt ähnlich wie bei Hitschmann und Adler, aber weder erkennt Theilhaber die Gesetzmäßigkeit des endometrialen Zyklus noch grenzt er die Endometritis eindeutig ab; neu ist andrerseits seine Deutung der Endometritis atrophicans als eines physiologischen Alterungsprozesses.[114] Daß ein von Theilhaber später ausgelöster Prioritätsstreit[115] um die Entdeckung des endometrialen Zyklus letztlich zugunsten der Wiener Autoren ausgeht, ist andernorts dargelegt.[116]

Während der 13. Versammlung in Straßburg ist 1909 nur sehr wenig von Gynäkologisch-endokrinologischem die Rede. Heinrich Cramer (1872–1937), Frauenarzt in Bonn, berichtet, daß er bei fünf seiner Patientinnen nach Entfernung der Ovarien eine Autotransplantation von Ovarien vorgenommen hat; vier Patientinnen haben ihre Menstruation behalten.[117] Halbans Versuche von 1901 sind so auch bei der Frau wiederholt. Anders als Halban spricht Cramer übrigens nicht von der inneren Sekretion der Ovarien, sondern lediglich von der „großen Rolle", die das Ovarium für „das körperliche und psychische Wohlbefinden der Frau" spielt.[118] In Straßburg ist auch von nervösen Reflexen wieder die Rede, und zwar im Hinblick auf Uterusbewegungen – Reflexe vor allem vom Magen und Darm, aber auch von der Brust her.[119] Schließlich ist es kennzeichnend für jene Jahre, daß immer noch, trotz der Untersuchungen von Hitschmann und Adler, die Endometritisfrage diskutiert wird. So kritisiert z. B. der Rostocker Privatdozent Otto Büttner (geb. 1868), daß die Wiener Autoren den Endometritisbegriff zu eng gefaßt hätten.[120, 121] Hier sei lediglich noch angeführt, daß Büttner die Ursache der „Endometritisblutungen" nicht in funktionellen Störungen der Ovarien, sondern in veränderter Innervation der Uterusgefäße sieht.[122]

Während der nächsten Versammlung, der 14. im Juni 1911 in München, steht die Endokrinologie weiterhin am Rande der Diskussion. Der Hallenser Ordinarius Johann Veit (1852–1917) tritt mit einem langen Referat über die Beziehung der Tuberkulose zur Fortpflanzung hervor – für den Endokrinologen ist es nicht ergiebig.[123] Veit erklärt, daß Amenorrhoe nur bei schwerster Tuberkulose zu beobachten sei. Dem widerspricht Ludwig Fraenkel in der Diskussion. Er sieht in der Amenorrhoe ein häufig sehr frühes Symptom der Schwindsucht und knüpft daran eine allgemeine Feststellung: Diese und andere Beobachtungen hätten ihn gelehrt, „daß die Menstruation und noch mehr die ihr übergeordnete, ovarielle Funktion wohl der feinste Indikator im Organismus ist, der uns anzeigt, sobald das Stoffwechselgleichgewicht aus irgend einem Grunde und an irgend einer Stelle des Körpers gestört ist".[124]

Eine interessante Hypothese über die Myomentstehung trägt Ludwig Seitz (1872–1961), gerade Ordinarius in Erlangen geworden, vor: Der Eierstock der Myomkranken produziere „ein qualitativ verändertes Sekret", es gebe „Myomhormone des Ovars".[125] An anderer Stelle spricht er von „quantitativ oder qualitativ veränderter Form" des Ovarialsekrets, das Myomwachstum hervorrufe.[126] Nun, Myomhormone sind hypothetische Produkte. Auf eine Diskussionsbemerkung[127] hin muß Seitz im Schlußwort dann auch zugeben, daß „die Substanzen chemisch nicht dargestellt" seien.[128] Vergessen ist die eher beiläufige Bemerkung von Seitz, „daß es eine Hyperplasie des Endometriums gibt, die nur durch Alteration der inneren Sekretion des Ovars erklärt werden kann".[129]

Typisch für jene Jahre bis 1912 sind die Berichte über Untersuchungen mit unspezifischen Parametern, wie etwa denen der Blutgerinnung und des Blutdrucks, worüber der Straßburger Privatdozent Gustav Schickele (1875–1927) 1911 spricht.[130] Wiederum greift Ludwig Fraenkel in die Diskussion ein. Er, der noch im Corpus luteum die einzige Hormonquelle des Ovariums sieht, erklärt apodiktisch, „daß der Follikel die Quelle derjenigen Stoffe ist, welche durch das Corpus luteum umgearbeitet und von hier aus in das Blutgefäßsystem versandt werden".[131] Daß inzwischen ein neues Verfahren zur Kastration, nämlich die Röntgenbestrahlung, in die Therapie eingeführt worden ist, kommt mehrfach zum Ausdruck.[132]

Etwas Bahnbrechendes wird, wie 1901 von Fraenkel und Halban, in der letzten Sitzung der Versammlung mitgeteilt: Der Schauta-Schüler und 1911 als Professor in Königsberg tätige Isford Isfred Hofbauer (geb. 1879) berichtet, daß er Patientinnen unter der Geburt ein aus Hypophysenhinterlappen und Infundibulum hergestelltes Präparat („Pituitrin", „Hypophysin") erfolgreich als Wehenmittel injiziert habe.[133] Er ist damit der erste, der berichtet, oxytozinhaltige Extrakte antepartal Frauen mit Wehenschwäche verabreicht zu haben.[134] An Hofbauers Vortrag schließt sich keine Diskussion an – es ergeht ihm wie zuvor Fraenkel und Halban.

Wirksame Lipoidextrakte und „Substanzen" aus Ovarien und Plazenta 1913–1923

Noch 1912 konnte man Zweifel an einer spezifischen biologischen Wirksamkeit von Ovarialpräparaten haben. Eindeutige Beweise, wie Wachstum des Myometriums und des Endometriums oder Auslösen von echten Menstruationen, waren weder mit Ovarialtrockenpräparaten noch mit wäßrigen Eierstocksextrakten eindeutig erzielt worden. In jedem Fall, das wissen wir heute, waren die Hormonmengen in den Präparaten zu gering, um jene Wirkungen hervorzurufen. Anders wurde es, als 1912 der aus Budapest stammende Pariser Arzt Henri Iscovesco (1859–1929) und der Wiener Gynäkologe Otfried Otto Fellner (geb. 1873) begannen, statt wäßriger Lösungen Lipoidlösungsmittel zur Extraktion von Ovarien und Plazenten zu verwenden.[135] Dieser für die spätere Isolierung der Ovarialhormone so wichtige Schritt sollte sich schon in der 15. Versammlung der Deutschen Gesellschaft für Gynäkologie in Halle a. d. S. im Jahre 1913 niederschlagen. Auch sonst war dort viel von Endokrinologischem die Rede. Wie kam es dazu?

Zu den Aufgaben der Geschäftssitzungen der Versammlungen gehörte es, jeweils den nächsten Tagungsort und die Themen für die Hauptreferate festzulegen. Unter dem Vorsitz von Döderlein wird 1911 in München lange über die Referate des nächsten Kongresses in Halle diskutiert.[136] Man einigt sich schließlich auf ein Thema, nämlich die Beziehungen der Inneren Medizin zur Schwangerschaft, etwa bei Herz- und Nierenkrankheiten, auch beim Diabetes mellitus. Wie man das einschränke, wie das noch weiter „formuliert" werde, sei dem künftigen Präsidenten überlassen.[137] Wieder scheint es, daß die Endokrinologie in Halle allenfalls gestreift würde. Schlagen wir aber die beiden Verhandlungsbände der 15. Versammlung von 1913 auf, so überrascht es nicht wenig, daß sich unter den Referaten eines über die Endokrinologie befindet, das mit 263 Seiten mehr als die Hälfte des Referatenbandes ausmacht, und daß darüber hinaus im Sitzungsbericht von 116 Vorträgen über die Schwangerschaft 23 endokrinologischen Inhaltes sind, also fast jeder fünfte Beitrag. Gewiß drückt sich darin die an vielen Kliniken und Instituten intensivierte endokrinologische Forschung aus. Dies ist aber das Verdienst des Präsidenten Johann Veit, der schon auf viele Leistungen zurückblicken kann.[138] Er weiß sich in Halle für seine Eigenmächtigkeit zu entschuldigen und zu rechtfertigen: „Und daß ich das Unrecht begangen habe, die erste Aufgabe, die man mir voriges Mal [während der 14. Versammlung] gestellt hat, die Referatthemata zu präzisieren, so zu präzisieren, daß die innere Sekretion mit hineinkam, dieses Unrechts bekenne ich mich schuldig; ich bin aber stolz darauf. Und daß ich stolz darauf sein kann, dafür ist die große Zahl der angekündigten Vorträge der beste Beweis; es war gewiß nicht ganz unrichtig."[139]

Besagter Referent für die Endokrinologie in Halle ist der schon erwähnte Ludwig Seitz. Ihm zollen die Anwesenden besondere Anerkennung für sein langes Referat. Veit, der Präsident, drückt es so aus: „Daß dieser eine Kollege, der das große Referat gehalten hat [Seitz], ganz besondere Verhältnisse gehabt hat [durch die Übernahme des Erlanger Ordinariates], die ihn am Arbeiten gehindert haben, und trotz dieser ernsten Verhinderung am Arbeiten imstande gewesen ist, sein Referat fertigzustellen, verpflichtet uns alle ihm zu größtem Dank."[140] Auch Fehling hat zuvor die Referenten gelobt, aber doch kritisch bemerkt, ein Referat solle „kein Lehrbuch" sein.[141] Besonders das Referat von Seitz hat Buchcharakter und erscheint auch bald mit verkürztem Titel als Monographie im Nachdruck.[142] Mit großem Fleiß und Geschick, aber auch mit gebotener Kritik, gibt Seitz die seinerzeit erste und für lange Zeit beste Darstellung der Störungen der inneren Sekretion während Schwangerschaft, Geburt und Wochenbett.[143] Diese Leistung ist um so beachtenswerter, als nur drei Jahre zuvor, 1910, die erste Monographie über die gesamte

Endokrinologie, das klassische Werk von Artur Biedl (1869–1933), mit 538 Seiten erschienen ist.[144]

Aus dem Referat von Seitz entnehmen wir auch den damaligen Stand der Ovarial- und Plazentarendokrinologie. Er macht überhaupt kein Hehl daraus, daß er allenfalls „einen orientierenden Überblick über den gegenwärtigen Stand unserer Kenntnisse auf einem vielfach noch dunklen Wissensgebiete" geben könne.[145] Im Kapitel „Ovar und Schwangerschaft" weist er auf den zuerst von Ludwig Fraenkel und dann von anderen, auch von ihm selbst festgestellten Zeitpunkt der Ovulation hin: Untersuchungen des Corpus luteum ergeben eindeutig, daß der Eisprung zwischen den Menses erfolgt.[146] Daß Seitz für die Ovulation die Zeit „unmittelbar nach der Periode, etwa bis acht Tage von ihrem Beginn ab" angibt[147], kennzeichnet den ungenügenden Einblick jener Zeit.[148] Den genauesten Zeitpunkt gibt Robert Schröder (1884–1959) noch während derselben Tagung bekannt, den 14. bis 16. Tag p. m.[149] Wenn Fraenkel auch als Mittelwert den 19. Tag p. m. errechnet hat, so fühlt er sich doch zu Recht in der späteren Diskussion durch alle neueren Untersucher, auch durch Schröder, „bestätigt".[150]

Aus dem großen Referat von Seitz sei noch erwähnt, daß er auch die Halbansche Konzeption plazentarer Hormone darlegt.[151] Seitz führt unter den Belegen dafür die von Halban noch nicht genannten „Luteinfollikelcysten" in den Ovarien bei Patientinnen mit Blasenmole oder Chorionkarzinom an.[152]

In zwei Vorträgen, denen von Herrmann und Fellner, erhält der Teilnehmer dieses Kongresses auch Kenntnis von neuen Extraktionsverfahren. Der Wiener Gynäkologe Edmund Herrmann (1875–1930) weist auf die bahnbrechenden Untersuchungen von Iscovesco und Fellner aus dem Jahre 1912 hin und berichtet dann über eigene Versuche im Laboratorium der Ludwig-Spiegler-Stiftung, statt wäßriger Lösungen Lipoidlösungsmittel zur Extraktion zu verwenden.[153] Aus Corpora lutea habe er so ein „Pentamindiphosphatid" gewonnen, das bei infantilen Tieren Uterus und Mammae zur Geschlechtsreife bringe. Am Schluß bittet er sich aus, das Arbeitsgebiet ihm noch für einige Zeit zu überlassen.[154] Wenn man auch seiner Bitte nicht nachkommt, so ist er doch selbst in der Lage, zwei Jahre später seinen Irrtum einzugestehen: Das Phosphatid ist mit echten Ovarialhormonen verunreinigt gewesen.[155] Gleichwohl, 1913 kann Ludwig Fraenkel mit Stolz in der Diskussion erklären: „Ich konstatiere, daß das Corpus-luteum-Gesetz für das Tier vom Referenten [Seitz] anerkannt, von niemand mehr angezweifelt, von Hermann [!] bestätigt worden ist. Nach 10jähriger Arbeit bin ich darüber begreiflich befriedigt [...]."[156] Gewiß hätte Fraenkel auch Fellner erwähnt, wenn dieser seine Ergebnisse nicht erst am nächsten Tag vorgetragen hätte. Fellner hat schon 1912 über hochwirksame Lipoidextrakte aus Plazenten berichtet.[157] In seinem Vortrag beschreibt er jetzt auch die Wirkungen von Lipoidextrakten aus Ovarien mit Corpora lutea: Wachstum des Uterus, der Vagina und der Mammae von Kaninchen und Meerschweinchen.[158]

Neben der Grundlagenforschung gehen die klinischen Untersuchungen weiter. Der Kongreß von 1913 liefert dafür ein Beispiel. Der Göttinger Privatdozent Bernhard Zoeppritz (geb. 1878) bestimmt bei Patientinnen mit „Amenorrhoe" den „Lipoidgehalt" des Blutes. Von 25 Frauen haben 20 erhöhten Lipoidgehalt. Er findet, daß nur diese „Fälle" durch Gaben von Ovarialpräparaten („Ovaraden" bzw. „Ovaraden-Trifferin") sich „besserten bzw. heilten".[159] Weitere Einzelheiten sind dem Autorreferat nicht zu entnehmen.

Die nächste Versammlung soll 1915 in Berlin stattfinden; nichtendokrinologische Themen sind vorgesehen.[160] Infolge des Ersten Weltkrieges kommt man aber erst 1920 wieder zusammen. Im Mai dieses Jahres trifft man sich zur 16. Tagung in Berlin und diskutiert fast ausschließlich die Probleme der noch relativ jungen Strahlentherapie. In 126 Thesen behandeln der Freiburger a.o. Professor Carl Josef Gauß (1875–1957) und sein Mitarbeiter, der Physiker Walter Friedrich (geb. 1883), die „Strahlentherapie der Myome und hämorrhagischen Metropathien".[161]

Durch diese Behandlung löse man „Funktionsstörungen" in den Ovarien aus[162], normalisiere so die Blutungen oder bewirke eine Amenorrhoe und erreiche schließlich auch eine Schrumpfung der uterinen Fibromyome. Von innerer Sekretion oder Hormonen sprechen die Autoren nicht, ihr Ziel ist einzig die schonende, wenn möglich – auch für Ei, Embryo und Fetus – gefahrlose Behandlung von Myomen und uterinen Blutungen. Aus den Diskussionen und Vorträgen dieser Tagung ist nur wenig erwähnenswert. Fraenkel hält die Röntgenkastration „zur Präzisierung des ohnehin schwankenden Ovulationstermines" für ungeeignet.[163] Schröder unterteilt die „Metropathia haemorragica" in „Hypermenorrhoen", „Polyhypermenorrhoe" und „Metrorrhagien"; als eine der Ursachen letzterer beschreibt er den persistierenden Follikel mit „pathologischer Proliferation" des Endometriums, dem früher Endometritis fungosa sive glandularis hyperplastica genannten Zustand der Gebärmutterschleimhaut.[164]

Die Anwendung der Ovarialtherapie in der Schwangerschaft, worüber Hofbauer berichtet, ist nur ein weiteres Beispiel für die kritiklose Anwendung nichtstandardisierter Präparate jener Zeit.[165] Unkontrolliert sind schließlich auch Autotransplantationen der Ovarien bei Frauen, deren Adnextumoren zuvor operativ entfernt worden sind.[166] Nach dem verheißungsvollen Aufschwung der Gynäkologischen Endokrinologie im Jahre 1913 tritt diese also sieben Jahre später kaum hervor, was sicherlich auch am Thema der Versammlung liegt.

Zwei Jahre später trifft man sich ohne ein bestimmtes Verhandlungsthema zur 17. Versammlung in Innsbruck. Hier gibt es zwar wieder mehr Vorträge endokrinologischen Inhaltes, aber es wird zugleich auch eine Stagnation in dieser Forschungsrichtung sichtbar. Nirgends kommt dies so pointiert zum Ausdruck wie in einem Vortrag des Berliner Gynäkologen Bernhard Zondek (1891–1967). Hat der Innsbrucker Ordinarius Paul Mathes (1871–1923) in seiner Eröffnungsrede noch erklärt, es sei „kein ungerechtfertigter Optimismus" zu sagen, daß die Medizin durch neue Funde nicht mehr wesentlich gefördert werden könne[167], so widerspricht dem Zondek im Konkreten durch eine kritische, ja vernichtende Analyse der damaligen Organotherapie: Man werde auf diesem „schwierigen Gebiet" erst weiter kommen, wenn es gelinge, „die chemische Substanz rein darzustellen".[168] An den von Zondek angewandten Prüfungsmethoden wird klar, daß es noch keinen einfachen, geschlechtsspezifischen Test des Eierstockshormons gibt. Zondek spricht tatsächlich von nur einem einzigen Ovarialhormon. Bis zum Ende der zwanziger Jahre soll dies die vorherrschende Meinung bleiben.[169]

Im Anschluß an Zondeks Vortrag beteiligt sich der Innsbrucker Physiologe Ludwig Haberlandt (1885–1932) an der Diskussion. Er kritisiert zunächst Zondeks Prüfung der sogenannten Optone – ohne zu erwähnen, daß er gerade damit zu experimentieren angefangen hat. Und dann durchbricht er die sonst vorherrschende Stagnation, indem er mitteilt, daß es ihm gelungen sei, „durch subcutane Einpflanzung von Ovarien trächtiger Tiere in normale Weibchen eine temporäre hormonale

Sterilisierung derselben infolge Ovulationshemmung zu erzielen [...]."[170] Vorausgegangen sind schon zwei Publikationen Haberlandts. In diesen und seinen folgenden Arbeiten haben wir den Beginn der hormonalen Kontrazeption vor uns.[171] Mit Haberlandts Diskussionsbemerkungen hält diese Methode auch in die Versammlungen der Deutschen Gesellschaft für Gynäkologie ihren Einzug. Ja, Haberlandt kann sich noch während derselben Tagung durch Fellner bestätigt sehen, der – ebenfalls in einer Diskussion – berichtet, daß es ihm gelungen sei, Tiere mit Extrakten aus Corpora lutea und Plazenten „einige Monate hindurch steril" zu halten.[172]

In Innsbruck sind 18 von 111 Vorträgen gynäkologisch-endokrinologischen Inhalts. Es ist im Rahmen dieser Darstellung ab 1922 nicht mehr möglich, auf alle relevanten Vorträge und Diskussionen einzugehen; nur historisch Wichtiges soll im folgenden hervorgehoben werden. So sei für den Kongreß in Innsbruck lediglich darauf hingewiesen, daß der Berliner Gynäkologe Max Stickel (1875–1952) hinsichtlich der Behandlung von Hypermenorrhoen davor warnt, aus einem post hoc auf ein propter hoc zu schließen[173], und daß der in Budapest tätige Frauenarzt Otto Paul Mansfeld (geb. 1879) aus Erhebungen nach Kastration mit und ohne nachfolgender Autotransplantation der Ovarien schließt, bei mangelndem Geschlechtstrieb führe nicht die Psychoanalyse, sondern „das tiefere Erforschen der Eierstocksfunktion" weiter; er betont aber auch, daß Erotisierung nicht Verjüngung bedeute.[174] Zwei Diskussionsbemerkungen sind noch anzufügen: Josef Novak (geb. 1879), Dozent in Wien, fordert, man solle sich von der Vorstellung freimachen, die Ovarien hemmten oder förderten die Menstruation. Der Follikel und insbesondere das Corpus luteum wirkten „nur als Wachstums- und Funktionsreiz" auf die Uterusschleimhaut und regten sie zu einer progressiven Umwandlung an.[175] Friedrich Christoph Geller (geb. 1892), Assistent an der Dresdener Klinik, stellt schließlich zur Diskussion, daß bei seinen mit Ludwig Fraenkel in Breslau vorgenommenen Bestrahlungen der Hypophysengegend von Kaninchen Schäden der vegetativen Zentren „am Boden des 4. [!] Ventrikels" gesetzt sein könnten, wenn auch eine Hypophysenschädigung wahrscheinlicher sei.[176] Ein Hinweis auf die klassischen Hypothalamus-Versuche des Wiener Gynäkologen Bernhard Aschner (1883–1960) aus dem Jahre 1912 fehlt hier ebenso wie in den anderen Versammlungsberichten.[177]

Die Heidelberger Versammlung im Jahre 1923, ohne Referate abgehalten, bringt erneut eine größere Zahl endokrinologischer Vorträge. Bestimmter als Geller zuvor, spricht Hofbauer den sogenannten Hypophysenbestrahlungen eine Wirkung auf die „vegetativen Zentren in den Wandungen des dritten Ventrikels und in der Zwischenhirnbasis" zu: „[...] hier befindet sich ein wichtiges, trophisch-vegetatives Zentrum für die Entwicklung und die Tätigkeit und die Integrität des Geschlechtsapparates."[178] Erneut wird in Heidelberg über die sogenannte Interstitialdrüse des Ovariums diskutiert. Der Königsberger Gynäkologe Walter Benthin (1882–1950) zieht es vor, von „Internalzellen" zu sprechen, denen allenfalls die Rolle „als Umschlagstelle für den Inkrettransport" und als „Ablagerungsstätte, nicht aber die eines Hormonspeichers oder einer Produktionsstätte der Hormone" zukomme. Sicherlich sei sie keine „Pubertätsdrüse".[179] Ludwig Fraenkel, inzwischen Ordinarius in Breslau geworden, kritisiert ebenfalls die Konzeption einer Pubertätsdrüse: Drüsenartige Strukturen würden im Interstitium „nur sehr selten" gefunden, „keine der großen sexuellen Funktionen wie Pubertät, Libido, Laktation" könnten ausschließlich daran gebunden sein.[180]

In Heidelberg wird wieder über eine vermeintliche Isolierung von Ovarialhormonen berichtet. Neben klinischen Beobachtungen gilt der Uteruswachstumstest als wichtigste Methode für den Nachweis des Ovarialhormons. Fellner, der strenge Kriterien für den Uteruswachstumstest aufgestellt hat[181], gibt bekannt, daß er aus Ovarien, Plazenta, ja auch aus Hoden drei verschiedene „Substanzen" oder „Körper" isoliert habe, von denen einer utero-, vagino- und mammotrop wirke. Diesem Hormon gebe er den Namen „Feminin".[182] Der Erlanger Ordinarius Hermann Wintz (1887–1947) trägt vor, aus dem Corpus luteum und der Plazenta je zwei „Körper" isoliert zu haben, die zwar chemisch identisch seien, aber verschiedene biologische Wirkung hätten.[183] Für Fellner, Wintz und andere mit der Reindarstellung des Ovarialhormons beschäftigte Forscher kommt es sicherlich als eine große Überraschung, als Zondek bekannt gibt, daß der Uterus nicht nur auf Extrakte aus Ovarien, Hoden und der Zirbeldrüse anspreche, sondern auch auf Eiweiße, Eiweißabbaukörper und Histamin.[184] Zondek kommt in der Diskussion noch einmal darauf zurück und fordert „ein einwandfreies biologisches Testobjekt".[185] Auch auf die Dosisfrage wird eingegangen: Mißerfolge mit Ovarialextrakten bei Frauen könnten durch Verabreichung zu geringer Hormonmengen bedingt sein.[186] Ein operativer Erfolg ist schließlich berichtenswert: Durch beiderseitige „Keilresektion" der Ovarien einer Patientin mit vergrößerten polyzystischen Ovarien heilt der Schauta-Schüler und Wiener Professor Hans Thaler (1878–1926) eine Patientin mit „metropathischen Blutungen". Fettsucht oder Hirsutismus erwähnt der Autor nicht.[187] Durch den Einfluß der US-Amerikaner Irving Fryler Stein (1887–1976) und Michael Leo Leventhal (1901–1971) und ihrer Publikation aus dem Jahr 1935[188] soll die Keilresektion der Ovarien später vielfach angewendet werden.

Vaginalzellen, Endometrium und Ovarialmorphologie als Testobjekte 1923–1929

In seiner Eröffnungsrede zur 18. Versammlung im Jahre 1923 in Heidelberg hat Carl Menge (1864–1945), der dortige Ordinarius, beredte Klage darüber geführt, daß die „Vertreter der grundlegenden medizinischen Disziplinen" die Fortpflanzungsorgane in Lehre und Forschung vernachlässigt hätten. Dabei weise kein anderes Spezialgebiet „noch so viele Geheimnisse und so zahlreiche Lücken in seinem Fundament" auf wie die Geburtshilfe und Gynäkologie. In der Physiologie sei „das Genitalsystem der Frau wie ein in sich gebücktes und unbekanntes Veilchen auf der Wiese" unbeachtet geblieben; und was den Unterricht angehe, so seien Anatomie und Physiologie der Reproduktion wie deren Pathologie den Gynäkologen „fast konkurrenzlos freigegeben".[189] Wenn sich diese nun mehr und mehr mit grundlegender Forschung abgäben, so liege darin freilich „die Gefahr einer gewissen dilettantenhaften Unsicherheit". Man könne einfach nicht „der Belehrung, der Führung und der Hilfe der Meister in den feinen und so schwierigen Forschungsmethoden" entraten.[190] Noch im selben Jahr sollten zwei „Meister" äußerst wichtige Hilfe leisten: Basierend auf den grundlegenden Untersuchungen von Charles Rupert Stockard (1879–1939) und George Nicholas Papanicolaou (1883–1962)[191] erarbeiteten der Anatom Edgar Allen (1892–1943) und der Chemiker Edward Adelbert Doisy (geb. 1893) in St. Louis in den USA einen Östrogentest am abgeschilferten Scheidenepithel von Nagern.[192] Drei Jahre später schufen dann in Berlin der Gynäkologe und Histologe Selmar Aschheim (1878–1965) und der schon genannte Bernhard Zondek und, unabhängig von ihnen, in den USA der Anatom Philip Edward Smith (1884–1970) einen morphologischen Ovarialtest zum Nachweis von Gonadotropinen.[193–195] 1929 schließlich entwickelte in Rochester in den USA der Anatom George Washington Corner (1889–1981) mit einem Studenten, dem späteren namhaften Gynäkologen Willard Myron Allen (geb. 1904), den Endometriumstest zum Nachweis gestagener Hormone.[196] Wie schlug sich all dies in den Versammlungsberichten der Deutschen Gesellschaft für Gynäkologie nieder?

Im Juni 1925 trifft man sich zur 19. Versammlung in Wien. Etwa ein Zehntel der Vorträge sind gynäkologisch-endokrinologischen Inhaltes. Herausragend sind die Vorträge von Zondek und Aschheim. Nachdem Zondek zunächst berichtet, daß es ihm gelungen sei, histologisch nachweisbar menschliches Ovarialgewebe in vitro zu züchten[197], gibt er mit Aschheim erste Untersuchungen mit dem Allen-Doisy-Test bekannt.[198] Im wesentlichen bestätigen sie die Brauchbarkeit der Tests und eine Reihe damit erzielter Ergebnisse, über die Allen und Doisy inzwischen schon berichtet haben: die Identität des Ovarialhormons bei Tier und Mensch, sein Vorkommen im Follikelsaft, in der Follikelwand, im Corpus luteum – bis zum dritten Schwangerschaftsmonat – und in der Plazenta. Ob die Plazenta das Hormon selbst bilde oder nur speichere, sei noch nicht zu entscheiden; die Lipoide seien jedenfalls nur das „Lösungsmittel", an welches das Hormon gekettet sei; aber es sei auch gelungen, den Wirkstoff in wasserlöslicher Form darzustellen.[199] Aschheim demonstriert anschließend die histologischen und zytologischen Befunde und hebt am Schluß hervor, daß das Östrogen auch in der „Theca" vorhanden sei.[200] Die Folgerungen von Zondek und Aschheim bezeichnet dann Schröder in der Diskussion als „nicht eindeutig" oder bisher „nicht bekannt", als zweifelhaft oder nicht schlüssig.[201] Fraenkel andererseits sieht in den Mitteilungen der beiden Autoren „eine neuerliche Bestätigung der [von ihm experimentell nachgewiesenen] Gelbkörperfunktion"; das Corpus luteum sei ein „Konzentrationsorgan", das alle hormonalen Stoffe sammle und vermehre.[202] So trägt auch er – wie Zondek – vorübergehend zur Ein-Hormon-Hypothese bei.

Es ist bezeichnend für die Mitte der zwanziger Jahre, daß gleich zwei Autoren in verschiedenen Zusammenhängen, bei den Ausfallserscheinungen[203] und bei den sogenannten Konstitutionsanomalien[204], vor Polypragmasie warnen und intensivere Studien fordern. Den Vortrag des Prager Gynäkologen Ferdinand Schenk (geb. 1869) scheint Aufschluß über die „engere Wechselbeziehung zwischen Hypophyse und Keimdrüse" zu versprechen, erschöpft sich dann aber in vergleichend-histologischen Untersuchungen der Schwangerschaftshypophyse und in der Überlegung, daß diese durch „veränderte Ovarialfunktion" oder durch die „Ansprüche der wachsenden Frucht" ausgelöst sei.[205] Zu erwähnen sind vom Wiener Kongreß noch der Vortrag von Sellheim über Vermännlichung durch einen Ovarialtumor und „Wiederverweiblichung" nach Entfernung des Tumors und Transplantation von Eierstocksgewebe[206] – und die Demonstration eines Hermaphroditismus verus mit Ovotestis durch den Göttinger Ordinarius Karl Reifferscheid (1874–1926).[207] Der Sellheimsche Fall ist deshalb bemerkenswert, weil, wie der Autor berichtet, zahlreiche um Rat gefragte Pathologen in der histologischen und histogenetischen Deutung des Tumors zwischen Nebennieren, Hoden „und allen möglichen anderen Ansichten" schwanken.[208] Die Schwierigkeit, virilisierende Ovarialtumoren histologisch zu klassifizieren, wird erneut deutlich.

Für den nächsten Kongreß im Juni 1927 in Bonn entscheidet man sich, wie schon erwähnt, kein besonderes Thema zu wählen. Gleichwohl ordnet man in den Verhandlungsberichten die Vorträge nach Sachgebieten. Schon im ersten Teil über „Anatomie, Physiologie und Allgemeines" finden sich Vorträge gynäkologisch-endokrinologischen Inhaltes. Am bedeutendsten ist der Vortrag des Berner Ordinarius Hans Guggisberg (geb. 1880), der vom Erlöschen des Zyklus der Ratte bei vitaminfreier Ernährung und von verschiedenen Verhaltensformen durch Entzug oder Gabe einzelner Vitamine bei kastrierten oder nichtkastrierten Tieren berichtet.[209]

Erwähnenswert ist aus diesem Abschnitt des Verhandlungsberichtes ferner der Vortrag des Wiener Assistenten Ludwig Kraul (geb. 1892) über die Beziehung zwischen den Ovarien und dem vegetativen Nervensystem. Er bestimmt mit den damals üblichen Methoden das Vorherrschen von Sympathikotonus oder Vagotonus während des normalen Zyklus und bei Blutungsanomalien. Methodisch am wichtigsten sind seine Nervendurchtrennungen bei Kaninchen: Wenn Kraul sämtliche zum Ovarium hinziehenden Nerven durchtrennt, sind „eine mangelhafte Follikelreifung und eine Atrophie der interstitiellen Drüse" die Folge.[210] Blicken wir von hier aus auf die erfolgreichen Ovarialtransplantationen von Knauer, Halban u.a. zwischen 1895 und 1901 zurück, so haben wir zu bedenken, daß sie wohl nur deshalb zur Erkennung der inneren Sekretion der Eierstöcke geführt haben, weil man die feinen, mit den Gefäßen einspießenden vegetativen Nerven übersehen hat. In diesem Fall wäre die allgemeine Schlußfolgerung zu ziehen, daß das Nichterfassen eines Faktums – oder auch dessen Außerachtlassen – gleichwohl zu einer neuen Erkenntnis führen kann, ja wohl erst deren Voraussetzung ist. Späterer Zeit bleibt es dann vorbehalten, das übersehene Faktum einzuordnen, wie es ja in jüngerer Zeit mit den Ovarialnerven geschieht. Über die komplizierten Wechselwirkungen zwischen Ovarien und Eileitern berichtet noch Friedrich Kok (1890–1952), der insbesondere die Wirkungen des Adrenalins auf die Tubenmuskulatur während verschiedener Zyklusphasen untersucht hat.[211] Diese Beispiele aus dem ersten Teil der Kongreßberichte mögen genügen.

Das fünfte von insgesamt sieben Kapiteln der Verhandlungen trägt die Überschrift „Innere Sekretion". Erstmals ist so die Endokrinologie besonders herausgehoben. 19 Vorträge und eine längere Diskussion machen insgesamt 69 von 363 Seiten der Versammlungsberichte aus. Biedl eröffnete diese Sitzung mit einem auch heute noch lesenswerten Überblick über den Stand der Ovarialhormonforschung im Jahre 1927.[212] Er verdeutlicht die Probleme bei der Standarisierung des Östrogens mit dem Allen-Doisy-Test, die geringe Wasserlöslichkeit und die größere Löslichkeit des Östrogens in Lipoidlösungsmitteln und schließlich die Problematik der Behandlung amenorrhoischer Patientinnen, ohne aber dabei zu erkennen, daß für die Grundlegung dieser Therapie Versuche an kastrierten Frauen notwendig sind, Patientinnen also, deren eigene Ovarien ausgeschaltet sind. Zondek und Aschheim folgen Biedl als nächste Redner. Zondek wertet eine Reihe von Untersuchungen mit dem Allen-Doisy-Test oder der makroskopischen Beurteilung der Ovarialmorphologie aus und deutet die Ergebnisse derart, daß es kein Primat des Eies gäbe: „Das Ei beherrscht nicht das Hormon [des Eierstocks]." Umgekehrt beherrsche das Hormon nicht das Ei, beide stünden unter der „zentralen Regulation" des Hypophysenvorderlappens.[213] „Das Hypophysenvorderlappenhormon ist der Motor der Sexualfunktion."[214]

Aschheim legt anschließend die Befunde im einzelnen dar. Am wichtigsten ist in seinem Vortrag rückblickend gesehen dies: Aschheim berichtet über große Mengen östrogener Aktivität im Urin schwangerer Frauen und sieht darin ausdrücklich die „geistvolle Theorie" Halbans von der inneren Sekretion der Plazenta bestätigt.[215] Bald schon soll statt Follikelsaft, Ovarial- und Plazentargewebe der Schwangerenurin als Ausgangsmaterial für die Isolierung der Östrogene verwendet werden.

Ob die Plazenta auch die Produktionsstätte für das Hypophysenvorderlappenhormon sei, so fährt Aschheim fort, könne er nicht sagen.[216] Weniger Zweifel haben Aschheim und mit ihm Zondek im Hinblick auf die praktische Verwertbarkeit der hohen Gonadotropinausschüttung: deren Nachweis scheine „aussichtsreich", in wenigen Kubikzentimetern Urin das Vorliegen einer Schwangerschaft zu erkennen.[217] Dies erweist sich auch dann als zutreffend, als später, beginnend mit den Untersuchungen von Ernst Philipp (1893–1961) in Berlin das Gonadotropin der Schwangeren als plazentares, von den hypophysären Gonadotropinen verschiedenes Hormon (HCG) erkannt wird. Aschheims und Zondeks Vorträge sind sicher der Höhepunkt jener Sitzung im Juni 1927.

Daneben gibt es mehrere bedeutsame Vorträge, z.B. den von Gustav Döderlein (geb. 1893), damals noch Assistent in Berlin, der aufzeigt, wie Hyperthyreoidismus der Mutter die Konzeption unterdrückt oder zum Abortus führt und wie später in der Schwangerschaft ein Hyperthyreoidismus des Feten diaplazentar entstehen kann.[218] Der Fraenkel-Assistent Erich Fels (1897–1981) trägt in Tierversuchen zur Lehre vom Antagonismus zwischen männlichen und weiblichen Sexualhormonen bei, ohne deren Beziehungen aber klären zu können.[219] Fraenkel selbst betont, daß bisher keiner „der angepriesenen angeblichen Wirkstoffe des Ovars" mit Sicherheit Menstruationen herbeiführe.[220] Der Vortrag des Marburger Privatdozenten Hans Otto Neumann (geb. 1891) ist deshalb erwähnenswert, weil der Ovarialtumor seiner virilisierten Patientin von Robert Meyer als „Adenoma tubulare testiculare in einem Ovotestis" interpretiert wird.[221] Besonders sei schließlich noch auf die lange Diskussion im Anschluß an die endokrinologischen Vorträge hingewiesen.[222]

Die Versammlung des Jahres 1929 findet vom 22. bis 25. Mai in Leipzig statt. Das einzige Referat beinhaltet die Biologie der Plazenta. August Mayer (1876–1968), der Tübinger Ordinarius, und sein Schüler und Oberarzt Emil Vogt (1885–1954) behandeln auf insgesamt 321 Seiten die Physiologie der Plazenta[223] und gehen dabei ausführlich auf deren Endokrinologie ein.[224] Das tut auch Ludwig Seitz, der auf etwa gleich vielen Seiten die Pathologie der Plazenta darstellt.[225] Es sind die letzten großen Zusammenfassungen vor der chemischen Ära der Gynäkologischen Endokrinologie. Die Autoren der großen Referate von 1929 anerkennen die Halbansche Theorie der inneren Sekretion der Plazenta, weisen aber auch auf einige kritische Stellungnahmen hin, die dem damaligen Stand der Forschung entsprechen. Daß die Plazenta eine „selbständige Stellung" als innersekretorisches Organ habe, sei nicht allgemein anerkannt, betont Mayer; auch der Fetus als Ursache der Schwangerschaftsveränderungen werde wieder mehr betont.[226] Nur eine genaue Analyse der zitierten Arbeiten wird klären können, ob hier bereits die Konzeption einer hormonalen fetoplazentaren Einheit anklingt.

Ludwig Fraenkel, der ja von Anfang an ein erbitterter Gegner der Halbanschen Lehre gewesen ist[227], versucht noch einmal, diese in Frage zu stellen: Es sei „kein Zellmaterial" auffindbar, „welches zur inneren Sekretion geeignet erscheint."[228] Plazentatransplantationen seien erfolglos verlaufen.[229] Daß Corner und Allen mit

Corpus luteum-Extrakten die Schwangerschaft nach Kastration erhalten konnten, versäumt Fraenkel nicht zu erwähnen. Halban ist anwesend, er äußert sich aber dazu nicht.[230] Georg August Wagner (1873–1947), der Ordinarius an der Berliner Charité-Frauenklinik, gibt wohl Halbans Empfindungen wieder, als er in derselben Diskussion erklärt, Halban habe an diesem Tag den Triumph erlebt, „daß alles das, was er vor mehr als zwanzig Jahren [...] über die Biologie und Bedeutung der Plazenta gesagt hat, sich heute bestätigt hat".[231] Nun, die volle Bestätigung soll erst in den folgenden Jahren kommen.

Vom Kongreß im Jahre 1929 ist nur noch wenig erwähnenswert, wie etwa der Bericht des Kieler Schröder-Assistenten Harald Siebke (1899–1964) über Serienuntersuchungen des Urins auf östrogene Aktivität während des Zyklus, wobei sich ein Gipfel im Intermenstrum findet[232]; ferner die Auslösung eines der Vaginalschleimhaut einer Kastratin mit Östrogenen durch Klaas Dierks (geb. 1897), Assistent an der Wagnerschen Klinik in Berlin[233, 234]; und ein Vortrag über den Einfluß von Östrogenen und HCG auf den Spiegel des Blutcholesterins von Carl Kaufmann (1900–1980), einem anderen Assistenten Wagners[235]; sodann Versuche zur hormonalen Geburtenregelung durch den Fraenkel-Assistenten Waldemar Reiprich (geb. 1899)[236] und schließlich, in einem Vortrag des Berliner Gynäkologen Erwin Strassmann (geb. 1895), die Diagnose eines virilisierenden Ovarialtumors durch Robert Meyer: „Der Tumor erinnert an die sogenannten testikulären Adenome, macht im allgemeinen den Eindruck einer stark verwilderten Abart von destruktivem Charakter."[237] Noch ist der Begriff des Arrhenoblastoms nicht geprägt und definiert.[238]

Die Eröffnungsrede des 21. Kongresses in Leipzig hält Sellheim über „Zukunftspläne der Geschlechtsbeziehungen und Frauenkunde".[239] Es ist die längste, je gehaltene Präsidentenrede – sie mag dazu geführt haben, daß während der nächsten Versammlung in Frankfurt a. M. im Jahre 1931 Ludwig Seitz ganz auf eine Eröffnungsrede verzichtet und dies „mit einer modernen Variation eines alten lateinischen Wahrspruchs" unterstreicht: „Praesidens, non mulier taceat in ecclesia."[240] Sellheims Eröffnungsrede bleibt ein noch zu analysierendes wichtiges Zeitdokument. Seine Aussagen – wie etwa „Der Mann ist eine Betriebsmaschine, die Frau eine Aufbaumaschine", oder: die Frau habe eine „Gebundenheit an die Pflicht der Verewigung des Menschen durch die Fortpflanzung"[241] und vieles andere mehr müssen hier unerörtert bleiben. Auf die nationalen Töne von 1929 sei aber noch hingewiesen. Wie sagt doch Sellheim: „[...] kein Mensch, kein Volk, keine Menschengruppe ist auf die Dauer so dumm, daß sie sich [...] nicht fortpflanzen wollte."[242] Und sein Lehrer Mayer: „Es sollte dem deutschen Forschergeist gelingen, dafür zu sorgen, daß Deutschland wenigstens seine geistige Großmachtstellung behält, zur Förderung unseres Faches und zur Mehrung des deutschen Ansehens."[243] Solches Denken ist damals in Deutschland verbreitet. So erklärt 1931, nach Vorträgen von Aschheim und Zondek, der Erlanger Privatdozent Werner Lüttge (1895–1979): „Mit einem gewissen Stolz können wir konstatieren, daß aus unserer Mitte heraus, besonders durch die beiden Referenten, die Basis gelegt worden ist, zu einem wissenschaftlichen Gebäude, in dem wir in der internationalen Literatur weitgehendst die Führung haben."[244] Die angesprochenen Referenten sind Juden. Im Hinblick auf den damaligen Antisemitismus erscheint denn Lüttges Aussage bemerkenswert mutig, zumal die Medizinische Fakultät der Erlanger Universität schon 1931 judenfrei ist, und der dortige AStA bereits von Nationalsozialisten beherrscht wird.

Anfänge der Chemie der Steroidhormone (1929–1935)
Beginn des Dritten Reiches (1933–1935)

Im Jahre 1929 gelang es endlich, mit dem Östron das erste Sexualsteroidhormon in reiner Form zu isolieren, am 13. Juli Doisy und seinen Mitarbeitern in St. Louis in den USA, etwa zwei Monate später Adolf Butenandt (geb. 1903) in Göttingen und danach, noch im selben Jahr, Ernst Laqueur (1880–1947) und seinen Mitarbeitern in Amsterdam. Damit begann die Ära der Chemie der Sexualsteroidhormone, die noch immer andauert. Voraussetzungen waren der Allen-Doisy-Test, die Entdeckung hoher östrogener Aktivität im Schwangerenharn durch Zondek und Aschheim und – last but not least – eine zur Reindarstellung von Milligrammen Steroidhormon aus Tausenden von Litern Urin ausreichende Methodik.[245] Mutatis mutandis galt das auch für die Isolierung des Progesterons durch Karl Slotta (geb. 1895), Willard M. Allen, Butenandt und Max Hartmann (1884–1952) und deren Mitarbeitern in den Jahren 1933 und 1934, nur daß man dafür mit Hilfe des Corner-Allen-Tests oder Modifikationen dieses Verfahrens aus Extrakten von Gelbkörpern, also aus Gewebe das Hormon isolieren mußte, da es im Gegensatz zu den Östrogenen im Urin nur in Spuren ausgeschieden wird.[246] Anfang der dreißiger Jahre konnte Butenandt aufzeigen, wie durch Benzoatbildung die Wirkung des Östrons erheblich verlängert wird.[247] Bald konnte aus Pferdeharn isoliertes und benzoyliertes Östron therapeutisch angewendet werden, bald war es auch möglich, mit der Methode des Laqueur-Mitarbeiters Salomon Kober (geb. 1903) Östrogene chemisch-physikalisch quantitativ zu bestimmen.[248] Im Mai 1929, während der 21. Versammlung in Leipzig, konnten diese revolutionierenden Leistungen, die ja auch mit der Aufklärung der Struktur dieser Hormone und zum Teil auch mit ihrer halbsynthetischen Herstellung verknüpft waren, noch nicht vorausgesehen werden. Daß davon während der folgenden Tagungen in den Jahren 1931, 1933 und 1935 so gut wie nicht die Rede war, ist im nachhinein nicht zu verstehen, wenn es auch zum Teil damit erklärt werden kann, daß ab 1933 jüdische Forscher nicht mehr zu Wort kamen. Darauf wird noch zurückzukommen sein.

Sellheim hatte in seiner Eröffnungsrede 1929 neben Negativem auch – nolens volens, will es scheinen – Zustimmendes zu einer allerdings begrenzten Geburtenregelung gesagt, ohne aber auf Einzelheiten der Methoden einzugehen.[249] Für den nächsten Kongreß, im Jahre 1931 in Frankfurt a. M., sollte es dem Vorsitzenden überlassen bleiben, „die am meisten interessierenden Themata" festzustellen und dafür Referenten zu bestimmen.[250] Unter den Themen, deren Diskussion dem Präsidenten Ludwig Seitz vorgeschlagen werden, befindet sich auch, neben dem „Hypophysenvorder- und -hinterlappen", die „Sterilisation und Konzeptionsverhütung"[251], worüber dann Ludwig Fraenkel referiert.[252] Früher habe er sich nicht an der Geburtenregelung beteiligt, es sei denn, eine medizinische Indikation habe vorgelegen; wie die meisten Ärzte „ohne religiöse oder politische Bindung" lehne er jetzt verhütende Maßnahmen nicht mehr ab. Fraenkel diskutiert u. a. die „empfängnissichere" Zeit, die der Grazer Gynäkologe Herbert Hubert Knaus (1892–1970) propagiert, und bestreitet deren Existenz: „Ich möchte also niemandem raten, auf die Knaussche Regel sich zu verlassen."[253] Anscheinend unberührt davon, legt Knaus in der Diskussion erneut seine Postulate vor und betont dabei, daß man sich jeweils nur „für kurze Zeit" im Zyklus „Beherrschung im Triebleben" auferlegen müsse.[254] Otto von Franqué (1867–1937), der Bonner Ordinarius, erklärt, daß es ethisch, biologisch und religiös überhaupt nur ein einziges einwandfreies Mittel zur Geburtenverhütung gebe, die Enthaltsamkeit.[255] Ausführlich befaßt sich Fraenkel mit der hormonalen Sterilisierung Haberlandts.[256] Hoffnungsvoll stimmt ihn die Gewinnung von Gelbkörperextrakten durch Corner und auch durch Slotta und Fels an seiner Klinik. Noch stecke die hormonale Sterilisierung in den Anfängen: „Vielleicht wird sie aber für Tier und Mensch eine Zukunft besitzen."[257]

Zahlreiche weitere, mehr oder weniger positive tierexperimentelle Ergebnisse werden während dieser Tagung bekannt gegeben – öfter mit dem Hinweis, daß eine Übertragung der Methode auf die Frau noch nicht möglich sei.[258-264] Nur Heinrich Eymer (1883–1965), gerade als Ordinarius von Innsbruck nach Heidelberg übergewechselt, erwähnt ausdrücklich Versuche an Frauen der Innsbrucker Universitäts-Frauenklinik, mit denen aber „keine sicheren Resultate" erzielt worden seien.[265] Schließlich fordert Fraenkel, daß die Kassen für „Schutzmittel" aufkommen und „die Kenntnis der Schutzmaßnahmen" Fürsorgerinnen und Sozialbeamten theoretisch sowie Studierenden und Ärzten „theoretisch und praktisch" gelehrt werden.[266]

Den Nachweis für die „Notwendigkeit" einer Geburtenregelung, vom Berliner Ordinarius Walter Stoeckel (1871–1961) gefordert, hält Fraenkel nicht für erforderlich.[267] Stoeckel geht in einer kurzen Diskussionsbemerkung darauf nicht ein, fordert aber allgemein u. a., daß man „gegen die verlogene Not stahlhart bleiben" müsse.[268] In seinem Schlußwort kritisiert Fraenkel dann Stoeckel mit scharfen Worten, der Mann aus der Provinz greift den „Kaiser"[269] der deutschen Gynäkologen aus Berlin an.[270] Trotz der erregten Diskussion kommt es, auch mit Fraenkels Hilfe, zu einer gemeinsamen Entschließung der Gesellschaft. Wenn man auch dem Vorschlag des Reichenberger Gynäkologen Hans Hermann Schmid (1884–1963), die erbgesunden, mit einer gesunden Frau verheirateten Gynäkologen möchten mit gutem Beispiel vorangehen und „mit mindestens drei Kindern zur Erhaltung des deutschen Volkes" beitragen[271], wenn man diesen Vorschlag auch unerwähnt läßt, so stimmt man doch der Einrichtung von Ehe- und Sexualberatungsstellen zu, sofern diese sich ihrer „Verantwortung für die Zukunft des deutschen Volkes" bewußt seien und sich nicht zu Einrichtungen herabwürdigen ließen, die „nur der Verbreitung antikonzeptioneller Mittel" dienen.[272] Nach der Machtübernahme durch die Nationalsozialisten werden Beratungsstellen geschlossen, ohne daß man, soweit sich sehen läßt, mit der Deutschen Gesellschaft für Gynäkologie Rücksprache hält. Deren Gleichschaltung mit dem Dritten Reich vollzieht sich freilich schnell, worauf noch zurückzukommen sein wird.

Die Tagung von 1931 ist wie keine andere zuvor der Endokrinologie gewidmet, was sicher ein Verdienst des 1. Vorsitzenden Seitz ist. Verwunderlich ist allerdings, daß weder während dieser noch während der folgenden Tagungen in den Jahren 1933 und 1935 Referate über die Fortschritte in der Chemie der Ovarialhormone gehalten werden.[273]

Nun, 1931 steht noch der Hypophysenvorderlappen im Vordergrund. Zondek hält erneut ein Referat darüber.[274] Erst die chemische Reindarstellung werde zeigen, ob „Follikelreifungshormone" und „Luteinisierungshormone" verschiedene Hormone seien.[275] So weit braucht man freilich nicht zu gehen: Im selben Jahr gelingt es im Gegensatz zu Zondek[276] zwei Forschergruppen in den USA, follikelstimulierende und luteinisierende Fraktionen aus dem HVL zu isolieren und damit die Verschiedenartigkeit der beiden Hormone eindeutig zu beweisen.[277, 278] Ascheim und Zondek halten je ein Referat über den Vorderlappen der Hypophyse.[279]

Seit 1929 arbeiten sie in verschiedenen Kliniken. Auch gibt es jetzt Meinungsverschiedenheiten zwischen den beiden.[280] Aschheim berichtet im übrigen, daß er mit der von ihm und Zondek entwickelten Methode bei 1400 Analysen von Schwangerenurin nur „14 Fehlresultate = 1%" beobachtet habe.[281] Er geht auf die Frage ein, ob das Prolan im Schwangerenurin aus der Hypophyse oder aus der Plazenta stamme. Träfe letzteres zu, erklärt er, „so hätten wir, von einer falschen Voraussetzung ausgehend, außerordentlich wichtige biologische Tatsachen aufgedeckt".[282] Durch die Philippschen Untersuchungen, die Aschheim kurz erwähnt, neigt sich die Waage zugunsten der Plazenta.[283] Philipp erhält in der Diskussion Gelegenheit, seine Befunde und Schlußfolgerungen darzulegen. Prolan und „Follikulin" des Schwangerenharns seien „Placentahormone", das Gelbkörperhormon, das man in der Plazenta nicht nachweisen könne, entstamme nur dem Corpus luteum.[284]

Die Bemühungen, das von Corner und Allen in seiner Existenz gesicherte Hormon aus Corpora lutea zu isolieren, hatten inzwischen in mehreren Laboratorien angefangen. Die Versammlung in Frankfurt a. M. gibt 1931 einen guten Einblick. Fels, von der Fraenkelschen Klinik, berichtet sogar, daß ihm mit den Chemikern Slotta und Heinrich Ruschig (geb. 1906) die „Reindarstellung" des Gelbkörperhormons in kristalliner Form gelungen sei.[285] Schon in der Diskussion tauchen Zweifel auf.[286, 287] Dem Anspruch von Wintz, die Erlanger Gruppe habe bereits 1913 aus Corpora lutea einen „kristallisierenden Körper" dargestellt[288], hält Fels im Schlußwort entgegen, die Breslauer Substanz sei lipoidlöslich und nicht wie die von Wintz wasserlöslich.[289] Carl Clauberg (1898–1957), noch Assistent an der Kieler Universitäts-Frauenklinik, benutzt auch diese Gelegenheit, auf eine zuvor mehrfach publizierte Modifizierung des Corner-Allen-Tests hinzuweisen[290] und außerdem Beispiele klinischer Anwendung des „Luteohormons" zu geben – ohne dabei die kastrierte Frau zu nennen. Ihm obliege jetzt die klinische Erprobung eines injizierbaren Präparates – in Zusammenarbeit mit ihm suchten die Wissenschaftler der Schering-Kahlbaum AG den chemischen Eigenschaften des Hormons näherzukommen.[291]

Zondek hatte 1931 in seinem Referat ein Schema der Wirkungen zwischen Ovarien und Hypophysenvorderlappen, insbesondere des positiven und des negativen Feedbacks der Eierstöcke auf den Hypophysenvorderlappen entworfen.[292] Aus den Beobachtungen von Kraul, der inzwischen in Wien Dozent geworden ist, läßt sich tatsächlich ein fördernder Einfluß der Ovarialhormone auf die Gonadotropinproduktion folgern.[293] Der als Gast anwesende Walter Hohlweg (geb. 1902) von der Schering-Kahlbaum AG hält einen solchen Effekt für unmöglich, er berichtet kurz über den von ihm nachgewiesenen negativen Feedback.[294] Hohlwegs Diskussionsbemerkung ist auch aus einem anderen Grund bemerkenswert: Er selbst gibt hier – Ende Mai 1931 – erstmals bekannt, was erst im Februar 1932 ausführlich im Druck erscheint[295]: seine „gemeinsam mit K. Junkmann ausgeführten Versuche", aus denen er schließt, daß das Zentralnervensystem auf nervalem Wege den Hypophysenvorderlappen reguliert.[296] Auch diese bedeutsame Mitteilung bleibt wie so manches andere zuvor ohne Antwort, ohne Diskussion.

Max Hirsch (1877–1948) muß schließlich noch im Zusammenhang der Tagung von 1931 erwähnt werden. Er, der namhafte Sexualforscher und Sozialmediziner, hält ein Referat über Mutterschaftsfürsorge.[297] Es ist heute noch nachdenkenswert. Angefügt sei, daß Hirsch zu der Zeit, zwischen 1925 und 1932, das damals bedeutendste Handbuch der Endokrinologie herausgibt.[298]

Am Ende der Versammlung von 1931 spricht als Senior der Anwesenden der 80jährige Hegar-Schüler und Budapester Ordinarius Wilhelm Tauffer (1851–1934) ungewöhnliche Dankesworte. Man werde ihn wohl nicht als Chauvinisten bezeichnen können, wenn er feststelle, daß „die führende Stelle in der wissenschaftlichen Geburtshilfe und Gynäkologie" Mitgliedern der Deutschen Gesellschaft für Gynäkologie gebühre.[299] Das soll sich freilich in der Gynäkologischen Endokrinologie bald ändern.

In Frankfurt hat man als nächsten Tagungsort für das Jahr 1933 Berlin und als 1. Vorsitzenden Stoeckel gewählt. Unter den neuen Beisitzern befinden sich Knauer und Fraenkel.[300] Als man sich im Oktober 1933 in Berlin trifft, fehlen beide. Der Österreicher Knauer hat keine Ausreisegenehmigung erhalten, Fraenkel ist als Jude ausgeschlossen.[301] Stoeckel hat inzwischen die Gleichschaltung der Gesellschaft vorgenommen. Seine Eröffnungsansprache legt beredtes Zeugnis davon ab.[302] Eine „unerbittliche Härte" gehe „mit dem festen Blick auf Deutschlands nationalvölkische Gestaltung schicksalhaft über Einzelschicksale hinweg". Und dann fährt er fort: „Wir bedauern, daß diese Entwicklung auch Kollegen schwer getroffen hat, deren Persönlichkeit wir hochschätzen und deren wissenschaftliche Leistungen wir hoch bewerten. Wir können ihr Geschick nicht wenden; sie sind die beklagenswerten Opfer einer Härte geworden, die für die Gesundung des deutschen Volkes notwendig geworden war." Er hoffe und erwarte, daß diese Erklärung genüge, „um unsere Verhandlungen bei einer für sie selbst wünschenswerten [!] Zurückhaltung der Betroffenen reibungslos ablaufen zu lassen".[303] Sie, das sind in erster Linie die Juden. Anscheinend sind im Saal noch einige anwesend. Sind die großen, zuvor genannten jüdischen Forscher zu Beginn noch da, so verlassen sie dann wohl die Tagung, denn stehen sie auch noch im Mitgliederverzeichnis von 1933[304], so ist doch keiner mehr durch ein Sternchen als Anwesender gekennzeichnet, weder Aschheim noch Zondek, weder Fraenkel noch Fels, weder Ernst Gräfenberg (1881–1957), auf den noch zurückzukommen sein wird, noch Robert Meyer, um nur diese zu nennen. Max Hirsch ist schon nicht mehr als Mitglied angeführt.

Stoeckel erklärt des weiteren, warum es besser sei, daß die Gesellschaft „ihrer alten Herzensneigung und dem Bunde mit der Wissenschaft treu" bleibe und alle „Extratouren in der Öffentlichkeit" meide: alle Beschlüsse – „Nebenwege der wissenschaftlichen Kongreßarbeit" – hätten in der Vergangenheit zu nichts geführt, auch nicht die Verwahrung dagegen, „daß die Eheberatungsstellen zu getarnten Zentralen der Schwangerschaftsverhütung herabgewürdigt werden [...]".[305] Daß diese Stellen im Dritten Reich nicht mehr geduldet werden, braucht Stoeckel nicht ausdrücklich zu erwähnen. Nachdem er ein devotes Telegramm an den Reichskanzler Hitler verlesen hat, ist dies die Antwort der Anwesenden: „Langanhaltender lebhafter Beifall."[306]

Die Referate, Vorträge und Diskussionen der wissenschaftlichen Sitzungen der Gesellschaft füllen erstmals nicht einen Band des Archivs für Gynäkologie; Aufsätze verschiedener anderer Autoren werden angehängt und machen etwa ein Fünftel des Bandes aus.[307] Robert Schröder und sein Schüler Hans Runge (1892–1964) referieren während des Kongresses über gynäkologische Blutungen[308, 309], Konrad Tietze (geb. 1899), ein anderer Schüler Schröders, trägt über periodische, nichtmenstruelle Blutungen vor.[310] Bemerkenswert ist Claubergs Diskussionsbemerkung, daß er nicht – wie Kaufmann und Loeser – „Luteohormon" im Anschluß an „Follikelhormon", sondern in der zweiten Hälfte des künstlichen Zyklus mit „Follikelhormon" zusammen verabreicht habe.[311] Kaufmann spricht gleich anschließend, aber zu einem anderen Thema.[312]

Die zweite Gruppe von Referaten ist Eingriffen aus eugenischer Indikation gewidmet. Referenten sind der Berliner Strafrechtler Eduard Kohlrausch (1874 bis 1948), der Anthropologe Eugen Fischer (1874–1967), der Psychiater Oswald Bumke (1877–1950) und – als einziges Mitglied der Gesellschaft – Ludwig Seitz. Er legt dar, wie Frauenärzte „die eugenischen und bevölkerungspolitischen Bestrebungen der nationalen Regierung" unterstützen können.[313] Von „asozialen und minderwertigen Menschen" spricht Seitz.[314] Man habe für die vom Sterilisierungsgesetz geforderten Maßnahmen Sorge zu tragen; man sei, „Gott sei es gedankt, der persönlichen Verantwortung ganz enthoben". Die liege „völlig beim Erbgesundheitsgericht".[315] Es käme darauf an, die bisher „zu individualistische Einstellung" zu überwinden und sich „ganz in den Dienst der großen Sache unseres Volkes" zu stellen.[316] Für die Gesundung des Volkes habe man von der Antikonzeption „im allgemeinen nichts oder sogar nur eugenisch Nachteiliges" zu erwarten; intrauterine Verfahren, gemeint ist auch der Gräfenberg-Ring, sollten „als gesundheitsschädlich gesetzlich verboten" werden.[317] Da die hormonale Sterilisierung ebenso wie die temporäre Röntgenkastration zu unsicher seien, bleibe nur die operative Sterilisierung übrig.

Knaus, dem die Teilnahme von seiner Regierung untersagt war, läßt gleichwohl in den Verhandlungen seinen Entwurf für die „Geburtenregelung der Zukunft" drucken, natürlich auf der Basis seiner Methode.[318] An Widerspruch fehlt es nicht. Schröder lehnt die Methode ab, weil die jeweilige Zykluslänge nicht voraussehbar sei.[319] Der Münchener Hans Albrecht (1878–1944) kritisiert außerdem die „pastoral-medizinische" Bezeichnung „natürliche Geburtenregelung", da ja Knaus „aus den gleichen Motiven und zu demselben Endzweck" ein chemisch-mechanisches Verfahren lediglich durch „ein rechnerisches" ersetze.[320] Nicht unerwähnt darf schließlich bleiben, daß in der Diskussion der Görlitzer Chefarzt und Gynäkologe Albert Niedermeyer (geb. 1888), der nach 1945 Pastoralmediziner in Wien wird, aus religiösen Gründen der Sterilisierung von Frauen widerspricht.[321] Er hat im KZ für sein konsequentes Verhalten büßen müssen.[322]

Die 24. Versammlung im Oktober 1935 ist noch mehr als die vorausgegangene auf das Dritte Reich ausgerichtet. Ein früheres Mitglied der Gesellschaft[323], der Fürther Frauenarzt Streck, spricht in der Eröffnungsveranstaltung als Sonderbeauftragter des Reichsärzteführers. Erstmalig sei die Tagung judenfrei, die Referate entsprächen der neuen Zeit: Klima-, Licht- und Bäderbehandlung „im Sinne der Betonung der naturgemäßen Lebens- und Heilweise", Sterilität „im Sinne der aktiven Bevölkerungspolitik in quantitativer Hinsicht" und eugenische Sterilisierung „im Sinne der aktiven Bevölkerungspolitik in qualitativer Hinsicht".[324] Es bleibt unwidersprochen, als Streck erklärt, die „Vorbedingung" für die Gynäkologie heiße nicht, „gelehrt sein und sonst gar nichts", sie laute vielmehr „deutsch und volksverbunden sein und sonst gar nichts". Und wenig später: „Die Gründlichkeit der deutschen Wissenschaft hat dort ein Ende, wo diese Gründlichkeit als krankhafter Objektivitätsfimmel dem Deutschen Volk zu schaden beginnt."[325]

Sechs Referenten dieser Versammlung, darunter Albrecht und Knaus, nehmen zur Sterilität Stellung.[326] Grundsätzlich Neues ist in diesen Referaten nicht zu finden; sie beinhalten im Sinne des Dritten Reiches angewandte Wissenschaft. Zwei andere Referenten berichten über die bisherigen Erfahrungen mit der Sterilisierung: der Berliner Gynäkologe (und Mitglied des Erbgesundheitsgerichtes Berlin) Benno Ottow (geb. 1884)[327] und der Stuttgarter Oberlandesgerichtsrat Göz.[328] In Ottows Referat kommen Mißtrauen gegenüber den Ärzten und die Notwendigkeit, Operationsprinzipien gesetzlich zu verankern, zum Ausdruck. Nur dagegen, nicht gegen die Sterilisierung regt sich der Widerspruch in der Diskussion von Hans Naujoks (1892–1959), dem Kölner Ordinarius, und von Gustav Haselhorst (1893–1953), Ordinarius in Rostock seit 1933.[329, 330] Keiner ist aber so mutig wie der 71jährige Heidelberger Emeritus Carl Menge (1864–1945), der in Ottows Referat seine eigene Sterilisierungsmethode nicht genügend berücksichtigt findet und Ottow chirurgische Inkompetenz vorwirft; ja er erklärt sogar, daß ein derartiges Referat „vor dem Forum der Deutschen Gesellschaft für Gynäkologie befremden muß".[331] Die anderen Diskussionsredner, darunter auch Seitz[332], berichten lediglich über die von ihnen angewandten Sterilisierungsmethoden und die damit erzielten Ergebnisse.

Von Clauberg, seit 1933 Privatdozent in Königsberg, gibt es 1935 weder einen Vortrag noch eine Diskussionsbemerkung über die Sterilisierung. Lediglich im Anschluß an die Sterilitätsreferate spricht er über die Behandlung des Eileiterverschlusses mit Follikelhormon.[333] Bemerkenswert ist auch der Vortrag von Tietze, der sich inzwischen an der Kieler Universitäts-Frauenklinik unter Schröder habilitiert hat. Er berichtet, daß es ihm gelungen sei, bei Frauen mit Polymenorrhoe den Zyklus dadurch zu verlängern, daß er postmenstruell hohe Dosen Östrogen verabreicht habe. Hierdurch hemme man den Hypophysenvorderlappen und schiebe so Follikelreifung und Ovulation hinaus.[334] Ein endokrinologischer Vortrag sei schließlich noch hervorgehoben, der von Philipp über den Nachweis gestagener Aktivität im Neugeborenenharn. Einleitend weist der neue Greifswalder Ordinarius auf die „vor allem von Butenandt aufgedeckten Zusammenhänge der verschiedenen Sexualhormone" und ihre Beziehung zum Cholesterin hin; der neue Einblick sei auch „für die Nichtchemiker ein großes Erlebnis".[335] Dies ist alles, was der Teilnehmer der 24. Versammlung über die zwischen 1929 und 1935 stattgehabte wissenschaftliche Revolution auf dem Gebiet der Sexualhormone erfährt.

Der erste Vorsitzende der Münchener Versammlung ist August Mayer. 1933, während der 23. Versammlung, hat er schon „zum Kampf für den Wiederaufstieg unseres Volkes" aufgerufen.[336] 1935, zu Beginn der Tagung, sendet er dem Führer ein Huldigungstelegramm, in dem er „treue Mitarbeit zum Wohle von Mutter und Kind, diesen wichtigen Fundamenten unserer nationalen Zukunft" gelobt.[337] Am Schluß der Versammlung erklärt er: „Das aber [,der Geist der Opferbereitschaft, der Arbeitsfreudigkeit und des Tatenmutes'] ist der Geist unseres Führers, der uns schon in den Kongreß hineingeleitete, durch den Kongreß hindurchführte und uns auch weiter begleiten soll."[338]

Literaturverzeichnis und Anmerkungen

1. Goltz Fr unter Mitwirkung von Freusberg A: Ueber den Einfluss des Nervensystems auf die Vorgänge während der Schwangerschaft und des Gebärakts. Pflügers Arch. 9: 552–565, 1874; s. S. 558.
2. S. hierzu: Simmer, Hans H: Friedrich Goltz als Vorläufer der Ovarialendokrinologie. In Vorbereitung.

3. Goltz Fr und Freusberg A: loc. cit. Nr. 1, S. 559.
4. Simmer, Hans H: Die Erschließung der endokrinen Funktion der Plazenta. I. Halbans Hypothese von 1903: Entstehung, Verbreitung und Auseinandersetzung bis 1905. Endokr. Inf. 8: 249–266, 1984; s. S. 249–250.
5. Kehrer FA: Zur Menstruationslehre. Beitr. klin. exper. Geburtsh. Gynäk. 2, 2. Heft: 165–181, 1884; s. S. 169–170.
6. Frommel: Über puerperale Atrophie des Uterus. Zschr. Geb. Gynäk. 7: 305–313, 1882.
7. Chiari J: In: Chiari J, Braun C und Späth J: Klinik der Geburtshilfe und Gynäkologie. Erlangen 1885, S. 371–372.
8. S. hierzu: Speert, Harold: Essays in Eponymy. Obstetric and Gynecologic Milestones. New York 1958, S. 385–391.
9. Verh. Dtsch. Ges. Gynäk. 1: VIII, 1886.
10. Ibid.: S. IX.
11. Bernard, Claude: Leçons de physiologie expérimentale appliquée à la médecine. Paris 1855, S. 90 und 100–113.
12. Brown-Séquard et d'Arsonval: De l'injection des extraits liquides provenant des glandes et de tissues de l'organisme comme méthode thérapeutique. C. R. Soc. Biol., Paris, 9. sér., 3: 248–250, 1891; s. S. 249. S. auch: ibid., S. 266–267. S. hierzu Borell, Merriley: Origins of the Hormone Concept: Internal Secretions and Physiological Research, 1889–1905. Ph. D. Diss., Yale Univ., USA 1976.
13. 1886 erschien das Standardwerk von Alfred Hegar und Rudolf Kaltenbach in 3. Auflage: Hegar A und Kaltenbach R: Die operative Gynäkologie mit Einschluß der gynäkologischen Untersuchungslehre. 3. Aufl., Stuttgart 1886.
14. Wyder: Über das Verhalten der Schleimhaut des Uterus bei Myomen. Verh. Dtsch. Ges. Gynäk. 1: 325–331, 1886.
15. Olshausen: Über das klinische Anfangsstadium der Myome. Ibid., S. 304–307.
16. S. hierzu: Funk, Thilo G: Uterine Fibromyome und Blutungen als Indikation für eine bilaterale Oophorektomie im späten 19. Jahrhundert. Diss. Univ. Erlangen-Nürnberg 1984; s. S. 19–24.
17. Die Lebensdaten von Wiedow haben sich nicht finden lassen. Siehe Funk TG: op. cit. Nr. 16, S. 15.
18. Wiedow: [Diskussion]. Verh. Dtsch. Ges. Gynäk. 2: 143, 1888.
19. Kaltenbach: [Diskussion]. Ibid., S. 152–153.
20. Martin: Über Myome. Ibid., S. 125–131.
21. Martin: [Diskussion]. Ibid., S. 154–155.
22. Fritsch: Über Myotomie. Ibid., S. 134–139; s. S. 139.
23. Werth: Über die Entstehung von Psychosen im Gefolge von Operationen am weiblichen Genitale. Ibid., S. 60–64. [Diskussion]: S. 64–69. [Schlußwort Werths]: S. 69–70. Zu den Leistungen Werths und der Kieler Klinik s. Semm, Kurt und Weichert – von Hassel, Monika: Universitäts-Frauenklinik Kiel – ihre Bedeutung für die Frauenheilkunde 1805 bis 1985 – Eine medizinhistorische Studie zum 180jährigen Bestehen. Kiel 1985.
24. Fehling: Über Kastration bei Osteomalacie. Ibid., S. 311–318.
25. S. hierzu: Blönnigen: Jutta: Die Osteomalazie als Indikation für eine bilaterale Oophorektomie im späten 19. und frühen 20. Jahrhundert. Ergebnisse und Erklärungsversuche. Diss. Univ. Erlangen-Nürnberg 1980.
26. S. hierzu: Simmer, Hans H: Bilaterale Oophorektomie der Frau im späten 19. Jahrhundert. Zum methodologischen Wert der Kastration für die Entdeckung ovarieller Hormone. Geb. Frauenheilk. 43, Sonderheft 1: 54–59, 1983.
27. Bulius: Die kleincystische Degeneration des Eierstocks. Verh. Dtsch. Gynäk. 3: 337–344, 1889.
28. Hegar: Zur Entstehung und Verhütung der Frauenkrankheiten. Ibid., S. 14–30; s. S. 17.
29. Pflüger E: Ueber die Bedeutung und Ursache der Menstruation. In: Pflüger EFW (Hrsg.): Untersuchungen aus dem physiologischen Laboratorium zu Bonn. Berlin 1865, S. 53–63.
30. S. hierzu: Simmer, Hans H: Pflüger's nerve reflex theory of menstruation: the product of analogy, teleology and neurophysiology. Clio Med. 12: 57–90, 1977.
31. Veit: [Eröffnungsrede]. Verh. Dtsch. Ges. Gynäk. 4: 3–12, 1892; s. S. 9 und 10. Der Band erschien erst im Jahr nach dem Kongreß, wie es auch vereinzelt später der Fall war.

32. Ibid., S. 3–6.
33. Ibid., S. 5–6.
34. Ibid., S. 9.
35. Hofmeier: Beschaffenheit der Ovarien bei Myomen und Wirkung der Kastration. Ibid., S. 267–270; s. S. 269.
36. Simmer, Hans H: loc. cit. Nr. 26, S. 56.
37. Werth: [Diskussion]. Verh. Dtsch. Ges. Gynäk. 4: 285–286, 1892; s. S. 285.
38. Klein, Gustav: Entwicklung und Rückbildung der Decidua. Ibid., S. 291–298; s. S. 297.
39. Sänger: Über „Deciduome". Ibid., S. 333–339. [Diskussion]: S. 339–341.
40. Müller: Über das Deciduoma malignum. Ibid., S. 341–342. [Diskussion]: S. 342–344.
41. Frommel: Zur Histologie und Physiologie der Milchdrüse. Ibid., S. 391–393.
42. Fritsch: [Eröffnungsrede]. Verh. Dtsch. Ges. Gynäk. 5: 3–9, 1893; s. S. 6.
43. Martin A: Ergebnisse der Ovarien- und Tubenresektion. Verh. Dtsch. Ges. Gynäk. 4: 242–254, 1982. [Diskussion]: S. 254–264.
44. Martin: [Diskussion]. Verh. Dtsch. Ges. Gynäk. 5: 239–249, 1893; s. S. 244.
45. Ibid.
46. Ibid., S. 248.
47. Kyri: Beziehungen des cerebrospinalen Nervensystems zu den Funktionen und Erkrankungen der Geschlechtsorgane und insbesondere des Sympathicus zu dem Gesamtnervensystem. Ibid., S. 385–390.
48. S. hierzu: Simmer, Hans H: Experimentelle Prüfungen der Pflügerschen Reflexhypothese der Menstruation im späten 19. Jahrhundert. Clio Med. 14: 235–254, 1979/80; s. S. 240–242.
49. Fehling: [Demonstration]. Verh. Dtsch. Ges. Gynäk. 5: 277, 1893.
50. Fränkel [Ernst]: Zur Behandlung der chronischen Endometritis. Ibid., S. 428–443; s. S. 428.
51. S. hierzu: Frobenius, Wolfgang: Die Aufklärung des endometrialen Zyklus der Frau und deren Folgen für die Lehre von der Endometritis. Diss. Univ. Erlangen-Nürnberg 1986.
52. Winckel F v: Die Ätiologie der Endometritis. Verh. Dtsch. Ges. Gynäk. 6: 87–146, 1895; s. S. 89.
53. Bumm E: Zur Ätiologie der Endometritis. Ibid., S. 186–198, s. S. 198.
54. Döderlein: Die Beziehungen der Endometritis zu den Fortpflanzungsvorgängen. Ibid., S. 224–232.
55. Chrobak: [Geschäftliches]. Ibid., S. 276.
56. Zweifel: Geschäftliche Mitteilungen. Verh. Dtsch. Ges. Gynäk. 7: 31–35, 1897; s. S. 34.
57. Chrobak: [Eröffnungsrede]. Verh. Dtsch. Ges. Gynäk. 6: 265–273, 1895; s. S. 267.
58. S. hierzu: Simmer, Hans H: Organotherapie mit Ovarialpräparaten in der Mitte der neunziger Jahre des 19. Jahrhunderts. Medizinische und pharmazeutische Probleme. In: Neue Beiträge zur Arzneimittelgeschichte. Festschrift für Wolfgang Schneider zum 70. Geburtstag. Hrsg. Erika Hickel und Gerald Schröder. Stuttgart 1982, S. 229–264. (Veröffentl. Internat. Ges. Gesch. Pharm., neue Folge Bd. 51). Zu Mainzer s. S. 255–256.
59. S. hierzu: Simmer, Hans H: Innere Sekretion der Ovarien als Ursache der Menstruation. Halbans Falsifikation der Pflügerschen Hypothese. In: Ganzinger, Kurt, Skopec, Manfred und Wyklicky, Helmut. Festschrift für Erna Lesky zum 70. Geburtstag. Wien 1981, S. 123–148; s. S. 125–126. S. ferner Tausk M: A brief endocrine history of the German-speaking peoples. In: Kracht J, Mühlen von zur A, and Scriba, PC (ed.): Endocrinology Guide. Gießen 1976, pp. 1–34; s. p. 22. S. auch: Richter K.: Zum 50. Geburtstag der gynäkologischen Hormonlehre. Wien. klin. Wschr. 61: 667–669, 1949.
60. S. hierzu: Simmer, Hans H: Robert Tuttle Morris (1857–1945): Pioneer of ovarian transplantation. Obstetr. Gynec. 35: 314–328, 1970. Morris führte 1895 die ersten Ovarialtransplantationen bei zwei Frauen durch.
61. Rosthorn v.: [Diskussion]. Verh. Dtsch. Ges. Gynäk. 8: 258–264, 1899; s. S. 263. S. ferner die indirekt negative Einstellung von Werth: Über Ausfallserscheinungen nach abdominaler Myomotomie mit Zurücklassung der Ovarien. Ibid., S. 140–147; s. S. 147.
62. S. dazu die Präsenzlisten. Verh. Dtsch. Ges. Gynäk. 7: XXIII und XXIV, 1897; Verh. Dtsch. Ges. Gynäk. 8: XXVI und XXVIII, 1899.

63. Dirner, Gust.: Über Behandlung der Sterilität bei angeborener Kleinheit des Uterus. Verh. Dtsch. Ges. Gynäk. 6: 832–835, 1895.
64. Neugebauer F: Demonstration eines einzig dastehenden Falles von Pseudohermaphroditismus mit Bericht über 11 eigene einschlägige Beobachtungen. Ibid., S. 642–674; s. S. 642. Neugebauer berichtete kurz während des nächsten Kongresses über männliche Behaarung bei Frauen: Verh. Dtsch. Ges. Gynäk. 7: 176–177, 1897.
65. Neugebauer, Franz Ludwig von: Hermaphroditismus beim Menschen. Leipzig 1908. In polnischer Sprache erschien dieses Werk schon 1895, in deutscher Sprache sollte es 1896 herauskommen. Diese Veröffentlichung verzögerte sich um 12 Jahre.
66. Latzko W: Zur Therapie der Osteomalazie. Verh. Dtsch. Ges. Gynäk. 6: 847–852, 1895; s. S. 852.
67. S. hierzu: Burger, Günter: Nerven- und Geisteskrankheiten als Indikation für eine bilaterale Oophorektomie im späten 19. Jahrhundert. Diss. Univ. Erlangen-Nürnberg 1984.
68. Erst 1895 wurde mit der Kastration wegen Mammakarzinoms begonnen, einer seither bis heute gültigen Indikation. S. hierzu: Simmer, Hans H: Oophorectomy for breast cancer patients: Its proposal first performance and first explanation as an endocrine ablation. Clio Med. 4: 227–249, 1969.
69. Fraenkel L: Vergleichende Untersuchungen des Uterus- und Chorionepithels. Verh. Dtsch. Ges. Gynäk. 7: 309–312, 1897.
70. Ibid., S. 309. Über die Herkunft des Synzytiums gibt es während des achten Kongresses zwischen R. Kossmann und Ludwig Fraenkel eine heftige Auseinandersetzung, in der sich dieser als streitbarer, aber auch sachlicher Diskutant erweist. Verh. Dtsch. Ges. Gynäk. 8: 540–545, 1899.
71. Orthmann: Zur Pathologie des Corpus luteum. Verh. Dtsch. Ges. Gynäk. 7: 351–362, 1897.
72. Rosthorn v.: Demonstration von anatomischen Präparaten (Corpus luteum-Abscesse). Ibid., S. 404–408.
73. Zweifel: [Referat über die Behandlung der Myome.] Verh. Dtsch. Ges. Gynäk. 8: 22–83, 1899; s. S. 76–77.
74. Rosthorn v.: [Referat über die Behandlung der Myome.] Ibid., S. 83–116; s. S. 92.
75. Amann jr. JA: Über die operative Behandlung der Myome. Ibid., S. 127–140; s. S. 138.
76. Zweifel: [Diskussion]. Ibid., S. 119. Werth S: loc. cit. Nr. 23. Zweifel dürfte hier auch an die klassische Arbeit des Werth-Assistenten Ludwig Glaevecke (1855–1905) gedacht haben: Glaevecke, Ludwig: Körperliche und geistige Veränderungen im weiblichen Körper nach künstlichem Verluste der Ovarien einerseits und des Uterus andererseits. Arch. Gynäk. 35: 1–88, 1889.
77. Werth: Über Ausfallserscheinungen nach abdominaler Myomotomie mit Zurücklassung der Ovarien. Verh. Dtsch. Ges. Gynäk. 8: 140–147, 1899; s. S. 146.
78. Winternitz: Über Spätresultate der Kastration bei Myomen. Ibid., S. 147–153; s. S. 152. S. hierzu auch Martin: [Diskussion]. Ibid., S. 158–159.
79. Fritsch: Über Myomotomie. Verh. Dtsch. Ges. Gynäk. 2: 134–139, 1888; s. S. 139.
80. Hegar A: Die Castration der Frauen. Samml. klin. Vortr., hrsg. von Richard Volkmann. Nr. 136–138 (Gynäkologie Nr. 42). Leipzig 1878, S. 924–1068; s. S. 971.
81. Sellheim: Kastration und Knochenwachstum. Verh. Dtsch. Ges. Gynäk. 8: 191–197, 1899; s. S. 197.
82. S. hierzu: Simmer, Hans H: loc. cit. Nr. 26.
83. S. hierzu: Simmer, Hans H: loc. cit. Nr. 58, S. 244–245 und Nr. 59, S. 123–125.
84. Villeneuve: Quelques faits pour servir à l'histoire des injections sous-cutanées de sue de tissue testiculaire et ovarien, par la méthode Brown-Séquard. Marseille méd. 26: 458–468, 1889.
85. Brown-Séquard: Remarques sur les effects produits sur la femme par des injections suscutanées d'un liquide retiré d'ovaires l'animaux. Arch. physiol. norm. path., 5. sér., 2: 456–457, 1890.
86. S. hierzu: Simmer, Hans H: loc. cit. Nr. 58. S. auch Borell, Merriley: Organotherapy and the emergence of reproductive endocrinology. J. Hist. Biol. 18: 1–30, 1985.
87. S. hierzu: Simmer, Hans H: loc. cit. Nr. 59, S. 124 und Werthmann, Christine: Tierexperimente mit Ovarialpräparaten zwischen 1895–1916. Diss. Univ. Erlangen-Nürnberg 1981, S. 3–5.

88. Rubinstein H: Ueber das Verhalten des Uterus nach der Exstirpation beider Ovarien und nach ihrer Transplantation an eine andere Stelle der Bauchhöhle. St. Petersburger Med. Wschr. 29: 281–283, 1899.
 89. Halban, Josef: [Diskussionsbemerkung zu einem Vortrag von Knauer]. Wien. klin. Wschr. 12: 1243–1244, 1899. S. hierzu und zu Rubinstein: Simmer, Hans H: loc. cit. Nr. 59, S. 125–126.
 90. Fränkel [!], L: Versuche über den Einfluss der Ovarien auf die Insertion des Eies. Verh. Dtsch. Ges. Gynäk. 9: 571–576, 1901.
 91. Ibid., S. 575, Fußnote 1.
 92. Ibid., S. 575.
 93. S. hierzu: Simmer, Hans H: The experiments to demonstrate an endocrine function of the corpus luteum. On the occasion of the 100. birthday of Ludwig Fraenkel (1870–1951). Sudhoffs Arch. 55: 392–417, 1971; S. 398–399.
 94. Halban: Ovarium und Menstruation. Verh. Dtsch. Ges. Gynäk. 9: 619–624, 1901. S. hierzu: Simmer, Hans H: loc. cit. Nr. 59.
 95. Halban: ibid., S. 623–624.
 96. S. hierzu: Weinzierl, Siegfried: Frühe Rezeption der Halbanschen Hypothese von der endokrinen Verursachung der Menstruation. Diss. Univ. Erlangen-Nürnberg 1980.
 97. Statuten der Deutschen Gesellschaft für Gynäkologie. § 1. Verh. Dtsch. Ges. Gynäk. 9: X, 1901. Dieser Paragraph befand sich von Anfang an in den Statuten: s. Verh. Dtsch. Ges. Gynäk. 1: XII, 1886; er wurde auch im Dritten Reich beibehalten.
 98. So ist von der 10. Versammlung in Würzburg nichts zu berichten: Verh. Dtsch. Ges. Gynäk. 10: [Teil I] 1903, [Teil II] 1904.
 99. Löhlein: [Eröffnungsrede]. Verh. Dtsch. Ges. Gynäk. 9: 6–12, 1901; s. S. 11–12.
100. Werth: [Eröffnungsrede]. Verh. Dtsch. Ges. Gynäk. 11: 5–12, 1905; s. S. 7. Werth fordert für Publikationen auch eine andere „Form und Methode" als den Aufsatztyp: ibid., S. 10–11.
101. Ibid., S. 10.
102. S. hierzu: Krüger, Jochen: Die Implantation des Keimes in die Uteruswand. Eine historische Betrachtung unter besonderer Berücksichtigung des Kieler Anatomen Ferdinand Graf von Spee. Diss. Univ. Kiel 1969.
103. Spee, Graf v.: Epidiaskopische Demonstration eines jungen Stadiums der menschlichen Eieinbettung. Verh. Dtsch. Ges. Gynäk. 11: 421–422, 1905.
104. Siehe z.B.: Verh. Dtsch. Ges. Gynäk. 7: 201–202 und 203, 1897; ibid. 8: 368–373 und 374–375, 1899; ibid. 12: 361–365, 1908; ibid. 14: 448–450, 452, 452–456 und 456, 1911.
105. Leopold: [Eröffnungsrede]. Verh. Dtsch. Ges. Gynäk. 12: 7–19, 1908; s. S. 10.
106. Ibid.
107. S. hierzu: Holle, Stefanie: Die Widerlegung des Postulates von der Gleichzeitigkeit der Ovulation und Menstruation bei der Frau. Klinische und histologische Untersuchungen im frühen 20. Jahrhundert. Diss. Univ. Erlangen-Nürnberg 1984.
108. Hitschmann und Adler: Über den normalen Bau der Uterusmucosa und ihre Entzündung. Verh. Dtsch. Ges. Gynäk. 12: 365–375, 1908. Der Vortrag wurde am 23. Mai 1907 gehalten. S. hierzu: Frobenius W: op. cit. Nr. 51.
109. Hitschmann und Adler: ibid., S. 372.
110. Ibid., S. 373. In einer im selben Jahr erschienenen Arbeit sehen die Autoren die Ursache der Hyperplasie proliferierten Endometriums in anatomischen oder funktionellen Veränderungen der Ovarien: Hitschmann F und Adler L: Die Lehre von der Endometritis. Zschr. Geb. Gynäk. 62: 63–68, 1907; s. S. 85.
111. Hitschmann F und Adler L: loc. cit. Nr. 108, S. 375.
112. S. hierzu: Holle S: op. cit. Nr. 107.
113. Theilhaber: Die Variationen im Bau des normalen Endometrium und die chronische Endometritis. Verh. Dtsch. Ges. Gynäk. 12: 773–777, 1908.
114. Ibid., S. 776.
115. Ibid., S. 777. S. auch Theilhaber A: Die Ursachen und die Behandlung der essentiellen Uterusblutungen und des Ausflusses. Arch. Gynäk. 102: 105–180, 1914; s. S. 165–171.
116. S. hierzu: Frobenius W: op. cit. Nr. 51, S. 133–140 und 188–189. Zu Vorläufern wie den Kieler Assistenten Friedrich Westphalen und Albert Hartje, denen ebenfalls keine Priorität zukommt, s. Frobenius W: op. cit. Nr. 51, S. 21–33.

117. Cramer: Transplantation der Ovarien. Verh. Dtsch. Ges. Gynäk. 13: 542–543, 1907.
118. Ibid., S. 543.
119. Kehrer E: Experimentelle Untersuchungen über nervöse Reflexe. Ibid., S. 460–464; s. S. 463–464.
120. Büttner: Zur Endometritisfrage. Ibid., S. 511–516.
121. S. hierzu: Frobenius W: op. cit. Nr. 51, S. 145–165.
122. Büttner: loc. cit. Nr. 120, S. 515–516.
123. Veit J: Die Beziehungen der Tuberkulose zu der Fortpflanzungstätigkeit. Verh. Dtsch. Ges. Gynäk. 14: 86–205, 1911.
124. Fraenkel L: [Diskussion]. Ibid., S. 471–475; s. S. 471–472.
125. Seitz: Über Wachstumsursachen der Myome. Ibid., S. 524–527; s. S. 525.
126. Ibid., S. 527.
127. Neu: [Diskussion]. Ibid., S. 540–541; s. S. 540.
128. Seitz: [Schlußwort]. Ibid., S. 546.
129. Seitz: loc. cit. Nr. 125, S. 526.
130. Schickele: Biochemische Untersuchungen über Uterus und Ovarium. Verh. Dtsch. Ges. Gynäk. 14: 530–538, 1911. Schickele war seit 1905 Mitglied der Gesellschaft: Verh. Dtsch. Ges. Gynäk. 11: XXIV, 1906. 1920 wurde er aus der Gesellschaft ausgeschlossen, da er sich – nach der Übernahme des Elsaß durch Frankreich – „durch sein Verhalten seinem Lehrer Fehling gegenüber unwürdig erwiesen" habe: Verh. Dtsch. Ges. Gynäk. 16: 7, 1920.
131. Fraenkel L: [Diskussion]. Verh. Dtsch. Ges. Gynäk. 14: 543–544, 1911; s. S. 544.
132. Siehe z. B.: ibid., S. 422–423, 593–599 und 599–600.
133. Hofbauer: Pituitrin und Digitalis in der geburtshilflichen Praxis. Ibid., S. 822–829.
134. S. hierzu: Speert, Harold: op. cit. Nr. 8, S. 200–211. Speert wies schon darauf hin, daß Hofbauer seine Ergebnisse bereits kurz vorher publizierte: Hofbauer J: Hypophysenextrakt als Wehenmittel. Zbl. Gynäk. 35: 137–141, 1911. Hofbauers skandinavischer erster Vorname wurde auch als Isidro, Isidor oder Jsidro angegeben und von ihm selbst meistens mit J. abgekürzt. Nach Hofbauer wurden später die Wanderhistiozyten der Plazenta „Hofbauersche Zellen" genannt.
135. S. hierzu: Werthmann C: op. cit. Nr. 87, S. 52–61 und 92–93.
136. Geschäftliche Mitteilungen. Verh. Dtsch. Ges. Gynäk. 14: 24–28, 1911.
137. Döderlein: [Geschäftliche Mitteilungen]. Ibid., S. 28.
138. Siehe z. B.: Becker, Volker: Carl Ruge. 100 Jahre Stückchen-Diagnose. Arch. Gynec. 227: 193–204, 1979; s. S. 198–202.
139. Veit: [Geschäftliche Mitteilungen]. Verh. Dtsch. Ges. Gynäk. 15: 26, 1913.
140. Ibid.
141. Fehling: [Geschäftliche Mitteilungen]. Ibid., S. 25.
142. Seitz L: Innere Sekretion und Schwangerschaft. Leipzig 1913. Statt der Zusammenfassung der Thesen enthält diese Monographie am Schluß ein Inhaltsverzeichnis: S. 251–256.
143. Seitz L: Die Störungen der inneren Sekretion in ihren Beziehungen zu Schwangerschaft, Geburt und Wochenbett. Verh. Dtsch. Ges. Gynäk. 15, 1. Teil: 213–475, 1913. Zusammenfassung der Thesen: S. 462–475.
144. Biedl, Artur: Innere Sekretion. Ihre physiologischen Grundlagen und ihre Bedeutung für die Pathologie. Berlin, Wien 1910. Der Schwangerschaft widmete Biedl keinen besonderen Abschnitt, der Plazenta etwas mehr als eine halbe Seite (S. 377). Auch in der 2. Auflage von 1913 findet sich über die Schwangerschaft kein besonderes Kapitel; der Plazenta sind etwa anderthalb Seiten gewidmet: Biedl A: Innere Sekretion [...]. 2. Aufl., 2. Teil, 1913, S. 340–341.
145. Seitz L: loc. cit. Nr. 143, S. 216.
146. Ibid., S. 405–421; s. S. 407.
147. Ibid., S. 408.
148. S. hierzu: Holle S: op. cit. Nr. 107.
149. Schröder [R]: Über die zeitlichen Beziehungen der Ovulation und Menstruation (mit epidiaskopischer Projektion). Verh. Dtsch. Ges. Gynäk. 15, 2. Teil: 251–257, 1913.
150. Fraenkel L: [Diskussion]. Ibid., S. 335.
151. Seitz L: loc. cit. Nr. 143, S. 448 und 458. Laut Präsenzliste war Halban nicht anwesend: Verh. Dtsch. Ges. Gynäk. 15, 2. Teil: XXIII, 1913.
152. Seitz L: loc. cit. Nr. 143, S. 459.

153. Herrmann: Zur Chemie des Ovars und des Corpus luteum. Verh. Dtsch. Ges. Gynäk. 15, 2. Teil: 258–260, 1913.
154. Ibid., S. 260.
155. Herrmann, Edmund: Über eine wirksame Substanz im Eierstocke und in der Plazenta. Mschr. Geb. Gynäk. 41: 1–50, 1915.
156. Fraenkel, L.: loc. cit. Nr. 150.
157. Fellner, Otfried O: Experimentell erzeugte Wachstumsveränderungen am weiblichen Genitale der Kaninchen. Cbl. allg. Path. path. Anat. 23: 673–676, 1912.
158. Fellner: Experimentelle Beiträge zur Physiologie der weiblichen Genitalorgane. Verh. Dtsch. Ges. Gynäk. 15, 2. Teil: 378–379, 1913.
159. Zoeppritz: Zur Behandlung der Amenorrhoe. Ibid., S. 498–500.
160. Geschäftliche Mitteilungen. Ibid., S. 24. Man entscheidet sich für Strahlendiagnostik und Strahlentherapie.
161. Gauß CJ und Friedrich W: Die Strahlentherapie der Myome und hämorrhagischen Metropathien. Verh. Dtsch. Ges. Gynäk. 16, 1. Teil: 342–362, 1920.
162. Ibid., S. 343. S. dazu auch das Referat von Erwin Kehrer: Die Radiumbestrahlung bösartiger Neubildungen. Ibid., S. 3–171; s. S. 59 und 61.
163. Fraenkel L: [Diskussion]. Verh. Dtsch. Ges. Gynäk. 16, 2. Teil: 64, 1920.
164. Schröder R: Der anatomische und klinische Begriff der Metropathia hämorrhagica. Ibid., S. 100–101; s. S. 101.
165. Hofbauer: Das vegetative Nervensystem in der Gravidität und die Ovarialtherapie der Toxikosen. Ibid., S. 123–124.
166. Hartog C: Klinische Ergebnisse der Eierstocksüberpflanzung. Ibid., S. 153–154.
167. Mathes: [Eröffnungsrede]. Verh. Dtsch. Ges. Gynäk. 17: 1–4, 1922; s. S. 2. (Arch. Gynäk. 117, 1922). Mathes bezog sich auf ein Wort von Robert Koch (1843–1910).
168. Zondek B: Experimentelle Untersuchungen über den Wert der Organtherapie. Ibid., S. 19–26; s. S. 26.
169. S. hierzu: Süß, Jochen: Die Ein-Hormon-Hypothese des Ovariums. Konzeption und Widerlegung in den 20er Jahren des 20. Jahrhunderts. Diss. Univ. Erlangen-Nürnberg 1986.
170. Haberlandt: [Diskussion]. Verh. Dtsch. Ges. Gynäk. 17: 26, 1922.
171. S. hierzu: Simmer, Hans H: On the history of hormonal contraception. I. Ludwig Haberlandt (1885–1932) and his concept of "hormonal sterilization". Contraception 1: 3–27, 1970.
172. Fellner: [Diskussion]. Verh. Dtsch. Ges. Gynäk. 17: 133, 1922. Fellner sprach von dem „femininen Sexuallipoid". S. hierzu: Simmer, Hans H: On the history of contraception. II. Otfried Otto Fellner (1873–19??) and estrogens as antifertility hormones. Contraception 3: 1–20, 1971.
173. Stickel: Zur Behandlung ovarieller Blutungen. Verh. Dtsch. Ges. Gynäk. 17: 284–288, 1922; s. S. 286.
174. Mansfeld OP: Eierstock und Geschlechtstrieb. Ibid., S. 294–298; s. S. 296 und 298.
175. Novak J: [Diskussion]. Ibid., S. 304–305; s. S. 304.
176. Geller: [Diskussion]. Ibid., S. 306–307.
177. S. hierzu: Pappenberger, Rudolf: Abhängigkeit der gonadalen Funktion vom zentralen Nervensystem. Klinische Beobachtungen und Tierexperimente zwischen 1850 und 1912. Diss. Univ. Erlangen-Nürnberg 1985.
178. Hofbauer: Klinische Beobachtungen bei Hypophysenbestrahlungen, insbesondere am Carcinom. Verh. Dtsch. Ges. Gynäk. 18: 194–200, 1923; s. S. 194. (Arch. Gynäk. 120, 1923).
179. Benthin W: Gibt es eine interstitielle Eierstocksdrüse? Ibid., S. 227–231; s. S. 231.
180. Fraenkel: [Diskussion]. Ibid., S. 261.
181. Fellner: [Diskussion]. Ibid., S. 268–269; s. S. 268.
182. Fellner OO: Die innere Sekretion des Ovariums. Ibid., S. 231–233; s. S. 233. Den dritten „Körper" nennt Seitz „Mensuin", weil er eine hyperämisierende Wirkung auf den Uterus habe und Blutaustritte aus dem Endometrium bewirke: Ibid., S. 233.
183. Wintz: [Diskussion]. Ibid., S. 262–263; s. S. 263.
184. Zondek, Bernhard: Experimentelle Versuche, das Wachstum des Uterus zu steigern. Ibid., S. 251–255.

185. Zondek: [Diskussion]. Ibid., S. 269–270; s. S. 269.
186. Mennet: [Diskussion]. Ibid., S. 267.
187. Thaler H: Über Fernresultate konservierender Eingriffe an den Ovarien bei ovariellen Blutungen. Ibid., S. 248–251; s. S. 250.
188. Stein IF and Leventhal ML: Amenorrhea associated with bilateral polycystic ovaries. Amer. J. Obstetr. Gynec. 29: 181–191, 1935. S. hierzu: Speert H: op. cit. Nr. 8, S. 409–412.
189. Menge: Einführungswort des Vorsitzenden. Verh. Dtsch. Ges. Gynäk. 18: XXXX–XXXXIII, 1925; s. S. XXXXI und XXXXII.
190. Ibid., S. XXXXIII.
191. Stockard, Charles R und Papanicolaou, George N: The existence of a typical oestrus cycle in the Guinea pig with a study of its histological and physiological changes. Amer. J. Anat. 22: 225–283, 1917.
192. Allen, Edgar und Doisy, Edward A: An ovarian hormone: preliminary report on its localization, extraction and partial purification, and action in test animals. J. Amer. Med. Ass. 81: 819–821, 1923.
193. Zondek: Über die Funktion des Ovariums. Zschr. Geb. Gynäk. 90: 372–380, 1926.
194. Aschheim: Über die Funktion des Ovariums. Zschr. Geb. Gynäk. 90: 387–392, 1926.
195. Smith PE: Hastening development of female genitale system by daily homoplastic pituitary transplants. Proc. Soc. Exper. Biol. Med. 24: 131–132, 1926.
196. Corner, George W and Allen, Willard M: Physiology of the corpus luteum. II. Production of a special uterine reaction (progestational proliferation) by extracts of the corpus luteum. Amer. J. Physiol. 88: 326–339, 1929.
197. Zondek B: Über Züchtung von menschlichem Ovarialgewebe in vitro. Verh. Dtsch. Ges. Gynäk. 19, II. Teil: 579–581, 1925. (Arch. Gynäk. 125, 1925). Der I. Teil der Verhandlungen (Arch. Gynäk. 125, 1925) enthält nichtendokrinologische Referate.
198. Zondek B und Aschheim S: Experimentelle Untersuchungen über die Funktion und das Hormon des Ovariums geprüft am biologischen Testobjekt. Ibid., 581–585. Die Autoren sprechen nur von Allen.
199. Ibid., S. 584–585.
200. Aschheim S, gemeinsam mit Zondek B: [Histologische und zytologische Grundlagen]. Ibid., S. 585–586; s. S. 586. Aschheim spricht von einer Substanz, die den „Oestrus hervorruft": ibid.; der Ausdruck Östrogen ist zunächst als Name für ein Firmenprodukt von Parke & Davis in den USA verwendet worden und wird in den dreißiger Jahren zum Sammelbegriff für die natürlich vorkommenden oder synthetisch hergestellten Substanzen wie z.B. Östron oder Diäthylstilboestrol.
201. Schröder: [Diskussion]. Verh. Dtsch. Ges. Gynäk. 19. II. Teil: 587, 1925.
202. Fraenkel: [Diskussion]. Ibid., S. 589.
203. Wintz: Untersuchungen über klimakterische Ausfallserscheinungen. Ibid., S. 570–573.
204. Benthin: Konstitution und innere Sekretion. Ibid., S. 573–575.
205. Schenk: Keimdrüse und Hypophyse. Ibid., S. 575–579; s. S. 575 und 578.
206. Sellheim: Vermännlichung und Wiederverweiblichung. Ibid., S. 567–568.
207. Reifferscheid: Hermaphroditismus verus (Ovotestis). Ibid., S. 670–672.
208. Sellheim H: loc. cit. Nr. 206, S. 567.
209. Guggisberg: Ernährung und Fortpflanzung. Verh. Dtsch. Ges. Gynäk. 20, 1–3, 1927 (Arch. Gynäk. 132, 1927). Der folgende Vortrag sollte hier wohl auch genannt werden, obwohl wir das nicht rechtzeitig eingegangene Manuskript nicht kennen: Hermstein H: Anatomische und funktionelle Untersuchungen über die Bewegungen der Tube. Ibid., S. 7.
210. Kraul: Nervensystem und Eierstock. Ibid., S. 4–7.
211. Kok: Experimentelle Untersuchungen über die pharmakologische Beeinflussung der Eileiter-Muskulatur. Ibid., S. 7–8.
212. Biedl A: Über die Wirkung des Ovars. Ibid., S. 167–175. Schlußwort: S. 233–234.
213. Zondek B: Ei und Hormon. Ibid., S. 176–179; s. S. 178.
214. Ibid., S. 179.
215. Aschheim: Weitere Untersuchungen über Hormone und Schwangerschaft. Das Vorkommen der Hormone im Harn der Schwangeren. Ibid., S. 179–183; s. S. 181–182. Schlußwort: S. 235–236.
216. Ibid., S. 182.

217. Ibid., S. 183.
218. Döderlein G: Innere Sekretion und Fortpflanzung. Ibid., S. 187–189.
219. Fels, Erich: Zur Frage des Antagonismus der männlichen und weiblichen Sexualhormone. Ibid., S. 206–208.
220. Fraenkel L: [Diskussion]. Ibid., S. 222–223; s. S. 223.
221. Neumann HO: Geschlechtsumstimmung und Tumorbildung. Ibid., S. 209–211; s. S. 210.
222. Diskussion zu den Vorträgen 55–73. Verh. Dtsch. Ges. Gynäk. 20: 221–237, 1927.
223. Mayer A: Biologie der Plazenta. I. Physiologischer Teil. Mit einem Anhang: Vitamine in der Plazenta und Beziehungen der Vitamine zum Plazentahormon von E. Vogt. Verh. Dtsch. Ges. Gynäk. 21: 1–321, 1929. (Arch. Gynäk. 137, 1929).
224. Ibid., S. 162–169, 189–195 und 250–285.
225. Seitz, Ludwig: Biologie der Plazenta. II. Pathologischer Teil. Ibid., S. 322–635; s. insbesondere S. 337–340 und 578–625.
226. Mayer A: loc. cit. Nr. 223, S. 162–169.
227. S. hierzu: Simmer, Hans H: loc. cit Nr. 4, S. 252–253.
228. Fraenkel: [Diskussion]. Verh. Dtsch. Ges. Gynäk. 21: 753–754, 1929.
229. Fraenkel hat übersehen, daß ein Jahr zuvor – an einer für ihn schwer zugänglichen Stelle – Hermann Emile Voss (1888–1979) über erfolgreiche Transplantation von Plazentargewebe berichtet hatte: Über die Funktion endokriner Heterotransplantate als Kennzeichen ihrer „Einheilung". Biol. Gen. 3: 571–584, 1927.
230. Halban äußerte sich lediglich zum Blutstrom im intervillösen Raum. Verh. Dtsch. Ges. Gynäk. 21: 766–767, 1929.
231. Wagner GA: [Schlußwort]. Ibid., S. 769.
232. Siebke: Ergebnisse fortlaufender quantitativer Sexualhormonstudien im Blut und Urin. Ibid., S. 947–949.
233. Dierks, Klaas: Experimentelle Untersuchungen an menschlicher Vaginalschleimhaut. Ibid., S. 1024–1026.
234. S. hierzu: Simmer, Hans H: Die Auffindung eines Zyklus im desquamierten menschlichen Vaginalepithel. In: Habrich, Christa, Marguth, Frank, Wolf, Jörn Henning und Wittern, Renate (Hrsg.): Medizinische Diagnostik in Geschichte und Gegenwart. Festschrift für Heinz Goerke zum sechszigsten Geburtstag. München 1978, S. 342–350.
235. Kaufmann, Carl: Über die Beziehungen zwischen Sexual- und Hypophysenvorderlappenhormon und Lipoidhaushalt beim Menschen. Verh. Dtsch. Ges. Gynäk. 21: 1054–1057, 1929.
236. Reiprich: Hyperovarie und Gestation. Ibid., S. 1053.
237. Strassmann, Erwin: Vermännlichung und Wiederverweiblichung. Ibid., S. 1070–1074; s. S. 1072.
238. Dazu kam es erst 1930: Meyer, Robert: Tubuläre (Testikuläre) und solide Formen des Andreioblastoma ovarii und ihre Beziehung zur Vermännlichung. Beitr. path. Anat. allg. Path. 84: 485–520, 1930; Meyer R: Beitrag zur Frage der Funktion von Tumoren der Ovarien, insbesondere solcher, die zur Entweiblichung und zur Vermännlichung führen. Arrhenoblastome. Zbl. Gynäk. 54: 2374–2389, 1930.
239. Sellheim, Hugo: Verh. Dtsch. Ges. Gynäk. 21: 636–680, 1929.
240. Seitz, Ludwig: Eröffnung der Wissenschaftlichen Sitzung. Verh. Dtsch. Ges. Gynäk. 22: LVIII–LIX, 1931; s. S. LIX. (Arch. Gynäk. 144, 1931).
241. Sellheim H: loc. cit. Nr. 239, S. 645.
242. Ibid., S. 649.
243. Mayer A: [Schlußwort der Diskussion]. Verh. Dtsch. Ges. Gynäk. 21: 770–772, 1929; s. S. 772. Schon 1927 hatte der emeritierte Breslauer Ordinarius Otto Ernst Küstner (1850 bis 1931) erklärt: „Daß die Errungenschaften unserer Wissenschaft in der Ertüchtigung der gesamten Nation Ausdruck finden müssen, liegt auf der Hand." Verh. Dtsch. Ges. Gynäk. 20: 362, 1927.
244. Lüttge: [Diskussion]. Verh. Dtsch. Ges. Gynäk. 22: 478, 1931.
245. S. hierzu: Simmer, Hans H: Zur Entdeckung des Oestriols [und Oestrons]. Endokr. Inform. 4: 452–462, 1980.
246. Eine historische Analyse der Arbeiten zur Isolierung des Progesterons und zur bald folgenden Partialsynthese dieses Hormons steht noch aus.
247. Butenandt A: Über physikalische und chemische Eigenschaften des kristallierten Folli-

kelhormons. Untersuchungen über das weibliche Sexualhormon. 5. Mittlg. Hoppe-Seyler's Zschr. Physiol. Chem. 191: 140–156, 1930; s. S. 150.
248. Simmer HH: Salomon Kober (1903–?). Chemiker und Endokrinologe, Erfinder und Organisator. Endokr. Inform. 6: 187–203, 1982.
249. Sellheim H: loc. cit. Nr. 239, S. 676–679.
250. Sellheim: [Geschäftssitzung]. Verh. Dtsch. Ges. Gynäk. 21: XLVIII, 1929.
251. Seitz L: loc. cit. Nr. 240, S. LVIII.
252. Fraenkel L: Sterilisierung und Konzeptionsverhütung. Verh. Dtsch. Ges. Gynäk. 22: 86–132, 1931.
253. Ibid., S. 90.
254. Knaus: [Diskussion]. Ibid., S. 372–373; s. S. 373.
255. Franqué v.: Die Geburtenverhütung und die Deutsche Gesellschaft für Gynäkologie. Ibid., S. 353–354; s. S. 353.
256. Fraenkel L: loc. cit. Nr. 252, S. 100–104.
257. Ibid., S. 104.
258. Hauptstein: Zur Frage der hormonalen Sterilisierung. Ibid., S. 320.
259. Neumann, Hans Otto: Experimentelle Untersuchungen zum Antagonismus der Keimdrüse. Ibid., S. 321–324.
260. Gostimirovic: Experimentelle Studie über die hormonale Sterilität. Die Wirkung des Insulins auf die weibliche Keimdrüse. Ibid., S. 325–326.
261. Reiprich: [Diskussion]. Ibid., S. 363.
262. Philipp: [Diskussion]. Ibid., S. 367.
263. Fels: [Diskussion]. Ibid., S. 371.
264. Schumacher: [Diskussion]. Ibid., S. 375.
265. Eymer: [Diskussion]. Ibid., S. 371–372; s. S. 372.
266. Fraenkel L: Ibid., S. 131.
267. Fraenkel L: Einführung zu den Vorträgen 26–45. Ibid., S. 307–309; s. S. 308.
268. Stoeckel: [Diskussion]. Ibid., S. 378.
269. Stoeckel, Walter: Erinnerungen eines Frauenarztes. Hrsg. von Hans Borgelt. München 1966; s. S. 293.
270. Fraenkel L: Schlußwort. Ibid., S. 379–383; s. S. 282–283.
271. Schmid HH: [Diskussion]. Ibid., S. 377.
272. Seitz: [Entschließung]. Ibid., S. 383.
273. Butenandt hielt in jenen Jahren viele Vorträge, darunter nur einen vor Gynäkologen, vor der Nordostdeutschen Gesellschaft für Gynäkologie im Juni 1934: „Neuere Ergebnisse der Keimdrüsen- und Hypophysenforschung." Zbl. Gynäk. 59: 71–78, 1935. Für Ludwig Fraenkel, Fels und andere Juden bestand seit 1933 keine Redemöglichkeit mehr.
274. Zondek, Bernhard: Hypophysenvorderlappen. Verh. Dtsch. Ges. Gynäk. 22: 133–164, 1931; s. auch Zondeks „Schlußwort" ibid., S. 491–496. „Der Hinterlappen der Hypophyse" war das Thema des Referats von Guggisberg: ibid., S. 185–216.
275. Ibid., S. 138.
276. Ibid., S. 145.
277. Claus PE: Separation of anterior-lobe substances and study of their individual effects. Physiol. Zool. 4: 36–57, 1931.
278. Fevold L, Hisaw FL und Leonard SL: The gonad-stimulating and the luteinizing hormones of the anterior lobe of the hypophysis. Amer. J. Physiol. 97: 291–301, 1931.
279. Aschheim: Vorderlappen der Hypophyse in der Geburtshilfe und Gynäkologie. Verh. Dtsch. Ges. Gynäk. 22: 165–184, 1931; s. dazu Aschheims „Einführung zu den Vorträgen 63–75": ibid., S. 444–448 und sein „Schlußwort": ibid., S. 496, in dem er die Zusammenarbeit verschiedener deutscher Kliniken vorschlägt.
280. Ibid., z.B. s. S. 170, 445 und 446 [in Einführung zu den Vorträgen 63–75].
281. Ibid., S. 172.
282. Ibid., S. 181.
283. Ibid., S. 184.
284. Philipp: [Diskussion]. Ibid., S. 475–476; s. S. 476. Gestagene Aktivität wurde wenig später auch in Plazentarextrakten nachgewiesen.
285. Fels, Erich: Über die Reindarstellung des Corpus luteum-Hormons und seine biologische Wirkung. Ibid., S. 280.

286. Philipp: [Diskussion]. Ibid., S. 293–294.
287. Clauberg: [Diskussion]. Ibid., S. 294–295.
288. Wintz: [Diskussion]. Ibid., S. 292.
289. Fels: [Schlußwort]. Ibid., S. 296. S. hierzu auch Fels, Erich: Die Erforschung des Corpus luteum und seines Hormons. Endokr. Inf. 3: 52–64, 1979; s. S. 58. Die Breslauer Gruppe gehört ebenso wie die von Allen zu den vier Arbeitskreisen, die 1934 die endgültige Isolierung des Progesterons mitteilen können. S. hierzu auch loc. cit. Nr. 291; Slotta KH: Progesterone. Endokrin. Inform. 8: 164–170, 1984.
290. Clauberg: loc. cit. Nr. 287, S. 294.
291. Ibid. Es soll noch drei Jahre dauern, bis der Leiter der Abteilung für Hormonforschung dieser Firma, der Chemiker Walter Hohlweg (geb. 1902), und die zu der Zeit in Danzig tätigen Chemiker Butenandt und Ulrich Westphal (geb. 1910) die Isolierung des Progesterons bekannt geben können. Hohlweg obliegt dabei die Konservierung und Extrahierung der Corpora lutea und die biologische Testung der Extrakte und Kristalle mit dem von ihm modifizierten Corner-Allen-Test. Clauberg ist daran nicht mehr beteiligt. Zu Clauberg und seiner Tätigkeit im KZ Auschwitz s. auch: Grosch H: Carl Clauberg (1898–1957), ein biographischer Hinweis. Endokr. Inf. 9: 103–108, 1985; ferner Hohlweg W: Bemerkungen zu: Carl Clauberg, ein biographischer Hinweis. Ibid., S. 237–239; Grosch H: Erwiderung. Ibid., S. 239–241.
292. Zondek B: loc. cit. Nr. 274, S. 155.
293. Kraul L: Die Rückwirkung des Eierstockes auf den Hypophysenvorderlappen. Verh. Dtsch. Ges. Gynäk. 22: 452–455, 1931; s. auch Kraul L: Arch. Gynäk. 148: 65–75, 1932.
294. Hohlweg: [Diskussion]. Ibid., S. 485–486. Als Hohlweg 1934 vom positiven Feedback hoher Östrogendosen berichtete, wies er auf Kraul nicht hin: Hohlweg, Walter: Veränderungen des Hypophysenvorderlappens und des Ovariums nach Behandlung mit grossen Dosen von Follikelhormon. Klin. Wschr. 13: 92–95, 1934.
295. Hohlweg, Walter und Junkmann, Karl: Die hormonal-nervöse Regulierung der Funktion des Hypophysenvorderlappens. Klin. Wschr. 11: 321–323, 1932. Karl Junkmann (1897 bis 1976) ist damals Pharmakologe im Hauptlabor der Schering-Kahlbaum AG.
296. Hohlweg: Verh. Dtsch. Ges. Gynäk. 22: 485 und 486, 1931.
297. Hirsch, Max: Mutterschaftsfürsorge. Ibid., S. 34–85.
298. Hirsch, Max (Hrsg.): Handbuch der inneren Sekretion. Bd. 1–3, Leipzig, 1928–1933.
299. Tauffer: [Schlußwort]. Verh. Dtsch. Ges. Gynäk. 22: 609–610, 1931; s. S. 610.
300. Geschäftssitzung. Ibid., S. LII und LIII.
301. Stoeckel erklärt später, daß Fraenkel und der andere jüdische Beisitzer, der Direktor der Brandenburgischen Hebammenlehranstalt und Landesfrauenklinik in Berlin-Neukölln, Siegfried Hammerschlag (geb. 1871), „freiwillig ihren Rücktritt" erklärt haben: Stoeckel W: op. cit. Nr. 269, S. 391.
302. Stoeckel W: Eröffnungs-Ansprache des I. Vorsitzenden. Verh. Dtsch. Ges. Gynäk. 23: XL–XLVII, 1933. (Arch. Gynäk. 156, 1934). Gleichschaltung war typisch für die Universitäten überhaupt: s. Reimann, Bruno W: Die „Selbst-Gleichschaltung" der Universitäten 1933. In: Tröger, Jörg (Hrsg.): Hochschule und Wissenschaft im Dritten Reich. Frankfurt, New York 1984, S. 38–52. Stoeckel erklärt später, daß er 1933 „alle Worte genau überlegt" habe: s. Stoeckel W: op. cit. Nr. 269, S. 392; ebendort weist er andererseits darauf hin, daß er bis 1939 Robert Meyer gehalten und ihm dann die Emigration erwirkt habe: ibid., S. 436.
303. Ibid., S. XLI–XLII. Zum Schicksal jüdischer Ärzte s. Kümmel, Werner Friedrich: Die „Ausschaltung" jüdischer Ärzte in Deutschland durch den Nationalsozialismus. In: Pross, Christian und Winau, Rolf (Hrsg.): Nicht mißhandeln. Das Krankenhaus Moabit. Stätten der Geschichte Berlins, Bd. 5, Berlin 1984, S. 30–50; ferner Kümmel WF: Die Ausschaltung rassisch und politisch mißliebiger Ärzte. In: Kudlien, Fridolf (Hrsg.): Ärzte im Nationalsozialismus. Köln 1985, S. 56–81.
304. Mitgliederverzeichnis. Ibid., S. XX–XXXVI.
305. Ibid, S. XLIV–XLV
306. Ibid., S. XLVII.
307. Arch. Gynäk. 156: 407–566, 1934.
308. Schröder, Robert: Gynäkologische Blutungen. Pathogenese und Diagnose. Verh. Dtsch. Ges. Gynäk. 23: 1–27, 1933.
309. Runge H: Gynäkologische Blutungen. Therapie. Ibid., S. 27–35.

310. Tietze K: Über periodische nicht menstruelle Blutungen. Ibid., S. 35–39.
311. Clauberg C: [Diskussion]. Ibid., S. 51–53. Zu Kaufmann und Alfred Loeser (geb. 1876): S. Simmer, Hans H: Zur Geschichte der Auslösung einer echten Menstruation. In: Göpfert W und Otten HH (Hrsg.) Μετανοειτε. Wandelt euch durch neues Denken. Festschrift für Professor Schadewaldt zur Vollendung des 60. Lebensjahres. Düsseldorf 1983, S. 161–171.
312. Kaufmann C: [Diskussion]. Verh. Dtsch. Ges. Gynäk. 23: 53, 1933; auch in einer späteren Diskussionsbemerkung äußerte sich Kaufmann nicht zu dem Vorschlag Claubergs: Ibid., S. 329–330.
313. Seitz L: Eingriffe aus eugenischer Indikation. Ibid., S. 128–142; s. S. 128–129.
314. Ibid., S. 129.
315. Ibid., S. 132–133.
316. Ibid., S. 142. In einer neueren Beurteilung von Seitz wurde sein Referat vom Oktober 1933 nicht berücksichtigt, sondern eine Arbeit, die er am 22. und 29. April 1933, vor der Verabschiedung des NS-Gesetzes zur Verhütung erbkranken Nachwuchses, publiziert hatte: Winau R: Sterilisation, Euthanasie, Selektion. In: Kudlien F (Hrsg.): op. cit. Nr. 303, S. 197–207; s. S. 198.
317. Ibid., S. 130. Gräfenberg hatte übrigens während der 22. Verhandlung der Gesellschaft 1931 darüber vorgetragen und berichtet, daß Robert Meyer keinerlei Zeichen einer Endometritis als Folge des von ihm eingelegten Ringes feststellen konnte: Gräfenberg: Einfluß der intrauterinen Konzeptionsverhütung auf die Schleimhaut. Verh. Dtsch. Ges. Gynäk. 22: 345, 1931. Die Mehrzahl der Gynäkologen war schon 1931 gegen Gräfenbergs Methode. S. hierzu: Engel, Karin: Der Gräfenberg-Ring. Zu seiner Vorgeschichte, Entwicklung und frühen Rezeption. Diss. Univ. Erlangen-Nürnberg 1979. Hier finden sich auch die Einzelheiten der während des Kongresses von 1935 von der Deutschen Gesellschaft für Gynäkologie verfaßten Resolution gegen intrauterine „Schutzmittel": ibid., S. 86–92. Vergl. Stoeckel W: loc. cit. Nr. 305.
318. Knaus: Ein Entwurf für die Geburtenregelung der Zukunft. Verh. Dtsch. Ges. Gynäk. 23: 152–154, 1933.
319. Schröder: [Diskussion]. Ibid., S. 164.
320. Albrecht: Zur Frage der periodischen Unfruchtbarkeit des Weibes. Ibid., S. 154–155.
321. Niedermeyer: [Diskussion]. Ibid., S. 142–149.
322. S. hierzu: Kudlien F (Hrsg.): op. cit. Nr. 303, S. 89 und 198.
323. Bis 1933 war er im Mitgliederverzeichnis als A. Streck, Frauenarzt in Fürth, B. geführt: Verh. Dtsch. Ges. Gynäk. 23: XXXIV, 1933. Nach Kümmel hatte Dr. Dr. Streck 1933 schon als kommissarischer Vorsitzender des ärztlichen Bezirksvereins und der kassenärztlichen Vereinigung in Fürth dafür gesorgt, daß die jüdischen Ärzte weitgehend ausgeschaltet wurden; seine Vorschläge gingen zumeist in die Gesetzgebung des Dritten Reiches ein. Kümmel WF: Die Ausschaltung rassisch und politisch mißliebiger Ärzte. In: Kudlien F: op. cit. Nr. 303, S. 56–81; s. S. 65.
324. Streck: [Begrüßungsansprache]. Verh. Dtsch. Ges. Gynäk. 24: 11–13, 1935; s. S. 11. (Arch. Gynäk. 161, 1936).
325. Ibid., S. 11 und 12. Ähnliches hatte schon 1933 der neue bayerische Kultusminister Hans Schemm erklärt. S. hierzu Möller, Horst: Nationalsozialistische Wissenschaftsideologie. In: Tröger J (Hrsg.): op. cit. Nr. 302, S. 65–76; s. S. 65.
326. Referat: Sterilität. Verh. Dtsch. Ges. Gynäk. 24: 23–122, 1935.
327. Ottow B: Klinische Erfahrungen und Richtlinien bei der gesetzlichen Unfruchtbarmachung erbkranker Frauen. Ibid., S. 415–452. Ottow war in Neu-Kölln Nachfolger des emigrierten Juden Hammerschlag geworden: s. loc. cit. Nr. 301.
328. Göz: Bisherige Erfahrungen mit der eugenischen Sterilisierung. Verh. Dtsch. Ges. Gynäk. 24: 452–458, 1935.
329. Naujoks: Ibid., S. 469–470.
330. Haselhorst: Ibid., S. 470.
331. Menge: Ibid., S. 471–472; s. S. 471.
332. Seitz: Ibid., S. 474.
333. Clauberg: Künstlich erzeugtes Tubenwachstum, ein Mittel zur Behandlung des Eileiterverschlusses. Ibid., S. 140–143.

334. Tietze: Temposchwankungen der Regel und andere Beeinflussungen des Zyklus durch Follikelhormon. Ibid., S. 284–286.
335. Philipp: Ein neuer Fundort für das Corpus-luteum-Hormon. Ibid., S. 282–284; s. S. 282. S. hierzu: Simmer HH: Biosynthese der Steroidhormone. Endokr. Inform. 6: 80–92, 1982.
336. Mayer A: [Diskussion]. Verh. Dtsch. Ges. Gynäk. 23: 142, 1934.
337. Mayer A: [Eröffnungsansprache]. Verh. Dtsch. Ges. Gynäk. 24: 10, 1936.
338. Mayer A: [Schlußwort]. Ibid., S. 475–480; s. S. 480.

Geschichte der gynäkologischen Endokrinologie des deutschen Sprachraums von 1935 bis zur Gegenwart

Christian Lauritzen

Herrn Professor emer. Dr. med. Karl Knörr, Ulm, zum 70. Geburtstag gewidmet

> Die Wissenschaft ist nichts Abstraktes, sondern als
> Produkt menschlicher Arbeit auch in ihrem Werdegang eng
> verknüpft mit der Eigenart und dem Schicksal der
> Menschen, die sich ihr widmen.
>
> Emil Fischer

Einleitung

Die Geschichte der Wissenschaften ist nach einem Wort Goethes eine große Fuge, in der die Stimmen der Völker nach und nach zum Vorschein kommen. Die große Epoche der deutschen Endokrinologie lag im Zeitraum von 1880 bis zur Mitte der dreißiger Jahre, und man kann sagen, daß damals auch die deutschsprachige gynäkologische Endokrinologie einen ersten Rang in der Welt einnahm. Auch später hat es bedeutende Forscher und wichtige Ergebnisse gegeben, doch hat die deutschsprachige gynäkologische Endokrinologie mehr und mehr ihre führende Rolle eingebüßt. Emigration und der Blutzoll zweier Weltkriege haben hierbei eine Rolle gespielt. Nicht nur durch den Verlust an Menschen infolge Auswanderung oder Kriegseinwirkung, sondern auch durch den fast völligen Stillstand der Forschung in der Kriegs- und unmittelbaren Nachkriegszeit und den Aufstieg anderer Länder trat ein Rückstand ein, der bis heute nicht mehr völlig aufgeholt wurde.

Als unmittelbare Folge der oben genannten Gründe hat Deutsch als Wissenschaftssprache seine Weltgeltung weithin verloren, und die Mehrzahl der großen Entdeckungen und wissenschaftlichen Anstöße kommt seither aus den englischsprachigen Ländern, besonders aus den USA.

Wenn im folgenden der Beitrag der Deutschen Gynäkologischen Endokrinologie abgehandelt werden soll, so wird dabei die Leistung des gesamten deutschen Sprach- und Kulturraums, also einschließlich Österreichs und der deutschen Schweiz, verstanden. Darunter fallen auch einige Beiträge von deutschen Autoren (meist Erstautoren) in Zusammenarbeit mit nichtdeutschen Wissenschaftlern. Darüber hinaus schien es mir gerechtfertigt, ja wünschenswert, die wissenschaftliche Leistung ursprünglich deutschsprachiger Autoren im Ausland, sofern sie bedeutend war, auch zu berücksichtigen.

Die Auslese der wirklich wichtigen Beiträge war schwierig, da sich die Zahl der Entdeckungen und der Wissenszuwachs in den letzten 50 Jahren gegenüber den früheren Jahrzehnten beträchtlich gesteigert hat. Die Zahl der Veröffentlichungen ist ins Unermeßliche gestiegen. Was als wesentlich beurteilt wird, kann subjektivem Eindruck unterliegen und wird aus einem zeitlich kürzeren Abstand heraus oft nicht einwandfrei zu beurteilen sein. Bei der persönlichen Entscheidung über die Auswahl der maßgebenden Forscher und Arbeiten besteht einerseits die Gefahr, wichtige Beiträge zu übergehen, andererseits das Risiko einer bloßen Aufzählung von Namen oder Forschungsgegenständen aus Gründen des Wunsches nach Vollständigkeit oder Gerechtigkeit. Letzten Endes mußte die Sachkenntnis und die Meinung des Verfassers entscheiden. Es wurde aber doch versucht, auch objektive Kriterien mit heranzuziehen, so beispielsweise die Häufigkeit der Zitierung in deutschen und internationalen Monographien oder Übersichtsarbeiten und die Aufforderung zu Referaten auf deutschen und besonders auf internationalen Kongressen. Zahlreichen Fachkollegen habe ich für ihre hilfreiche Beratung zu danken.

Obwohl die Geschichte der gynäkologischen Endokrinologie dargestellt wird, konnten Anatomie, Biochemie, Histologie und Pathologie nicht ausgeschlossen werden, da diese Fächer wesentliche Beiträge auf den Gebieten der Hormonsynthese, Biogenese, Verstoffwechselung sowie Physiologie und Pathologie der endokrinen Drüsen geleistet haben. Die Gliederung dieses Beitrages wurde nach den in Frage kommenden Hormonen, ihrer Biochemie, diagnostischen, therapeutischen Verfahren und Krankheitsbildern vorgenommen.

Östrogene

Ovarien:
Seit den Untersuchungen von Zondek und Aschheim über den Produktionsort der Östrogene, den sie in der Theca lokalisierten, hat sich die deutsche Forschung an diesem Problem in den folgenden Jahren nicht mehr maßgeblich beteiligt. Lediglich Witschi[1] hat diesbezüglich einige experimentelle Untersuchungen vorgelegt und Stieve[2] hat sich mit wesentlichen Arbeiten und einer Monographie in die Diskussion zu diesen Fragen eingeschaltet. Stähler hat mittels isolierter Ovarialperfusionen den Stoffwechsel durchströmter Ovarien unter dem Einfluß von Clomiphen und Gonadotropinen untersucht. Koppen hat eigene Ergebnisse und die Literatur in seinem Buch „Die Einflüsse von Alter und Krankheit auf die Ovarien" (1957) zusammengefaßt.

Reindarstellung:
Bis 1936 waren Östrogene nur aus dem Harn von Frauen und aus Stutenurin nachgewiesen worden. Die Reindarstellung und Anreicherung von Östradiol und Östron war aus Schweineovarien erfolgt. Östrogene Aktivität wurde in Follikeln und Corpora lutea nachgewiesen (Mühlbock, 1940[8]). Die Reindarstellung von Östradiol-17β und Östron aus menschlichen Ovarien gelang erst im Jahre 1959 den Arbeitsgruppen um Zander in Köln und Diczfalusy in Stockholm in gemeinsamer Arbeit. Es fanden sich in Follikelflüssigkeit und Corpus luteum ganz überwiegend freie Östrogene, kein Östriol. Das Corpus luteum bildet etwa 300 μg Östradiol 17β pro Tag.

---

[1] Witschi, Emil, geb. in Bern, 18. 2. 1890. Stud. München. Prof. Embryologie, Basel, Iowa City, Gast-Prof. Tübingen.
[2] Stieve, H., Anatom, Berlin.
[8] Mühlbock, O. S., siehe Fußnote 8.

Geschichte der gynäkologischen Endokrinologie des deutschen Sprachraums 223

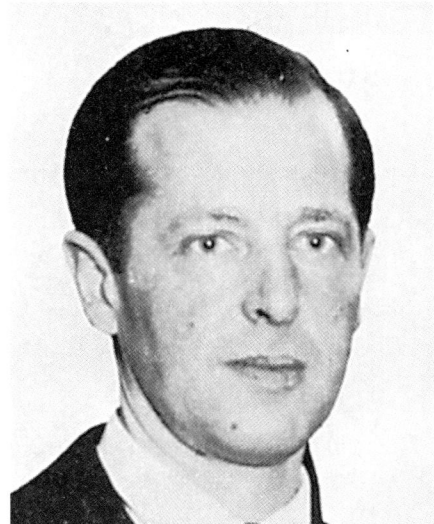

Abb. 1. Walter Hohlweg, geb. 1902, Wien, Berlin

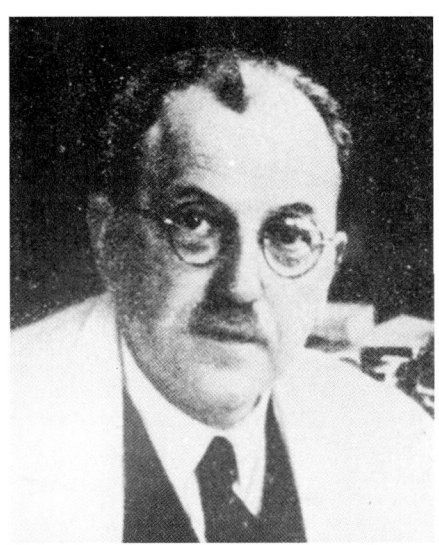

Abb. 2. Ernst Laqueur, 1902–1947

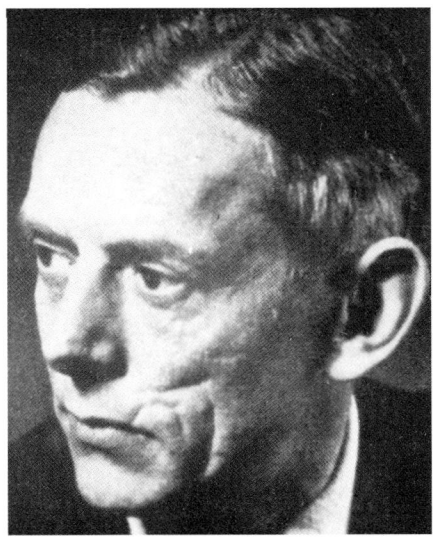

Abb. 3. A. Butenandt, geb. 1903

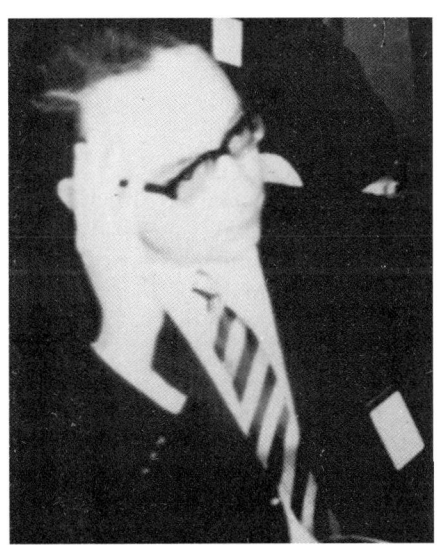

Abb. 4. H. Breuer, 1925–1984

Östrogensynthesen:
Die Partialsynthese von Östradiol und Östron aus Dehydroepiandrosteron erfolgte im Jahre 1940 durch Inhoffen und Mitarbeiter (Schering, Berlin) und aus Cholesterin durch Inhoffen und Zühlsdorf (1941). Die Totalsynthese gelang Anner und Miescher (1948, Ciba, Basel). Schon 1933 hatten Schwenk und Hildenbrand sowie Schoeller, Dohrn und Hohlweg (Schering, Berlin, Abb. 1) das Östradiolbenzoat synthetisiert und seine pharmakologischen Wirkungen beschrieben. Von Laqueur[20]

---
[20] Laqueur, Ernst, siehe Fußnote 20.

(Organon, Oss, Abb. 2, Miescher und Wettstein sowie Tschopp [Ciba, Basel]) wurden Östron- und Östradiolpropionat hergestellt. Damit war die Grundlage für eine parenterale therapeutische Verabfolgung von Östrogenen gelegt. Butenandt (Berlin, Abb. 3), damals schon Nobelpreisträger für die Reindarstellung und Strukturaufklärung des Östradiol, synthetisierte 1939 das Östronsulfat. Im Jahre 1946 stellten Butenandt und Scheffler Östriol aus Östron dar.

Östrogenstoffwechsel:
Die Untersuchungen zur Östrogen-Biogenese im Organismus aus Acetat, Cholesterin und Pregnenolon sind im wesentlichen im angloamerikanischen Sprachraum erfolgt. 1959/60 konnte Plotz (Bonn) mittels Radioisotopenanwendung die Entstehung von Östron aus Pregnenolon über Progesteron nachweisen. Den Stoffwechsel von Östrogenen in der menschlichen Leber hat Breuer[3] (Abb. 4) mit Knuppen[4], H. D. Lehmann und anderen (Bonn, 1959) bearbeitet. Breckwoldt hat den Östrogenstoffwechsel am Rhesusaffen studiert.

Wirkungsmechanismus der Östrogene:
An der Aufklärung der Wirkungsweise der Östrogene über Rezeptoren war Jungblut (Bremen) mitbeteiligt. Den Einfluß von Östrogenen auf die 17β-Hydroxysteroiddehydrogenase und damit auf die reversible Umwandlung von Östriol in Östron hat Jütting (Aachen) am Uterusmuskel untersucht. Zahradnik (1980) hat den stimulierenden Einfluß hoher lokaler Dosen von Östradiol auf die Konzentration und den Stoffwechsel von Prostaglandin-$F_2\alpha$ im Uterus bei verhaltener Fehlgeburt nachgewiesen.

Östrogenvorkommen in Körperflüssigkeiten:
Nachdem Löwe und Lange Östrogene im Harn und deren zyklische Schwankungen nachgewiesen hatten, erfolgte der Nachweis im Schwangerenblut (1956) durch Oertel und Mitarbeiter (Homburg/Saar). Östradiol und andere Steroide wurden aus Fruchtwasser von Schindler und Siiteri isoliert (1968). Breuer und Mitarbeiter zeigten das Vorkommen einer ganzen Reihe neuer Östrogene im Schwangerenharn, unter anderem des 16, 17-Epiöstriol sowie 17-Epiöstriol (1959). Knuppen und Breuer (1961), Gelbke (1973) sowie Emons und Ball (Lübeck, 1981) haben sich ferner um die Darstellung der sogenannten Catecholöstrogene und ihren Nachweis in Körperflüssigkeiten verdient gemacht (2- und 4-Hydroxyöstrogene) und interessante Hypothesen über deren Funktion im Hormonstoffwechsel aufgestellt. Kuss (Biochemiker I. UFK München, 1976) konnte im Urin einen wasserlöslichen Östrogenthioäther als Konjugat nachweisen.

Östrogenbestimmungen im Harn und Blut:
Bis Anfang der vierziger Jahre waren Östrogenbestimmungen im Harn und im Blut nur mit biologischen Methoden durchgeführt worden. Später wurden zusätzlich physikalische Methoden wie Gravimetrie, Polarographie und Spektophotometrie

---

[3] Breuer, Heinz, geb. 2. 5. 1925. Biochemiker, Dir. Inst. f. Klin. Biochemie, Bonn, gest. 1984.
[4] Knuppen, H., Biochemiker, Bonn, Lübeck.

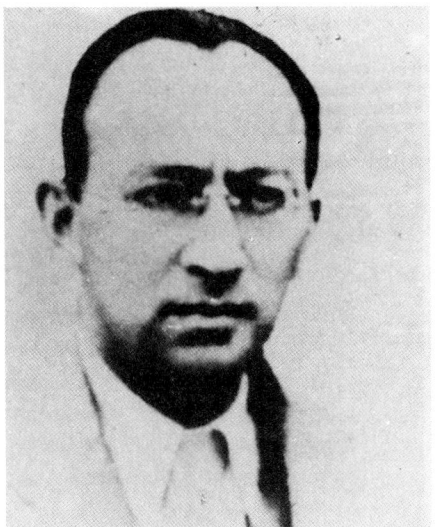
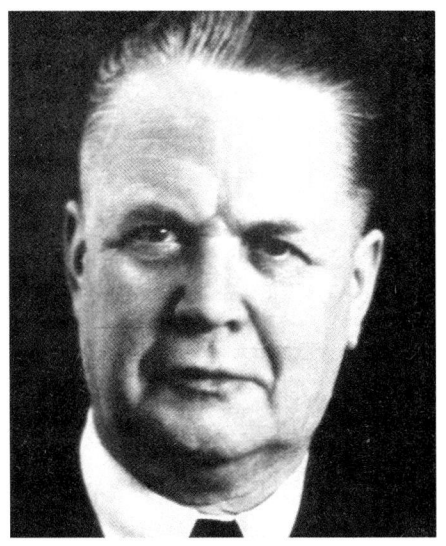

Abb. 5. S. Kober, 1887–1945

Abb. 6. R. Schröder, 1884–1959, Rostock, Kiel, Leipzig

im ultravioletten oder infraroten Bereich mit herangezogen. Die Empfindlichkeit und Spezifität solcher Untersuchungen war gering. Seit 1931 gab es die Kober-Reaktion[5], die für die Entwicklung kolorimetrischer Methoden herangezogen wurde (Kober, Abb. 5). Im deutschen Sprachraum hat sich Pontius (Schüler von Zimmermann) schon relativ früh (1953) mit den Problemen der chemischen Kolorimetrie und der Östrogenbestimmung beschäftigt und auch die Vertrauenskriterien des Verfahrens eingehend untersucht. Müller und Koller (Basel) bestimmten Gesamtöstrogene nach Hydrolyse im Harn von Frauen in Zyklus, Schwangerschaft und Postmenopause. Ittrich[6] hat im Jahre 1958 eine Verbesserung der Kober-Methode zur chemischen Östrogenbestimmung im Harn angegeben. Der Kober-Farbkomplex wird mit Hilfe von nitrophenolhaltigem Chloroform extrahiert, wobei ein großer Teil der Verunreinigung in der wäßrigen Phase bleibt. Gleichzeitig wird das Absorptionsspektrum nach 518 mμ verschoben. Hierdurch wird die Fremdabsorption verringert und die Charakterisierung der Östrogene wesentlich verbessert. Auf dieser Grundlage wurde darüber hinaus noch eine Schnellmethode zur Östrogenbestimmung im Schwangerenharn entwickelt, wodurch die klinische Anwendbarkeit und die Verbreitung der Östrogenbestimmung beträchtlich gefördert wurden. Untersuchungen mit dieser Methode haben insbesondere Pschyrembel und Halder (Berlin, 1957) vorgenommen. Östrogenbestimmungen bei verschiedenen klinischen Zuständen wurden von Eichenberger, Hoffmann (Essen, 1952), Napp (Hamburg, 1958), Borth (Genf, 1957) sowie Puck (Bonn, 1958), Breuer, Knuppen, Nocke (Bonn, 1959), Keller und Kubli (1963), Goebel und Kuss (München, 1969) und Hammerstein (Berlin, 1970), Geiger und Künzig (1975), Lang und Bellmann (1977), Knappstein und Melchert (1978), Schindler (1979) sowie Herrmann und Distler (1984) durchgeführt. Durch ihre Ergebnisse wurden unsere Kenntnisse

---

[5]Kober, S., geb. 1887 in Schlesien. Biochemiker, tätig in Holland (Organon), gest. 1945 (Abb. 5).
[6]Ittrich, Biochemiker, Universitäts-Frauenklinik Berlin, Charité.

über den normalen Zyklus, über die Natur der verschiedenen Zyklusstörungen und das Verhalten der Östrogene in Zyklus, Schwangerschaft und Perimenopause wesentlich erweitert.

Zielorgane:
Die Wirkungen der Östrogen- und Gestagenwirkungen am Vaginalepithel haben nach dem Verfahren von Papanicolaou im deutschsprachigen Raum Herrnberger (1938), von Wattenwyl (1948), Wied (1951–1953), Rauscher (1954), Stoll, Jaeger und Dallenbach-Hellweg (1968) sowie Smolka und Soost (1965) studiert.

Die Endometriumswirkungen haben in vielfältiger Weise Hitschmann und Adler, Schröder (1928, Abb. 6), Clauberg* (1929, Kiel), Runge (1942), Ober (1952), Burger und Mitarbeiter (1953), Runge und Ebner (1954), Lax (1955), Ludwig (1976), Dallenbach-Hellweg (1980), Egger und Kindermann (1980), Herbst (1980), Bong (1980) und viele andere untersucht.

Östrogentherapie

Orale Östrogene:
Bis in die dreißiger Jahre hinein war eine Östrogentherapie nur mit qualitativ und quantitativ schlecht definierten Organ- oder Harnextrakten möglich. Für ihre Herstellung wurden große Mengen von Ausgangsmaterial benötigt. Zur Herstellung des für den Aufbau einer Proliferationsphase erforderlichen Follikelhormons benötigte man beispielsweise 10–15 kg Schweineovarienpulver. Im Jahre 1938 synthetisierten Inhoffen und Hohlweg (Schering, Berlin, Abb. 1) das Äthinylöstradiol, ein oral hochwirksames Östrogen, das bis heute unübertroffen geblieben ist und für die Entwicklung der hormonalen Behandlung von Zyklusstörungen und der oralen hormonalen Kontrazeption von großer Bedeutung wurde. Es ist durch die Alkylierung an C-17 für die abbauenden Leberenzyme nicht angreifbar. Die Halbwertszeit dieser Substanz ist länger als die der natürlichen Östrogene und beträgt etwa 38 Stunden. Absorption, Serumspiegel und Leberstoffwechsel von Äthinylöstradiol und Mestranol haben Bolt (1974, 1979) sowie Hümpel und Mitarbeiter (1979) untersucht. Weitere oral wirksame Östrogene wurden von Miescher und Mitarbeitern (Ciba, Basel, 1944) hergestellt. Dadurch wurden eigentlich die früheren Untersuchungen zur Umgehung der Leberinaktivierung durch bukkale Verabfolgung (Giessen, seit 1949) oder durch perlinguale Gabe in alkoholischer Lösung von Hohlweg (Berlin), Herrnberger (Berlin), Reifferscheidt und anderen mehr oder weniger überflüssig gemacht.

Die Wirkung verschiedener Östrogene auf die Transcortinbindungsaktivität ist nach Schwartz und Hammerstein (1973) ein verläßliches Maß für deren biologische Aktivität. Erprobungen der perkutanen Verabfolgung von Östrogenen wurden schon sehr frühzeitig von Löser (1937) sowie von Zondek (1938, Abb. 9) und von Voss (1938) durchgeführt, später von Strecker und Lauritzen (1980, 1985) mit moderner Methodik weitergeführt (Gel und Pflaster). Auch die Vagina resorbiert Östrogene rasch und vollständig (Lauritzen, 1982).

---

* 1956 aus der Deutschen Gesellschaft für Gynäkologie ausgeschlossen.

In den fünfziger Jahren wurde für die Indikation der oralen Östrogenbehandlung das Östradiolvalerianat entwickelt (Schering, Berlin), das eine gute Wirkung auf die Zielorgane der Östrogene besitzt und in der Therapie jetzt weithin benutzt wird. Ende der siebziger Jahre wurde mikronisiertes Östradiol in die Therapie eingeführt. Dieses zeigte eine gute enterale Resorption und besitzt alle Eigenschaften der natürlichen Östrogene. Die orale therapeutische Anwendung von Östriol wurde erstmalig von Puck (Bonn, 1955) untersucht, empfohlen und in ihren Auswirkungen auf Cervix und Vagina sowie Endometrium eingehend getestet. Die empfohlenen Dosen lagen jedoch nach heutigen Maßstäben zu niedrig.

Ausführlich und grundlegend hat sich Lauritzen (Kiel, 1961) tierexperimentell und klinisch mit der biologischen Wirkung von Östrogen-Metaboliten wie Östriol, 16-Epiöstriol, 17-Epiöstriol, 16, 17-Epiöstriol und 16-Ketoöstradiol, 17α-Östradiol sowie Equilin und Equilenin befaßt und die androgenantagonistische Wirkung des Östriol sowie seinen Hemmeffekt auf die Östradiolwirkung im Tierversuch und beim Menschen frühzeitig beschrieben.

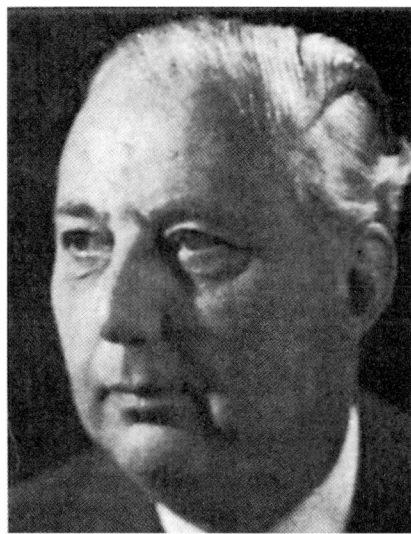 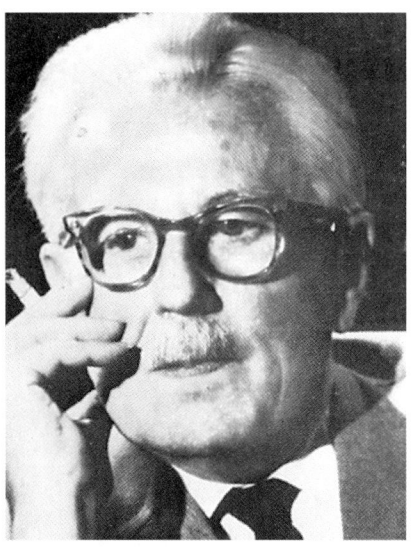

Abb. 7. Carl Kaufmann, 1900–1980, Berlin, Marburg, Köln

Abb. 8. K. Junkmann, 1897–1978, Berlin

Parenteral anwendbare Östrogene:
Seit Kaufmann (Berlin, 1932, Abb. 7) die parenterale Proliferationsdosis der Östrogene bestimmt hatte (210000 M.E. Östronbenzoat), schlossen sich später Untersuchungen von Clauberg (Kiel, 1936), Tietze (Kiel, 1936), Werner (1941), Hübscher, H. O. Neumann (Marburg), Steinkamm, Giessen, Herrnberger (Berlin, 1941), Löser (Münster, 1947), Strassmann, Buschbeck (Würzburg, 1957) und von Arvey sowie anderen an, die die Anwendungsmöglichkeit parenteral (und oral) zu verabfolgender Östrogene klinisch austesteten, Wirkungsdosen an den Zielorganen ermittelten und die Anwendung bei verschiedenen Erkrankungen und Störungen der allgemeinen Therapie zugänglich machten.

Nach subkutaner Implantation eines Östradiol- oder Stilböstrol-Preßlings erfolgt ein langsames und ziemlich gleichmäßiges Einströmen in den Körper über Wochen oder Monate (Wiegand sowie Giessen, 1937). Dieses Verfahren wurde in den vierziger Jahren bei hysterektomierten, oophorektomierten Frauen fast regelmäßig ausgeübt. Nachdem bislang nur die Injektion von Östrogenen mit einer Wirkungsdauer von drei bis fünf Tagen (Östradiolbenzoat von Butenandt, Abb. 3) möglich war, entwickelten Miescher und Mitarbeiter (Ciba) i.m.-injizierbare Kristallsuspensionen, Junkmann und Mitarbeiter (Schering, Berlin, Abb. 8) Ende der fünfziger Jahre i.m.-Depothormonester mit einer Wirkungsdauer von zwei bis vier und mehr Wochen (z.B. Önanthate, Palmitate, Valerate). Dabei zeigte sich, daß die Dauer der Depotwirkung von der Kettenlänge der Fettsäureester abhängig ist. Diese Verbindungen spielen heute in der Injektionsbehandlung mit Depotpräparaten eine wichtige Rolle.

Therapeutische Anwendung der Östrogene:
Der Einfluß von Östrogenen auf die Scheide und die Eileiter wurde von Clauberg und von Caffier (1938) untersucht, derjenige auf die Brustdrüse von Wiegand (1937). Die Behandlung der Uterushypoplasie mit Östrogenen wurde nach den Untersuchungen von Zondek, Joseph und Fellner (1936) im wesentlichen von Clauberg (Kiel) weiterentwickelt (1936 und später). R. Kaiser (München) und Ufer (Berlin) haben das Verfahren der Pseudogravidität mit hohen Dosen von Östrogen-Gestagen als Depothormone angegeben. Von Lauritzen (Ulm, 1981) wurde es in modifizierter, hochdosierter Form zur parenteralen Behandlung der Mammahypoplasie empfohlen.

Die Behandlung klimakterischer Beschwerden mit Östrogenen wurde zunächst von Zondek (Berlin, Abb. 9), später von Fellner, Mühlbock und anderen entwickelt. Seit 1957 hat sich in Deutschland in zahlreichen Arbeiten Lauritzen mit dem Problem der Östrogenbehandlung im Klimakterium eingehend auseinandergesetzt, die Wirkungen von Östradiol, konjugierten Östrogenen und Östriol im

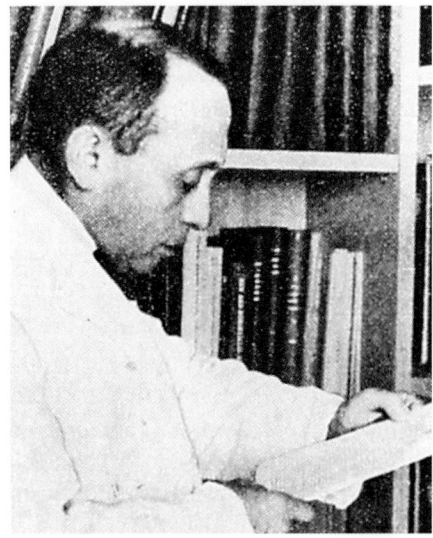

Abb. 9.
B. Zondek, 1891–1966, Berlin, Jerusalem

Doppelblindversuch gesichert, erste prospektive Langzeituntersuchungen vorgenommen und das Risiko von Nebenwirkungen (Thrombo-Embolie, Myocardinfarkt, Corpuscarcinom) ermittelt. Die psychotrope Wirkung der Östrogene hat Düker in seiner Monographie (1943) erstmals untersucht und positiv belegt. Eine spätere Untersuchung stammt von W. M. Herrmann (1978). Die Beziehungen zwischen gonadalen Steroiden und Hirnfunktionen werden in einem von Wuttke und Horowski (1980) herausgegebenen Buch erörtert. Das Problem der Carcinomentstehung unter einer Östrogen-Langzeittherapie haben auch Voelker und Mitarbeiter (Hannover, 1980) untersucht. Lauritzen hat besonders auf die Endometriums- und wohl auch brustkrebsverhütende Wirkung der Gestagene hingewiesen und zur vorrangigen Verordnung von Sequenzpräparaten (7 Östrogen und 15 Östrogen-Gestagen-Tage) geraten.

Die Kombination von Östrogenen mit Androgenen (Testosteron) in der Therapie haben Zondek (1935), Mühlbock (1938) und andere empfohlen. Die Einführung der Kombination von Östradiolvalerat mit Dehydroepiandrosteronoenanthat (Prasteron) statt Testosteron war zweifellos ein therapeutischer Fortschritt (Schering).

Die blutstillende Wirkung der Östrogene bei dysfunktionellen Blutungen wurde von Buschbeck, Tietze und Herrnberger (1939) eingehend untersucht, später von Staemmler und Lauritzen (1956) sowie R. Kaiser (1957) mit modernen Präparaten nachuntersucht und weiterentwickelt. Im internistischen Bereich wurden Arbeiten über den Einfluß von Östrogenen auf Durchblutungsstörungen, auf kapillare Blutungen sowie beim Rheuma durch die Internisten von Bergmann (1935), später durch Ratschow (1944), Feuchtinger, Franke und Litzner (1939) sowie Scherf und Rodich (bei pektangiösen Beschwerden) vorgelegt. Kaufmann (Berlin, 1939) stellte bereits sehr früh eine cholesterinsenkende Wirkung durch Östrogene fest. Neidl und Schwarzkogler (1970) wiesen nach, daß natürliche Östrogene blutdrucksenkend wirken können. Dies wurde später von Wagner bei klimakterischen Patienten und durch von Eiff (Bonn, 1973) experimentell und klinisch bei der streßbedingten Hypertonie erneut bestätigt. Weyand (1980) analysierte den Einfluß von Östradiol auf das Renin-Angiotensin-Aldosteron-System. Die Behandlung der Kraurosis vulvae (Lichen sclerosus) mit Östrogenen wurde von Seitz (1934), ferner von Buschbeck (Berlin), Philipp (Berlin) und Kaufmann (Berlin) als wirksam empfohlen (1936). Gegenwärtig zieht man zur Beseitigung der bestehenden Dyskeratose die lokale Androgenbehandlung vor (Friedrich sowie Nauth, Ulm, 1984).

Östrogentherapie in der Schwangerschaft:
Die Verabfolgung von Stilböstrol zur Therapie gestörter Schwangerschaften, wie sie in den USA empfohlen und weithin ausgeübt wurde (Smith und Smith, Karnaky), wurde im deutschen Sprachraum kaum betrieben. Man hat hier nur gelegentlich für diese Indikation Äthinylöstradiol gegeben. Die in den USA beschriebenen vaginalen Adenosen und Vaginalkarzinomen bei den Kindern solcher mit Stilböstrol behandelten Patientinnen wurden daher in Deutschland nicht gesehen.

Das Follikelhormon bewirkt eine Empfindlichkeitssteigerung des Uterus auf Oxytocin (Druckrey und Bachmann, Berlin, Freiburg, 1937). Auf dieser Grundlage wurde die Östrogenbehandlung am Ende der Schwangerschaft zur Geburtseinleitung von Effkemann (1939) und Tapfer (Innsbruck, 1944) angegeben. Die Methode wurde aber inzwischen verlassen, da mit Oxytocin und Prostaglandinen wirksamere

Substanzen zur Verfügung stehen. Mit der Laktionshemmung durch hohe Östrogendosen im Wochenbett hat sich Fauvet (Berlin, 1936) beschäftigt. Er nahm richtig an, daß das Hormon nicht nur auf dem Wege über den Hypophysenvorderlappen, sondern auch örtlich an der Brustdrüse angreift, später hat sich Wenner (Liestal) mit dieser Frage beschäftigt.

Syncarcinogenese und Östrogene:
Die Frage, ob Östrogene im Bereich des weiblichen Genitale krebsfördernd wirken können, hat die Forscher schon seit den dreißiger Jahren beschäftigt. Kaufmann, Müller, Butenandt und Friedrich-Freska haben sich mit diesem Problem mehrfach und grundlegend auseinandergesetzt, zuletzt 1959 in einer größeren Arbeit. Die Zusammenfassung ihrer in tierexperimentellen und aus klinischen Beobachtungen gewonnenen Ergebnisse besagt, daß Östrogene eine der zahlreichen möglichen fakultativen cocarcinogenen Faktoren sein können, sofern eine genetische Prädisposition zum Carcinom besteht und wenn die Östrogene in überhöhter Dosis langzeitig und ununterbrochen verabfolgt werden. Diese Erkenntnis ist heute noch gültig. Lipschütz[7] (1950) und Mühlbock[8] (1961) kamen zu ähnlichen Ergebnissen. Gestagene mit ihrer die Östrogenwirkung modifizierenden Wirkung am Endometrium und der Brust besitzen eine antiproliferierende und damit anti-syncarcinogene Wirkung. Dies wurde für die Pille und für die Hormonbehandlung im Klimakterium gezeigt (Lauritzen, 1981), ferner durch die Behandlungsergebnisse des Endometrium- und Mammacarcinoms mit hohen Gestagengaben wahrscheinlich gemacht (siehe dort).

Die Frage, ob Östrogene (und Gestagene) in der Schwangerschaft teratogen sind, hat Nocke (1976) anhand der Literatur ausführlich und kritisch erörtert und haben Eichhorn, Carol und Mitarbeiter (1982) anhand eigener Studien negativ beantwortet.

Gestagene:
Nachdem 1931 von Ruschig und Slotta[9] (Breslau) hochwirksame kristalline Präparate von Lipoidextrakten des Corpus luteum hergestellt worden waren und 1934 durch Butenandt und Westphal (Danzig), Slotta, Ruschig, Fels (Breslau) (Abb. 10, 11, 12), Hartmann, Wettstein (Basel) sowie Allen und Wintersteiner[10] die Isolierung des reinen Progesteron etwa gleichzeitig gelungen war, stellte sich nun die Frage der Strukturformel. Diese wurden im gleichen Jahr gefunden.

Die Synthese des Progesteron in der Retorte erfolgte durch Butenandt (1932) aus Stigmasterol und aus Pregnandiol, dem Ausscheidungsprodukt des Hormons im Harn.

---

[7] Lipschütz, A., geb. 28. 6. 1883, Dorpat. Stud. Berlin, Göttingen, Zürich. Physiologe. Dorpat. Chile.
[8] Mühlbock, O., geb. 1892 in Schlesien. Biochemiker und Biologe in Holland.
[9] Slotta, Karl Heinrich, geb. 12. 5. 1895 in Breslau. Später São Paulo. Ab 1956 Miami/Florida. Untersuchungen über Schlangengift, Blutgerinnung.
[10] Wintersteiner, Oskar Paul, geb. 15. 11. 1898 in Bruck an der Mur, Österreich. Ausbildung in Graz, später Johns Hopkins, Columbia University, SQIBB Instit. Med. Res. und Rutgers University.

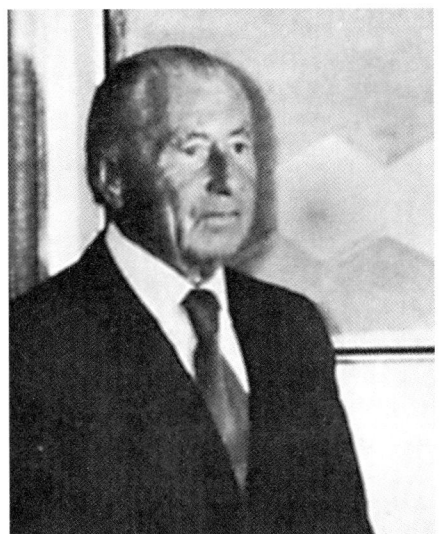 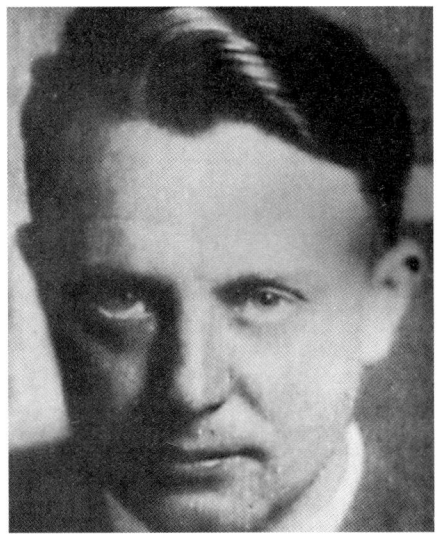

Abb. 10. Karl H. Slotta am 12. 5. 1980   **Abb. 11.** H. Ruschig

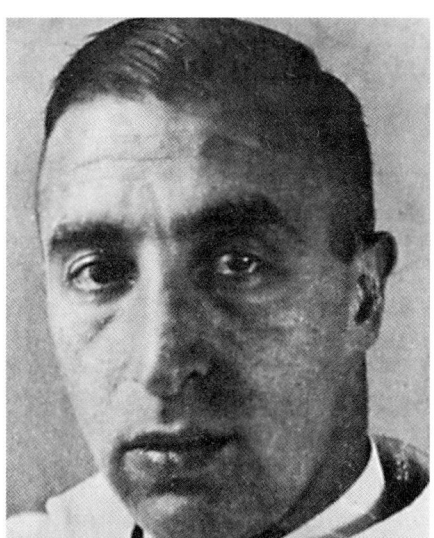

Abb. 12. E. Fels

Biogenese des Progesteron:
Progesteron wird im wesentlichen im Corpus luteum, also den Granulosazellen, gebildet. Eine Theca-Luteinisierung kommt zwar vor, ist aber selten. Kleine Mengen von Progesteron werden als Vorläufer anderer Steroide im Ovar gebildet und ebenfalls kleine Mengen von Progesteron und 17α-Hydroxyprogesteron in der Nebennierenrinde (Übersicht siehe Zander und Henning, 1961).

Gestagenstoffwechsel:
Progesteron kann aus Cholesterin über 17α-Hydroxyprogesteron zu Androgenen umgebildet werden. Normalerweise wird es zu Pregnandiol reduziert und als Pre-

gnandiol-Glucoronid im Harn ausgeschieden. Die Halbwertszeit von Progesteron hat Zander (1961) bestimmt. Bei Verabfolgung von Pregnelolon wird Progesteron insbesondere in der Leber, aber auch im Ovarialgewebe und in der Nebennierenrinde gebildet (Zander, von Münstermann, Simmer, 1954-1959). Untersuchungen des Gestagenstoffwechsels haben Zander (Köln, 1959) und Plotz (Bonn, 1957, 1959) mit markierten Steroiden vorgelegt. Die Verteilung von Radioaktivität im Plasma, Fettgewebe, Uterus, Endometrium, Frucht, Plazenta, Fruchtwasser und schließlich die Ausscheidung in Harn und Stuhl wurden nach Injektion von Progesteron-^{14}C gemessen. Zander (Köln), Forbes, von Münstermann und Neher gelang es im Jahre 1958, zwei quantitativ bedeutende Metaboliten des Progesteron nachzuweisen, nämlich das 20α- und das 20β-Dihydroprogesteron. In der Schwangerschaft entstehen sie im Feten und Plazentagewebe. Zwischen den Kompartimenten gibt es einen Kreislauf von Progesteron und den 20-dihydrierten Hormonen (Runnebaum und Zander, 1962). Es konnte festgestellt werden (Zander, 1958, Lauritzen, 1966), daß das 20α-Dihydroprogesteron beim Menschen eine nur wenig schwächere biologische Gestagenwirkung als Progesteron besitzt, während 20β-Dehydroprogesteron bei der Frau keine sichere biologische Gestagenwirkung entfaltet. Pregnandiol im Plasma wurde von Simmer (1959), Oertel und Mitarbeiter (1960) sowie Lehmann und Lauritzen (1965) bestimmt. Progesteron wird normalerweise bei der erwachsenen Frau nicht oder nur in Spuren im Urin ausgeschieden, dagegen erscheint es beim Feten in größerer Konzentration und konnte aus dem Harn isoliert werden (Lauritzen, 1974). Pregnandiol erscheint auch in der Muttermilch (Lauritzen und Lehmann, 1970). Schindler hat Progesteron und 16α-OH-Progesteron in Nabelschnur, Fruchtwasser und Neugeborenenharn isoliert, identifiziert und quantitativ bestimmt.

Progesteronbestimmung:
Bis Anfang 1950 erfolgte die Progesteronbestimmung biologisch im Clauberg-McGinty- oder im Hooker-Forbes-Test (Ober, Klein, Weber, 1954, Buchholz, Dibbelt, Schild, 1954, Hinsberg und Conrad, 1954). Zander und Simmer entwickelten eine Bestimmungsmethode in Blut und Gewebe (1954) und berichteten über Ergebnisse bei physiologischen und klinischen Fragestellungen.

Gestagenvorkommen in Körperflüssigkeiten:
Progesteron 16-OH-Progesteron, 17α-OH-Progesteron und 20-Dihydroprogesteron finden sich im Ovarialgewebe (präovulatorischer Follikel, Gelbkörper), im Ovarialvenenblut, im peripheren Blut, in der Nebennierenrinde, auch im Blutplasma des Feten, der Nabelschnur, in fetalen Geweben und in der Plazenta in großen Mengen. Die Konzentration von Progesteron im Corpus luteum beträgt 3-40 μg/g Feuchtgewicht. Die Produktionsmenge pro Tag liegt etwa 1000fach höher. Konzentrationsbestimmungen und Isolierungen wurden vor allem von Zander, Simmer (1954, 1959), Runnebaum (1957, 1971) und Oertel und Mitarbeiter (1960) durchgeführt. Zander (1957) sowie Runnebaum und Zander konnten feststellen, daß die Progesteronkonzentration während der Schwangerschaft im Uterus dort am größten ist, wo die Plazenta unmittelbar anliegt. Die hohe Konzentration ist hier also durch direkte Diffusionen von der Plazenta her zu erklären und durch eine hohe Rezeptorkonzentration. Progesteron ist auch in geringen Konzentrationen in der Muttermilch und im Neugeborenenharn feststellbar (Lauritzen, 1966).

Pregnandiolbestimmungen, früher zur Bestimmung der Leistung des Corpus luteum viel benützt (Dibbelt, 1967, Kaiser, 1967, Wyss, 1976), sind heute überholt.

Gestagenpräparate

Progesteron und die synthetischen Gestagene:
Kaufmann (1932, Abb. 7) ermittelte bei der Kastration die sekretorische Umwandlungsdosis eines proliferierten Endometriums mit 35 Kaninchen-Einheiten Progesteron und erzielte auf diese Weise eine Entzugsblutung. Damit war die Grundlage für die Behandlung dysfunktioneller Zyklusstörungen gelegt. Die Verabfolgung von Progesteron hat aber praktische Grenzen, vor allem durch die sehr geringe orale Wirksamkeit des Hormons, die schlechte Löslichkeit in öligen Mitteln und seine Tendenz, bei intramuskulärer Injektion schmerzhafte lokale Reaktionen zu verursachen. Es war daher von großer Bedeutung, daß man in der Lage war, eine bessere Löslichkeit durch Lösungsvermittler hervorzurufen, so daß Konzentrationen bis 25 oder 50 mg Progesteron pro ml intramuskulär und sogar intravenös ohne wesentliche Beschwerden vertragen wurden (Schering). 1934 wurde Progesteron in öliger Lösung zur Injektion in den Handel eingeführt.

Auf dem Gebiet der parenteralen Progesterontherapie kam es zur Entwicklung von Kristallsuspensionen, zum Beispiel durch Miescher und Gasche (Ciba, Basel, 1943). Noch günstiger wirksam und in ihrer Wirkungsdauer besser zu berechnen war das 17α-Hydroxyprogesteroncapronat, das von Junkmann (Abb. 8) synthetisiert und in der Therapie eingeführt wurde (Schering, 1954).

Für diese Gestagene wurde die sekretorische Transformationsdosis am proliferierten Endometrium ermittelt. Ober und Mitarbeiter (Köln, 1954) stellten fest, daß die Menge zur Erzielung einer sekretorischen Umwandlung 250 mg Progesteron in 14 Tagen betragen muß. Beim Proluton-Depot betrug sie 250 mg i.m. in einer Injektion. Für die Progesteron-Kristallsuspension, wie sie von Miescher und Mitarbeitern entwickelt wurde, lag die Dosis etwa in gleicher Höhe.

Ein praktisch wichtiger Fortschritt war die Synthese des Testosteronderivats Anhydroxyprogesteron (= Ethisteron, Pregneninolon) durch Inhoffen und Hohlweg (Schering, Berlin) im Jahre 1938. Dieses Präparat war oral gut wirksam und verträglich und hatte nur relativ geringe androgene Nebenwirkungen. Die orale sekretorische Umwandlungsdosis am Endometrium betrug mehr als 299 mg in 14 Tagen. Diese Verbindung kann als Vorläufer zahlreicher später entwickelter, vom Nortestosteron abgeleiteter oraler Gestagene (Östrenole) gelten.

Nach 1954 wurden in rascher Folge oral hochwirksame Gestagenpräparate entwickelt, vor allem in den Vereinigten Staaten. Die pharmakologischen Wirkungen der neuen Gestagene haben Desaulles und Krähenbühl (Ciba, 1959) eingehend studiert. Diese Substanzen waren bis 150mal stärker als das Progesteron und bis zu 50mal stärker als das Pregneninolon. In Deutschland wurden diese Präparate zuerst von Staemmler und Lauritzen (1956) und Kaiser (1957, 1959) auf Wirkungsweise, Dosierung und Wirkungsdauer untersucht. Die Umwandlungsdosen am Endometrium betrugen für das Äthinylnortestosteron 70–100 mg oral in 14 Tagen. Eine wichtige Hilfe bei der Auswertung der Gestagenaktivität am Menschen war neben der Wirkung auf die Vaginalepithelien und am Endometrium auch der Menstruationsverschiebungstest, der zuerst durch Kaiser (München, 1957) angegeben wurde und erst später durch andere Autoren wie Greenblatt oder Swyer weiter ausgearbeitet und bekannt gemacht wurde.

Klinische Anwendung der Gestagene:
Progesteron ist oral kaum wirksam, da es durch die Leber rasch abgebaut wird. Orales Ethisteron (Pregnenolon) und Progesteron intramuskulär, später als Depotpräparat, waren brauchbarer und wurden zur Behandlung dysfunktioneller Blutungen bereits frühzeitig eingesetzt. Bei genügend hoher Dosis innerhalb 14 Tagen kommt es zur sekretorischen Umwandlung eines proliferierten oder hyperplastischen Endometriums und innerhalb weniger Tage zum Stillstand einer Dauerblutung (Kaufmann, 1932, Hoffmann, 1947). Nach Abklingen des Gestageneffekts tritt die Entzugsblutung ein (Wenner, 1947). Für die verschiedenen Gestagene wurden die Umwandlungsdosen festgelegt (Übersicht bei Lauritzen und Lehmann, 1969). Gestagengaben sind auch in der Behandlung der Hypermenorrhoe äußerst wirksam. Die verschiedenen klinischen Anwendungsgebiete für orale Gestagene wurden von Staemmler und Lauritzen (1956), Kaiser (1957), Boschann (1958), Buschbeck (1958) und Napp (1959) untersucht. Buchholz und Nocke befaßten sich mit der Wirkung auf Gestagene auf die Gonadotropin-, Östrogen- und Pregnandiolausscheidung. Die Behandlung der Endometriose mit Gestagenen haben H. Husslein (1962), Lax, K. Richter, K. J. Beck (1970) und Nevinny-Stickel (1962) erarbeitet. Die größte Bedeutung haben die Gestagene heute in Kombination mit Östrogenen in den oralen hormonalen Kontrazeptiva. Um ihre Einführung und Verbreitung in Deutschland haben sich Haller und Kirchhoff (Göttingen) in den ersten Jahren sehr verdient gemacht. 1961 wurde in Deutschland und Europa mit dem Anovlar (Schering) der erste kombinierte Ovalutionshemmer eingeführt, 1972 die Minipille. In den folgenden Jahren wurden die Östrogen-Gestagendosen herabgesetzt („Mikropille") und Zwei- sowie Dreistufenpräparate (1978) eingeführt (Schering). Schließlich wurden neue, oral stark wirksame und nebenwirkungsarme Gestagene entwickelt. Den Mechanismus der uterinen Progesteron-Entzugsblutungen haben Kaufmann sowie Zondek und Rozin (1938) studiert. Sie fanden, daß das durch Östrogenwirkung ausreichend proliferierte Endometrium unabhängig von der Histologie und der Ausbildung der Spiralarterien nach ein bis zwei Progesterongaben von 10–20 mg auch ohne Östrogenvorbehandlung mit einer Entzugsblutung reagiert. Dieser Gestagentest wurde zur Kurzbehandlung und Diagnostik der Amenorrhoe sowie als hormoneller Schwangerschaftstest verwendet und insbesondere von Schrank (1952) näher untersucht.

Im normalen Menstrualblut und bei Frauen mit Dysmenorrhoe konnte Zahradnik (1980) einen hemmenden Einfluß von Progesteron auf Bildung und Stoffwechsel von Prostaglandinen nachweisen. Die Austestung der Gestagene und ihrer Metaboliten auf die Basaltemperatur zeigte, daß der Temperaturanstieg nicht durch Progesteron selbst, sondern durch dessen Stoffwechselprodukte bewirkt wird (Lauritzen, 1959). Progesteron blockiert die Reizleitung am Uterusmuskel und vermindert dadurch die kontraktive Motilität des Myometriums sowie dessen Empfindlichkeit gegen Oxytocin. Diese Wirkung war bereits früher von Knaus (Graz, Abb. 13) im Tierversuch gezeigt worden. Sie konnte von Schwalm und Cretius (1958), Zander (1956) sowie später von Jung (Aachen, 1976) erneut nachgewiesen werden. Es lag in der Hand, aufgrund dieser Untersuchungen durch Verabfolgung hoher Gestagendosen die Behandlung der drohenden Fehlgeburt

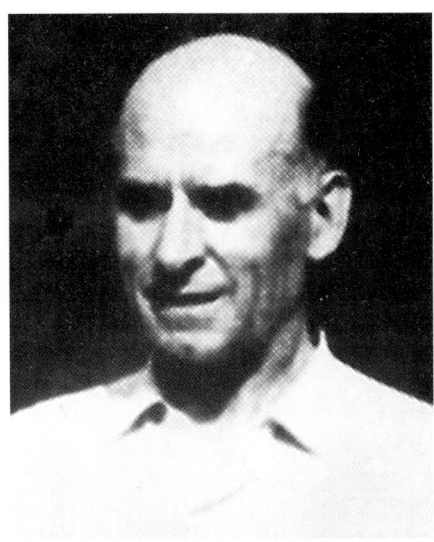

Abb. 13. H. Knaus, Prag, 1892–1970

auf dem Wege einer Wehenblockierung vorzunehmen. Ein Erfolg einer solchen Abortbehandlung mit Gestagenen hat sich jedoch trotz guter theoretischer Begründung nie eindeutig nachweisen lassen (Kaufmann, Weber, Zander, 1959). Dies hängt wahrscheinlich damit zusammen, daß in der Mehrzahl der Fälle im Abortgeschehen eine Anomalie des befruchteten Eies zugrundeliegt und daß die Schaffung hoher Konzentrationen von Progesteron am Uterusmuskel schwierig ist. In neuester Zeit hat Runnebaum die Behandlung der drohenden Fehlgeburt durch reines Progesteron empfohlen.

Erste Befunde über die virilisierende Wirkung von Nortestosteronverbindungen auf den Feten hat Napp (Hamburg, 1958, 1959) mitgeteilt.

Mit der antiproliferativen Wirkung des Progesteron und der Gestagene hat sich Kaiser (München, 1959) ausführlich, auch in einer Monographie (1983), auseinandergesetzt. Diese antiproliferative und mitosehemmende Wirkung bildet die Grundlage für den Einsatz hoher Progesterondosen beim Endometrium- und beim Mammacarcinom. In Deutschland haben sich im wesentlichen Schmidt-Matthiesen (1968) und Bastert (Frankfurt) sowie von Fournier (1981) mit diesem Problem beschäftigt. Dem lokalen Einfluß des Progesteron aus hormonbeladenen Intrauterinpessaren am Endometrium sind Dallenbach-Hellweg und Sievers (1975) nachgegangen.

Syncarcinogenese:
Während die proliferative Wirkung der Östrogene auf dem Wege einer „Syncarcinogenese" die Entstehung eines Carcinoms unter bestimmten Bedingungen fördern kann, bewirken Gestagene durch die Hemmung der Proliferation und der Mitosen eine Beeinträchtigung der fakultativ syncarcinogenen Östrogenwirkung. Für die Pille konnte nachgewiesen werden, daß das Endometrium- und Ovarialcarcinom bei Patienten, die gestagenbetonte Präparate einnehmen, eindeutig seltener auftritt. Auch die Bildung gutartiger Brustveränderungen wird durch den Gestagengehalt der Pille seltener. Wahrscheinlich wird aber auch das Mammacarcinom

durch Gestagenbeigabe zum Östrogen in seiner Häufigkeit herabgesetzt. Für die Behandlung klimakterischer Beschwerden mit Gestagenzusatz zum Östrogen konnte die Reduzierung der Häufigkeit des Endometriumcarcinoms und des Mammacarcinoms durch Gestagene eindeutig nachgewiesen werden (Gambrell, 1978, USA, Lauritzen, Ulm, 1981, 1983). Heute wird empfohlen, eine alleinige Östrogenbehandlung in der Regel nicht mehr durchzuführen, sondern immer in Sequenzform ein Gestagen in der zweiten Zyklushälfte zuzufügen, um die Therapie dem normalen Zyklus so ähnlich wie möglich zu gestalten.

Eine großartige Zusammenfassung unseres Wissens über die Gestagene erfolgte 1968 unter der Federführung von Junkmann im Handbuch der Pharmakologie.

Antiprogesterone:
An der klinischen Prüfung einer Substanz mit Antiprogesteronwirkung hat Herrmann (Genf, 1983) teilgenommen.

Androgene:
Schon früh hatten Butenandt (1935) sowie Ruzicka und Wettstein (1935) vermutet, daß die Östrogenbiogenese im Ovar über Progesteron und Androstendion ablaufe. Androgene im menschlichen Ovar bestimmten Goecke (1936) sowie Voss (1953, 1954), schließlich Simmer und Voss (1960). Zander (1963, mit Mikhail und Allen) wies 17α-Hydroxyprogesteron und Androstendion im menschlichen Ovarialfollikel und dem Corpus luteum tragenden Ovar nach und machte durch seine Befunde wahrscheinlich, daß die Bildungsstätten der Androgene im Ovar neben Theca, Hilus- und hypertrophierten Stromazellen auch die Granulosazellen sein können.

Im Jahre 1967 untersuchte Plotz (Bonn) die Hormonbiogenese in Postmenopausenovarien. Er fand heraus, daß die Eierstöcke bei einer alternden Frau keine Östrogene mehr, wohl aber Androgene wie Dehydroepiandrosteron, Androstendion und Testosteron zu bilden vermögen. Zander hat den Androgenstoffwechsel beim Arrhenoblastom und beim adrenogenitalen Syndrom studiert (1968). Oertel und Mitarbeiter (1971) sowie Nieschlag und Mitarbeiter (1973) haben die gonadale und adrenale Sekretion von DHA und DHAS bei der Frau untersucht.

Androgenbehandlung, die sogenannte „gegengeschlechtliche Hormontherapie":
Solange keine stark wirksamen Gestagene mit antiöstrogener Wirkung oder echte Antiöstrogene zur Verfügung standen, spielte die Behandlung mit Testosteron eine gewisse Rolle bei all jenen Zuständen, die auf eine einseitige verstärkte Einwirkung von Östrogenen zurückgeführt wurden („Hyperfollikulinie"). Bei Myomen, prämenstruellem Syndrom und Endometriose, ferner bei Mastopathie, Mastodynie und Hypermenorrhoe empfahl man die Gabe von Testosteron und seinen Estern (Buschbeck, 1939, Reifferscheidt, 1941, Lax, 1961). Ferner verordnete man Androgene zur Behandlung des Libidomangels und der Anorgasmie sowie schließlich zur Therapie von Tumoren der Östrogenzielorgane. Behandlungserfolge bei der relativen Harninkontinenz haben Budnik (1959), Brosig und Voit (1951) sowie Gitsch und Brandstätter (1955) mitgeteilt. Es konnte gezeigt werden, daß Androgene den Sphinktertonus erhöhen, während Östrogene die Durchblutung, die Trophik des Epithels, die Füllung des Venenplexus und den Tonus des Beckenbodens verbessern.

Danazol:
Die Wirkung dieses Androgenderivats auf die Gonadotropinspiegel, die Endometriose und die Mastopathie haben Goebel und Rjosk (1973) sowie Semm, Mettler und Mitarbeiter (1983) untersucht.

Antiandrogene:
Von Neumann, Hamada und Junkmann (Schering) wurde im Jahre 1963 bei der Suche nach einem oralen Gestagen zur Behandlung der bedrohten Schwangerschaft ein Steroid beschrieben, das die Wirkung von Testosteron aufheben kann, nämlich das von R. Wiechert synthetisierte Cyproteronacetat. Es handelt sich dabei um einen kompetitiven Antagonisten am Androgenrezeptor. Gleichzeitig übt das Hormon eine kräftige Gestagenwirkung aus und hemmt die Hypophysenfunktion, wodurch es zu einer Ruhigstellung der männlichen Keimdrüse oder der Androgenproduktion im Ovar kommen kann. Die Biodynamik des Cyproteronacetats haben Gerhardt, Röpke, Kolb und Schulze (1970) untersucht. Das Cyproteronacetat hat große Bedeutung erlangt in der Behandlung von Hirsutismus, Akne, androgenetischer Alopezie und Seborrhoe und der Pubertas praecox. Es handelt sich um das zur Zeit stärkste im Gebrauch befindliche Antiandrogen für die Behandlung des Hyperandrogenismus bei der Frau. Klinisch wird es in der sogenannten umgekehrten Sequenztherapie zusammen mit einer Östrogenunterschichtung verwendet (Hammerstein, Berlin, 1965) oder als niedrig dosiertes Kombinationspräparat. Die klinischen Erfolge mit Rückgang der Androgensymptome sind als gut zu bezeichnen. Sie treten jedoch nur während der Einnahme des Antiandrogens ein. Dauererfolge sind nicht zu erwarten. Nach Absetzen des Präparats kommt es zu einem Wiederauftreten des Hirsutismus (P. J. Keller, 1971, Schmitt-Elmendorff, 1977, Bettendorf, Breckwoldt, Czygan, Schulze, Braendle, 1974, Goebel, 1972, ferner Laschet, 1968, Lauritzen, 1970, Taubert und Jürgensen, 1978 u. a.).

Hormone und Medikamente:
Verschiedene Medikamente üben einen Einfluß auf die Metabolisierung von Hormonen in der Leber oder im Darm aus, verändern die Hormonausscheidung und mindern so beispielsweise die Sicherheit der Pille. Dies haben Nocke-Finck, Breuer und Reimer (1973), Bolt und Kappus (1976) sowie Carol und Mitarbeiter (Jena, 1973) am Beispiel des Rifampicin gezeigt (S. Loch, 1985). Mit dem Einfluß von Medikamenten auf die Hormonausscheidung und die Sexualität hat sich Lauritzen (1985) befaßt.

Neuroendokrinologie

Hypothalamus-Hypophysenvorderlappen:
Im Jahre 1932 beschäftigte sich Hohlweg, der damalige Leiter der Hormonabteilung bei der Schering AG in Berlin, mit dem Phänomen der Kastrationszellen. Er konnte zeigen, daß der Gonadotropingehalt in den Hypophysen kastrierter Tiere erhöht war und daß durch die Verabfolgung von Östradiol und Testosteron die Ausbildung von Kastrationszellen verhindert werden kann. Er schloß daraus, daß die gonadotrope Aktivität des Hypophysenvorderlappens durch einen hemmenden Einfluß der Sexualsteroide geregelt wird. Aufgrund dieser Untersuchungen wurde

erstmals das kybernetische Prinzip der negativen Rückkopplung beschrieben. Hohlweg konnte aber auch zeigen, daß es durch kurzfristige Gabe hoher oder durch ansteigende Dosen von Östrogenen zu einer Erhöhung des LH kommt (Hohlweg-Effekt, 1934). Damit war das Prinzip der positiven Rückkopplung aufgezeigt und eigentlich der Auslösemechanismus der Ovulation beschrieben. Auch das Prinzip der Desensibilisierung der hypothalamischen Zentren mit Wiederanstieg der Hypophysenhormone nach Langzeitbehandlung mit Steroidhormonen („Escape-Phänomen") und des reaktiven übermäßigen Anstiegs der HVL-Hormone nach Absetzen der Steroide („Rebound-Phänomen") wurde von Hohlweg entdeckt und beschrieben. In Transplantationsversuchen konnte Hohlweg ferner zeigen, daß der Hypophysenvorderlappen seinerseits der Regelung durch ein zentralnervöses Zentrum unterliegt: In Hypophysen, die unter die Nierenkapsel transplantiert wurden, traten keine Kastrationszellen auf. Die Mitteilung dieser Fakten durch Hohlweg und Junkmann (1936) in der klinischen Wochenschrift kann als entscheidender Beginn für das Verständnis der Regelung des hypothalamohypophysär-ovariellen Systems und als Geburtsstunde der Neuroendokrinologie angesehen werden.

Die Verfasser schrieben: „Nach diesen Versuchen stellten sich die Beziehungen zwischen Keimdrüse und Hypophyse so dar, daß verminderter Sexualhormongehalt im Blut durch Beeinflussung eines hypothalamischen Zentrums zu einer gesteigerten Sekretion des Hypophysenvorderlappens führt..." Die durch die Sekretion des Vorderlappens bedingte innere Sekretion der Keimdrüsen wirkt direkt oder indirekt auf ein nervöses Sexualzentrum, welches aufgrund dieser Impulse die Sekretion der Hypophyse reguliert. Verminderung oder Ausfall von Keimdrüsenhormonen führt durch Beeinflussung des Zentrums zu gesteigerter Tätigkeit der Hypophyse. Vermehrte Produktion von Sexualhormonen drosselt auf dem gleichen Wege die Hypophysenvorderlappensekretion.

Im Jahre 1937 beschrieben Hohlweg und Chamorro die Ausschüttung des „luteogenen Hormons" nach Östrogengabe und wiesen bereits auf die klinische Bedeutung dieses Phänomens hin. Döcke und Dörner (Berlin, 1965, 1967) haben diese Untersuchungen fortgesetzt. Über endogene Opioide hat Kosterlitz[11] (1976) gearbeitet, später Wildt (1985) im Zusammenhang mit der hypothalamisch-hypophysären Funktion.

Gonadotropin-Releasing-Hormon:
Der biologische Nachweis, die Isolierung und Synthese des hypothalamischen Gonadotropin-Releasing-Hormons LHRH erfolgte in den USA (Guillemin, Schally, 1970). Die Lokalisierung des LHRH in Hypothalamus und Hypophysenvorderlappen hat mit in vitro-Verfahren Schneider (Ulm, Münster) mit McCann und Crighton (Dallas, Texas) bestimmt. Die für das Verständnis der Hypothalamusfunktion sehr wichtige pulsatile GnRH-Freisetzung wurde von Wildt in der Gruppe von Knobil[12] (Pittsburgh, 1980) beschrieben.

Seit der Reindarstellung des LHRH wurden von Geyger und König (Hoechst, 1979) reines LHRH und Analoge des Releasing-Hormons synthetisiert. Von Enz-

---
[11]Kosterlitz, Hans W., geb. 27. 4. 1903 in Berlin. Physiologie, Aberdeen, Cornell, Haward, jetzt Pittsburgh.
[12]Knobil, Ernst, Physiologie, geb. 20. 9. 1926 in Berlin. Cornell, Haward, Pittsburgh.

mann (Hoechst) wurde LHRH erstmals in größerer Menge hergestellt. Sandow befaßte sich mit tierexperimentellen und klinischen Studien (1979). LHRH wurde zur Diagnostik hypothalamisch-hypophysärer Störungen verwendet (Schneider, Ulm, Münster; Keller, Tübingen). Die pulsatile Therapie mit LHRH wurde von Leyendecker und Wildt (Bonn), Hanker, Bohnet, Schneider u.a. (1979) empfohlen und von Berg, Rjosk (1983), ferner Katzorke und anderen (1980) weiter untersucht. Von Wyss (Basel, 1973–1978) und Hammerstein und Mitarbeiter (1974) wurde die Behandlung mit LHRH-Analogen bei Endometriose und die zur Kontrazeption von Schmitt-Gollwitzer und Nevinny-Stickel erprobt (1983). Kiesel und Runnebaum (Heidelberg) beschäftigten sich mit der Regulation der Gonadotropinsekretion in Hypophysenzellkulturen und dem Nachweis von LHRH-Rezeptoren.

Hypothalamus-Hypophysenhinterlappen

Oxytocin:
Oxytocin und Vasopressin werden in den Neuronen der hypothalamischen Kerne des Nucleus supraopticus und paraventricularis gebildet. Sie gelangen auf den Nervenbahnen mit Hilfe von Trägersubstanzen in die Neurohypophyse. Zum Vorgang der Neurosekretion und dem Nachweis der Trägersubstanzen wurden von dem Anatomen Bargmann in Kiel (1949–1968) zum Teil in Zusammenarbeit mit Scharrer[13], von Spatz und Mitarbeiter (1948–1952, München, Gießen, Berlin – Anatom, Hirnforscher), Schiebler (1952) sowie Hild und Zettler (1951–1953, Bargmann-Schüler) wesentliche experimentelle Beiträge geleistet. Heller[14] (1966) hat Sekretion, Verstoffwechselung der Hypothalamus-Hypophysenhinterlappenhormone sowie den Einfluß von Katecholaminen auf die zentrale Übertragung neuraler Impulse im Hypothalamus untersucht (1966, 1969). Oxytocin wurde 1953 rein dargestellt (du Vigneaud). Tuppy, Biochemiker in Wien, war an der Strukturaufklärung und Synthese des Hormons maßgeblich beteiligt. Von der Baseler Arbeitsgruppe um Guttmann und um Boissonnas wurde das Oxytocin synthetisiert, die Herstellung zahlreicher Analoge in Angriff genommen und die industrielle Fertigung erarbeitet (Sandoz, Basel, ab 1955).

Bei der Untersuchung fetaler Gehirne wurde der Beginn der Neurosekretion ab einer Fetuslänge von 19 cm gefunden (Semm und Waidl, München, 1961).

Die Wirkung von Hypophysenhinterlappenhormon am Uterus war bereits von Knaus am Kaninchen gemessen (Wien, Prag, 1935) und deren Abhängigkeit vom Corpus luteum (Progesteron) erkannt worden.

Der von Smyth entwickelte Oxytocinempfindlichkeitstest am menschlichen Uterus wurde im deutschsprachigen Raum von Schild (1951), Müller (Marburg, 1958), Wenner (Basel, Liestal, 1959), Käser (St. Gallen, Frankfurt/M., Basel, 1959), Husslein und Baumgarten (Wien, 1961) und anderen präzisiert und klinisch erprobt.

---

[13]Scharrer, Ernst Albert und Berta, geb. Vogel, geb. in München; später Colorado und New York. Biologen, Anatomen, Neuroendokrinologen.
[14]Heller, Hans, geb. 25. 9. 1905 in Brünn, Studium Wien, Dr. rer. nat., deutsche Universität Prag. Assistent Cambridge, London, Wien, Oxford. Pharmakologe, Bristol.

Den Wirkungsmechanismus des Oxytocin am Uterus hat Jung (Aachen, 1957), Halbwertszeit und Verstoffwechselung des Hormons hat Müller (Marburg, 1958) untersucht. Die Oxytocinspiegel im Plasma wurden von Müller-Hartburg (1960), Semm und Waidl (1962) sowie Klein (1963–1967) bestimmt. Die Oxytocinspiegel, die Rezeptoren im schwangeren Uterus und den Einfluß des Oxytocins auf die Prostaglandine hat P. Husslein (Wien, 1981) in der Gruppe von Fuchs (New York) analysiert. Um die Oxytocin-Wehenmessung am Uterus hat sich Müller (1958) frühzeitig und später Hammacher verdient gemacht.

Die Wirkung von Oxytocin auf die Milchdrüse hat Berde in Basel (1961) gemessen. Klinisch wurde die milchflußfördernde Wirkung des Oxytocin von Berde (1957), Beller und Mitarbeiter (1958), Hollenbach (Kiel, 1958) und Wenner (1959) untersucht, zum Teil auch bei intranasaler Anwendung des Hormons.

Schon 1930 hatte von Fekete erkannt, daß das Plasma in der Lage ist, Wehenhormon zu inaktivieren. Diese Enzym-„Oxytocinase" haben Werle (1941–1956) und Semm (1958) sowie Semm und Waidl (1962) nach der Synthese des Oxytocin auf der Grundlage des Nachweises der Cystinaminopeptidase bestimmt. Den Untersuchungen von Tuppy (1952) zufolge öffnet das Enzym den Ring zwischen Cystin und dem Tyrosinrest. Goebelsmann (Tübingen, Los Angeles, New York, 1962, gest. 1985) hat die Oxytocinasen rein dargestellt und zum ersten Male Antikörper gegen die beiden Enzyme hergestellt. Mit dem Problem des Vasopressin-Adiuretin in Geburtshilfe und Gynäkologie hatten sich schon Anselmino und Hoffmann (1939) befaßt.

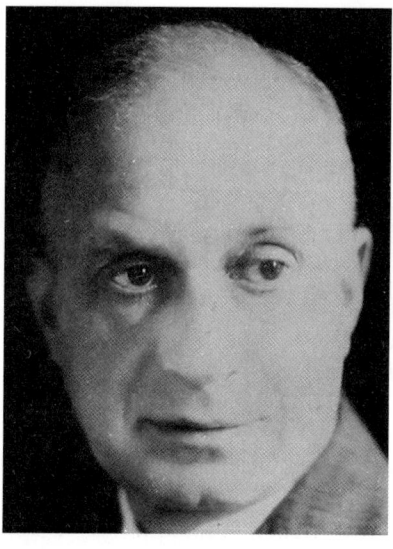

Abb. 14. S. Aschheim, geb. 1878, Berlin, Paris

Hypophysenvorderlappen:
In der Monographie von B. Zondek „Die Hormone des Ovariums und des Hypophysenvorderlappens" (Springer, Wien, 1935) findet auch der heutige Leser noch erstaunliche Erkenntnisse und einen vollständigen Überblick über den Stand der Forschung bis zu diesem Jahre.

Vom anatomisch-pathologischen Standpunkt haben nach den grundlegenden Arbeiten von Erdheim und Stumme (1909), später Romeis (1940) in von Möllendorfs

Handbuch und Wallraff (1952) in seiner Monographie „Organe mit innerer Sekretion" hervorragende Übersichten gegeben und so Marksteine der Forschung gesetzt.

Die Bestimmung von Gonadotropinen:
Die ersten Gonadotropinbestimmungen (Prolan A = FSH, Prolan B = LH) stammen von Aschheim (Abb. 14) und Zondek (1926, Abb. 9). Die AZR-Reaktion erfolgte mit Nüchternharn an der infantilen weiblichen Maus. Die Hypophysenvorderlappen-Reaktion I tritt durch kleinere Mengen FSH und LH mit Follikelwachstum im Ovar der Tiere ein. Bei HVR II kommt es zu Blutungen in die Follikelhöhle („Blutpunkte"), bei HVR III zur Bildung von „Corpora lutea". Die HVR II und III waren für eine Schwangerschaft so gut wie beweisend (Wirkung von „Prolan B"). Zahlreiche klinische Untersuchungen wurden von Zondek, Aschheim, Hofbauer, Caffier und anderen bei Zyklusstörungen oder Schwangerschaftsstörungen mit dieser Methodik vorgelegt. Die ersten quantitativen Untersuchungen über Antigonadotropine und Gonadotropine als Antigene haben Zondek und Sulman (1937) veröffentlicht. Sie legten damit eine der Grundlagen für die immunologische Bestimmung der Gonadotropine. Weitere und ähnliche Untersuchungen legten Lunenfeld[15] und Mitarbeiter (1962) vor. Eine weitere Voraussetzung für die immunologische Bestimmung von LH und HCG war dessen Hochreinigung (Schlumberger, 1968). Einen beträchtlichen Fortschritt bedeutete die Entwicklung immunologischer Verfahren (Wide, Stockholm) und des Radioimmunoassay (Berson und Yalow, New York). Frühe klinische HCG-Untersuchungen mit immunologischer Methodik im Harn wurden von Witt und Guckeisen (1960) durchgeführt. Erste Vergleichsuntersuchungen zwischen dem neuen Immunoassay (Wide) und dem Bioassay wurden von Baechler, Borth (1969) und anderen mitgeteilt. Monoklonale Antikörper und HCG-Rezeptorprobleme haben Schwarz und Mitarbeiter (Innsbruck, 1985) dargestellt. Die Bestimmung hypophysärer Gonadotropine erfolgte bis in die sechziger Jahre hinein mit biologischen Verfahren. Beispielsweise im Mäuseuterus-, Ovarialgewichts- und im Prostatavorderlappentest. Zur Entwicklung und klinischen Anwendung dieser Bestimmungsverfahren für FSH, LH oder Gesamtgonadotropine haben im deutschen Sprachraum Borth (Genf), Buchholz (Marburg) und Heinrichs (Köln) Beiträge geleistet. Grässlin hat das Vorhandensein von „big"- und „little"-Formen des LH nachgewiesen. Auch Weise (1982) hat sich mit den verschiedenen Formen des LH befaßt.

Bei der Entwicklung des Radioimmunoassay (Yalow und Berson, 1960) für FSH und LH mit Chromatoelektrophorese war Leyendecker (Bonn) sowie Schmitt-Gollwitzer in der Gruppe von Saxena (Cornell, New York, 1974) beteiligt. Die Verfasser teilten auch erste eigene klinische Ergebnisse mit.

Leidenberger, Reicher, Künzig und andere (1976) untersuchten Bedingungen und Möglichkeiten des Radioliganden-Rezeptor-Assay für LH, HCG und die α-β-Untereinheiten.

Behandlung mit Gonadotropinen:
Zur Behandlung mit Gonadotropinen wurden zunächst Extrakte aus dem Serum schwangerer Stuten verwendet (PMS).

---

[15]Lunenfeld, B., geb. in Wien; später Schweiz und Tel Aviv.

Die ersten Versuche mit gonadotroper Stimulationstherapie hat B. Zondek unternommen (1936). Erfahrungen an einem großen Krankengut mit PMS und HCG hat später Staemmler (1962, 1967) vorgelegt.

Die Behandlung mit Gonadotropinen aus menschlichen Hypophysen (Gemzell, Stockholm) wurde in Deutschland von Bettendorf und Breckwoldt (Hamburg, 1967) begonnen. Leichter zugänglich war das Material aus dem Harn von Frauen nach der Menopause (HMG, Organon), das FSH und LH zu etwa gleichen Teilen enthielt. Wesentliche experimentelle und klinische Beiträge zur Behandlung von Amenorrhoe, Anovulation und anovulatorischer Sterilität wurden von Bettendorf sowie Lunenfeld und von W. L. Herrmann erbracht. Diese Verfasser haben vor allem die Dosierungen erprobt, festgelegt und über mögliche Nebenwirkungen berichtet (Borth, Lunenfeld, De Watteville, 1957). Über die Bildung spezifischer Antikörper gegen HMG unter der Gonadotropinbehandlung haben Lauritzen und Musch (1979) berichtet. Als Präparat mit LH-Wirkung wurde das Gonadotropin aus Schwangerenharn (HCG) verwendet, das zur Ovulationsauslösung dient (Daume, R. Kaiser, 1965, Tscherne, 1965).

Die erste erfolgreiche Behandlung mit Choriongonadotropin wurde 1936 von B. Zondek veröffentlicht. An eine Patientin mit primärer Amenorrhoe durch Ovarialinsuffizienz verabreichte er zunächst Östrogene und anschließend „Prolan", also HCG. Nach der Prolangabe kam es zur menstruellen Blutung aus einem sekretorisch umgewandelten Endometrium. Den Einfluß von HCG auf das Steriodspektrum bei Frauen während des Zyklus hat Hammerstein (1959) untersucht. Wesentliche Fortschritte für das Verständnis der Gonadotropinwirkung im Zusammenhang mit der Ovulation brachte die in vitro-Befruchtung mit der dazu erforderlichen Vorbereitungsbehandlung (Trottnow, Krebs, Semm, Mettler, Feichtinger).

Ovulationsauslöser:
1961 wurde das Clomiphen, 1965 das Cyclofenil, 1968 das Epimestrol entwickelt. Nach dem Vorgang angloamerikanischer Untersucher haben sich W. L. Herrmann (1961), Zander und Buntru (1965), Döring (1965), Keller und Wyss (1966), Taubert (1969), Schulz und Bettendorf (1972), Czygan, Leidenberger, Tscherne (1974), Pallaske, H. Keller und Kubli (1965), Taubert und Mitarbeiter (1975), Hammerstein und Mitarbeiter (1969, 1976), Leyendecker, Nocke und Plotz (1980) sowie Göbelsmann und andere (1982) eingehend mit Indikation, Wirkungsweise und Ergebnissen der ovulationsauslösenden Therapie befaßt.

Prolaktin:
Das laktotrope Hormon wurde lange als ein atavistisches Hormon ohne wesentliche Bedeutung für den Menschen angesehen.

Grüter und Stricker in Straßburg hatten früh (1929) über die Wirkung eines Hypophysenvorderlappenhormons auf die Auslösung der Milchsekretion gearbeitet. Sie zeigten schon, daß für die Wirksamkeit dieses Hormons Eierstöcke und Corpora lutea erforderlich sind und hatten das LTH in die α2-Zellen des HVL lokalisiert. Fauvet (1941, 1950) hat sich mit der klinischen Bedeutung des Hormons für die Brust und die Stilleistung beschäftigt, Vorherr mit der Physiopathologie der Brust.

Durch die Untersuchungen von Apostolakis[16] (Hamburg 1965–1968) wurde das Vorhandensein eines eigenen laktogenen Hormons wahrscheinlich gemacht und die Möglichkeit chemischer Aufbereitung und biologischer Bestimmungen mit verbesserter Empfindlichkeit und Zuverlässigkeit erarbeitet.

Moltz (Berlin, 1969) hat die Synthese und Freisetzung des Prolaktin, Wuttke (1971) die Regelung der Prolaktinproduktion und -regelung im Tierversuch untersucht. Die Hemmung unerwünschter Laktation haben Wenner und Erb (1972) und viele andere klinisch geprüft.

Von großer diagnostischer Bedeutung war die Entdeckung spontan und medikamentös ausgelöster hyperprolaktinämischer Zustände und Krankheitsbilder, die mit anovulatorischen Zyklusstörungen, prämenstruellen Beschwerden, Sterilität, Galaktorrhoe, Migräne sowie männlicher Infertilität und Impotenz einhergehen können. Die Entwicklung der RIA, der Funktionstests mit TRH oder Metroclopramid und des Computertomogramms hat die Diagnostik und Therapie von Prolaktinomen bereits geringer Größe möglich gemacht. Mit diesem Problem haben sich besonders Rjosk, Fahlbusch und von Werder (1979), Schulz, Geiger, Künzig, Kloppenburg (1977) sowie E. Schindler, Keller (1978), H. P. G. Schneider, Bohnet und andere beschäftigt.

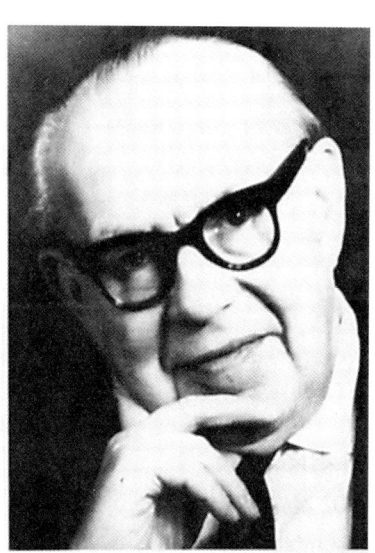

Abb. 15.
Ernst Philipp, 1893–1961, Berlin-Greifswald, Kiel

Die Entwicklung der Prolaktinhemmer Bromocriptin (Flückiger, Sandoz, Basel, 1972) und Lisurid (Gräf, Horowski, Wachtel, Schering, 1976, 1984) hat eine wirksame Behandlung der hyperprolaktinämischen Zustände ermöglicht (Bohnet, Hanker, Schneider, 1978, 1979). Mit der therapeutischen Anwendung Dopaminantagonisten bei pueraler Mastitis und gutartiger Brustdrüsenerkrankungen haben sich Breckwoldt und Peters befaßt. Bohnet (Ulm, Münster, Hamburg) hat die Pathophysiologie und Therapie der Hyperprolaktinämie in zwei Monographien zusammengefaßt (1981, 1985).

---

[16] Apostolakis, Michael. Internist, Universität Hamburg, Physiologe, Saloniki.

Der Zyklus:
Unsere Kenntnisse über die Vorgänge während des ovariellen Zyklus mit Ovulation und Gelbkörperbildung und der davon abhängigen Beeinflussung des Endometriums verdanken wir nach zahlreichen Vorarbeiten (z.B. Hitschmann und Adler) den Untersuchungen von R. Schröder (Kiel, 1928, 1938, Abb. 6). Knaus (1938, Abb. 13) hat mit seinen Forschungen die relative Konstanz des Corpus luteum nachgewiesen, die die Grundlage der von ihm empfohlenen kontrazeptiven Methode wurde. Zondek und Aschheim zeigten die Abhängigkeit der Ovarialfunktion von Hypophysenvorderlappen, Kaufmann (1935) bewies die Abhängigkeit des Endometriums von Östrogenen und Progesteron. Mit den hormonellen Regelungen im Zyklus haben sich anhand von Hormonbestimmungen und Hormonverabfolgungen Nocke, Leyendecker, Wildt und Plotz (Bonn 1976, 1980) sowie Gips befaßt.

Die Bedeutung der Östradiolspitze und des Progesteronanstiegs für die LH-FSH-Erhöhung in Zyklusmitte haben Göbelsmann und Mitarbeiter (1979) aufgeklärt. Die feiner abgestimmte Funktion des Ovars wurde aufgrund von intraovarieller Hormonverabfolgung von Hoffmann und mittels Perfusionsstudien von Buchholz und Mitarbeitern (1979) untersucht. Die Rolle des Inhibins hat Daume (Marburg, 1978) eingehend analysiert. Über den Einfluß des Zyklus auf die Psyche der Frau hat Döring gearbeitet (1958).

Prostaglandine:
Im Jahre 1935 beschrieb U. S. von Euler[17] die Wirkungen von Sekreten und Extrakten von menschlichen Prostatadrüsen, die er Prostaglandine nannte. Sie werden auch vom Endometrium während des Zyklus und in der Schwangerschaft sezerniert. Über die Bedeutung von Prostaglandinen im Zyklus, bei deren Regel und bei der Dysmenorrhoe haben Zahradnik und Breckwoldt (Freiburg, 1977) sowie Schneider und Hanker (Münster, 1983) gearbeitet. Die physiologische Bedeutung der Prostaglandine für Wehenbeginn und Geburt hat P. Husslein (Wien) in der Gruppe von Fuchs (New York, 1981) untersucht. Mit der Anwendung zur Wehenerzeugung bei der Abruptio und unter der Geburt haben sich U. Haller und Kubli (1978), Zahradnik und Breckwoldt (1978), Jonatha, Tettenborn und Lauritzen (Ulm, 1979), von Ponnath, Grüneberger und Husslein (1983), Weitzel, Benthin (1981) sowie Goeschen und Saling (1982), Dennemark und Rath (1985) befaßt.

Die hormonale Kontrazeption:
Nachdem Haberlandt bereits 1921 in Graz durch seine Tierexperimente mit Corpusluteum-Implantationen die Möglichkeit einer Ovulationshemmung prinzipiell aufgezeigt hatte, wurde diese Möglichkeit von L. Fraenkel, C. Tietze, Bickenbach und Paulikowicz sowie durch von Massenbach zwischen 1930 und 1940 weiter untersucht und einer praktischen Anwendbarkeit näher gebracht. Diese Arbeiten sind, wie die von Büttner (1942) und Tscherne (1949), als Vorläufer der hormonalen Kontrazeption, die später von Pincus entwickelt wurde, anzusehen. Im deutschen

---

[17]Euler, H. von, geb. 15. 2. 1873 in Augsburg. Stud. Göttingen, Berlin, Prof. Chemie, Stockholm, Nobelpreis 1929. Sohn: Euler, U. S. von, geb. 7. 2. 1905 in Stockholm, Dr. h. c., Tübingen, Prof. Physiologie, Vorsitzender Nobelkomitee, Prostaglandine, Noradrenalin als Neurotransmitter.

Sprachraum haben Kirchhoff und Haller sowie Döring Zuverlässigkeit und Nebenwirkungen der Pille als erste untersucht.

Wesentliche Beiträge zu den gleichen Fragen haben Hauser (Luzern, 1969) und Mitarbeiter, Hammerstein, Taubert, Brehm, Lauritzen, R. Kaiser, Runnebaum und Raabe, Erb und Keller sowie Nevinny-Stickel, Carol und Göretzlehner (1981), Klinger und Groot, Wasing erbracht. Den Wirkungsmechanismus der Minipille haben Mall-Haefeli, Hammerstein (1970) sowie Schindler und Friedrich (1975) untersucht. Die Dreistufenpräparate wurden von Lachnit-Fixson (Schering) entwickelt. Über den Einfluß hormonaler Kontrazeptiva auf den venösen Kreislauf hat Ludwig (1964) gearbeitet. Die Pille beeinflußt zahlreiche Stoffwechselparameter (Lauritzen, 1977) wie den Kohlenhydratstoffwechsel (P. Beck, 1973, Muck und Hommel, 1976, s.a. Bolt 1984), den Lipidstoffwechsel (Husmann, 1970), die Leberfunktion (Patt, 1976), die Transcortin-Bindungskapazität (Schwarz und Hammerstein, 1974), die Blutgerinnung (Beller und von Kaulla, 1970), den Blutdruck über das Renin-Angiotensin-Aldosteron-System (Kaulhausen, 1976, Girndt, 1979) und die endokrinen Parameter (Lauritzen, 1960, Hammerstein, 1970, Bottermann, 1972, Völker und Mitarbeiter [Prolaktin, 1981]), und die Psyche (Petersen, 1969, sowie Wenderlein, 1981). Taubert und Mitarbeiter (1976) sowie Rey-Stocker (1978), Römmler und Mitarbeiter (1978) beschrieben die dosisabhängige Hemmung der hypophysären Freisetzung von LH und FSH nach LHRH-Gabe durch orale hormonale Kontrazeptiva. Girotti und Hauser (1971) überprüften die Ovarialfunktion nach Absetzen von Ovulationshemmern, Kaiser und Zippel (1980) befaßten sich mit der Wirkung oraler hormonaler Kontrazeptiva auf die Brust, Mettler, Semm und Mitarbeiter (1977) mit ihrem Einfluß auf die Stillperiode. Die Amenorrhoe nach Pilleneinnahme haben Kunz und P. J. Keller (1974), Taubert und Mitarbeiter (1975) und Lauritzen (1975) bearbeitet.

Den Einfluß der Östrogene und Gestagene auf das Vaginalepithel hat Wied[18] (1960), die auf Endometrium und Tuben Dallenbach-Hellweg (1983) untersucht.

F. Lehmann, Czygan und Bettendorf befaßten sich mit dem Einfluß postovulatorisch verabfolgter Östrogene auf die Corpus-luteum-Funktion (1975).

Endokrinologie der Schwangerschaft

Die Geschichte der Endokrinologie der Schwangerschaft beginnt nach den frühen Hypothesen von Halban mit den Untersuchungen von Zondek und Aschheim (1928) über das Schwangerschaftshormon (Prolan B = HCG). Die Untersuchungen von Philipp (1929, 1931, Abb. 15) über die Funktionsruhe des Hypophysenvorderlappens in der Gravidität und über die Anwesenheit und Produktion des HCG und von Östrogenen in der Plazenta machten klar, daß die Plazenta in der Schwangerschaft wenigstens teilweise die Funktion des Hypophysenvorderlappens und des Ovars übernimmt und daß die Plazenta HCG und Östrogene bildet. Clauberg (Königsberg, 1936) faßte eigene Ergebnisse und den Stand der Wissenschaft in seinem großen Handbuchartikel „Ovarium, Hypophyse, Plazenta und Schwangerschaft in ihrer innersekretorischen Beziehung zur Frauenheilkunde" zusammen.

---

[18]Wied, Georg Ludwig, geb. in Karlsbad, Böhmen. Ausbildung in Prag, Graz, Berlin. Seit 1953 Chicago, USA; Gynäkologe, Cytologe.

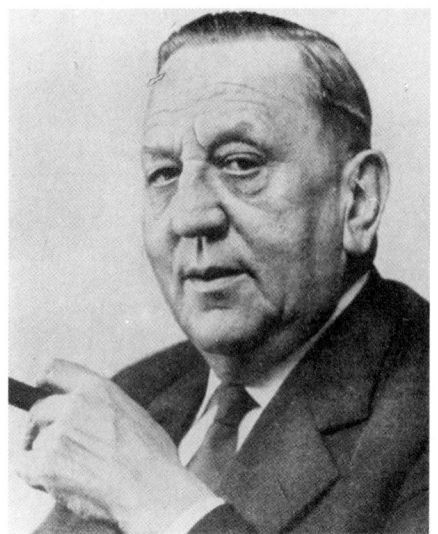 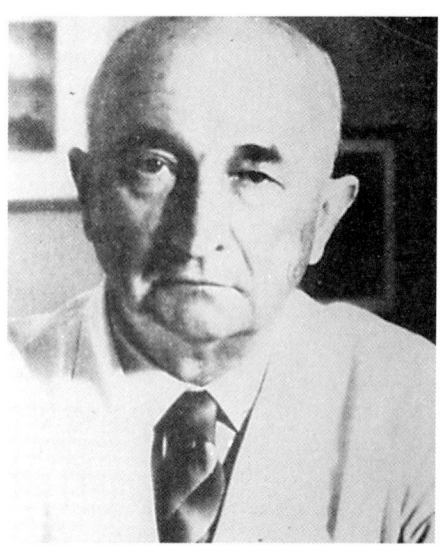

Abb. 16. H. Siebke, geb. 1899   Abb. 17. H. Runge, 1892–1964

Steroide:
Philipp (1934) und Adler, De Fremery und Tausk[19] (1934) fanden Luteohormon (Progesteron) in der Plazenta. Erhard (1934) extrahierte es aus Gewebe der Blasenmole. Die Anwesenheit von Androgenen in der Plazenta wies Siebke (1932, Abb. 16) nach. Diese Befunde wurden später von Stark und Voss (1940) bestätigt und erweitert. Fels (1926) bestimmte Östrogene im Blut Schwangerer, Fels (1926, Abb. 12) sowie Aschheim (Abb. 14) und Zondek (1928, Abb. 9) maßen Östrogene im Harn Gravider. Typische ansteigende Östrogenkurven fanden Siebke (1929, 1934, 1939) sowie Laqueur[20] und Mitarbeiter. Die Ausscheidung von Östrogenen im Stuhl wurde von Siebke und Schuschania (1930), das Vorkommen in der Galle von Schröder und Görbig (1938) nachgewiesen.

Mit modernen Verfahren haben Koller und Leuthardt (1942), von Wattenwyl und Wespi (1945), Eichenberger und Käser (1949), Wenner und Mitarbeiter (1957), Keller (1953), Eichenberger und Hoffmann (1952), Niederhofer und Puck (1953) sowie Breitner (1955) Harnöstrogene in der normalen und pathologischen Schwangerschaft bestimmt. Den Östrogensturz bei fetaler Gefährdung und Fruchttod hat erstmals Zondek beschrieben. Untersuchungen mit modernen Verfahren haben Breuer, Nocke und Knuppen (1950–1960) sowie Lauritzen (1961) vorgelegt. Zahlreiche neue Östrogene im Schwangerenharn haben Breuer und Mitarbeiter (1959–1961) nachgewiesen. Östrogenbestimmungen im Blut Schwangerer wurden von Löwe (1925), Binz (1926), Aschheim (1926), Fels (1927), Siebke (1929), Siegert und Schmitt, Runge (Abb. 17) und Clausnitzer (1932), Neumann (1930), Koller und Leuthardt (1941), Wenner (1941) und Mühlbock (1958) vorgenommen. Mit modernen Verfahren arbeiteten Oertel und Mitarbeiter (1956, 1959), Wenner

---

[19]Tausk, Marius, Pharmakologe, Organon, Oss.
[20]Laqueur, Ernst, geb. 1902 in Obernigk/Trebnitz, Biochemiker, Holland, gest. 1947, Schweiz.

(1957), Keller und Kubli (1960) sowie Schindler (1966), Goebel und Kuss (1969), Göbelsmann (1971–1979), Janisch und Spona (1978). Eingehende Untersuchungen über die hormonale Beurteilung der Frühschwangerschaft und des drohenden Aborts haben Strecker (1978) sowie Runnebaum und Gerhard vorgelegt (1978, 1983).

Östrogene im Retroplazentarenblut und im Nabelschnurblut bestimmten Aschheim, Zondek, Löwe (1925), Aschheim (1926), Fels (1927), Siebke (1927), Philipp (1929), Zondek (1935), später Schmidt-Elmendorff (Düsseldorf, 1968).

Hoffmann und von Lam, Hoffmann und Uhde (1955) sowie Zander, von Münstermann und Runnebaum (1962) bestimmten die wichtigsten Östrogene, Gestagene und Androgene im Nabelschnurplasma und im Plazentablut. Simmer (1964) identifiziert DHAS im fetalen Blut, im Nabelschnurblut und im peripheren Venenplasma der Mutter. Runnebaum, ferner Kuss, Goebel, Sippel und viele andere haben Östrogen und Progesteronbestimmungen im Plasma unter den verschiedensten klinischen Bedingungen vorgenommen.

Schmidt-Elmendorff (1961) bestimmte Östrogene im Plazentagewebe. Die Progesteronkonzentration im Plasma sinkt vor Wehenbeginn ab (Zander). Klinische Ergebnisse von Östriol und Pregnandiolbestimmungen im Harn wurden von Wyss in seiner Monographie (1968) mitgeteilt. Pregnandiol im Plasma wurde von Lauritzen und Lehmann bestimmt (1965).

Hoffmann und von Lam (1948) sowie Hoffmann und Uhde (1955) bestimmten die Progesteronbildung im Ovar und in der Plazenta biologisch, ebenso Ober, Klein und Weber (1954), ferner Zander und von Münstermann (1956) sowie Kaufmann und Mitarbeiter (1951) mit biochemischen Verfahren in Corpus luteum, Fettgewebe, Uterusmuskel, Endometrium, Plazenta, Fruchtwasser und fetaler Leber. Die Biogenese an Steroiden in normalen Diabetes- und Gestoseplazenten haben mit markierten Steroiden in vitro Lauritzen und Lehmann (1971) erforscht und ihre Verteilung im mütterlichen und fetalen Organismus gemessen.

Peptide:
HCG wurde mit biologischen Verfahren von Schneider und Frahm (1956), mit chemischen Methoden von Drescher (Kiel, 1965) bestimmt. Eichenberger und Käser (1960) wiesen den Abfall von HCG beim Tod des Feten nach. Diczfalusy und Heinrichs (1965), Blobel (Tübingen, 1966) und Lauritzen (Kiel) haben eingehende Untersuchungen über Stoffwechsel, Ausscheidung und physiologische Wirkungen des HCG sowie dessen Einfluß auf die fetale Nebennierenrinde (Lauritzen, Ulm) vorgelegt. Merz und Dörner (1974–1984) haben sich mit der Biochemie des HCG beschäftigt.

Schon Wehefritz und Gierhake (1934) hatten ein „Wachstumshormon" im Schwangerenharn nachgewiesen. C. Erhardt (Frankfurt, 1936) konnte luteotrope Aktivität (HPL) in Plazenten und Harn nachweisen. Diese Befunde wurden von Lessmann (1939) und E. Keller (1939) bestätigt. Föllmer (1954) zeigte die Anwesenheit von Wachstumshormonaktivität in der Plazenta. Bettendorf und Knörr (1966) haben gezeigt, daß eine Schwangerschaft auch bei einer hypophysektomierten Frau normal verlaufen kann. Nach der Charakterisierung und Identifizierung des HPL in Harn und Blut sowie der Schaffung des Radioimmunoassays wurden zahlreiche Studien über Blutspiegel und klinische Bedeutung des HPL vorgelegt (z.B. Berle, 1969, 1973, P. Hepp, 1970, Keller, Schreiner, 1970, Spona und Janisch, 1972, Weber und Mitarbeiter, 1972, Vorherr [früher Mainz, jetzt Albuquerque], Melchert, 1976). Den Einfluß der Schwangerschaft auf Prolaktinomie haben Rjosk, Fahlbusch und von Werder beschrieben (1982).

Wichtig für das Verständnis der Implantation und Eientwicklung ist die Kenntnis der frühen Signale, die von der Zygote ausgehen. Bohn (Behring-Werke Marburg, 1976) hat eine Reihe von Peptiden mit Hormoncharakter (SP_1 u.a.) entdeckt, die für den frühen Nachweis einer Schwangerschaft von Bedeutung sind. Ihre physiologische Rolle ist noch unklar. Beier (Aachen, 1968), Reproduktionsbiologe, hat ein Protein, das Uteroglobin, beschrieben, das vom Endometrium sezerniert wird, progesteronabhängig ist und für die Entwicklung der Blastozyste und die Implantation von Bedeutung ist (s.a. Beato, Marburg, 1976). Für die Kenntnis der Endokrinologie der Implantation hat die in vitro-Fertilisierung große Fortschritte gebracht (Trottnow, Krebs, Semm und Mettler, Feichtinger u.a.).

Endokrinologie der embryonalen Geschlechtsentwicklung:
Das Testosteron des fetalen Hodens steuert die Bildung der männlichen Geschlechtsgänge (Neumann und Elger, 1965). Die weiblichen Gonaden und die Östrogene spielen dabei keine Rolle (Jost, Philipp). Allein die männlichen Gonaden bewirken durch Initial- und Dauerinduktion die Bildung der Wolffschen Gänge (Overzier). Das Müller-Gang-Inhibin bewirkt dabei die Rückbildung der weiblichen Strukturen. Testosteron prägt auch das „männliche" Regelungsverhalten des Hypothalamus (Dörner, 1968) und die Prägung des geschlechtsspezifischen psychischen Verhaltens (Money und A. Erhardt[21], 1968).

Die feto-plazentare Einheit:
Die fetale Hypophyse beginnt etwa in der 16. Woche Gonadotropine zu bilden. Sie können dort zu diesem Zeitpunkt und später nachgewiesen werden (Bettendorf). Die fetalen Ovarien können alle Funktionsstadien vom reifenden Follikel bis zum Corpus luteum zeigen (H. O. Neumann, 1937). Dennoch spielt die HVL-Ovar-Achse des Feten hormonell für die Schwangerschaftsendokrinologie keine wesentliche Rolle. Fetus und Plazenta bilden eine sich gegenseitig ergänzende funktionelle Einheit. Die Plazenta kann Östrogene nicht de novo bilden. Sie benötigt dazu vom Feten und der Mutter angelieferte C_{19}-Steroide. Das in den fetalen und mütterlichen Nebennierenrinden gebildete DHAS ist der wichtigste Vorläufer für die Östrogenbildung in der Plazenta.

Simmer und Mitarbeiter haben DHAS und 16α-OH-DHA-DHAS bei Mutter und Fetus vor und nach Nebennierenhemmung bestimmt (1964). Knuppen und Beuer (mit Diczfalusy) haben den Östrogenstoffwechsel des menschlichen Feten mittels Perfusionen und in vitro studiert (1968). Auch Breuer und W. D. Lehmann sowie Schindler (1974) haben über den Steroidstoffwechsel fetaler Organe gearbeitet. Die Stimulierung der Nebennierenrinde für die Bildung der plazentaren Östrogenvorläufer geht, zumindest anfangs, nicht über das ACTH. Auch das in der fetalen Hypophyse und in der Dezidua gebildete Prolaktin stimuliert die fetale

---

[21]Erhardt, Anke A., früher Tübingen, jetzt Assistant Prof. Dept. Psychiatry, State University of New York, Buffalo.

Nebennierenrinde nicht, da Verabfolgung von Prolaktinhemmern an Feten die DHAS- und Östrogenbildung nicht beeinflußt (Lehmann, 1978). Lauritzen und Mitarbeiter (1973) wiesen den stimulierenden Einfluß von plazentärem HCG auf die fetale Nebennierenrinde im mittleren Trimenon nach. Mit zunehmender hypothalamisch-hypophysärer Reifung übernimmt dann allmählich das ACTH die adrenocorticotrope Funktion. Durch Gabe von Corticosteroiden (beispielsweise zur Erzielung der Lungenreife) wird das ACTH des HVL und damit die DHAS- und Östrogenbildung in der feto-plazentaren Einheit gehemmt (Leyendecker und Mitarbeiter, 1977, Strecker, Ulm, 1978). Die fetale Nebennierenrinde hat Rezeptoren für HCG, nicht aber für Prolaktin. HCG- und Prolaktinrezeptoren findet man in der fetalen Leber (Lauritzen und Musch, 1976). Die Plazenta enthält Rezeptoren für HCG, DHA, Androstendion und 5α-Dihydrotestosteron, nicht aber für DHAS und Testosteron. In der Gewebekultur stimuliert DHA das Wachstum der Fibroblasten der Plazenta. Cortisol regt die Bildung des HCG im Syncytiotrophoblasten an (Lauritzen und Musch, 1976). Ähnliche Untersuchungen haben Runnebaum und Raabe (1983) vorgelegt.

Plazentaperfusionsstudien, deren Methodik Schneider (Zürich) verbessert hat, zeigten die Bedingungen der Östrogenbildung in der Plazenta aus Vorläufern auf. Die Östrogenbildung ist abhängig von der O_2- und NADP-Konzentration. HCG stimuliert die Östrogenbiogenese. Das hauptsächliche metabolische Produkt ist Östron über Androstendion (Wolf und Mitarbeiter, Ulm, 1982). Auf der Grundlage dieser Erkenntnisse über die Bedeutung des fetalen und mütterlichen DHA und DHAS für die Östrogenbildung in der Plazenta schuf Lauritzen (1967) den DHAS-Belastungstest, der einen Test der Plazentafunktion darstellt und die biogenetische Reservekapazität dieses Organs (Sulfataseaktivität, 19-Hydroxylierung, Aromatisierung, 17β-Oxydoreduktase) qualitativ und quantitativ mißt. Der Ausfall des Tests ist abhängig von der utero-plazentaren Durchblutung, der Masse der Plazenta, der Enzymausstattung und -aktivität. Durch intravenöse oder intraamniale Injektion des DHAS läßt sich eine differenzierte Information gewinnen. Der Betamethason-DHAS-Test schaltet die variable fetale Nebenniere als DHA-Bildner aus und ermöglicht so noch einen besseren Einblick in die isolierte Plazentafunktion. Klinische Untersuchungen haben gezeigt, daß der DHAS-Test zuverlässigere diagnostische und prognostische Aussagen für die Gravidität erlaubt, als die fortlaufende Östrogenbestimmung im Harn oder Plasma. Diese Befunde wurden von zahlreichen deutschsprachigen (P. Keller sowie Knappstein und Oertel, van der Chrabben, E. Kaiser) und anderen in- und ausländischen Arbeitsgruppen nachuntersucht und teilweise bestätigt. In letzter Zeit hat sich auch die Bestimmung der metabolischen Clearance des DHAS sowie der Quotient Morgen-/Abendwert des Östriol im Plasma (Reck, 1984), abhängig vom circadianen Cortisolspiegel, als brauchbarer Parameter für Plazentafunktion und fetales Wohlbefinden erwiesen.

Die Bildung von Progesteron aus ^{14}C-Acetat hat Zander in Gewebekulturen von Plazentagewebe nachgewiesen. Progesteron entsteht hauptsächlich über Cholesterin und Pregnenolon aus dem mütterlichen Organismus. Bei Plazentaperfusion wurde nach Gabe von Pregn-4-en-20α-ol-3on Progesteron nachgewiesen. Plazentäres Progesteron tritt sowohl in den mütterlichen wie den kindlichen Organismus über. Etwa 75 mg Progesteron pro 24 Stunden werden von der Plazenta in das fetale Kompartiment sezerniert (Zander). Die Gesamtproduktion von Progesteron am Ende der Zeit wurde mit 280 mg in 24 Stunden berechnet (Kaufmann, Zander,

Ober). Durch Bestimmung von Progesteron und seinen Metaboliten in Nabelvene und -arterien wurde die Verstoffwechselung des Progesteron im fetalen Organismus untersucht und das Vorkommen von 17α-hydroxylierten und zwei 20-reduzierten Metaboliten beschrieben, die zwischen Fetus und Plazenta rezirkulieren (Runnebaum und Zander, 1962). Die Plazenta enthält 20α-Hydroxysteroiddehydrogenase. Bei Perfusionsstudien wurden außerdem 6β-OH-Progesteron, 16α-OH-Progesteron, 17α-OH-Progesteron, Pregnandion, Androstendion und Pregnandiol gefunden. Haut, Muskulatur, Knochengewebe und Darm sind offenbar an der Verstoffwechselung neben der Leber wesentlich beteiligt. Die renale Ausscheidung erfolgt im wesentlichen als Sulfat (Holzmann, Bengston, Zander). Nur kleinere Mengen erscheinen als Glucosiduronate oder freie Verbindungen.

Plazenta:
Über den Sulfatasemangel der Plazenta haben Lehmann, Wolf und Lauritzen (1978) veröffentlicht, K. S. Ludwig (1968) lokalisierte die Östrogenbildung, Dallenbach-Hellweg (1954) Relaxin mit morphologischen Verfahren im Syncytium der menschlichen Plazenta, Stark (1955) und Chari (1976) haben die biologischen Wirkungen des Relaxins im weiblichen Organismus untersucht. Krasning, Rjosk, Stalla und von Werder extrahierten Relaxin aus Plazenten und bestimmten es mittels Radioimmunoassay (1977).

Strauss, Benirschke, Driscoll (1967) sowie Hörmann und Lemtis (1968) stellten Histologie und Pathologie der Plazenta in Beziehung zur Hormonbildung dar. Schuhmann und Lehmann lokalisierten die Maxima der Hormonbildung um die Zentralgefäße in der Mitte der Kotyledonen.

Diabetes und Schwangerschaft:
Besondere Verdienste um die Bearbeitung des Problems Diabetes in der Schwangerschaft haben sich Mohnike, Worm (Karlsburg), Kraussold und Fischer (Greifswald), Dietel (Hamburg), Dittmar (München), Artner (Wien, 1981) erworben.

Hormonale Schwangerschaft

Drohende Fehlgeburt:
Da nach den experimentellen Studien von Knaus bekannt war, daß Progesteron die wehenerregende Wirkung des Oxytocin herabsetzt, lag es nahe, zur Hemmung der Wehentätigkeit bei der drohenden Fehlgeburt Progesteron zu verabfolgen. Zweimal täglich 10 mg Progesteron i.m. oder zu Anfang der Behandlung 20 mg i.v. wurden empfohlen (Schultze, 1939). Auch hohe Dosen von Äthinylöstradiol wurden entsprechend amerikanischer Empfehlung verwendet (Probst, 1951). Zander (1955) und andere wiesen nach, daß die verwendeten Progesterondosen viel zu niedrig und daher unwirksam waren und daß die Progesteronwirkung physiologischerweise mehr auf hohen Konzentrationen im Uterusmuskel (durch Diffusion von der Plazenta her) beruhe, die man durch orale oder parenterale Gabe nicht erreichen kann. Neuerdings empfiehlt Runnebaum Progesteron bei drohendem Abort infolge Gelbkörperschwäche. Den Einfluß einer wehenhemmenden Behandlung mit Betamimetika auf die Östrogenausscheidung haben Jütting und Mitarbeiter (1973) und andere untersucht.

Hyperemesis gravidarum:
Wegen der Ähnlichkeit in der Symptomatik der Hyperemesis gravidarum mit dem hohen Morbus Addison nahm man an, daß die Hyperemesis auf einer Unterfunktion der Nebennierenrinde beruhen könne (Elert, 1939). Es wurde daher eine Behandlung mit Nebennierenrindenextrakten (Neumann, 1941) empfohlen, später die Verabfolgung von ACTH angeraten (Staemmler, 1959). Den Nachweis niedriger adrenaler Androgen- und ACTH-Plasmaspiegel sowie der Wirksamkeit einer ACTH-Behandlung bei Hyperemesis haben Lauritzen und Mitarbeiter (1968, 1970) durchgeführt.

Laktationsbestimmung:
Die Laktationshemmung mit Östrogenen wurde von R. Kaiser und vielen anderen untersucht, die mit Dopaminantagonisten u.a. von Wenner, Erb und Varga (1972), Breckwoldt (1983) sowie Schindler (1980) und Schmidt-Gollwitzer (1983).

Neugeborenenendokrinologie:
Beim Neugeborenen ist die Nebennierenrinde noch stark hypertroph. Mit dieser Zone X, die das DHA-DHAS bildet, haben sich aus morphologisch-funktioneller Sicht Rotter (Pathologe, 1963) sowie Dohm (Pathologe, 1967) beschäftigt. Zander und Solth (1953) untersuchten die Ausscheidung von C_{21}-Steroiden. Staemmler (1966) hat Bestimmungen verschiedener Corticosteroide beim Neugeborenen durchgeführt. Östrogene im Plasma von Neugeborenen haben Bindlingmaier und Knorr (Pädiater, München, 1974) bestimmt. Die plazentaren Hormone werden innerhalb weniger Tage ausgeschieden. Die Glukokonjugierung ist beim Neugeborenen noch unterentwickelt. Der Metabolismus der Steroidhormone beim Feten und Neugeborenen ist grundsätzlich von dem beim Erwachsenen verschieden (Diczfalusy, Zander und Solth, 1953). Der Stoffwechsel und die Ausscheidung von HCG, auch nach HCG-Gaben mit Bestimmungen im Blutplasma, Harn und Mekonium und Stuhl haben Lauritzen und Lehmann (1966) untersucht, ebenso Blutspiegel, Stoffwechsel und Ausscheidung von Östrogenen, Progesteron, 20α-, 20β-Dihydroprogesteron, Pregnenolon, Pregnanolon, Pregnandiol, DHA, 16α-OH-DHA und anderen $\Delta\text{-}^5$-Steroiden sowie Cortison, Cortisol und deren Tetrahydro-Metaboliten, und zwar nach Gabe von Steroiden HCG und ACTH. Aus den Untersuchungen ergaben sich Hinweise auf die feto-plazentaren Regulationen und die Aktivität und Stimulierbarkeit der Nebennierenrinde beim Feten und im Säuglingsalter. Grüters überprüfte das Verhalten der Serumkonzentrationen von DHAS und Prolaktin (1982).

Kindheit und Pubertät:
Erste Östrogenbestimmungen bei Kindern mit biologischen Verfahren haben Zondek und von Euler (Stockholm, 1934) veröffentlicht. Selye[22] (1949) teilte mit, daß die Ovarien von Kindern nur geringe Mengen von Östrogenen enthalten. Schon Hohlweg und Junkmann (1932) nahmen an, daß die Pubertät beginnt, wenn das Sexualzentrum im Hypothalamus weniger empfindlich für Steroidhormone

---

[22]Selye, Hans geb. 1907 in Wien, Studium Deutsche Universität in Prag. Biochemiker, Histologe, experimentelle Medizin. Prof. McGill University Montreal.

wird. Schöller, Dohrn und Hohlweg (1936) bestätigten die hohe Empfindlichkeit der infantilen Hypophyse für Östrogene. Über die experimentelle Einleitung der Pubertät bei Primaten hat Wildt (in der Gruppe von Knobil)[12] gearbeitet und die Entstehung der GnRH-Pulse sowie ihre Amplituden und Häufigkeit in dieser Lebensphase untersucht. Über das Verhalten der Gonadotropinspiegel in der Pubertät hat Lauritzen (1969) berichtet. Beck und Wuttke (1980) berichteten über die Tages- und Tag-zu-Tag-Schwankungen. Rey-Stocker (1980) und Mitarbeiter haben die Ansprechbarkeit des HVL und der Gonaden jugendlicher Mädchen auf LHRH untersucht. Die 17-Ketosteroide bei weiblichen Kindern und Jugendlichen haben Ströder, Zeisel und Kölitz (1972) bestimmt. Knorr und Bindlingmaier (Pädiater, München, 1978) haben ausgedehnte Bestimmungen der Östrogenspiegel im Plasma und Harn während Kindheit, Präpubertät und Pubertät durchgeführt. Hormonwerte bei juvenilen Blutungen hat Hammerstein mitgeteilt. Döring (1969) untersuchte die Häufigkeit des Eintretens der Ovulation in Abhängigkeit vom gynäkologischen Alter. Die Pregnandiolausscheidung beim jungen Mädchen hat Schildbach (1962) bestimmt. Elert und Tietze haben sich klinisch mit der Entwicklung und Regression des ovulatorischen Zyklus befaßt. Den fehlenden Einfluß der Pille auf das Knochenwachstum 14–16jähriger Mädchen wies Lauritzen (1969) nach. Über die Behandlung des Hochwuchses mit hohen Östrogendosen haben Lauritzen (1970) sowie Hanker und H. P. G. Schneider (Münster, 1977) gearbeitet.

Das Klimakterium:
Mit der Klinik des Klimakteriums haben sich nach Wintz (seit 1935) Bickenbach (Tübingen, München, 1949), Goecke (Münster, 1959), Hauser und Wenner (Basel, Luzern, Liestal, 1961) und in einer Monographie Wagner (1955), kürzlich Schrage (1985) befaßt. Bestimmungen der Östrogene und Gonadotropine bei klimakterischen Frauen haben Zondek, M. Keller, Bayer, Breuer, Nocke (1958), Buchholz, Würterle (1966), Kaiser und Gördes (München, Köln, 1968), Czygan (1972) und Lauritzen (Kiel, Ulm) durchgeführt. Witschi (1940) hat quantitativ den Gonadotropingehalt der Hypophysen klimakterischer Frauen bestimmt. Mit der Problematik und den Folgen der Oophorektomie haben sich Runge (1936), Caffier (1937) und Lauritzen (1975) befaßt. Das Syndrom des zurückbleibenden Ovars nach einseitiger Oophorektomie haben Caffier (1937), Weiss (1938), Muth (1953) und Wagenbichler (1973) bearbeitet. Wirkungen, Nebenwirkungen, Kontraindikationen, Risiken und Nutzen der Hormontherapie hat Lauritzen in zahlreichen Arbeiten dargestellt, neuerdings auch H. P. G. Schneider.

Corpuskarzinom:
Bestimmungen der Ausscheidung von C_{18}-, C_{19}- und C_{21}-Steroiden im Harn bei Frauen mit Carcinoma corporis uteri vor und nach Totalexstirpation haben Nocke, Buchholz und Mitarbeiter (1969) vorgelegt. Strauss (1969) hat Östrogenuntersuchungen im Blutplasma vorgenommen, ohne daß daraus wesentliche Folgerungen möglich wären. Die Umwandlung von Androgenen in Östron durch Fettgewebe beim Corpuskarzinom hat Schindler (1982) untersucht. Kaiser (1980) hat sich mit der Gestagenbehandlung des Corpuskarzinoms experimentell und klinisch befaßt.

Mammakarzinom:
Bayer, Breuer und Nocke (1958) bestimmten 17-Ketosteroide, 17-ketogene Steroide und Östrogene beim Mammakarzinom vor und nach Oophorektomie und ACTH-Gabe. Die Rolle des Prolaktin hat Schulz (1973) analysiert. Berle (1974) führte Prolaktinbestimmungen beim Mammakarzinom durch. Maas, Trams sowie Schulz (seit 1975) haben sich mit der Frage der Bedeutung von Östrogen- und Prolaktinrezeptoren sowie der Gestagen- und Antiöstrogentherapie auseinandergesetzt.

Gynäkologisch-endokrine Krankheitsbilder:
Mit dem Phänomen der Amenorrhoe haben sich nach 1935 zahlreiche Autoren befaßt. G. A. Wagner und E. Kehrer (1936) setzten sich mit der Follikelpersistenz und den Luteinzysten als Amenorrhoe-Ursachen auseinander. J. Novak und Graff zeigten die unterschiedlichen Endometriumsbefunde bei Amenorrhoe auf (Atrophie, Ruhestadium, Proliferation, glandulär-zystische Hyperplasie). Seitz, Siebke sowie Zondek, Neumann und Peter erhoben mit der AZR und dem Allen-Doisy-Test grundlegende Befunde über das Verhalten der Gonadotropine und der Östrogene bei der Oligo-Hypo- und Amenorrhoe. Mit den zentral und hypophysär bedingten Amenorrhoe-Syndromen hat sich besonders Kehrer befaßt (1931, 1933, 1937). Mit der Prognose der Amenorrhoe in Abhängigkeit von ihrer Dauer setzte sich Siegert (1937) auseinander. Diagnostik und Therapie wurden von zahlreichen Autoren, u.a. Kaiser, Staemmler, Lauritzen, gefördert. Die Möglichkeiten der Therapie mit Hormonen haben Seitz, Kaufmann, Clauberg, Philipp, Loeser, Gauss, Siebke, Buschbeck, Ehrhardt und H. O. Neumann (1930–1936), R. Kaiser, Staemmler und Lauritzen behandelt. Tietze hat den weiblichen Zyklus und seine Störungen, Ober die Therapie im Handbuch von Seitz-Amreich ausführlich dargestellt. Später haben sich Keller, Schneider sowie Leyendecker insbesondere mit der hypothalamischen Amenorrhoe befaßt.

Über die Behandlung von Blutungsstörungen wie Hypermenorrhoen und Dauerblutungen haben Buschbeck, Herrenberger, Tietze und andere berichtet. Erfolge mit besseren oralen und parenteralen Präparaten haben Staemmler und Lauritzen (1959), Kaiser (1969) sowie Boschann (1965) mitgeteilt. Über die inadäquate Lutealphase haben Taubert und Kuhl (1983) sowie F. Lehmann veröffentlicht. Den Beziehungen zwischen Sport und Zyklusstörungen sind Keller, Wurster (Tübingen) und Wolf und Mitarbeiter (Ulm) nachgegangen.

Mit dem Stein-Leventhal-Syndrom haben sich Lauritzen (1969) und Schindler (1985) ausführlicher beschäftigt. Über Hirsutismus haben Hammerstein, Goebel, Taubert, Raabe und Runnebaum (1979), Schindler, E. Kaiser und Loch (1976) und Lauritzen gearbeitet. Erfahrungen mit dem Dexamethason-HCG-Test haben Taubert und Hammerstein mitgeteilt. Die Dysmenorrhoe unter endokrinen Gesichtspunkten (Prostaglandine) wurde von Zahradnik und Breckwoldt (1983) untersucht. Die hormonalen Ursachen der Endometriose haben Philipp und Huber (1959) sowie Antoine (1962) und Schweppe (1984) bearbeitet. Fey und Hauser (1976) haben ihre Ergebnisse in der Diagnostik und Therapie der Anorexia nervosa anhand ihres Krankengutes monographisch dargestellt. Schindler, E. Keller und Mitarbeiter haben ausgedehnte endokrine Untersuchungen an Patientinnen mit Anorexie durchgeführt. Das Problem der Intersexualität wurde von Overzier (Mainz, Luzern, 1952), Philipp, Staemmler, Stange (1957), Zander und Henning

(Köln, 1962), Hauser (1965) und Lauritzen (1980) sowie Simmer und Mitarbeiter (1965) bearbeitet. Zander (1953) beschrieb mit Müller die virilisierende Wirkung von Methylandrostendiol auf den Feten. Die Wirkung von Antiandrogenen auf genitale Differenzierungsvorgänge im Tierversuch haben Neumann und Elger (1969) aufgezeigt. Hormonbestimmungen beim AGS haben Würterle (1969) und Lohmeyer (1970) vorgenommen. Über die Östrogen- und Androgenbildung in hormonbildenden Ovarialtumoren haben A. Meyer (1931), Schmid (Rostock, 1955), später mit biochemischen Methoden Zander, Plotz (Bonn) sowie Lauritzen und Lehmann (Ulm, 1973) gearbeitet. Selektive Katheterisierungen zur Abklärung androgenproduzierender Ovarial- und Nebennierentumoren haben Moltz und Hammerstein (1979) durchgeführt.

Monographien des deutschen Sprachgebiets

Monographien, Handbuchartikel, Kongreßberichte in Buchform und große Übersichtsarbeiten fassen die Geschichte der Wissenschaft, die bedeutendsten Leistungen, das Wissen der Zeit und die Linien der weiteren Entwicklung von einer höheren Warte aus zusammen. Sie stellen oft Landmarken der Wissenschaftsgeschichte dar und regen, indem sie die gesicherten Erkenntnisse, aber auch die Lücken des Wissens aufzeigen, zu weiteren gezielten Untersuchungen an. Es soll daher versucht werden, im folgenden die wichtigsten dieser Bücher und Arbeiten nach 1935 im deutschen Sprachgebiet zu benennen.

Die Morgenröte der gynäkologischen Endokrinologie beginnt in den endzwanziger und dreißiger Jahren mit den bedeutenden Monographien und Handbuchartikeln von Bernhard Zondek „Die Hormone des Ovariums und des Hypophysenvorderlappens" (1928) und von Robert Schröder „Die Pathologie der Menstruation" in den Handbüchern von Halban und Seitz (1924) und Veit-Stöckel (1928) und dem Handbuchartikel von Robert Meyer im Handbuch von Halban-Seitz (1924).

Die zyklischen Veränderungen der Uterusschleimhaut und der Eierstöcke sowie der menstruelle Genitalzyklus des Weibes waren Gegenstand zusammenfassender Darstellungen von H. O. Neumann (1935) und P. N. Damm (1936). Die Methodik der Hormonforschung wurde in den Monographien von Max Reiss (1934) „Die Hormonforschung und ihre Methoden" und dem großen zweibändigen Werk von Bomskov (1937) für alle experimentell tätigen Endokrinologen maßstabgebend zusammengestellt. Die Anatomie und Histologie der endokrinen Drüsen wurde von Wallraff in seiner Monographie und im Handbuch von von Moellendorf „Innersekretorische Drüsen" umfassend dargestellt. Für das Zwischenhirn-Hypophysensystem waren die Monographie von Bargmann (1954), der Handbuchartikel von Scharrer und Scharrer (1954) und die Arbeit von Romeis über die Hypophyse in Moellendorfs Handbuch (1940) richtungweisend. Stieve (1952) hat in seinem Buch „Der Einfluß des Nervensystems auf Aufbau und Tätigkeit der Geschlechtsorgane des Menschen" die Abhängigkeit des Baus und der Funktion der Gonaden von seelischen Belastungen nachgewiesen.

Zondeks „Hormone des Ovariums und des Hypophysenvorderlappens" in der zweiten Auflage (1935) ist auch heute noch eine lesenswerte Lektüre für junge Forscher. Fast alle Zusammenhänge, Wirkungen und Behandlungsmöglichkeiten des gonadalen Regelkreises und seiner Hormone sind hier bereits angedeutet und in bemerkenswerter wissenschaftlicher Konsequenz und beträchtlichem Ideenreichtum dargelegt worden. Clauberg (1936) faßt in seinem Handbuchartikel „Ovarium, Hypophyse, Plazenta und Schwangerschaft in ihrer innersekretorischen Beziehung zur Frauenheilkunde" das Wissen seiner Zeit im Stoeckelschen Handbuch zusammen. Knaus (1950) stellt in seinem Buch „Die Physiologie der Zeugung des Menschen" alle bekannten Fakten über Ovulation, Gelbkörperbildung sowie die Bedingungen der Befruchtungsfähigkeit von Ei und Samen zusammen und entwickelt daraus sein Verfahren der Empfängnisverhütung.

Zusammenfassende Darstellungen gaben auch Voss über „Die Physiologie der Hypophysenvorderlappenhormone" (1954) und Anselmino und Hoffmann (1937) über „Die Wirkstoffe des Hypophysenvorderlappens". In dem Handbuch von Seitz und Amreich (1955) wurde das Kapitel Hypophyse von Elert, das über die Hormone der Keimdrüsen von Hohlweg verfaßt. Über die Hormone der Plazenta schrieb Philipp, über die Zyklusstörungen C. Tietze. Ober befaßte sich mit der Behandlung der unzulänglichen Keimdrüsenfunktion. Im Handbuch von Schwalm und Döderlein (1965) wurde Semm das Kapitel „Fermente, Hormone, Vitamine in der Geburtshilfe" übertragen, Prill und Lauritzen übernahmen das Kapitel „Klimakterium", Hörmann und Lemtis bearbeiteten den Abschnitt „Die menschliche Plazenta".

Einen wichtigen Beitrag zur Kenntnis des Sexualdimorphismus der Geschlechter stellten die Monographien „Geschlecht und Krankheit" von Bürger (1955) sowie die von Money und A. Erhardt „Mann und Frau" dar.

Klinische Endokrinologie und Therapie:
Das erste Lehrbuch der gynäkologischen Endokrinologie in deutscher Sprache stammt von Kehrer (1939). Kehrer, damals Ordinarius für Gynäkologie in Marburg, schrieb in seinem Vorwort:

„Denn der Frauenarzt, der sich nicht zufrieden fühlt innerhalb der verhältnismäßig engen Schranken seines praktisch-wissenschaftlichen Faches, sondern den Anspruch erhebt, auf einer gewissen Höhe desselben zu stehen, mit den modernen Errungenschaften Schritt zu halten und seine Kranken diesen entsprechend zu behandeln, kann sich nicht mit den rein lokalgynäkologischen Gesichtspunkten zufrieden geben. Er muß sich auch ein wenig mit den unzähligen Fragekomplexen und Problemen der Endokrinologie, der Konstitutions- und Vererbungslehre und der in ihrer großen Bedeutung noch immer zu wenig gewürdigten Sexualwissenschaft auseinandersetzen und möglichst vertraut machen. Denn sehr viele endokrine Syndrome, vor allem auch diejenigen, die das seelische Leben betreffen, ‚bevorzugen' das weibliche Geschlecht in ungleich stärkerem Maße als das männliche."

In der Monographie von Kehrer (1937) wurden bereits Krankheitsbilder beschrieben, die dem hyperprolaktinämischen Syndrom und dem Stein-Leventhal-Syndrom und der psychogenen hypothalamischen Amenorrhoe entsprechen. Auch wurden in ihr die ersten Ansätze einer exakten Hormontherapie erörtert.

Wesentlich waren auch die Veröffentlichungen von Chwalla „Urologische Endokrinologie" (1951) und von H. Zondek „Die Krankheiten der endokrinen Drüsen" (1959).

In neuerer Zeit ist die von Labhart (1971) herausgegebenen „Klinik der inneren Sekretion" das Standardwerk. In ihm haben Ober, danach Keller (Zürich) die

Abschnitte über „Das Ovar", Zander und später Keller sowie Schreiner das Kapitel über „Die Schwangerschaft" verfaßt. Beide Kapitel hat für die neueste Auflage Schindler (Tübingen) übernommen.

In der „praktischen Endokrinologie" von Jores und Nowakowski hat Staemmler die gynäkologisch-endokrinen Kapitel „Störungen der weiblichen Sexualfunktion" geschrieben. Er hat auch selbst einen „Grundriß der gynäkologischen Endokrinologie" verfaßt (1965) und seine klinischen Ergebnisse in der Monographie „Die gestörte Regelung der Ovarialfunktion" zusammengestellt (1964). Neue Monographien zur gynäkologischen Endokrinologie haben R. Kaiser und G. F. B. Schumacher (1984) sowie Schneider, Lauritzen und Nieschlag (1986) vorgelegt. Das dreibändige Handbuch von Zander, Friedberg, Käser, Ober, Thomsen (1975–1985) umfaßt auch alle Aspekte der gynäkologischen Endokrinologie.

Eine Zusammenfassung des derzeitigen Wissens über die Gonadotropine enthält die Monographie von Apostolakis und Voigt „Gonadotropine" (1965) und der von Bettendorf herausgegebene Symposiumsbericht (1970). Flückinger, Del Pozo und von Werder haben Physiologie, Pharmakologie und Klinik des Prolaktin in einer Monographie zusammengefaßt (1982).

Umfassende Informationen über Struktur, Biogenese, Wirkungen, Wirkungsweise, Verstoffwechselung und therapeutische Effekte der Hormone gaben die Monographien von Abderhalden „Die Hormone" (1952) und von Ammon und Dirscherl „Fermente, Hormone, Vitamine" der Band II (1960), das Buch von Karlson (1960–1983) „Biochemie der Hormone" und dasjenige von Träger „Steroidhormone" (1977).

Das gesamte Wissen über östrogene Hormone bis zum Jahre 1961 haben Diczfalusy (Stockholm) und Lauritzen in ihrer Monographie „Östrogene beim Menschen" zusammengefaßt.

Einen großen Überblick über die Kenntnisse auf dem Gestagengebiet gab das von Junkmann (1968) herausgegebene Handbuch der Pharmakologie „Die Gestagene". Tausk (1983) hat aus eigener, großer, zum Teil geschichtlicher Erfahrung mit seiner „Pharmakologie der Hormone" vielen Ärzten und Studenten das erforderliche Grund- und Spezialwissen über die Hormone vermittelt. Die funktionellen morphologischen Veränderungen an den weiblichen Geschlechtsorganen durch Sexualhormone faßte ein von Dallenbach-Hellweg (1980) herausgegebener Symposiumband zusammen. Die Pathologie der Brustdrüse hat Bässler (1979) bearbeitet.

Darstellungen der funktionellen hormonalen Zytologie des Zyklus, der Schwangerschaft, Kindheit, Pubertas, Postmenopause und Senium enthalten die Monographien von Zinser (1951) „Zytodiagnostik", ferner die von Smolka und Soost, Staemmler und Schneider.

Die Möglichkeiten und Methoden der Hormonbestimmungen zeigten die Bücher von Zimmermann (1959) „Bestimmung von 17-Ketosteroiden" und von Oertel „Chemische Bestimmungen von Steroidhormonen im Plasma" sowie das Kapitel „Endokrinologische Untersuchungsmethoden" im Labhart (1957) von Ober u.a. und die neuere von Breuer, Hamel und Krüskemper herausgegebene Monographie „Methoden der Hormonbestimmung" auf (1981).

Die Behandlung mit Sexualhormonen in der Gynäkologie wurde in mehreren Buchveröffentlichungen dargestellt. Herausragend waren die Darstellungen von Tscherne (1949) „Sexualhormontherapie", Lewin und Spiegelhoff „Die Zyklushormone des Weibes" (1951), Kneer (1951), Wenner (1956) „Die Sexualhormone", Hoffmann (1959) „Sexualhormonbehandlung in der Gynäkologie", Ufer (1976) „Hormontherapie in der Frauenheilkunde", Kaiser (1978) „Hormonale Behandlung von Zyklusstörungen", Keller (1977) „Hormonale Störungen in der Gynäkologie", Göretzlehner und Dässler (1982) „Hormontherapie in der Gynäkologie" sowie von Kaiser (1978) „Die hormonale Behandlung von Genital- und Mammatumoren bei der Frau". Von Insler und Lunenfeld (1977) sind erschienen: Sterilität Band 1, Diagnose und Therapie endokriner Fertilitätsstörungen der Frau. Schäfer und Buchholz schrieben die wichtige Monographie: „Nebenwirkungen von Sexualhormonen" (1976), Neumann den Artikel „Sexualhormone" im Handbuch der Physiologie (1977).

Die orale hormonale Kontrazeption wurde in Monographien von Gesenius (1970), Haller (1979) „Empfängnisverhütung", von Taubert und Kuhl (1981) „Kontrazeption mit Hormonen" sowie von Raabe und Runnebaum (1982) „Kontrazeption" abgehandelt.

Strauss, Benirschke und Driscoll (1967) unter dem Titel „Plazenta" im „Handbuch der pathologischen Anatomie" sowie Hörmann und Lemtis (1968) unter dem Titel „Die menschliche Plazenta" haben in der „Klinik der Frauenheilkunde" (Schwalm-Döderlein) alle Aspekte der Anatomie, Histologie, Physiologie, Pathologie und Endokrinologie der Plazenta in großen Übersichten dargestellt. Die Bedeutung der Androgene und Östrogene in der feto-plazentaren Einheit haben Lauritzen und Klopper (1981) im entsprechenden Kapitel der Monographie „Endocrinology of Pregnancy" gewürdigt. Über „Die Nebennierenrinde des Feten und Neugeborenen" hat Dhom (1970) eine Monographie veröffentlicht. Zander (1959) schrieb „Gestagens in human pregnancy" in „Recent Progress in the Endocrinology of Reproduction" und faßte die Verfahren zur Bestimmung von Progesteron in Dorfmans „Methods in Hormone Research" zusammen (1963).

Wyss (1970) veröffentlichte eine Monographie über Östrogen- und Pregnandiolbestimmungen im Harn bei Schwangeren als große klinische Studie. Schindler (1982) befaßte sich in einer Monographie mit Proteo- und Steroidhormonen im Fruchtwasser, Jung (1968) mit den Problemen der Uterusmotilität. Die verfügbaren Daten über Oxytocin wurden von Berde (1959) unter dem Titel „Recent Progress in Oxytocin Research" zusammengefaßt.

Der gesamte Problemkreis der Intersexualität wurde unter der Herausgeberschaft von Overzier (1961) in „Die Intersexualität" dargestellt. Eine neuere Zusammenfassung gaben Hauser (1966) und Lauritzen (1983) im Handbuch von Schwalm-Döderlein und im Nachfolgewerk von Schmidt-Matthiesen und Wulf.

Die weitere Entwicklung der gynäkologischen Endokrinologie

In den sechziger Jahren wurden an einigen Universitäts-Frauenkliniken Lehrstühle oder Abteilungen für gynäkologische Endokrinologie geschaffen, so in Hamburg (Bettendorf), Frankfurt (Taubert), Heidelberg (Runnebaum), Freiburg (Breckwoldt), Berlin (Hammerstein), Marburg (Daume). In Ulm zieht sich die Endokrinologie als Berufungsschwerpunkt durch alle relevanten klinischen und theoretischen Fächer der Medizin. An jeder Universitätsklinik befaßt sich heute mindestens einer der Oberärzte schwerpunktmäßig mit Endokrinologie. Daß wissenschaftlich auf die gynäkologische Endokrinologie einschließlich Sterilität weitgehend spezialisierte Kollegen Lehrstühle für Gynäkologie und Geburtshilfe erhalten, ist eigentlich kein Novum (R. Schröder, Philipp, Tietze, Kaufmann, Siebke, Knaus u.a.). Auch in jüngerer Zeit war dies der Fall (München I, Kiel, Köln, Ulm, Münster). Schwerpunktförderungen der DFG für Endokrinologie einschließlich der gynäkologischen Endokrinologie gab es in Hamburg und Ulm. Gynäkologisch-endokrinologische Themen machen auf gynäkologisch-geburtshilflichen Kongressen etwa 20–30 Prozent aller Vorträge aus (Tab. 1), ebenso in gynäkologischen Zeitschriften und in der Zahl der Habilitationen und Dissertationen.

Probleme der gynäkologischen Endokrinologie nahmen auf den allgemeinen endokrinologischen Kongressen und solchen Zeitschriften einen Raum zwischen 10 und 30 Prozent ein. Für herausragende Leistungen auf dem Gebiete der gynäkologischen Endokrinologie werden an junge Forscher Preise verliehen (Tab. 2 und 3).

In Zeitschriften wie „Der Gynäkologe", „Fertilität", den Berichten über die Tagungen der deutschen Gesellschaft für Endokrinologie und Buchreihen wie „Frontiers of Hormone Research" werden autoritative Übersichten und Standortbestimmungen über gynäkologisch-endokrinologische Fragen regelmäßig und in kurzen Abständen veröffentlicht.

Tab. 1: Gynäkologisch-endokrinologische Themen einschließlich Sterilität bei den Versammlungen der Deutschen Gesellschaft für Gynäkologie und Geburtshilfe seit 1935.

Nr.	Tagungsort	Jahr	Vorsitzender	Themen	Referenten
24.	München	1935	A. Mayer	Sterilität	Albrecht, Richter, Moench, Spiethoff, Haselhorst, Knaus
25.	Berlin	1937	G. A. Wagner	Behandlung der Eierstockinsuffizienz	C. Kaufmann, E. T. Engle (USA), Grote
26.	Wien	1941	H. Fuchs	Geschlechtliche Konstitution und geschlechtliches Hormonsystem	A. Seitz
27.	Karlsruhe	1949	R. Th. v. Jaschke	Theorie und Klinik der Laktation	Fauvet, Roemer
28.	Bad Pyrmont	1951	H. Martius	–	–
29.	München	1952	H. Eymer	1. Zwischenhirn und Hypophyse 2. Nebenniere und Genitale 3. Übergeordnete Regulationen des Zyklus 4. Cyclus, Physiologie und Pathologie	1. Bargmann, Harris (London), Elert 2. Botella-Llusia (Madrid) 3. Westmann (Stockholm) 4. Stieve, Schröder, Husslein, Philipp, Kaufmann, Aschheim, Varangot (Paris)

Nr.	Tagungsort	Jahr	Vorsitzender	Themen	Referenten
30.	München	1954	R. Schröder	Die Bedeutung der Placentahormone für die Entstehung und den Verlauf der Toxikose. Die Bedeutung der Nebennierenrinden- hormone für die Entste- hung und den Verlauf der Toxikose.	Lax Elert
31.	Heidelberg	1956	H. Runge	Die Kinderlosigkeit in der Ehe. Klinik und Therapie der männlichen Fertili- tätsstörungen. Die Bedeutung des Cervixfaktors für die Sterilität.	Siebke Kimmig Antoine
32.	Frankfurt/M.	1958	H. Naujoks	Die Frau im Klimak- terium	F. Hoff, Goecke, Mauz
33.	München	1960	G. Döderlein		
34.	Hamburg	1962	E. Philipp	1. Die Einheit von Fetus und Plazenta 2. Die Befruchtung beim Menschen 3. Die Fehlbildung der weiblichen Keim- drüse ein- schließlich der Intersexualität	1. V. Becker, H. Bartels, Wulf, Zander, A. St. G. Hugget (London) 2. L. B. Shettles, New York 3. Watzka, Stange, W. Lenz, R. A. Pfeiffer, Overzier, Bierich, Hauser
35.	München	1964	W. Bickenbach	Die Ovulation	Rauscher, Bettendorf, R. Kaiser
36.	Hannover	1966	E. Fauvet	1. Die bedrohte Schwangerschaft 2. Physiologische und pathologische Laktation	1. Hörmann, Rauscher, Zander 2. Wenner
37.	Lübeck- Travemünde	1968	H. Kirchhoff	1. Von der Ovulation zur Implantation 2. Arbeitskreise: Endokrinologische Forschung und 3. Medikamentöse Ovulationsauslösung	1. Buchholz, G. Jung, Stegner, Smidt 2. Bettendorf 3. Zander
38.	Hamburg	1970	H. Dietel	Östrogene im Leben der Frau	

Nr.	Tagungsort	Jahr	Vorsitzender	Themen	Referenten
39.	Wiesbaden	1972	R. Kepp	1. Heterologe Insemination	Wenner
				2. Nebenwirkungen oraler Kontrazeptiva	Plotz
				Arbeitskreise: Morphologie, Histochemie und Biochemie der Plazenta bei Plazentainsuffizienz	Schmidt-Matthiesen
40.	Wiesbaden	1974	V. Friedberg	Umwelt- und Reproduktion	Jürgens, Schwarz, Kirchhoff
				Podiumsgespräch: Die morphologischen und funktionellen Grundlagen der Plazentainsuffizienz	Wulf, V. Becker
41.	Hamburg	1976	K. Thomsen	1. Befruchtung, Eientwicklung, Implantation und ihre Störungen	1. Krebs, Beier, Zander
				2. Komplikationen und Spätfolgen der Kontrazeption einschließlich Sterilisation	2. Hammerstein
				3. Das Klimakterium der Frau	3. Van Keep (Genf), Mall-Haefeli, Czygan, Lauritzen
				4. Abklärung und Behandlung endokriner Störungen bei Jugendlichen	4. Breckwoldt
42.	München	1978	Zander	Fortschritte in der Diagnostik und Behandlung der Sterilität	Schill, Insler (Tel Aviv), Schuhmacher (Chicago), Leyendecker, Rjosk, Hepp, Swolin
				Podiumsgespräch: Ist die Östrogenbehandlung mit einem erhöhten Krebsrisiko verbunden?	Plotz, Herrmann, Lauritzen, Rauramo (Turku), Breuer
43.	Hamburg	1980	H. Schmidt-Matthiesen	–	–
44.	München	1982	K.-H. Wulf	1. Prostaglandine in der Geburtshilfe	1. Schneider
				2. Derzeitiger Stand der extracorporalen Befruchtung	2. Trottnow

Geschichte der gynäkologischen Endokrinologie des deutschen Sprachraums 261

Nr.	Tagungsort	Jahr	Vorsitzender	Themen	Referenten
45.	Frankfurt	1984	G. Oehlert	1. Extrakorporale Befruchtung und Embryotransfer	1. Krebs, Trottnow, Diedrich, Lehmann, Beier, Sass, Eser, Ziegler
				2. Derzeitiger Stand der gynäkologischen Hormontherapie	2. R. Kaiser, Geiger, Lauritzen, Breckwoldt, H. P. G. Schneider, Hammerstein, Runnebaum
				3. Arzneimittelinteraktion bei der Anwendung von Steroidhormonen, insbesondere oraler Kontrazeption	3. Bolt

Tab. 2. Schoeller-Junkmann-Preis – verliehen ab 1967.
Preisträger aus dem Fachgebiet der gynäkologischen Endokrinologie* in Deutschland

Jahr	Preisträger Name Universität Stadt	Titel der Arbeit
1968	Elger, W. Steinbeck, H. Neumann, F. Schering, Berlin	Untersuchungen zur gestörten und normalen Sexualdifferenzierung
1969	Jütting, G. Aachen	Hormonale Enzyminduktion im Myometrium – Beispiel einer Östrogenwirkung am Erfolgsorgan
1970	Knuppen, R. Bonn	Wechselwirkungen zwischen Hormonen. – Wirkungen von Östrogenen auf den Abbau und die Methylierung von Adrenalin und Noradrenalin in vitro, bei der Perfusion und in vivo
	Schneider, H. P. G. Ann Arbor/Ulm	Dopaminergic pathways and gonadotropin releasing factors
1971	Rao, G. S. Bonn	Steroidglucuronyltransferasen
1972	Wagner, R. K. Wilhelmshaven[1]	Prinzip und Anwendung der Mikrobestimmung von Steroidhormonrezeptoren durch Agargel-Elektrophorese
	Leyendecker, G. Bonn	Studies on the endocrine regulations during the periovulatory phase of the human menstrual cycle: The effects of oestradiol-17β and progesterone on the release of pituitary LH and FSH
1973	Wuttke, W. Göttingen	Funktion und Kontrolle der Gonadotropine und des Prolaktins in der Ratte
	Geiger, W. Köln	Methodik und Ergebnisse radioimmunologischer Bestimmungen von HCG, HCS, STH und TSH aus mütterlichen und kindlichen Körperflüssigkeiten während Schwangerschaft, Geburt und Wochenbett

Jahr	Preisträger Name Universität Stadt	Titel der Arbeit
1974	Beier, H. Kiel[2]	Untersuchungen zur hormonalen Steuerung der Uterussekretion und frühen embryonalen Entwicklung des Kaninchens
	Kuhl, H. Frankfurt	Die Rolle der L-Cystin-Arylamidase im Hypothalamus der Ratte
1975	Stähler, E. Marburg	Untersuchungen am Modell der isolierten Ovarialperfusion: Das Stoffwechselverhalten hämoglobinfrei durchströmter Ovarien von Mensch und Rind in steady-state sowie unter dem Einfluß gonadotroper Hormone und Clomiphen
	Leidenberger, F. A. Willaschek, R. Pahnke, V. Hamburg	Application of radioligand receptor assay for determination of luteinizing hormone in human serum
1976	Graesslin Hamburg	Existence of big and little forms of luteinizing hormone in human serum
	Beato, M. Marburg	Uteroglobin: Stucture, function and hormonal control of its biosynthesis
	Chari, D. S. Marburg	A contribution to the biochemical endocrinology of Inhibin
	Döhler, K. D. Hannover	Die hormonelle Steuerung der sexuellen Differenzierung und Reifung bei Ratten
1978	Bauer, K. Berlin	Inhibition of Prolactin secretion by Histidyl-Proline Diketopiperazine
	Sippel, W. G. München	Longitudinal studies of plasma aldosterone, Corticosterone, Deoxycorticosterone, Progesterone, 17α-Hydroxyprogesterone, Cortisol and Cortisone, determined simultaneously in mother and child at birth and during the neonatal period
	Graef, K. J. El Estreby, M. F. Berlin	Endocrinology of reproduction in the female beagle dog and its significance in mamary gland tumorigenesis
1981	Emons, G. Ball, P. Lübeck	4-Hydroxyestrogens. Pharmacological and physiological importance of a new class of Catecholestrogens
	Rjosk, H. K. München	Spontaneous development and influence of pregnancies on prolactinomas
1982	Weise, H. C. Hamburg	The microheterogenicity of human pituitary Lutropin. Demonstration of the isohormone system and isolation and characterization of the different LH-forms
1983	Wildt, L. Bonn	The pulsatile pattern of gonadotropin secretion and follicular development during the menstrual cycle and in women with hypothalamic and hyperandrogenic amenorrhoea
	Zahradnik, H. P. Freiburg	Beitrag zur Pathogenese der Dysmenorrhoe

Jahr	Preisträger Name Universität Stadt	Titel der Arbeit
1985	Schwarz, S. Kofler, R. Berger, P. Innsbruck	Monoclonal antibodies to human chorionic gonadotropin (HCG): Mapping of Epitopes and receptor-interaction sites. Clinical studies with Epitope-selective Immunoassays

*34 von 73 Preisträgern wurden für Arbeiten aus dem Gebiet der gynäkologischen Endokrinologie ausgezeichnet.

[1] Max-Planck-Institut
[2] Anatomie
[3] Veterinärmedizin
[4] Biochemie

Tab. 3. Marius-Tausk-Förderpreis – verliehen ab 1971.
Preisträger mit Arbeiten aus dem Fachgebiet der gynäkologischen Endokrinologie* in Deutschland

Jahr	Preisträger Name Universität	Titel der Arbeit
1973	Gelbke, H. P. Lübeck	Eine hochspezifische Methode zur Bestimmung von 2-Hydroxy-Östron im Schwangerenurin mit Hilfe eines heterozyklischen Östrogenderivats
1974	Schwartz, U. Berlin	Bestimmung der Östrogenpotenz kontrazeptiver Steroide mit Hilfe der Transcortin-Bindungskapazität im menschlichen Plasma – methodische und klinische Untersuchungen
1976	Bolt, H. M. Kappus, H. Tübingen	Beeinflussung des Abbaus von Äthinylöstradiol beim Menschen durch Rifampicin
1977	Saeger, W. Hamburg	Die Hypophysen-Tumoren. Zytologie und Ultrastruktur, Klassifikation, Pathogenese, endokrine Funktionen und Tierexperimente
1980	Weyand, Cornelia Heidelberg	Effects of estradiol – benzoate on the activity of the renin-angiotensin-aldosterone system
1981	Grüters, Annette Berlin	Das Verhalten der Serumkonzentration von Dehydroepiandrosteronsulfat und Prolaktin in der Neonatalzeit von Reif-, Früh- und Mangelgeborenen

*7 von 14 Preisträgern wurden für Arbeiten aus dem Gebiet der gynäkologischen Endokrinologie ausgezeichnet.

Schlußfolgerungen

Am Ende eines solchen Rückblicks in die Geschichte eines Unterfachs der Gynäkologie und Geburtshilfe ist natürlich zu fragen, ob es möglich ist, allgemein verbindliche oder nützliche Schlußfolgerungen zu ziehen und daraus zu lernen. Die

Hauptfrage, die sich stellt, ist die, auf welche Weise es zu erreichen sein könnte, die verlorene, führende Rolle der deutschsprachigen gynäkologischen Endokrinologie zurückzugewinnen oder doch wenigstens ihre Stellung in der wissenschaftlichen Welt weiter zu verbessern. Zweifellos hat sie in den letzten Jahren deutlich aufgeholt.

Klar ist, daß die bedeutenden Ergebnisse der gynäkologischen Endokrinologie, ebenso wie die anderer Wissenschaften, immer von hervorragenden Einzelpersönlichkeiten erzielt worden sind, die dann auch meist zahlreiche begabte Mitarbeiter anzogen und gruppen- oder schulebildend wirkten.

Es ist aufgrund dieser Tatsache zu fordern, daß eine gezielte Begabtenförderung erfolgen muß. Dies geschieht zum Teil bereits durch Schwerpunktförderungen und Einzelprojekte der Deutschen Forschungsgemeinschaft und durch die Verleihung von Preisen wie den Schoeller-Junkmann- und den Marius-Tausk-Preis. Von der Graduiertenförderung müßte vermehrt Gebrauch gemacht werden. Die rein wissenschaftliche Laufbahn nach Erlangung des Facharztes sollte in bestimmten Fällen gefördert und in ihren Bedingungen verbessert werden. Diese Förderung bezieht sich nicht nur auf eine gewisse finanzielle Sicherung, sondern auch auf den Status, das Ansehen einer solchen Laufbahn. Reine, nicht operativ tätige gynäkologische Endokrinologen oder Laborspezialisten wurden bisher noch immer als Schmalspurvertreter des Faches diskriminiert. Hier muß eine ideelle und tatsächliche Gleichstellung mit den operativ und geburtshilflich tätigen Kollegen erfolgen. Einen schweren Aderlaß für die Wissenschaft bedeutet es, daß viele junge Forscher auf dem Höhepunkt ihrer wissenschaftlichen Leistungsfähigkeit aus finanziellen und strukturellen Gründen die Universitätsklinik verlassen, um Chefarztstellen anzutreten, auf denen sie dann meist nicht mehr in der Forschung tätig sein werden.

Biochemiker und theoretische Mediziner haben einen wesentlichen Anteil an den wichtigen Neuentdeckungen der gynäkologischen Endokrinologie gehabt. Fortschritte sind oft von naturwissenschaftlichen Fächern und den Forschungsabteilungen pharmazeutischer Untersuchungen ausgegangen. Sie waren methodischer Natur oder durch die Darstellung von Hormonen oder die Einführung von Medikamenten bedingt. Jede in der gynäkologischen Endokrinologie tätige Klinik benötigt heute Biochemiker und Biologen. Es ist ferner wünschenswert, daß eine enge und wirksame Zusammenarbeit mit den nichtmedizinischen Fächern der Universität und den auf endokrinologischem Gebiet arbeitenden Firmen ermöglicht, gefördert und diese auf keinen Fall diskriminiert wird, wie das gegenwärtig öfter geschieht. Eine solche Zusammenarbeit und auch eine Auftragsforschung ist nicht negativ zu werten, sondern pflegt meist besonders und auch praktisch ergiebig zu sein. Was die Industriemittel betrifft, so ist zu sagen, daß diese bei dem meist knappen Etat der Universitäten oft die Forschung überhaupt erst ermöglichen. Es ist daher zu fordern, daß die Verwendung dieser Mittel in bezug auf Sachmittel, Apparate und Personal frei gestaltbar ist und nicht durch bürokratische Landesvorschriften behindert wird. Ganz allgemein sollte bei uns mehr Grundlagenforschung betrieben werden und weniger Reproduzierung von Ergebnissen, die ohnehin bereits bekannt sind. Also: Nicht alles auch mitmachen, sondern Schwerpunkte bilden. Ein gutes Beispiel hierfür hat die „Südwestgruppe Gynäkologische Endokrinologie" gegeben.

Optimal wäre ein deutsches Trainingszentrum für gynäkologische Endokrinologie, das entweder von der DFG, der Max-Planck-Gesellschaft oder einer Stiftung aufzubauen wäre und in dem sowohl die deutschen wie auch die Austauschstudenten und -ärzte des DAAD experimentelle biochemische und klinische Endokrinologie lernen und ein Zertifikat erlangen könnten. Die Gründung einer Deutschen Arbeitsgemeinschaft für gynäkologische Endokrinologie unter der Schirmherrschaft der Deutschen Gesellschaft für Gynäkologie und Geburtshilfe ist wünschenswert und bereits erfolgt. Hauptaufgabe einer solchen Arbeitsgemeinschaft wäre es, die Zusammenarbeit und den Wissensaustausch zwischen gynäkologisch-endokrinen Zentren zu fördern und kooperative Forschungsziele zu setzen. Die Errichtung von Zentren für gynäkologische Endokrinologie sollte an allen Universitätskliniken als Sektionen (C_2- oder C_3-Stellen) oder als Abteilungen (C_4-Stelle) angestrebt werden.

Literaturverzeichnis

Butenandt A: Die Entdeckungsgeschichte des Östrons. Endokrinologie-Information 4, 160–163 (1980), Demeter-Verlag, Gräfelfing

Diczfalusy E und Lauritzen C: Östrogene beim Menschen. Springer, Heidelberg, 1961

Lauritzen C: Zur Geschichte der Östrogenforschung. In: Festschrift der Kali-Chemie A.G., Hannover, 1966

Neumann F: History of the Endocrinological Research, Schering A.G. In: Endocrinology Guide. Kracht J, von zur Mühlen A, Scribe PC, Herausg. Deutsche Gesellschaft für Endokrinologie, Brühl'sche Universitätsdruckerei, Gießen, 1985

Simmer HH: Die Entdeckung des Östriols. Endokrinologie-Information, 4, 252–262 (1980), Demeter-Verlag, Gräfelfing

Tausk M: Arma virosque. Ernst Laqueur Memorial Lecture. Acta Endocr. (Kbh.) 74 (1973), 417–433

Tausk M: A Brief Endocrine History of the German speaking People, S. 1–34. In: Kracht J, von zur Mühlen A, Scriba PC, Herausg. Endocrinology Guide. Brühl'sche Universitätsdruckerei, Gießen, 1976

Tausk M: Zur Geschichte der Östrogene. Endokrinologie-Information 5, 199–204 (1981), Demeter-Verlag, Gräfelfing

Tausk M: Ein halbes Jahrhundert Endokrinologie aus persönlicher Sicht. Endokrinologie-Informationen 6 (1980), 265–271, Demeter-Verlag, Gräfelfing

Zander J: Carl Kaufmann (1900–1980). Geburtsh. u. Frauenheilk. 2, 81–168 (1981)

Der Einfluß der deutschen Gynäkologie auf die Diagnostik und Therapie der weiblichen und männlichen Sterilität

Kurt Semm

Der Stand des Wissens um die Reproduktionsbiologie bei der Frau zu Beginn der zwanziger Jahre dieses Jahrhunderts und die bis dahin geleisteten Verdienste deutscher Wissenschaftler sind wohl einmalig vollständig niedergeschrieben im dritten Band des von Josef Halban und Ludwig Seitz herausgegebenen Handbuchs der Frauenheilkunde und Geburtshilfe „Biologie und Pathologie des Weibes". Dort berichtet der damalige Priv.-Doz. Dr. Ludwig Nürnberger in seinem Kapitel „Sterilität", daß schon 1918 Gräfenberg einen Zusammenhang zwischen Säuretiter als biologische Abhängigkeit des Scheidensekrets von der Ovarialtätigkeit erkannte und Lahm schon 1922 betonte, daß neben dem histologischen Bild der Uterusschleimhaut die Betrachtung des gefärbten Scheidenabstriches ein weiteres Mittel sei, die zyklische Tätigkeit des Eierstockes zu beurteilen. Es wird auch die Beobachtung von Nassauer (1920) – noch in Unkenntnis des cervico-hypothalamischen Reflexes – zitiert, daß die dauernde instrumentelle Erweiterung des Cervikalkanals durch das von ihm angegebene Fructulet eine fertilitätsfördernde Maßnahme darstellte.

Als eine nicht zu unterschätzende Rolle zur Behandlung nahezu sämtlicher Formen der weiblichen Sterilität wird die Balneo-Therapie genannt, die psychischen Momente werden als eine nicht hoch genug einzuschätzende Rolle bei allen funktionellen Störungen der Genitalsphäre angesprochen, und durch Döderlein wird seit 1912 die künstliche Befruchtung beim Menschen zu einem streng wissenschaftlich orientierten Bestandteil der Sterilitäts-Therapie.

Die exakte Erfassung des damaligen Wissens anhand des sorgfältigen Studiums von 570 Literaturstellen zwang Nürnberger, eine Neudefinition des Wortes „Sterilität" (vom lateinischen sterilis = unfruchtbar) zu postulieren. Er weist die assoziative Identifizierung des Zeugungsdefektes beim Menschen mit primitiven, dem Ackerbau und der Viehzucht entnommenen Vorstellungen auch in anderen Kulturkreisen nach; die modernen Sprachen haben fast alle das lateinische „sterilis" assimiliert. Dem intellektuellen Wertbegriff der „Unfruchtbarkeit" stellt er in der Ehe, je nach dem ethisch, rechtlich oder sozial orientierten Vorstellungskreis, den der Kinderlosigkeit gegenüber und schreibt: „Die primäre Kinderlosigkeit hat dagegen von altersher als anormaler, unphysiologischer Zustand das ärztliche Interesse erregt."

Dabei wurde schon bald feiner differenziert in solche Fälle, in denen der Zeugungsakt überhaupt ergebnislos bleibt, und in solche, in denen zwar Gravidität eintritt, diese aber stets früher oder später ein vorzeitiges Ende findet. So wußte schon Hippokrates, daß es Frauen gibt, die leicht gravid werden, aber die Frucht nicht bis zum Ende der Schwangerschaft austragen können. Auch Plinius kannte die habituelle Unterbrechung der Schwangerschaft.

So bedeutet „infertilis" nicht zum Tragen geeignet (von in = non und ferre = tragen). Erst sekundär gewinnt infertilis die Bedeutung „unfruchtbar". Er trennt daher sprachlich scharf den Begriff Sterilität, als Unfähigkeit Kinder zu erzeugen = Zeugungsunfähigkeit (beim Mann) und Konzeptionsunfähigkeit (bei der Frau), vom Begriff der Infertilität, d.h. Unfähigkeit nach erfolgter Konzeption lebende und lebensfähige Kinder zu erzeugen bzw. auszutragen. Er weist aber darauf hin, daß die differentialdiagnostische Abgrenzung der Sterilität von Infertilität schwierig, ja dann unmöglich sein kann, wenn nämlich die Frucht in sehr frühen Entwicklungsstadien abstirbt und sich der Fruchttod völlig dem klinischen Nachweis entzieht.

Es dauerte aber noch 50 Jahre, bis auch im angelsächsischen Schrifttum neben dem Wort „Sterility" der von Nürnberger erhärtete Begriff „Infertility" Platz nahm, da sich besonders mit Zunahme unseres endokrinen Wissens bei näherem Zusehen und weiterem Fortschreiten unserer Kenntnisse viele Sterilitäten in Wirklichkeit als Infertilität herausstellten und damit einem wesentlich anderen Therapiekreis zuzuordnen sind.

Nürnberger berichtet auch über die Basisarbeiten von Noeggerath in den siebziger Jahren des vergangenen Jahrhunderts bezüglich der latenten Gonorrhoe in Verbindung mit den Arbeiten von Bumm und kommt schon damals zu dem bemerkenswerten, noch heute gültigen Verteilungsmuster der Sterilitätsursachen bei Mann und Frau: In einem Drittel aller Fälle liegt die Ursache der Sterilität direkt beim Mann, in rund einem Drittel aller Fälle indirekt beim Mann und nur ein Drittel aller Fälle haben ausschließlich ihre Ursache bei der Frau.

Er postuliert erstmals, und das im Fettdruck: „Wir dürfen heute nicht mehr sterile Frauen, sondern wir müssen sterile Ehen behandeln."

Mit diesem Postulat griff Nürnberger seiner Zeit weit voraus, denn erst 1958 transferierte sein ehemaliger Schüler Richard Fikentscher dieses Postulat in sein Schema (Abb. 1) für die Behandlung der sterilen Ehe graphisch, und es wurde damit weltweit richtungsweisend für die allgemeine Sterilitätsliteratur.

Große Bedeutung erlangte 1923 auch der „Tubenschneuzer" nach Sellheim, ein einfaches Gerät zur Eileiterdurchblasung mit Luft und zur Auskultation des Bläs-

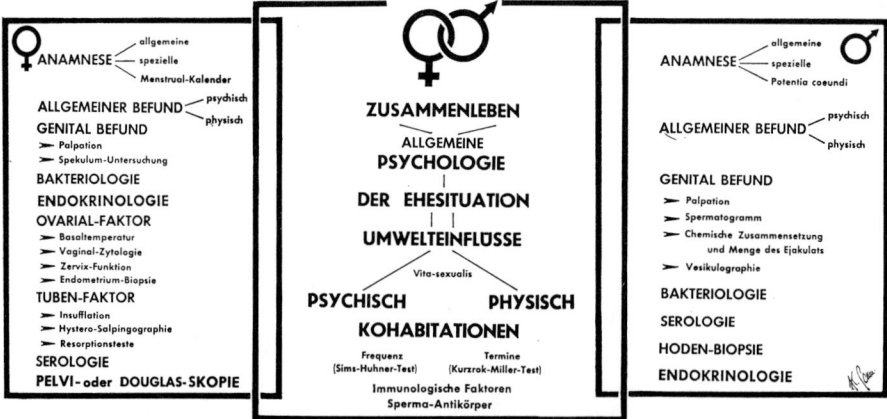

Abb. 1. Schema für die Behandlung der sterilen Ehe

chengeräusches bei Durchgängigkeit der Tuben mit dem Hörrohr auf der Bauchdecke. Das seiner Einfachheit wegen bestechende Diagnosegerät wurde aber leider einigen Frauen wegen damit provozierter Luftembolie zum Verhängnis.

Die endokrinen Leistungen deutscher Gynäkologen sind schon an anderer Stelle dieses Bandes gewürdigt. Nochmals hinzuweisen ist aber auf die zwei Arbeiten von H. Knaus im Jahre 1929, in denen er den physiologischen Nachweis lieferte, daß im Gegensatz zu der althergebrachten Meinung die Frau nur an einigen Tagen des menstruellen Zyklus empfängnisfähig sei. Seine drei Thesen waren:

1. These: Das vom Eierstock ausgetretene Ei ist nur 4–6 Stunden befruchtungsfähig.
2. These: Die experimentell-physiologisch wohlbegründete Feststellung, daß die Samenzellen im weiblichen Körper nur 30–40 Stunden lang befruchtungsfähig bleiben.
3. These: Der zunächst von ihm am Kaninchen und dann am Menschen experimentell erbrachte Nachweis der physiologischen, konstanten Funktionsdauer des Corpus luteum, die zwangsläufig eine gesetzmäßige zeitliche Relation von 14 Tagen zwischen der Ovulation und der nachfolgenden Menstruation ergibt.

Durch diese drei Thesen postulierte Knaus die Bestimmung des individuellen Ovulations- und Konzeptionstermines, falls für die Frau ein Menstruationskalender von mindestens einem Jahr vorliegt. Er stand damit in scharfer Diskussion gegen die Ansicht von J. Samuels und H. Stieve, die im menstruellen Zyklus auch eine zweite, sogenannte parazyklische Ovulation für sicher hielten. Die daraus teils bis in den Morgen dauernden Wortgefechte anläßlich der Sitzungen der Berliner Gynäkologischen Gesellschaft mit H. Stieve sind schon legendär geworden.

Fast in Vergessenheit geraten wäre der Vortrag von Adolf Butenandt am 22. Oktober 1929 auf einer Tagung der Nordwestdeutschen Gesellschaft in Kiel, wo er über den Stand seiner damaligen Forschungen auf dem Gebiet der Strukturaufklärung der Östrogene und die geglückte Reindarstellung des Follikelhormons in kristalliner Form berichtet und dabei den Östrogenen die entscheidende Bedeutung in der Schwangerschaft zumaß. In der Diskussion widersprach Robert Schröder dieser Auffassung heftig unter Hinweis auf Arbeiten seiner Assistenten Harald Siebke und Karl Clauberg, die mit histologischen Methoden die Bildung eines zweiten Ovarialhormons beweisen konnten. Nach dem Vortrag fragte Harald Siebke, ob Butenandt nicht noch etwas Zeit habe, um am nächsten Tag mit ihm und seinen Kollegen in ihr histologisches Labor zu gehen. Dort wollten sie ihm einen Körper im Ovar der Schwangeren zeigen, der sicherlich die größte Bedeutung während des Gestationsprozesses habe.

Butenandt überliefert persönlich: „Da Zeit damals noch nicht ein solcher Organisationsbegriff war wie heute, blieb ich einen Tag länger in Kiel, ging in das Labor, das heute noch in denselben Räumen einen Schwerpunkt der Kieler Universitäts-Frauenklinik darstellt, bekam dort zahlreiche Corpora lutea und die Wirkung ihrer Extrakte auf die Uterusschleimhaut demonstriert." Butenandt verließ Kiel mit der Überzeugung, daß hier sicherlich seine zukünftige Forschungsrichtung liegen müsse. Er kehrte nach Göttingen zurück, beendete zunächst seine Arbeiten über die Östrogene und Androgene und fand 1934 in Danzig die Konstruktionsformel und anschließend die Synthese des Progesterons. Dafür erhielt er 1939 den Nobelpreis für Chemie.

Nicht unerwähnt soll auch bleiben, daß es zu Walter Stoeckels Freuden seines Lebensabends zählte, daß er vom Nobelkomitee in Stockholm aufgefordert wurde, als Kandidaten für den Nobelpreis 1957 den damaligen Lehrstuhlinhaber Ernst Philipp vorzuschlagen. Philipp konnte bereits im Jahre 1928 als erster experimentell nachweisen, daß die Zellen der menschlichen Plazenta Hormone nicht speichern, sondern produzieren. Diesen Nachweis hat er weiterhin sowohl für die Östrogene als auch für die Gonadotropine geführt; doch seine im Zentralblatt für Gynäkologie seinerzeit publizierten Ergebnisse blieben zum Teil noch wenig beachtet. Zum anderen Teil stießen sie auf lebhafte Opposition, weil dadurch die bisherige, für unangreifbar gehaltene Lehre, daß auch während der Schwangerschaft das Ovar die Östrogene und der Hypophysenvorderlappen die sogenannten Prolane, d.h. Gonadotropine liefert, stark angegriffen wurde. Diese Annahme wurde schließlich definitiv zu Fall gebracht, weil Philipp zeigen konnte, daß der Hypophysenvorderlappen während der Schwangerschaft überhaupt keine Gonadotropine enthält. Dadurch ist die Plazenta als endokrines Zentrum während der Schwangerschaft eine wirklich neue Entdeckung, die für das biologische wie das klinische Geschehen von Beginn der Gravidität an die höchste Bedeutung erlangt und der geburtshilflichen Forschung ganz neue Wege gewiesen hat.

Leider wurde diese klinisch-biochemische Pioniertat nicht durch einen Nobelpreis gewürdigt.

Nach dem Zweiten Weltkrieg gelang Deutschland der Wiedereinstieg in das internationale Sterilitätsthema durch die Aufforderung von Carl Kaufmann an Richard Fikentscher, auf dem zweiten Weltkongreß für Fertilität und Sterilität (organisiert durch die International Fertility Association im Jahre 1956 in Neapel) das Hauptreferat mit dem Thema „Diagnostik und Therapie des Eileiterverschlusses, deren Möglichkeiten und Grenzen" zu übernehmen. Dieses Referat diente nicht nur dazu, auch international das von seinem damaligen jungen Assistenten K. Semm entwickelte Universal-Pertubationsgerät vorzustellen, das weg von der einfachen Tubenschneuzer-Technik von Sellheim in Richtung des von Rubin in Amerika und Bonnet in Frankreich vorgeschlagenen, apparativ gesteuerten und graphisch aufgezeichneten Kohlensäuregas-Insufflationsverfahren führte, sondern auch national das Augenmerk auf die Bedeutung der weiblichen Sterilität zu lenken und diese neu ins Leben zu rufen. Als Schüler Nürnbergers war Fikentscher besonders prädestiniert, die II. Universitäts-Frauenklinik in München mit diesem Schwerpunkt der Forschung zu prägen. So war es auch verständlich, daß schon im Dezember des gleichen Jahres von München aus die Aufforderung an alle Lehrstuhlinhaber Deutschlands erging – entsprechend dem internationalen Vorbild der IFA –, eine „Deutsche Gesellschaft zum Studium der Fertilität und Sterilität" zu gründen. Vom Gründungsgedanken her darf sich diese Gesellschaft als ein „Kind" der International Fertility Association (IFA) betrachten, unter deren Auspizien am 17. Mai 1958 in München die Gründung in Anwesenheit des Präsidenten der IFA, H. de Watteville, und R. Palmer (Paris), H. H. Knaus und anderen (Abb. 2) stattfand. Knaus gründete gemeinsam mit H. Rauscher wenig später, dem deutschen Beispiel folgend, die Österreichische Gesellschaft zum Studium der Sterilität und Fertilität.

Gemeinsam mit dieser Gesellschaft führten viele Tagungen (Lindau 1959, München 1960, Salzburg 1963, Regensburg 1966, Hamburg 1970, Freiburg 1973, Berlin 1975, Kiel 1976, Igls 1977, Kiel 1979, Berlin 1981, Rothenburg o. d. Tauber 1983 und Celle 1985) immer mehr an der Thematik der ehelichen Sterilität interessierte

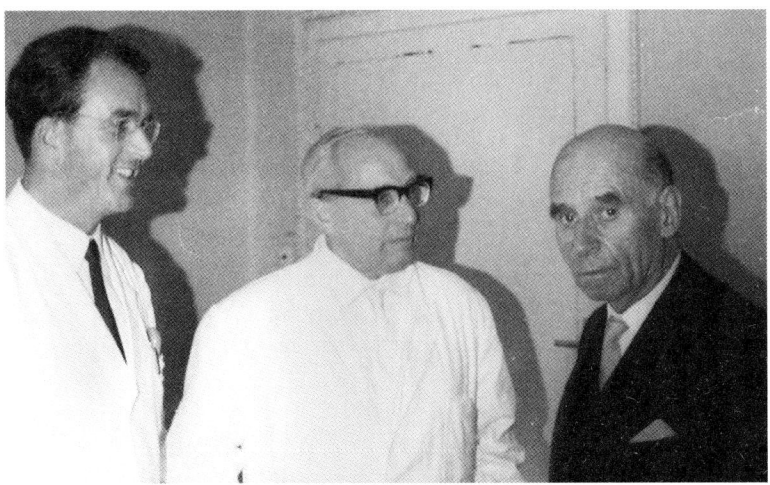

Abb. 2.

Kollegen in Deutschland zusammen. Die Tagungsberichte erschienen 1958 bis 1966 als Beilagehefte der Zeitschrift Geburtshilfe und Gynäkologie im Enke-Verlag Stuttgart und wechselten dann in die Folge „Fortschritte der Fertilitätsforschung", Grosse-Verlag Berlin, über.

War die Deutsche Gesellschaft zum Studium der Fertilität und Sterilität auch nicht die erste diesbezügliche Vereinigung in Europa, ihr ging 1954 die Gründung der Französischen Gesellschaft der Fertilität durch Funck-Brentano, Dalsace und Palmer voraus, so entwickelte sie doch besondere Aktivitäten, die weit über die nationalen und auch europäischen Grenzen hinausgingen.

Anläßlich der Gründungstagung der Italienischen Gesellschaft für Fertilität und Sterilität im Jahre 1965 in Venedig auf der Insel San Giorgio faßten A. Chiara (Mailand) und K. Semm (München) den Entschluß, eine europäische Gesellschaft für Sterilität ins Leben zu rufen. Da die europäische Struktur eine Gesellschaftsgründung nicht zuließ, schuf man eine europäische Sterilitäts-Kongreß-Organisation (ESCO), die in dreijährigem Abstand unter dem Vorsitz von drei Ländern in Europa Kongresse organisieren soll. Der Mitbegründer dieser Organisation, Professor A. Chiara, verstarb leider in jungen Jahren sechs Monate vor dem Gründungskongreß in Venedig, so daß der I. ESCO 1967 unter dem Vorsitz von H. Knaus (Wien, Ehrenpräsident), E. Debiasi (Genua, Präsident) und K. Semm (München, Generalsekretär) stattfand. Es folgten der II. ESCO in Dubrovnik 1969, der III. ESCO 1972 in Athen, der IV. ESCO 1975 in Madrid, der V. ESCO 1978 in Venedig, der VI. ESCO 1981 in Berlin und der VII. ESCO 1984 in Monte Carlo – alle unter dem Generalsekretariat von K. Semm. Insgesamt trafen sich bei diesen Tagungen über 15000 auf dem Gebiet der Reproduktion interessierte europäische und außereuropäische Kollegen.

Die Spezialisierung auf dem Gebiet der humanen Reproduktion erforderte die Akquisition des vorhandenen Wissens insbesondere aus dem Bereich der Veterinärmedizin. Aus dieser Überlegung gründete die Deutsche Gesellschaft zur Intensivierung des interdisziplinären Gespräches zwischen den an der Reproduktion interessierten Wissenschaftlern der Human- und Veterinärmedizin 1975 Gemeinschaftstagungen zwischen Human- und Veterinärmedizinern unter dem Hauptthema „Physiologie und Pathologie der Fortpflanzung". Die Gemeinschaftstagungen wurden im Auftrag folgender Gesellschaften organisiert: Deutsche Gesellschaft zum Studium der Fertilität und Sterilität (federführend unter K. Semm), Österreichische Gesellschaft zum Studium der Sterilität und Fertilität, Deutsche Veterinärmedizinische Gesellschaft (Fachgruppe „Fortpflanzung und ihre Störungen") und Deutsche Gesellschaft für Züchtungskunde (Sektion „Zuchthygiene").

Auf der sehr erfolgreichen Tagung in Hannover 1976 nahm auch Patrick Steptoe teil. Erstmals wurde auf dieser Tagung die Humanmedizin mit dem Begriff der Desynchronisation konfrontiert, was zum Wandel der bislang angewandten Technik führte, indem das Ei entsprechend dem physiologischen Implantationsalter nicht mehr zwischen dem 5. und 6. Tag, sondern Dank der neuen Erkenntnisse schon im 2- bis 4-Zell-Stadium transferiert wurde, was alsbald die Geburt der Luise Braun 1978 ermöglichte.

Das rasche Anwachsen an Wissen auf diesem Gebiet führte zu jährlichen Tagungen: Berlin 1977, Gießen 1978, München 1979, Hannover 1980, Berlin 1981, Gießen 1982, München 1983, Hannover 1984, Berlin 1985, Gießen 1986. Alle Tagungen liegen in Form ausführlicher Tagungsberichte vor. Diese bilden Dokumente der intensiven Zusammenarbeit zwischen Veterinär- und Humanmedizin, die schon seinerzeit die Basis für die Gründung der Deutschen Gesellschaft zum Studium der Fertilität und Sterilität darstellte, als sie auf den drei Säulen Gynäkologie, Dermatologie (Andrologie) und Veterinärmedizin in der Gründungsurkunde festgeschrieben wurde.

1981 übernahm, gemeinsam mit der ESCO, die Deutsche Gesellschaft zum Studium der Fertilität und Sterilität auch das Patronat für den III. World Congress of Human Reproduction, der unter der Ehrenpräsidentschaft von P. C. Steptoe (Cambridge) und A. Capos da Paz (Rio de Janeiro) und dem Präsidenten K. Semm in Berlin im International Congress Center ein breites Forum für die internationale Kommunikation des so jungen Fachgebietes darstellte.

Diesem Weltkongreß vorausgegangen war, geboren aus der Notwendigkeit der raschen Zunahme unseres Wissens über die extrakorporale Befruchtung, die 1. World Conference in Kiel 1980 mit dem Thema „Embryo-Transfer, in vitro-Fertilization and Instrumental Insemination". Hierzu wurde als Forum zur internationalen Kommunikation über die Erkenntnisse auf dem Gebiet der extrakorporalen Befruchtung, des Embryo-Transfer und der instrumentellen Insemination auf human- und veterinärmedizinischem Gebiet ein erstes internationales Symposium in Kiel mit weltweiter Beteiligung unter der Präsidentschaft von K. Semm und dem Ehrenpräsidenten E. S. E. Hafez (Detroit, USA) sowie dem Sekretariat von L. Mettler (Kiel) ins Leben gerufen. Dieses erstmalige internationale Symposium blieb nicht einmalig; schon im September 1982 folgte unter dem gleichen Titel eine Tagung in Annecy (Frankreich). Daraus entwickelte sich eine Kongreß-Institution. Der nächste Weltkongreß wurde von Seppälä in Helsinki im Mai 1984 organisiert, ihm folgte 1985 ein Kongreß unter E. Johnston in Carlton (Australien).

Durch diese vorstehende, unvollständige Aufzählung von Aktivitäten seit der Gründung der Deutschen Gesellschaft zum Studium der Fertilität und Sterilität mit ihren „Kindern" wird dokumentiert, welche Leistung Deutschland für die Mehrung und Verbreitung des speziellen Fachwissens auf dem Gebiet der menschlichen Reproduktion weltweit erbrachte.

Abschließend soll nicht unerwähnt bleiben, daß Deutschland auch die Basis für die operative Behandlung der weiblichen Sterilität wesentlich beeinflußte. Schon 1959 forderte Walz (Heidenheim), daß Eileiteroperationen bei vorliegender Sterilität ausschließlich unter fünf- bis zehnfacher Vergrößerung durchzuführen seien. Damals war die Zeit jedoch noch nicht reif genug, um diesen Vorschlag weltweit zu akzeptieren. Unter Fikentscher führten die diesbezüglichen Arbeiten aber schon 1962 zur Entwicklung eines Mikro-Operations-Instrumenten-Sets unter Einbeziehung des bipolaren Stromes für die Tuben-Chirurgie unter mikroskopischen Bedingungen. Die Akzeptanz dieser Methode erfolgte erst fünfzehn Jahre später, als vornehmlich aus Schweden, England und Kanada die gynäkologische Mikro-Chirurgie in Deutschland übernommen wurde.

Parallel dazu fand durch K. Semm zunächst in München, anschließend in Kiel die Entwicklung nicht nur vieler Instrumente für die Diagnostik und Therapie (z.B. Universal-Pertubationsgerät nach Fikentscher und Semm, Portio-Adapter, Portio-Koagulator, Ballonkatheter usw.), sondern besonders der pelviskopischen Chirurgie mit allen den dazu erforderlichen Instrumenten und Apparaten statt. In Kiel werden heute schon 95 Prozent aller Sterilitätsoperationen am peripheren Tubenende unter mikro-chirurgischen Bedingungen per pelviskopiam durchgeführt. Nicht unerwähnt soll in diesem Zusammenhang auch die konservative pelviskopische Operation einer Eileiterschwangerschaft bleiben. Wenn heute auch noch Mikro-Chirurgie per laparotomiam und pelviskopische Tuben-Chirurgie in der Diskussion rivalisierende Methoden darstellen, so wird sich doch in Zukunft hier der Wandel zugunsten der mikro-chirurgischen Eingriffe, d.h. der Wandel vom Pfannenstielschnitt hin zum rein endoskopischen Vorgehen vollziehen.

Was noch bei Nürnberger als Ursache der Sterilität mit „ein Drittel nicht männliche" bezeichnet wurde, spezifiziert Mettler 1977 in der Zeitschriftenreihe „Fortschritte der Fertilität" in ihrer umfassenden Monographie „Immunologische Ursachen der Sterilität" durch teils selbst entwickelte Nachweisverfahren von Sperma-Antikörpern.

Die Abgrenzung der Sterilität von der Infertilität wird im Rahmen der Reproduktionsimmunologie durch den Nachweis des „Early Pregnancy"-Faktors und der den F_C-Rezeptor blockierenden Antikörper erleichtert (Tinneberg, 1984).

Der Hinweis darauf, daß in Deutschland die drei führenden in vitro-Fertilisationszentren Erlangen, Kiel, Lübeck – jetzt Bonn – maßgeblich an der Entwicklung des in vitro-Fertilisationsprogrammes wissenschaftlich und klinisch tätig waren, soll diesen Beitrag über den Einfluß der Deutschen Gynäkologie für die Diagnostik und Therapie der weiblichen Sterilität beenden.

Dokumente der Deutschen Gesellschaft zum Studium der Fertilität und Sterilität

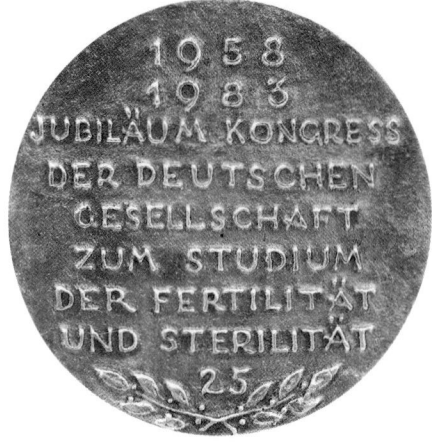 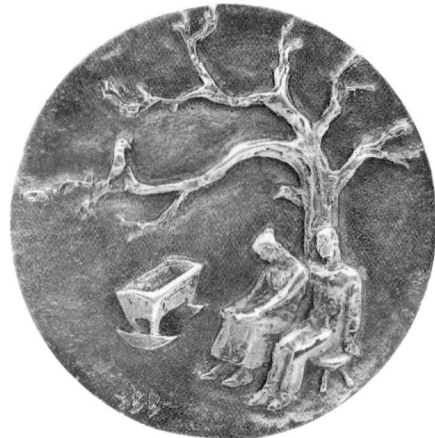

Abb. 3. Medaille zum 25jährigen Bestehen 1983

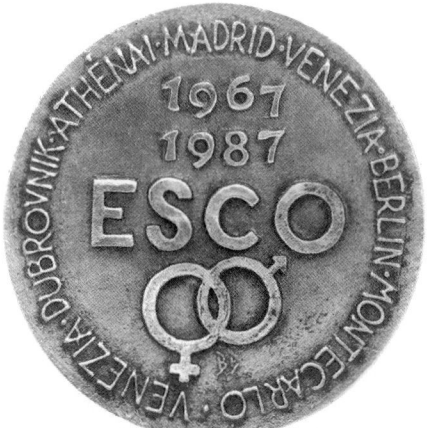 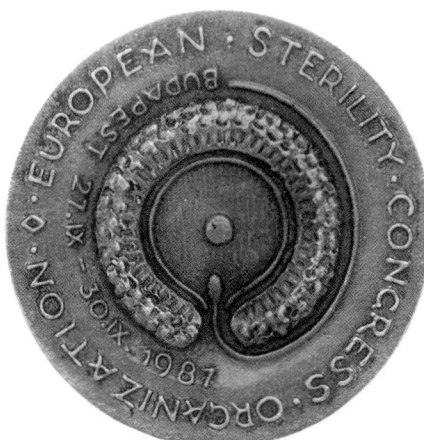

Abb. 4. Erinnerungsmedaille zum 20jährigen Bestehen der ESCO 1987

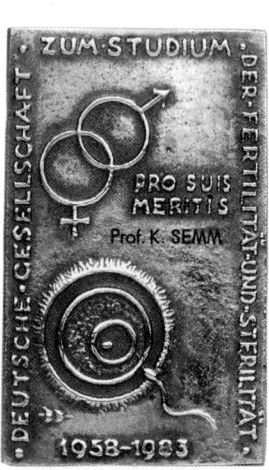

Abb. 5. Ehrenplakette zum Jubiläumskongreß in Rothenburg ob der Tauber 1983

Literaturverzeichnis

Bonnet L: Insufflation utéro-tubaire kymographique. Masson et Cie, Paris 1954
Bumm E: Über die Ätiologie der septischen Peritonitis. Arch. Gynäk. XXXVI (?) 528
Bumm E: Histologische Untersuchungen über die puerperale Endometritis. Arch. Gynäk. XL (19?), 398–418
Butenandt A: zit. nach Semm K und Weichert-von Hassel M: Universitäts-Frauenklinik Kiel – ihre Bedeutung für die Frauenheilkunde 1805–1985. Grünenthal GmbH, Stolberg/Rhld. 1985
Clauberg K: zit. nach Semm K und Weichert-von Hassel M: Universitäts-Frauenklinik Kiel – ihre Bedeutung für die Frauenheilkunde 1805–1985. Grünenthal GmbH, Stolberg/Rhld. 1985
Döderlein A: Über künstliche Befruchtung. Münch. med. Wschr. (1912), 1081–1084
Döderlein A: Über künstliche Befruchtung beim Menschen. Berl. klin. Wschr. XLIIX (1912), 721
Fikentscher R: Diagnostik und Therapie des Eileiterverschlusses, deren Möglichkeiten und Grenzen. Proceedings – Second World Congress on Fertility and Sterility, Neapel 1956, p. 787–821
Fikentscher R und Semm K: Beitrag zur Deutung der bei der utero-tubaren Persufflation erhaltenen Oscillation. Proceedings – Second World Congress on Fertility and Sterility, Neapel 1956, p. 945–959
Fikentscher R und Semm K: Ein Portio-Adapter für Persufflation und Hysterosalpingographie. Gebh. u. Frauenheilk. 19 (1959), 858–870
Gräfenberg E: Die zyklischen Störungen des Säuretiters im Scheidensekret. Arch. Gynäk. 108 (1918), 628–656
Knaus H: Die Physiologie der Zeugung des Menschen. Wilh. Maudrich, Wien 1953
Knaus H: Über den Zeitpunkt der Konzeptionsfähigkeit des Weibes im Intermenstruum. Münch. med. Wschr. 76 (1929), 1157–1160
Knaus H: Eine neue Methode zur Bestimmung des Ovulationstermines. Zbl. Gynäk. 53 (1929), 2193–2203
Lahm W: Zur Sterilität der Frau. Zbl. Gynäk. 16 (1922), 609–617
Mettler L: Immunologie der weiblichen Sterilität – Fortschritte der Fertilitätsforschung, Bd. IV. Grosse, Berlin 1977
Nassauer: Zur Frage der künstlichen Befruchtung. Münch. med. Wschr. 51 (1920), 1463–1465
Noeggerath: Die latente Gonorrhoe im weiblichen Geschlecht. Max Cohen u. Sohn, Bonn 1872
Nürnberger L: In: Halban J und Seitz L: Biologie und Pathologie des Weibes – ein Handbuch der Frauenheilkunde und Geburtshilfe. Bd. III, S. 689–858. Urban u. Schwarzenberg, Berlin–Wien 1924
Philipp E: zit. nach Semm K und Weichert-von Hassel M: Universitäts-Frauenklinik Kiel – ihre Bedeutung für die Frauenheilkunde 1805–1985. Grünentahl GmbH, Stolberg/Rhld. 1985
Rubin IC: Uterotubal Insufflation. C. V. Mosby Co., St. Louis 1950
Schröder R: zit. nach Semm K und Weichert-von Hassel M: Universitäts-Frauenklinik Kiel – ihre Bedeutung für die Frauenheilkunde 1805–1985. Grünentahl GmbH, Stolberg/Rhld. 1985
Sellheim H: Ein einfacher, zuverlässiger und ungefährlicher Tubenschneuzer. Zbl. Gynäk. 30 (1923), 1206
Siebke H: Gynäkologe und Androloge bei der Sterilitätsberatung. Geburtsh. u. Frauenheilk. 11 (1951), 633–637
Tinneberg H-R, Sraves RP und Semm K: Improvement of the rosette inhibition assay for the detection of early pregnancy factor in human using the monoclonal antibody, anti-human-lyt-3. Am. J. Reprod. Immunol. 5 (1984), 151–156
Walz W: Sterilitätsoperationen an der Tube mit Hilfe eines Operationsmikroskopes. Z. Gebh. Gynäk. 153 (1959), 49–55

Beziehungen zwischen der Wiener und der Berliner operativen Gynäkologie

Kurt Richter

Seit eine moderne operative Gynäkologie überhaupt existiert, bestanden zwischen der Wiener und der Berliner Schule enge personelle und berufliche Beziehungen, die nie ganz abrissen. Ihr Anfang stand im Zeichen einer menschlichen Verbundenheit und freundschaftlichen Wärme, die selbst guten Kennern der gynäkologischen Genealogie nicht immer gegenwärtig ist. Sie entspannen sich noch zur Pionierzeit der operativen Gynäkologie, die etwas länger zurückliegt als die Gründung unserer Gesellschaft, die heuer ihren hundertsten Geburtstag feiert.

Berlin und Wien machten damals eine überstürzte Entwicklung zu Welt- und Millionenstädten durch, die trotz bevölkerungs- und kommunalpolitischen, wirtschaftlichen sowie sozialen Schwierigkeiten den Vorteil hatten, die Ausbildung kultureller, geistiger und wissenschaftlicher Zentren zu begünstigen. In der zeitgenössischen Medizin Berlins ist sie mit den überragenden Persönlichkeiten von Virchow und Koch, im damaligen Wien mit den Namen von Rokitansky, Skoda, Hebra, Hyrtl und anderen Vertretern der „jüngeren Wiener Schule" verknüpft.

Billroth und die Wiener operative Gynäkologenschule

Als Billroth am 6. März 1894 starb, gedachte Rudolf Chrobak, Vorstand der Wiener Universitäts-Frauenklinik, in der Vorlesung mit Worten grenzenloser Zuneigung und Verehrung seines dahingegangenen Fakultätskollegen und Freundes. „Er hat", rief Chrobak aus, „die große operative Richtung in der Gynäkologie inauguriert... Ich sage es mit Stolz, wir Gynäkologen sind seine direktesten Schüler." 50 Jahre später fand 1944 aus Anlaß der Wiederkehr des Todestages in dem von Billroth gegründeten Haus der Gesellschaft der Ärzte Wiens, gewöhnlich „Billroth-Haus" genannt, eine feierliche Gedenksitzung statt. C. A. Wagner, Direktor der Berliner Frauenklinik Charité, als Festredner und ehemaliger Assistent von Rosthorns und Chrobaks ehrenvoll empfangen, sprach über „Billroth und die Chirurgie des weiblichen Genitales". Billroth hatte Riesenzysten und bis zu 17 kg schwere Myome bei jungen Frauen entfernt, von denen 20 Prozent starben. Wagner zeichnete ihn als ungemein geschickten, kühnen Operateur, der die Ergebnisse seiner chirurgischen Tätigkeit in damals unerhörten „Berichten" dokumentierte, um sie mit „polizeilicher Strenge" einer ungeschminkten, schonungslosen Selbstkritik zu unterwerfen und aus den gewonnenen Erfahrungen sowie aus den Erfahrungen anderer klinische Schlußfolgerungen zu ziehen. Damit praktizierte er schon vor Jahrhundertfrist eine „Qualitätskontrolle", die manche für eine ganz moderne Errungenschaft halten. Auf dem Gebiet der Gynäkologie hätte – so Wagner – Billroth selbst nichts grundlegend Neues geschaffen, dies aber auch stets freimütig anerkannt. Als er sich an die erste Ovariotomie heranwagte, hatten Spencer Wells schon 400 derartige Operationen und Koeberlé Laparohysterotomien bei Myomen erfolgreich durchgeführt. Nachdem Billroth Spencer Wells zweimal operieren sah, scheute er sich nicht, neidlos zu bekennen: „Ich will gerne mein Leben lang sein Schüler bleiben." Neben absoluter chirurgischer Redlichkeit und schärfster Selbstkritik zählte Wagner noch Bescheidenheit zu den hervorstechendsten Eigenschaften Billroths und wohl auch der von ihm begründeten Schule. Billroth hinterlegte im Jahre 1880 im Archiv der k. k. Gesellschaft der Ärzte eine eigenhändig geschriebene Biographie, die einen Nachsatz enthielt, der dem Essay über Verknüpfungen zwischen der Berliner und der Wiener Gynäkologie als Motto vorangeschickt werden könnte:

„Der Mensch ist ein Theil der gesammten Natur; seine Entwicklung erfolgt nicht sprungweise, sondern langsam aus Vergangenem und Gegenwärtigem. Die Wirkung des Einzelnen auf die Gesellschaft hängt von seinen Ahnen, sowie von den Verhältnissen ab, in die er hineingeboren und in welchen er aufgewachsen ist. Diese bilden den Charakter aus, und aus ihm entwickeln sich die Taten des Mannes."

„Und was man ist, das blieb man Anderen schuldig (Goethes Tasso)".

Nach dem Urteil G. A. Wagners war Billroth nicht nur ein „Begründer des heroischen Zeitalters der operativen Gynäkologie", sondern auch ihr Künder, der durch die Kunst seiner Publizistik dieses Gebiet „der Wiener, der österreichischen und der gesamtdeutschen Gynäkologie" erst erschloß. Und nicht ohne Pathos fügte er hinzu: „Der Ort, an dem er gewirkt hat, war von seinem Genius geweiht... es nimmt nicht wunder, daß auf diesem Boden die beiden heute allein herrschenden Methoden der Operation des Uteruscollumkarzinoms entstanden sind."

Unter den zahlreichen unmittelbaren Schülern Billroths ragten im Bereiche der Gynäkologie vor allem zwei hervor: Czerny, Ordinarius für Chirurgie in Heidelberg, der 1878 die erste systematische vaginale Exstirpation der karzinomatösen Gebärmutter ausführte, und von Rosthorn, auf den noch ausführlicher zurückzukommen sein wird.

Billroth zwischen Wien und Berlin

Billroth kam zwar auf der Insel Rügen als Sohn des Pfarrers von Bergen zur Welt, seine Mutter, geborene Nagel, war jedoch Berlinerin. Nach einem hauptsächlich der Musik gewidmeten medizinischen Semester in Greifswald folgte er dem eben von einem Ruf ereilten und mit der Familie eng befreundeten Chirurgen Professor Baum nach Göttingen. Dort verlegte er sich mit größtem Eifer auf die Medizin. Über das vorgeschriebene Pensum hinaus arbeitete er privatissime beim Physiologen Rudolf Wagner, der ihn zur Durchführung histologischer Untersuchungen am Zitterrochen nach Triest mitnahm. Auf der Reise wurden verschiedene Universitäten, unter anderem auch die Wiener Universität, besucht, deren Professoren Billroth kennenlernte. Von Wien kehrte Billroth zur Immatrikulation nach Berlin zurück, wo er am 30. September 1852 promoviert wurde. Nach Erfüllung seiner Militärdienstpflicht begab er sich Ostern 1853 nach Wien, wo er die Kurse von Hebra sowie von Oppolzer eifrig besuchte. Anschließend hielt er sich mehrere Wochen in Paris auf. Heimgekehrt ließ er sich in Berlin als praktischer Arzt nieder, hatte aber innerhalb von zwei Monaten noch keinen einzigen Patienten. Durch Zufall traf er einen Landsmann und Freund, der kurz zuvor bei B. von Langenbeck Assistent geworden war. Dieser ermunterte ihn, sich um eine gerade vakant gewordene Stelle an der Klinik Langenbeck zu bewerben. Billroth wurde angenommen. 1856 habilitierte er sich als Privatdozent für Chirurgie und pathologische Anatomie. Im gleichen Jahr wurde Virchow aus Würzburg nach Berlin zurückberufen. Sein epochemachendes Werk über „Cellular-Pathologie in ihrer Begründung auf physiologische und pathologische Gewebelehre" erschien zwei Jahre später. Billroth schlug einen Ruf als pathologischer Anatom nach Greifswald aus. Von Langenbeck bewies ihm sein väterliches Wohlwollen, indem er ihn außergewöhnlich lange an der Klinik behielt. Am 1. April 1860 trat Billroth sein Amt als Professor ordinarius in Zürich an. Berufungen nach Rostock und Heidelberg, die ihn in Zürich erreichten, schlug er aus. 1866 hatte der österreichisch-preußische „Kartoffelkrieg" einen für die Habsburgermonarchie unglücklichen Ausgang genommen. 1867 nahm Billroth die Berufung an die Universität der glänzenden Metropole des Habsburgerreiches an. Billroth fand, daß die Berufung unter mannigfachen Schwierigkeiten zustande gekommen wäre. Es liegt jedoch ein vom 16. März 1867 datiertes Schreiben an Billroth vor, in dem Hofrath Pitha „das Resultat der heutigen Abstimmung im Professorenkollegium" mitteilte: „Von 17 Votanten stimmten 11 für Sie. Also Viktoria! mein geehrter Freund, Sie werden mit offenen Armen empfangen werden, zumal von Ihrem ergebenen Pitha." Am 24. Mai 1882 schrieb B. von Langenbeck an Billroth: „Gestern Abends war Fakultätssitzung, um über meinen Nachfolger zu beraten. Ich stellte den Antrag, Sie als einzigen Candidaten dem Minister vorzuschlagen; und dieser Antrag wurde ohne Discussion einstimmig angenommen. Das ist glaube ich in der Berliner Fakultät noch nicht dagewesen… Überglücklich kam ich nach Hause und fand nun Ihren Brief (eine Absage Billroths) vor, der wie ein kalter Sturzbach auf mich wirkte… Ich brauche Sie nicht erst zu bitten, die Sache noch einmal reiflich zu überlegen. Das engere Vaterland, in dem Sie mit allgemeinen Jubel empfangen werden, das immer mehr an Bedeutung und weitgehenden Interessen gewinnende Berlin, eine, glaube ich, bessere Sorte von Studenten, das alles sind schwerwiegende Mommente." Von Langenbeck fürchtete, „daß die antideutschen Bestrebungen auch in Österreich immer mehr hervortreten werden. Bei dem größten Ansehen, welches Sie in Wien genießen, hat man doch wohl nicht aufgehört, Sie insgeheim als Eindringling zu betrachten. Das Scheiden von dem lieben Berlin wird mir unbeschreiblich schwer, es würde mir sehr erleichtert werden, wenn Sie an meine Stelle treten wollten." Billroth war „jedoch sein Wirkungskreis.... sowie auch das sociale und künstlerische Leben (er war mit Johannes Brahms und Eduard Hanslick besonders befreundet) in der schönen Kaiserstadt zu lieb geworden, als daß er sich hätte entschließen können, Wien zu verlassen."

August Martin und die Kinderzeit der operativen Gynäkologie in Berlin

Als die operative Gynäkologie noch in den Kinderschuhen steckte, wurde sie in Berlin von der mächtigen Gestalt August Martins überragt. Die Abkehr von der unbefriedigenden Pessarbehandlung und Zuwendung zur operativen Therapie hatte ihm den Namen „Blutiger August" oder „Damenschneider" eingetragen. Anläßlich der Verleihung der Ehrenmitgliedschaft der American Medical Association erhob sich der Präsident zu einem Toast auf den „Praeceptor americorum gynaecologicus", der auch die Wiener Schule in einer bemerkenswerten Weise befruchtete.

August Martin wurde am 14. Juli 1847 in Jena als Sohn des dortigen Ordinarius für Geburtshilfe geboren, der neun Jahre später auf dem Berliner Lehrstuhl saß. Im Alter von zehn Jahren fand der Sohn im Pensionat seines Oheims in Oberstein an der Nahe Aufnahme, das vorwiegend von Engländern, Franzosen und Belgiern aus guten Familien frequentiert wurde. Die damals erworbene Leichtigkeit des Ausdrucks im Englischen und Französischen, wozu später noch Italienisch und Russisch kamen, wußte der herangewachsene Martin als ein wissenschaftlich und gesellschaftlich überaus wertvolles Viatikum zu schätzen. Das erste medizinische Semester führte ihn in die Vaterstadt Jena, wo seine Bundesbrüder, die aus allen Teilen Deutschlands kamen, noch viel Sympathien für Österreich zeigten. Von Jena aus fuhr er unter dem Vorwand der Lazaretthilfe aus Neugier der im österreichisch-preußischen Feldzug bei Langensalza von den Preußen geschlagenen Hannoverschen Armee entgegen, die mit ihrem blinden König in die Gefangenschaft marschierte. Das weitere Medizinstudium setzte er bis zum Abschluß in Berlin fort. Am 14. Juli 1870, dem Tag der Kriegserklärung an Frankreich, promoviert, leistete er 1871–72 freiwillig Lazarettdienst. Nach der Abrüstung kam er in Berlin gerade zurecht, um zusammen mit seiner Familie von einem Fenster des Universitätsgebäudes aus den prunkvollen Einzug des siegreichen Kaisers, seines Heeres und seiner Paladine mitzuerleben. Auf Wunsch seines Vaters bereiste er Breslau, Berlin und Wien. In Wien nahm ihn Karl von Braun-Fernwald, der dortige Ordinarius für Geburtshilfe, auch privat auf seinem Landsitz liebenswürdig auf. „Natürlich" besuchte er auch die Klinik von Billroth. Der junge Privatdozent Gustav Lott, der vor dem Krieg an seines Vaters Klinik längere Zeit hospitiert hatte, war sein Mentor. Die Ausbildung zum Gynäkologen absolvierte August Martin an der Klinik seines Vaters, an der auch schon der älterer Bruder gearbeitet hatte. 1875 verstarb der Vater. Der Nachfolger, Karl Schröder, war Martin wohlgesonnen. Er ermöglichte ihm die Habilitation, konnte ihn aber nicht länger an der Klinik behalten, da die übliche Assistentenzeit schon überschritten war und seine Koassistenten, unter ihnen J. Veit, eine ausnahmsweise Verlängerung nicht konzidierten. Martin schied aus der Klinik aus und entfaltete in seiner Sprechstunde, bald auch an der eigenen Privatklinik eine ungewöhnlich erfolgreiche Tätigkeit. Die Privatdozenten der Berliner Fakultät mußten sich durch Unterschrift verpflichten, eine praktische Unterrichtung von Studenten zu unterlassen und nur die Theorie zu lehren. Martin eröffnete eine gynäkologische Poliklinik, an der er Kurse für Ärzte einrichtete, wie sie in Wien und Prag schon lange bestanden. Er entwickelte ein Phantom zur Aufnahme anatomischer Präparate, an denen Operationen geübt und die chirurgische Anatomie studiert werden konnte. Martin war nicht nur ein schneller und auch didaktisch geschickter Operateur. Er besaß die seltene Fähigkeit, „mit Menschen jeder Art, jeder Klasse und Rasse" (L. Seitz) gut umgehen und sich mit ihnen in mehreren Sprachen leicht und ungezwungen auseinandersetzen zu können. So ist es kein Wunder, daß „Hunderte und Aberhunderte" (L. Seitz) von Ärzten aus aller Herren Länder die Gelegenheit wahrnahmen, von Martin zu lernen und sich insbesondere in der operativen Technik ausbilden zu lassen. Alles, was in der damaligen Gynäkologie Rang und Namen hatte, beehrte Martin mit seinem Besuch. Die Franzosen Péan, Doyen, Pozzi; unter den Amerikanern der weltberühmte Marion Sims, Ernst Cushing, Howard Kelly, William Mayo; die nachmaligen Stammväter der oberitalienischen Gynäkologie Calderini und Tibone, aus deren Schule Pestalozza hervorging; Skandinavier (Engström, Essen-Möller u.a.), Russen (Dimitri von Ott),

Holländer (Halbertsma, van de Velde), Japaner, Mexikaner und zahllose andere. Von namhaften deutschen Kollegen zählten B. S. Schultze, A. W. Freund, A. Döderlein, Winckel, Sänger zu den zum Teil ständigen Besuchern. Als Martin dann auch noch eine geburtshilfliche Poliklinik eröffnete, bekamen die Fachordinarien, die ursprünglich zugestimmt hatten, die Konkurrenz sehr bald zu spüren. Martins Tagesablauf zeugt, wie sein ganzes Leben, von einer urwüchsigen Kraft: „Früh Kolleg, eine Stunde reiten, dann Arbeit in der Klinik, Krankenbesuche in der Stadt, um drei Uhr sollte gegessen werden, dann war Sprechstunde,... abends bin ich regelmäßig noch zu meinen Patienten in die Klinik gegangen oder auf Praxis... Ich strebte meist danach, daß wir um 11 Uhr heimkehrten, so daß mir noch ein zwei Stunden blieben, um meine Arbeit zu fördern." In diesen Nachtstunden entfaltete er eine immense wissenschaftliche und publizistische Tätigkeit. Auf internationalen Kongressen bildete Martins sieghafte, sprachgewandte, auch sagenhaft trinkfeste Persönlichkeit stets einen von Freunden und Bewunderern umgebenen Mittelpunkt. Bei solchen Erfolgen blieb das zunehmende Mißfallen der Fachordinarien seiner Fakultät nicht aus. Trotz der internationalen Anerkennung mußte der Privatdozent 15 Jahre lang auf die Verleihung des Professorentitels warten. Am selben Abend meldete Olshausen, einst Assistent seines Vaters und indirekter Nachfolger, seinen Besuch. Er kam, um zu erklären, daß er sich gegen die Ernennung auf das heftigste gesträubt und noch vor wenigen Tagen eine Eingabe beim Minister gemacht hätte. Auf Martins Frage warum, antwortete Olshausen, daß er ihn für ungeeignet halte, es überdies nicht vertrage, wenn jemand ständig anderer Meinung sei als er. Erst 1899 ging Martins Lebenstraum – ein Ordinariat – in Erfüllung. Gleichzeitig trafen Berufungen auf den Lehrstuhl in Prag und Greifswald ein. Die Wahl fiel auf Greifswald.

August Martin litt zeitlebens an der „intimen Feindschaft" der Fachordinarien, die sich auch auf das Verhältnis zu anderen Mitgliedern der Berliner Fakultät auswirkte. Die Anerkennung von Kehrer, Hegar und Kaltenbach, das freundschaftliche Entgegenkommen von Küstner, von Werth, Winckel, W. A. Freund, Sänger u.a. stärkten zwar seinen Lebensmut. Die Beziehungen waren jedoch nicht zu vergleichen mit der uneingeschränkten Freundschaft, die ihm von den deutsch-österreichischen Fachordinarien, von Chrobak, von Rosthorn und Schauta entgegengebracht wurde. Gerne gedachte Martin seiner Wiener Freunde, vor allem des „unvergeßlichen Chrobak, der sich immer wie ein fürsorglicher Vater mit einer Schar junger Freunde einfand. Unter diesen... Alfons von Rosthorn... seltener Schauta". Einmal mußte Martin auf einer Tagung hören, wie Chrobak in Hinblick auf die Auseinandersetzungen zwischen Martin und seinen Berliner Widersachern seinen Leuten zurief: „Kommt, der große Martin ist da, jetzt wird es lustig!" Sogar die Anekdote bemächtigte sich der engen Beziehungen zwischen der Wiener Schule und dem durch A. Martin vertretenen Berlin. Als Martin auf der von Chrobak präsidierten VII. Tagung der Deutschen Gesellschaft für Gynäkologie und Geburtshilfe im Wien des Jahres 1895 einen großartigen Trinkspruch auf die Gastgeber mit einen auch für seine Verhältnisse mächtigen Schluck Sekt bekräftigte, soll er nicht mehr ganz sicher auf seinen Beinen gewesen sein. Sein Freund, der kleine schmächtige Schauta, unterfing den schwankenden Hünen und geleitete ihn zu einem ins Hotel beorderten Fiaker, worauf die Zuseher dieser Szene sich nicht enthalten konnten, auszurufen: „Hier geht der große Martin mit seinem Foetus papyraceus!" (Döderlein). Sinnbildlich steht sie für die damaligen Beziehungen zwischen Wien und Berlin: Schauta, der in der akademischen Karriere erfolgreiche Wiener Ordinarius, in enger Umschlingung mit dem Berliner Extraordinarius, der in den Augen der Fachordinarien seiner Fakultät doch nichts anderes als ein in die Schranken zu weisender Außenseiter und zeitlebens ein Ärgernis war.

Rudolf Chrobak

A. Martin, Schauta und Chrobak, die einander auch altersmäßig nahe standen, waren als Pioniere der modernen operativen Gynäkologie in vieler, Chrobak in jeder Hinsicht auf sich allein gestellt. Außer fünf Semester Vorlesungen bei C. von Braun hatte Chrobak nie irgendwelche gynäkologischen oder geburtshilflichen Unterweisungen erhalten. Chrobak wurde am 8. Juli 1843 in Troppau als Sohn eines vielbeschäftigen Arztes von ernstester Lebensauffassung – er hatte seinen Vater nie lachen sehen – liebevoll aber streng zu eiserner Pflichterfüllung und größter Pünktlichkeit erzogen. Im Alter von 16 Jahren Vollwaise geworden, zog er nach Wien, wo er sein Studium absolvierte. Nach der Ende 1866 erfolgten Promotion bekleidete er an der Chirurgischen Klinik Prof. von Dittels die Stelle eines Aspiranten und provisorischen Sekundararztes. 1867 eröffnete ihm der Internist von Oppolzer die Gelegenheit, das gynäkologische Krankengut seiner Klinik dem Studentenunterricht nutzbar zu machen und eigene Erfahrungen zu sammeln. 1868 vermählte sich Chrobak mit der Tochter des gesuchten Frauenarztes Lumpe, der ihn in die Praxis einführte. Als er nach dem Tode von Oppolzers ohne didaktische Arbeitsmöglichkeit dastand, gründete er im allgemeinen Krankenhaus ein unabhängiges gynäkologisches Ambulatorium und unterhielt es aus eigener Tasche. Ab 1871 veranstaltete er gynäkologische Operationskurse mit Übungen an der Leiche, die es vorher nicht gab. Der Andrang war insbesondere nach 1872/73 so groß, daß man sich ein Jahr vorher anmelden mußte. Die eigenhändig geschriebene Hörerliste verzeichnet Namen wie Leopold, Sneguireff u. v. a., die später zu höchstem Ruhm gelangten. Neben seiner aufreibenden ärztlichen Tages- und Nachtarbeit fand er in wunderbarer Weise noch Zeit zu so erfolgreicher wissenschaftlicher und publizistischer Tätigkeit, daß er sich 1871 aus der Praxis heraus für das Fach Geburtshilfe und Gynäkologie habilitieren konnte. Alle, die ihm beruflich und menschlich nahe kamen, sind sich darin einig, daß die weitreichende, auch über seinen Tod hinaus anhaltende geradezu unglaubliche Wirkung Chrobaks nicht nur auf seinem wissenschaftlichen Werk, sondern ebensosehr oder vielleicht noch mehr auf seinem Wesen und der Ausstrahlung seiner Persönlichkeit beruhte. „Ganz Wahrheit und Offenheit, Feind jeder Pose... Herzlichkeit und Güte... nahm eine warmherzige Anteilnahme alle gefangen" (A. Martin). Sie gewann ihm auch die lebenslange, innige Freundschaft Billroths, der seine weitere Entwicklung zum Abdominalchirurgen und vielfach auch wichtige Entschlüsse in seinem Leben entscheidend beeinflußte. So schlug Chrobak 1885 einen Ruf nach Prag auf Anraten Billroths aus (von Peham). Nach eigenen Worten vermochten ihn, einen halb abgebrauchten, in der Praxis ergrauten, ermüdeten Arzt, nur zwei Menschen dazu bewegen, 1889 die Nachfolge von Breisky an der II. Gynäkologischen Universitätsklinik anzutreten: „Der eine war unser unvergeßlicher, unsterblicher Billroth, der zweite war meine Frau" (Chrobak 1908). Dem „Luxus der Klinik" zu Liebe streifte er einen großen Teil seiner privaten Praxis ab, um sich unermüdlich ganz seinem Beruf hinzugeben, von dem er sagte: „Unser Beruf ist ein heiliger

Beruf... der ärztliche Beruf ist wahres Priestertum" (Chrobak 1908). Unter seiner Führung reifte ein Kreis „großartiger" Schüler heran, aus dem von Rosthorn, Mathes, Knauer und von Peham hervorstachen (A. Martin 1925). Zusammen mit Schauta setzte Chrobak den Bau der Wiener Frauenkliniken durch, „den größten Anstalten", für welche es damals „nirgends auf der Welt Beispiele und Muster" gab (Chrobak 1908). Noch vor Erreichen der Altersgrenze zog er sich aus seinem Amt zurück. Es war ihm eine „hohe, freudige" Genugtuung, daß die Fakultät seinen Schüler und Hüter seines Erbes von Rosthorn zum Nachfolger wählte. Obwohl ein Feind aller Ovationen, konnte sich Chrobak den Feiern anläßlich des Einzuges in die neue Klinik doch nicht entziehen, der nach zwanzigjähriger Lehrtätigkeit auch sein Auszug war. Unter einem Übermaß an Huldigungen feierte ihn von Rosthorn in einer Ansprache u.a. als den Begründer einer eigenen Schule, die sich in Fortführung der auf Boer zurückgehenden Tradition die „Unterstützung der natürlichen physiologischen Vorgänge, Vermeidung unnötiger Verstümmelungen, strengste Indikationsstellung für alle, auch die kleinsten Eingriffe" zur Aufgabe gemacht hätte. Von Rosthorn bat ihn, der „Genius loci werden zu wollen". F. von Winckel hob als besonderes Verdienst Chrobaks hervor, daß es ihm gelungen sei, „das Deutschtum Österreichs, dem Generationen hindurch der innige Kontakt mit der deutschen Gynäkologie" fehlte, „in jeder Beziehung mit der Gesamtheit zu verschmelzen". „Er vor allem", schrieb H. Fritsch (1910), „knüpfte das Band der guten Kollegialität und treuen Freundschaft zwischen den österreichischen Kollegen und uns; sein Verdienst ist es, daß irgendeine Grenze zwischen uns nicht existiert." In seiner Antrittsvorlesung (1889) hatte Chrobak von der Hand des unbarmherzigen Schicksals gesprochen, die auf der Klinik laste, an der er sein Amt eben antrete: Späth mußte wegen Erblindung vorzeitig resignieren und Breisky starb nach nur dreijährigem Direktorat. Chrobak konnte die prophetische Bedeutung der auf die Vergangenheit gemünzten Worte für das eigene Schicksal und das seiner Nachfolger nicht ahnen: Krankheit zwang ihn vor Erreichen der Altersgrenze zum Rücktritt, und die tröstliche Hoffnung auf ein glorreiches Gedeihen seiner Klinik sank mit dem Tod seines Lieblingsschülers und Nachfolgers von Rosthorn schon nach kaum einem Jahr für immer dahin.

Alfons von Rosthorn

Alfons von Rosthorn wurde am 19. September 1857 im niederösterreichischen Öd bei Gutenstein als Sohn einer angesehenen, von Maria Theresia aus Schottland nach Österreich gerufenen Fabrikantenfamilie geboren. Am Familiensitz trafen sich hervorragende Persönlichkeiten der verschiedensten geistigen, künstlerischen und beruflichen Interessen. Durch Heirat war von Rosthorn mit dem Zoologen Kner und dem Chirurgen Schuh, dem Vorgänger von Billroth, verwandt. Schon früh konnte er den Glanz erahnen, den der Name Billroth verbreitete, wenn der ältere der Brüder Gussenbauer, Assistent und späterer Nachfolger Billroths, in der Abgeschiedenheit des Piestingtales oder auf einer der Kärntner Besitzungen bei der Familie freundschaftlich einkehrte und dem Heranwachsenden die erste Richtung wies. An der Wiener Universität begann von Rosthorn mit zoologischen Studien, bevor er sich unter der Anleitung von Langer und Toldt besonders von der Anatomie angezogen fühlte. Nach der Promotion zum Doctor medicinae universae trat er

1885 in das Operateurinstitut der Wiener Fakultät ein. Billroth fand Gefallen an dem anstelligen jungen Mann, der sein erklärter Liebling war und auch von klinischen Assistenten gefördert wurde. Der inzwischen zum chirurgischen Ordinarius avancierte Oberarzt Wölfler bestellte von Rosthorn zum Assistenten der Chirurgischen Universitätsklinik in Graz, wo es ihm gut gefiel. Auf Zureden von Billroth nahm von Rosthorn nach zwei Jahren die Stelle des zweiten Assistenten an der Frauenklinik in Wien bei Breisky an, der nach kurzer Zeit an einem Dickdarmkarzinom verstarb. Binnen eines Jahres folgte ihm Chrobak im Amt nach. Billroth bewahrte von Rosthorn, wie allen seinen Schülern, über die Jahre der Trennung hinweg eine seltene, warmherzige Anteilnahme. Am 5. Mai 1891 schrieb er an von Rosthorn aus Wien: „Ihre lieben Zeilen von vorgestern haben mich warm bewegt, und ich möchte nichts von ihrer herzlichen Liebe verlieren. Man wird habsüchtig um solche treue Liebe und Anhänglichkeit; je älter man wird, um so mehr… fahren Sie fort, nur Tüchtiges und wohl Überdachtes dem wissenschaftlichen Publikum darzulegen. Halten Sie sich nur immer in geistigem und historischem Kontakt mit den großen Forschern und Ärzten aller Zeiten. Wenn wir immer im Bewußtsein bleiben, wie viel Großes und Gewaltiges der Mensch sich schaffen mußte, bevor er da stehen konnte, wo wir stehen, so werden wir nicht gar so großartig davon denken, daß wir in einigen Details etwas mehr wissen…" und am 26. Juli 1892 aus St. Gilgen: „Bin ich nicht ein glücklicher Mann, daß ich eine ganze Reihe trefflicher Schüler fand, von denen Jeder in seiner Art der Welt Respect einflößte. Doch nun geht es bald zu Ende; ich klage nicht darum…"

Von Rosthorns naturwissenschaftlich wohlfundierte und glänzend geschriebene Arbeiten verrieten eine hohe Intelligenz und ungewöhnliche Begabung. Chrobak erkannte, wie er selbst erzählte, vom ersten Augenblick die besonderen fachlichen und menschlichen Qualitäten seines späteren Schützlings und Freundes. Noch im Jahre 1890 führte er ihn zur Dozentur und mit Schützenhilfe des in Prag lehrenden Gussenbauer an Stelle des nach Wien berufenen Schauta ein Jahr später als Supplent an die Frauenklinik Prag. Kurze Zeit später wurde er zum Extraordinarius und 1894 zum Professor ordinarius ernannt. 1899 folgte er dem Ruf nach Graz, 1902 nach Heidelberg. Noch in Graz stand er für die Lehrstühle von Basel und Königsberg an erster bzw. zweiter Stelle, in Straßburg mit Fehling, Hofmeier und Frommel es aequo auf der Liste. Während seiner Heidelberger Professur wurde er nach dem Abgang Gusserows secundo loco für Berlin vorgeschlagen. Als ihn der ehrenvolle Ruf nach Wien erreichte, machte ihm ein Angebot aus München die Wahl nicht gerade leicht. Trotz mancher Zweifel zog er 1908 als Wunschkandidat seines geliebten Lehrers Chrobak, den er nicht im Stich lassen wollte, mit einer baubedingten Verzögerung in die neue II. Wiener Universitäts-Frauenklinik ein. Kaum ein Jahr später erlebte Chrobak den Schmerz, seinem Lieblingsschüler, an den sich seine ganzen Hoffnungen knüpften, in das Grab nachsehen zu müssen. Am 9. August 1910 erlag von Rosthorn, unmittelbar nachdem er einen Bock durch Blattschuß erlegte, einer Herzattacke.

Von Rosthorn war vielleicht die ausgewogenste, innerlich reichste, in einem gewissen Sinn kultivierteste Persönlichkeit unter den gynäkologischen Lehrstuhlinhabern Wiens. Polyglott bis zum prägnanten Ausdruck seiner Gedankenfülle, geistreich, schlagfertig und witzig in der Diskussion, belebte er seine Vorlesungen durch perfekte, an Breiskys Kunst erinnernde Tafelzeichnungen. Im geselligen Kreis gab er besonders in jüngeren Jahren mit geschulter Stimme Lieder oder Gedichte, auch eigene Verse zum besten. Sein bescheidenes, liebenswürdiges Wesen und sein stiller Humor eroberten ihm im Nu die Herzen der Menschen. „Bittenden lieh er stets ein williges Ohr; kein Wunder, daß er nicht Herr seiner Zeit, Pünktlichkeit nicht seine Tugend war... Alle Unnatur, alles Gekünstelte war ihm von Grund auf zuwider... Seine Unempfindlichkeit gegen die kleinen Nadelstiche des Lebens, gegen die ihn auch sein ausgeprägter Sinn für Humor wappneten", nahm sich sein Mitarbeiter Schottländer zum Vorbild. „Still und bescheiden liebte er über alles seine Wissenschaft; ein Forscher, abhold allem Lärm, allen Äußerlichkeiten lebte er am liebsten in dem stillen Raum seiner Studierstube" (Schauta). Unter den deutschen Kollegen genoß kein anderer eine solch uneingeschränkte Sympathie. A. Martin nannte ihn einen „herrlichen Mann".

Fachlich setzte von Rosthorn die seit Boer zur Tradition gewordene, auch von Breisky gepflogene Richtung: klare Diagnose, strengste Indikationsstellung und möglichst natürlicher Ablauf der Geburt in die Gynäkologie um. Infolge seiner eingehenden anatomischen Kenntnisse und seiner Geschicklichkeit war er allen technischen Schwierigkeiten gewachsen. Er ergriff aber erst dann chirurgische Maßnahmen, wenn alle konservativen Mittel erschöpft waren (Schottländer). Die unbarmherzige Offenheit, mit der er seine und seiner Schüler Fehler kritisierte, rang seinen Mitarbeitern die größte Hochachtung ab. Im Dienst gab es für ihn keine Nachsicht. In der Kontrolle der Krankengeschichten war er peinlich genau und nach Aussage seiner Schüler im Auffinden von Unregelmäßigkeiten und Nachlässigkeiten außerordentlich geschickt. An seinen Vorschriften hielt er nie starr fest. Wenn jemand sein Tun und Lassen begründen konnte, hatte er freie Hand. Trotz dienstlicher Strenge war er den Ärzten der Klinik ein an „Schicksalschlägen oder freudigen Ereignissen lebhaft teilnehmender Freund" (Kermauner). Als von Rosthorn auf der Höhe seines Schaffens in die Klinik einzog, lagen nach menschlichem Ermessen zwei Jahrzehnte vielversprechenden Wirkens an einer der größten und schönsten Frauenkliniken der Welt vor ihm. Sein völlig unerwartet frühes Ende bedeutete eine Zäsur, die insbesondere für die ihres väterlichen Freundes und Mentors beraubten Mitarbeiter überaus schmerzlich war: Der zum interimistischen Leiter ernannte Fritz Kermauner zog sich in die Privatpraxis zurück. Rudolf Theodor Edler von Jaschke, später Direktor der Frauenklinik Gießen und nach dem Zweiten Weltkrieg Präsident der ersten Tagung der Deutschen Gesellschaft für Gynäkologie im zerstörten Deutschland, verließ die Klinik, weil „wie üblich... unter dem Nachfolger von Rosthorns keine Habilitationsmöglichkeit gegeben" war (Herbert Edler von Jaschke). G. A. Wagner, der von Rosthorn aus Heidelberg zu Chrobak vorausgeschickt worden war und an der Wiener Klinik eine besondere Stellung einnahm, stieg jedoch auch unter dem Nachfolger zu höchsten Ehren auf, obwohl er seinen ersten Lehrern lebenslang die Treue hielt.

Der Nachfolger: Ernst Wertheim

Aus der Liste für die Nachfolge von Rosthorns, auf der immerhin drei Ordinarii, Hofmeier, Sellheim und Herff, standen, wurde der damals schon weltberühmte außerordentliche Universitätsprofessor Ernst Wertheim, Primarius des Bettina-Pavillons in Wien, zum Professor ordinarius an der II. Geburtshilflich-gynäkologischen Klinik der Universität Wien ernannt. Mit ihm zog im Frühjahr 1910 eine ungestüme, willensstarke, geniale Persönlichkeit von scheinbar unbesiegbarer physischer Kraft in die Klinik ein. Sein Vater war Professor für Chemie in Graz gewesen, wo Ernst Wertheim am 21. Februar 1864 zur Welt kam und nach dem üblichen Bildungsweg 1888 an der dortigen Universität zum Dr. med. univ. promoviert und anschließend in die experimentelle Pathologie eingeführt wurde. Dann ging er nach Wien, roch bei Chrobak für kurze Zeit in die Geburtshilfe, absolvierte bei Kahler die Interne Medizin, bei Billroth die Chirurgie. 1891 trat er bei Schauta in Prag eine Assistentenstelle an, mit dem er noch im selben Jahr an die I. Geburtshilflich-gynäkologische Klinik nach Wien zurückkehrte, um sich ein Jahr später im Alter von 28 Jahren zu habilitieren. Im Augenblick läßt sich nicht rekonstruieren, wann genau Wertheim seine operative Ausbildung durch einen Studienaufenthalt in Berlin zu vervollkommnen trachtete und wen er aufsuchte. Es wurde nur festgehalten, daß er von der Reise die Kenntnis der vaginalen Operationsmethoden heimbrachte (Weibel). Bei der engen Freundschaft zwischen seinem Lehrer Schauta und A. Martin läge die Annahme nahe, daß er sich in dessen Privatklinik umsah. In einer Diskussionsbemerkung zu einem Vortrag, den Wertheim am 24. April 1896 als Gast der Berliner Geburtshilflich-gynäkologischen Gesellschaft hielt, begrüßte A. Martin den damals gerade 32 Jahre alten „weltbekannten Wiener Fachgenossen" und sprach ihm „ganz besonders auch seinen persönlichen Dank" für die empfangenen Anregungen aus. In A. Martins „Erinnerungen eines deutschen Frauenarztes", die prominente Besuche mit größter Akribie zu verzeichnen pflegen, scheint jedoch der Name Wertheim, dessen Erwähnung sich Martin wohl kaum hätte entgehen lassen, nicht auf. Möglich, daß Wertheim an der Berliner Klinik Leopold Landaus weilte, der vaginalen Eingriffen ein besonderes Interesse entgegenbrachte und zusammen mit seinem Bruder ein Werk über die vaginale Radikaloperation veröffentlichte. Sicher ist, daß Wertheim die vaginale Operationstechnik, die er durch eigene Kniffe bereicherte, in höchster Vollendung beherrschte (Weibel) und gemeinsam mit Micholitsch in einem Atlas der vaginalen Bauchoperationen darstellte. 1897 erfolgte die Bestellung zum Primarius des von Rothschild gestifteten Bettina-Pavillons in Wien. Dort erwarb er sich insbesondere als Karzinomoperateur einen internationalen Ruf, der zahlreiche Ärzte aus dem In- und Ausland anzog. Als Wertheim – inzwischen zum a.o. Professor ernannt – im Jahre 1910 an die Spitze der II. Geburtshilflich-gynäkologischen Klinik trat, befand sich sein Buch über „Die erweiterte abdominale Operation bei Carcinoma colli uteri aufgrund von 500 Fällen", das seinen Namen in der ganzen Welt zu einem Begriff machen sollte, im Druck. Seine Assistenten rühmen an ihrem Lehrer die systematische Exaktheit seiner legendären Operationskunst, deren so selbstverständlich scheinende Leichtigkeit allein durch ihr überzeugendes Beispiel zur Ausbildung einer operativen Schule führte. Seine Erfolge erreichte Wertheim mit den einfachsten Mitteln. „Möglichst wenig Hilfskräfte ... ja nicht zu viele" und möglichst unkomplizierte Instrumente sowie eine ganz strenge Indikationsstellung waren seine Prinzipien (Weibel). Die wissenschaftlichen und klinischen Arbeiten Wertheims bezeichnet Weibel, der 18 Jahre lang seinem Meister diente, als „das Produkt einer genialen Begabung, einer unglaublichen Zähigkeit und einer fanatischen Wahrheitsliebe". Sie wurden zehnmal umgeändert und immer wieder neu angefangen, bis sie druckreif vorlagen. Wertheim stellte an seine Assistenten, aber noch mehr an sich selbst die höchsten Anforderungen. Auch seinem athletischen Körper rang er beim Sport (Schilauf, Reiten, Fechten, Schwimmen) und auf der Jagd Höchstleistungen ab. Wertheim war umfassend gebildet. Sein

Heim barg Schätze bildender Kunst. Er war ein guter Gesellschafter und liebte das Leben auf eine Weise, die bei Übelwollenden oft genug Kopfschütteln hervorrief. Sein ungestümes Temperament schaffte sich nicht selten in ungezügelten Zornesausbrüchen Luft, die jedoch weder von seinen Mitarbeitern, die ihn kannten, noch von ihm selbst tragisch genommen wurden. Wenn es auch Verstimmungen gab, wußten seine Schüler, daß sich hinter seinem Gehabe ein edler Sinn verbarg, der auf eine stille, selbstverständliche Art viel Gutes tat. Sie schätzten die Großzügigkeit, mit der er ihnen das riesige operative Krankengut weitgehend überließ oder sie auch außerhalb der Klinik als Konsiliarii heranzog und freuten sich über die neidlose Anerkennung, die er ihren Leistungen zollte, wenn sie gut waren. Wertheim beabsichtigte in Zusammenarbeit mit Weibel die Herausgabe einer Operationslehre, als dieser unverwüstlich scheinende Mann, für alle unfaßbar, am 15. Februar 1920 im Alter von 56 Jahren einer Pleuropneumonie, zu der sich eine Enzephalitis gesellte, erlag. Weibel setzte das vier Jahre zuvor konzipierte Werk mit dem Titel „Die gynäkologischen Operationen der Schule Ernst Wertheims" in die Tat um und widmete es dem Andenken seines Lehrers, den er – ein karger und keineswegs zum Gefühlsüberschwang neigender Mann – im Nachruf Vater und Meister nannte. Ohne im landläufigen Sinn zu lehren, hat Wertheim eine Schule begründet, aus der eine Unzahl hervorragender Kliniker und Operateure hervorging. Die Namen der berühmtesten begannen wie Wertheims Name mit einem „W": Wilhelm Weibel, Paul Werner und Georg August Wagner, weshalb von den vier großen „W" gesprochen wurde. Für die Beziehungen zu Berlin hat G. A. Wagner die größte Bedeutung erlangt.

Friedrich Schauta

1896 eignete Friedrich Schauta sein großangelegtes Lehrbuch der gesamten Gynäkologie August Martin zu. Am 14. Juli 1917 eröffnete er die Festlichkeiten zu August Martins 70. Geburtstag mit einer Glückwunschadresse. Darin erinnerte er an den Herbst des Jahres 1880, in dem er zum ersten Mal in Berlin an Martins Türe klopfte, um die „schon zu jener Zeit hoch entwickelte Technik vaginaler... Eingriffe kennen zu lernen..." Gleich darauf hätte er „zunächst in seiner Stellung bei Späth, später aber in selbständiger Stellung Gelegenheit" gehabt, „auf jenen ersten Eindrücken und Grundlagen weiterbauend,... fördernd und belebend auf die Gynäkologie in seinem engen Vaterlande Einfluß zu nehmen; denn von moderner operativer Gynäkologie, besonders was die vaginale Technik betrifft, war damals in Österreich kaum die Rede". Am 12. März 1917 hatte der damals schon schwer leidende Mann seine letzte Vorlesung gehalten, obwohl er noch zwei Jahre im Amt bleiben sollte (Frankl). Dennoch trat er in den tropisch-heißen Julitagen mitten im Krieg die beschwerliche Reise nach Berlin an, um seinen Freund Martin persönlich zu beglückwünschen. Mit nur kurzen Intervallen subjektiven Wohlbefindens verschlimmerte sich sein Leiden zusehends. Die Arteriosklerose verursachte schließlich eine Niereninsuffizienz. Verwirrt, rast- und ruhelos, glaubte er immer, ins Sanatorium oder zu Konsilien eilen zu müssen. Und noch kurz vor seinem Tode forderte er Oskar Frankl mitten in der Nacht auf, ihn sofort zu seinem Freunde Martin zu führen, wobei er die Zahl 14 murmelte. Frankl verstand. Er nannte Martins ehemalige Adresse: Berlin, Keithstraße 14. Schauta drückte ihm dankbar die Hand; im Glauben von Martin heimzukehren, ging er mit den Worten „Ich bin todmüde" zu Bett –

die letzten bei leidlich klarem Bewußtsein hervorgebrachten Worte. Am 10. Jänner 1919 verschied Schauta nach langem Siechtum und traurigen Wochen schwersten physischen und psychischen Leidens. Bis in die Einsamkeit und geistige Verschleierung der letzten Jahre stand sein ganzes berufliches Leben im Banne der überwältigenden Persönlichkeit August Martins. Es ist dies eine heute kaum mehr bekannte Seite der an Facetten so reichen Beziehungen zwischen der operativen Gynäkologie Wiens und Berlins. Martin widmete dem Freunde des öfteren schwungvolle Elogen, die ihm jederzeit leicht aus der Feder flossen. Aus Anlaß des 5. Quinquenniums der Promotion bemerkte Martin (1900), daß „Schauta im engen Anschluß an die deutsche Gynäkologie, speziell die Berliner Schule, eine eigenartige, selbständige Entwicklung durchgemacht" hätte und es ihm gelungen sei, „seine Schüler zu eigener Beobachtung und eigener Arbeit anzuregen." Das psychologisch interessante Verhältnis zwischen dem mißtrauischen, mimosenhaft empfindlichen, leicht gekränkten, auf seine Schüler eifersüchtigen Schauta (Halban) und der überschäumenden extrovertierten Kraftnatur Martins, der ebenfalls nicht ganz frei von Überempfindlichkeit gewesen sein dürfte, schien einer gewissen Einseitigkeit nicht zu entbehren. Im Vergleich zur sonstigen Wärme klingen Martins Freundschaftsbezeugungen fast ein wenig zurückhaltend. Schauta war eine Kampfnatur. „Glänzende Dialektik und eine große Findigkeit in der Aufdeckung der Schwächen des Gegners waren seine Kampfmittel" (Thaler). Folglich hatte er manche Feinde, dabei aber, wie Martin bemerkte, „ein intimes Bedürfnis nach Freundschaft und Kollegialität. Er empfand lebhaft das Mißgeschick, welches ihm den Austausch unter Gleichgesinnten beengte". Ob Schautas ungestillte Sehnsucht nach menschlicher Bindung sich einem Idealbild zuwandte und August Martin Schauta insgeheim beneidete, sind Fragen, die möglicherweise zu Unrecht ihre Antwort schon in sich bergen und deshalb offen bleiben müssen. Tatsache ist, daß dem so ganz anders gearteten Schauta schon in jungen Jahren alles in den Schoß fiel, was August Martin so lange versagt blieb, bis es dazu fast schon zu spät war.

Schauta wurde am 15. Juli 1849 in Wien geboren. Die Studienjahre verbrachte er – unterbrochen durch Aufenthalte in Innsbruck und Würzburg – größtenteils in seiner Vaterstadt, wo er 1874 promoviert wurde. Seine erste Arbeit erschien aus dem Physiologischen Institut Brückes. Die Chirurgie eignete er sich unter Dumreicher am Operteur-Institut an. 1876 machte ihn Späth, dem er immer ein pietätvolles und dankbares Andenken bewahrte, zum Assistenten an der II. Geburtshilflichen Klinik. 1881 konnte er sich habilitieren. Noch im gleichen Jahr wird er supplierender Leiter der Universitäts-Frauenklinik Innsbruck, 1884 Professor ordinarius. 1887 tritt er in Prag die Nachfolge Breiskys an. 1891 ist er als Inhaber des Lehrstuhles der I. Geburtshilflich-gynäkologischen Klinik wieder in Wien. Mit gleichbleibender Begeisterung und größter Gewissenhaftigkeit bereitete er im Verlaufe von 38 Jahren Generationen von Ärzten auf ihre frauenärztliche Tätigkeit in der Weite und bunten Vielfalt der österreichisch-ungarischen Monarchie sowie des näheren und fernen Auslandes vor. Schauta verstand auch die schwierigsten Themen in einer Form klar und anschaulich darzustellen, die seinen Vortrag zu einem ästhetischen Genuß werden ließen. Seine in viele Sprachen übersetzten Lehrbücher erlebten zahlreiche Auflagen. Mit sicherem Blick erkannte er die Bedeutung der modernen Hilfswissenschaften, die er der Klinik durch großzügige Ausstattung von Laboratorien nutzbar zu machen suchte. Schautas schier unverwüstlich scheinende Konstitution hielt zeitlebens allen Anforderungen seines immensen Fleißes und seiner ans

Wunderbare grenzenden Arbeitskraft, ohne je ernstlich zu erkranken, mühelos stand. Daß jemand für eine Arbeit keine Zeit fände, konnte er nie verstehen. Neben seinen außergewöhnlichen Verstandesgaben bildete ein nie erlahmendes Interesse für die Fortschritte der gesamten Medizin einen der Grundzüge seines Intellekts. Auf operativem Gebiet machte ihn die Zeit, in die er hineingeboren wurde, zum Autodidakten, der, in weiser Anlehnung an Gleichgesinnte, neue Wege beschreiten und eigene Lösungen suchen mußte.

Unvergänglich sind seine Verdienste um die Entwicklung besonders der vaginalen Operationen, deren Ausgestaltung im deutschen Sprachgebiet, neben Martin und Landau, vor allem Schauta zu danken ist. Amreich, der seine Laufbahn noch unter Schauta begonnen hatte, hob die „vollendete geistige Ausgeglichenheit" dieses von Statur schlanken Mannes hervor, der so „klug und forschend, aber auch sehr streng und kritisch" blicken konnte. Eine „seltene Harmonie wertvoller Begabungen" hebt sich von der sonstigen Persönlichkeit entschieden ab: Schauta lebte weder mit sich selbst noch mit seiner Umgebung im Einklang, worunter er nach dem Zeugnis von Martin und Frankl selbst am meisten litt. Im persönlichen Gespräch charakterisierte ihn Amreich einmal als „ausgesprochenen Gelehrtentyp". Ein pragmatischer Gelehrter offenbar, der bemerkenswerte praktische Talente besaß: Beim Operieren kam ihm seine manuelle Fertigkeit zugute. Seine bautechnische und kunsthandwerkliche Begabung schlug sich in ungezählten Details des Neubaus und der Einrichtung seiner Klinik nieder, zu denen er die Anregung gab oder den Entwurf lieferte. Seine Menschenkenntnis versetzte ihn in die Lage, einen hervorragenden fachlichen Nachwuchs heranzuziehen. Schauta machte von der Möglichkeit, die heißbegehrten Assistentenstellen ausschließlich nach Verdienst zu besetzen, ohne viele Rücksichten bedenkenlos Gebrauch: Wenn jemand besonders gute Arbeit leistete, räumte er ihm an der Klinik auch einen Arbeitsplatz ein. Eine Machtbefugnis, die heutige Ordinarii angesichts der oft kläglich besetzten, unkündbaren ärztlichen Beamtenstellen, denen sie nach ihrer Berufung ohnmächtig gegenüberstehen, gewiß vor Neid erblassen läßt. Aus Schautas Klinik gingen neben Wertheim, Halban, Adler, Amreich eine große Zahl hervorragender Ärzte hervor. Sie bekräftigt Billroths Aussage, daß medizinische Schulen zumeist von individuell stark ausgeprägten, großen Persönlichkeiten gegründet werden.

Georg August Wagner

Die berufliche Ausbildung Georg August Wagners, den wir 1944 im Billroth-Haus der Gesellschaft der Ärzte in Wien über Billroth und die Chirurgie des weiblichen Genitale noch sprechen hörten, reichte durch seinen Lehrer Chrobak bis auf die ersten autodidaktischen Anfänge der operativen Gynäkologie zurück. Seine Laufbahn führte ihn aus dem kaiserlichen Wien auf dem Umweg über das deutsche Prag in die Reichshauptstadt Berlin und knüpfte das zwischen den beiden operativen Schulen schon lange bestehende Band enger.

Georg August Wagner, geboren am 23. September 1873, kam als sechstes Kind seiner wenige Jahre zuvor aus Hessen eingewanderten Eltern in Prag zur Welt. Sein Vater, ein elektromedizinischer Unternehmer, starb drei Jahre später. Nach dem Gymnasium und einem Semester Medizin in Prag bezog er die damals hoch angesehene Grazer Fakultät, wo ihn, nach eigener Aussage, der feine Geist von Rosthorns so sehr gefangen nahm, daß er der Absicht, sich der Psychiatrie zuzuwenden abschwor und nichts sehnlicher wünschte, als unter von Rosthorn Gynäkologe zu werden. Nach der Promotion im Jahre 1901 arbeitete er auf Wunsch von Rosthorns an Richard Paltaufs Institut für experimentelle Pathologie. Die chirurgische Vorbildung eignete er sich in Wien, zunächst als „Operationszögling", dann als Mitassistent von Clairmont, Ranzi und Haberer bei dem Lieblingsschüler Billroths, von Eiselsberg, an. Gründlichst vorbereitet, fand er endlich 1904 an der Klinik des inzwischen nach Heidelberg berufenen von Rosthorn Aufnahme. Da das vorzeitige Ausscheiden Chrobaks und die Ablöse durch von Rosthorn beschlossene Sache war, wurde Wagner schon nach kurzer Zeit in eine Assistentenstelle der Wiener Klinik abgestellt, um den in Gang befindlichen Neubau möglichst im Sinne von Rosthorns zu beeinflussen.

Die Fertigstellung der neuen Kliniken verzögerte sich jedoch immer wieder, so daß Wagner volle drei Jahre in der strengen Zucht der Schule Chrobaks stand. Als von Rosthorn 1908 in die neugebaute Klinik einzog und sich Wagner endlich am Ziel seiner Wünsche wähnte, war von Rosthorns Lebensuhr schon bis auf ein knappes Jahr ungetrübter Arbeitsfreude abgelaufen. Wertheim hatte seine Assistenten mitgebracht. Folglich hatte es Wagner anfangs schwer, sich das Vertrauen des neuen Chefs zu erwerben. 1913 konnte er sich habilitieren. Zu Beginn des Ersten Weltkrieges sollte Wagner, wie die meisten Eiselsberg-Schüler, Leiter einer Chirurgengruppe werden. Wertheim gab ihn jedoch nicht frei. Er gestattete ihm die Privatpraxis und zog ihn zur Ausarbeitung der von ihm erdachten neuen Operationsmethoden heran. 1917 hatte Wagner die Wahl zwischen einem lukrativen Primariat am Rudolfspital und der nach dem Tod von Kleinhans verwaisten Professur in Prag. Trotz seiner florierenden Wiener Privatpraxis entschied sich Wagner, ohne zu zögern, für Prag. Unter Überspringen des Extraordinarius wurde er 1917 zum Professor ordinarius der Deutschen Universität in Prag ernannt, an der sich Wertheim als Assistent Schautas seine ersten Sporen verdient und von Rosthorn als sehr junger Ordinarius die Klinik eines Kiwisch und Scanzoni geleitet hatte. Nach dem Zusammenbruch der Monarchie begann eine Zeit der härtesten Kämpfe um den Bestand der ältesten deutschen Universität, vor allem der Universitätskliniken, in denen Wagner, wie er sich bescheiden ausdrückte, „manches Nützliche" leisten konnte. Die drohenden Gefahren veranlaßten ihn in bewundernswürdiger Selbstentäußerung, dem ungemein verführerischen Ruf nach Wien als Nachfolger seines operativen Lehrers Wertheim zu entsagen. Prag hatte nach Wien und Berlin die größten Hörerzahlen aller deutschen medizinischen Fakultäten. Auf bedrängtem Posten gelang es Wagner in „herrlichem Zusammenhalt" mit seinen Fakultätskollegen, die Klinik allen Widerständen zum Trotz auszubauen. Als ihn nach 22 Semestern der ehrenvolle Ruf nach Berlin erreichte, fiel es ihm nicht leicht, seine an alter deutscher Kultur so reiche Vaterstadt zu verlassen. Er fühlte sich jedoch „tief und freudig bewegt", weil mit seiner Berufung die Zugehörigkeit der Deutschen Prager Universität zu den Hochschulen Deutschlands sichtbaren Ausdruck fand. Wagner trat die Nachfolge von Franz an, der mit Wertheim wegen der Radikalität der von beiden im großen Stil geübten abdominalen Operation des Kollumkarzinoms erbitterte Polemiken ausgefochten hatte (Franz, 1912, Wertheim, 1912). Nach Dienstantritt nahm er sogleich die Ausgestaltung der Klinik in Angriff. Der bei der Berufung zugesagte Neubau wurde nicht ausgeführt. 1932 kam noch einmal das nur allzu verlockende Angebot, nach dem plötzlich verstorbenen von Peham in seiner geliebten

Wahlheimat Wien die Leitung der ehemaligen Schauta-Klinik zu übernehmen. In Anbetracht der zeitbedingt besonderen Verhältnisse beugte er sich auch diesmal wieder der Pflicht. Als akademischer Lehrer suchte er die Frauenheilkunde in Fortführung der von Rosthorn übernommenen Tradition „mit der Gesamtmedizin in lebendigster Verbindung zu halten" und „neben allem Kunst- und Handwerklichen des Berufes das Menschliche und Ethische im Arzttum zu pflegen". Die ärztliche Kunst durch Beispiel zu vermitteln und sie vor Einseitigkeit, Engstirnigkeit sowie Überbewertung der Technik zu bewahren, schien ihm das Wichtigste, Schönste und Liebste an seiner Tätigkeit. Der Wissenschaft räumte er erst an dritter Stelle einen Platz ein. Wo ihn etwas interessierte, griff er zu. Die Ergebnisse seiner sorgfältigen Arbeiten legte er oft nur in Vorträgen nieder. Weder wollte er sie publizistisch aufbauschen noch sich ausschließlich auf ein bestimmtes Arbeitsgebiet konzentrieren. Außerhalb der Medizin schien Wagner die Liebe zur Natur und zur Kunst, namentlich der Musik, sowie die Vorliebe für eine ernsthafte, sportliche Betätigung wesentlich. Ersterteigungen in den Alpen, die er zusammen mit seinem Bruder schon in jungen Jahren durchführte, verbinden sich mit seinem Namen. In Roseggers Waldheimat tummelte er sich als einer der ersten drei Schiläufer Österreichs. Er war Mitglied des Prager Rudervereins, der den Fußballsport in Österreich einführte. Mit Begeisterung huldigte er dem alpinen Ballonfreiflugsport. Nach seiner mit dem Ende des Zweiten Weltkrieges zusammenfallenden Emeritierung lebte Wagner in Garmisch, wo er am 15. August 1947 aus voller Schaffenskraft einem Herzinfarkt erlag. „Unermüdbar, rasch begeistert, liebenswürdig und doch ein an sich zweifelnder Skeptiker… weich, manchmal zu weich gegen andere, vertrauend und mißtrauend… in vielseitigem Sport wie in der Arbeit hart vor allem gegen sich selbst." So behielten ihn Gustav Döderlein und seine Fachgenossen in Erinnerung. Im Nachlaß seiner Witwe, Marietta Wagner, die 1977 gleichfalls in Garmisch verstarb, fand sich eine eineinhalbzeilig beschriebene 13 Seiten starke, im September 1943 abgefaßte Autobiographie: „Von mir und meinem Leben". Sie klingt mit den Worten des Dankes an die Mitarbeiter aus, „denen allen meine getreue Zuneigung mehr gilt, als ich es mir anmerken lasse… wobei die ärztlichen Mitarbeiter, zum Teil übernommen, zum Teil mit glücklicher Hand gut ausgewählt, ein großes Verdienst haben an der Erhaltung und Mehrung des alten wissenschaftlichen Rufes und Ruhmes der Charité-Frauenklinik." Getreue Mitarbeiter, das waren: Carl Kaufmann, Egon Fauvet, Gustav Döderlein u.a., deren Namen vertraut und gegenwärtig sind. Auf Umwegen gelangte das denkwürdige Selbstzeugnis Wagners in die Hände von Gustav Döderlein. Es entsprach seinem in bester Tradition verankerten hohen Sinn, daß er es der von Carl Kaufmann ausgebildeten Enkelgeneration in Fotokopie überließ.*) Das Original überantwortete er zu treuen Händen dem Archiv der II. Universitäts-Frauenklinik Wien, wo es allerdings nicht bekannt und auch nicht aufzufinden ist. Es sollte an jenem Ort seinen Platz erhalten, von dem Georg August Wagner zu Beginn des Jahrhunderts seinen Ausgang genommen hatte, um selbst zum Stammvater einer bis heute nachwirkenden Schule zu werden. In diesem Zusammenhang darf der Name Anselminos nicht unerwähnt bleiben, der vor seiner Ernennung zum Direktor der Frauenklinik Wuppertal-Elberfeld, wenn auch nur für kurze Zeit, der Frauenklinik Charité angehörte. Anselmino wurde

---

*) Herrn Kollegen K. G. Ober sei für die freundliche Überlassung einer Fotokopie der Fotokopie auch an dieser Stelle verbindlichst gedankt.

Lehrer von Lutwin Beck, Düsseldorf, dem gegenwärtigen Präsidenten der Deutschen Gesellschaft für Gynäkologie und Geburtshilfe, der nach Hussleins Emeritierung in Würdigung seiner persönlichen Verdienste, nicht zuletzt auch als fachlicher Urenkel Wagners, einen ehrenvollen Ruf nach Wien erhielt, womit sich der Kreis geschlossen hätte.

Georg August Wagner und Walter Stoeckel

Durch die Berufung Georg Wagners zum Nachfolger von Franz ergab sich ein enges nachbarliches Verhältnis zwischen Stoeckel und Wagner, oder – wenn man so will – zwischen der Berliner und der Wiener Gynäkologie, das sich allerdings mehr auf die örtliche Nähe beschränkte. Walter Stoeckel, geb. am 14. März 1871, begann seine Ausbildung in Bonn. 36jährig wurde er Ordinarius in Marburg, drei Jahre später ging er für zwölf Jahre nach Kiel, dann für vier Jahre nach Leipzig. Als er nach langwierigen und mit äußerster Zähigkeit geführten Verhandlungen 1926 die Berufung an die Universitäts-Frauenklinik Berlin annahm, sah er sich am Ziel seiner beruflichen Wünsche. Ein halbes Jahr nach Stoeckels Dienstantritt starb Franz, Direktor der benachbarten Frauenklinik Charité, an einem Karzinom. „Mit Karl Franz ist der beste gynäkologische Operateur Deutschlands gestorben", so beginnt Stoeckels Nachruf für Franz. Wir „sind ein Menschenalter lang den Weg der akademischen Laufbahn nebeneinander gegangen und einander dadurch ähnlich geworden, daß wir die Töchter unserer Chefs heirateten." Franz wurde Schwiegersohn von Fehling, Stoeckel der von Fritsch. Stoeckel und Wagner standen zum Zeitpunkt ihrer Berufung nach Berlin im gleichen Alter von 55 Jahren. Die etwas ungewöhnliche Berufungsgeschichte Wagners warf ihren Schatten voraus. Wagner kommt in seiner Autobiographie mit keinem Wort darauf zurück. Ob er Unangenehmes verdrängen, Unwesentliches übergehen oder vornehme Zurückhaltung üben wollte, muß dahingestellt bleiben. Stoeckel widmete ihr 1953 in einer für die Familie und für die Freunde bestimmten Autobiographie eine längere Passage, die einiges Licht auf die Beziehungen zwischen den beiden Männern und ihren Kliniken wirft. Stoeckel[*] schrieb (p. 115): „Franz starb..., und ich hatte der Fakultät die nach meiner Ansicht geeigneten Kandidaten für seine Nachfolge vorzuschlagen... Die Liste lautete: 1. Seitz (Frankfurt), 2. von Jaschke (Gießen), 3. Schröder (Kiel). Das Ministerium schickte die Liste zurück mit der Bitte, sich auch über Wagner (Prag) zu äußern. Ich hatte ihn für gut, aber nicht für besser als die Genannten erklärt und diese als in Deutschland tätige Professoren vor ihn gestellt. Die Fakultät erklärte sich mit Wagner einverstanden, und er wurde berufen. Als er zu den Verhandlungen nach Berlin kam, suchte er mich auf und fragte mich, wie ich mich zu seiner Berufung stellte. Ich erklärte ihm offen, daß und weshalb ich zunächst dagegen gewesen, jetzt aber durchaus damit einverstanden sei und auf eine gute und harmonische Zusammenarbeit mit ihm hoffte. Ich habe mir auch die erdenklichste Mühe gegeben, diese Hoffnung zu verwirklichen. Ich vermied peinlichst alles, was ihn in den Hintergrund hätte drängen können, suchte ihm bei jeder Gelegenheit zu zeigen,

---

[*] Für die Möglichkeit der Einsichtnahme in die Autobiographie von W. Stoeckel sei Herrn Prof. Dr., Dr. med. h. c., Dr. h. c. H. Goerke, Vorstand des Institutes für Geschichte der Medizin, München, auch an dieser Stelle verbindlichst gedankt.

daß unsere Kliniken gleichwertig seien, ihm zu Ehrungen, zum gemeinsamen Vorsitz beim Berliner Kongreß, zur schnellen Publikation seiner und seiner Schüler Arbeiten zu verhelfen, – ich gab ihm meinen Assistenten Gustav Döderlein, als er einen Oberarzt brauchte. Aber es war und blieb doch so, daß er sich gynäkologisch immer als Nummer zwei fühlte und das konnte und wollte er nicht schlucken. Die beiden Frauenkliniken haben immer rivalisiert und ihre Direktoren standen sich immer, wenn nicht gerade feindselig, so doch kühl und ablehnend gegenüber. Das war so bei von Olshausen und Gusserow, bei von Olshausen und Bumm, bei Bumm und Franz, bei Franz und mir und schließlich auch bei Wagner und mir." Bei Wagner finden sich keine Hinweise auf ein ähnliches Konkurrenzdenken. Es ist anzunehmen, daß er es neben Stoeckel nicht immer leicht hatte. „Man hat es mir in Wien etwas verübelt", meinte Stoeckel, „daß ich vorgab, die von Schauta ersonnene Methode verbessert zu haben. Ich glaube, daß mir das auch gelungen ist. Ich habe aber nie den Anspruch erhoben, daß mein Name im Titel der Operation neben den von Schauta gestellt wird. Ich habe nur das Recht für mich in Anspruch genommen, die Technik zunächst für meinen Gebrauch etwas zu modifizieren, und dieses Recht hat jeder Operateur. Ich habe dann weiter geglaubt, diese Modifikationen empfehlen und als Verbesserung bezeichnen zu dürfen, zumal auch der Schauta-Schüler es tat, mit dem Schauta die Methode erprobt hatte." Weiter heißt es auf Seite 110: „Ich hatte damals kurz hintereinander zwei Konsultationen in Wien. Bei der zweiten wurden die Wiener Gynäkologen schon etwas unruhig." In Wien war jedoch von einer solchen Unruhe nichts zu bemerken. Zumindest an der II. Universitäts-Frauenklinik war man selbstsicher genug, den Erfolgen, die Stoeckel mit der elektiven Therapie des Kollumkarzinoms erzielt hatte, um so eher Anerkennung zu zollen, als man bei gleichem Vorgehen ähnlich gute Ergebnisse erzielt hatte. Der Auffassung Stoeckels, daß der doppelseitige Schuchardtschnitt eine Verbesserung der Schautaschen Operation sei, konnte man allerdings nicht beipflichten. Wollte man die damaligen Beziehungen zwischen den beiden Schulen auf eine Kurzformel bringen, könnte man sie als eine kühle, doch fachlich uneingeschränkte gegenseitige Hochachtung charakterisieren. Über die unverhohlene Gegnerschaft zwischen August Martin und den Berliner Fachordinarien war die Zeit und auch der Tod hinweggeschritten. An der Universitäts-Frauenklinik wurde R. von Olshausen (1887–1910) durch E. Bumm (1910–1924) und Stoeckel, an der Charité-Frauenklinik A. Gusserow (1878–1904) von Bumm (1904–1910), K. Franz (1910–1926), zum Schluß von G. A. Wagner abgelöst. August Martin aber, der knorrige, alte Recke, war vom Greifswalder Ordinariat, das er am Ende doch noch erringen konnte, wieder nach Berlin zurückgekehrt. Dort erlebte er die Genugtuung, daß ihm Walter Stoeckel 1926 in seiner Antrittsvorlesung als dem Nestor der deutschen Gynäkologie huldigte. In seinen inoffiziellen Erinnerungen erwähnt er die Anwesenheit Martins – des einzigen Ordinarius –, aber auch, daß der alte Herr trotz seines Hörrohres nicht viel verstanden haben dürfte. 1930 veranstaltete G. A. Wagner in dem mit Lorbeerbäumen geschmückten großen Hörsaal der Charité-Frauenklinik eine Feier zu Ehren des sechzigsten Doktorjubiläums August Martins, in der der Jubilar eine Vorlesung über den Martinschen Handgriff hielt. Zum Schluß dankte Wagner für den von den Studenten mit nicht endenwollenden Beifall aufgenommenen Vortrag mit den Worten: „Wir verehren in ihm den Lehrer unserer Lehrer" und fügte an die Adresse des Jubilars hinzu: „Lieber Herr Geheimrat! Als Sie im Jahre 1899 nach Greifswald gingen, wurden Sie durch ein Fest geehrt, dem der große

Chirurg Exzellenz von Bergmann präsidierte. Die Direktoren der beiden Universitäts-Frauenkliniken fehlten… Das damalige Versäumnis glauben wir nun heute gut gemacht zu haben…"

Die weitere Entwicklung in Berlin

Nach dem Zweiten Weltkrieg wird die von Kriegsschäden und politischen Erschütterungen gezeichnete Entwicklung der beiden Frauenkliniken, die nunmehr zu Ost-Berlin gehören, durch Stoeckels klugen und mutigen Einsatz unter den schwierigsten Verhältnissen in bestmögliche Bahnen gelenkt. 1952 wird die weitgehend zerstörte, nunmehr zu Ost-Berlin gehörende Frauenklinik Charité der Frauenklinik Tucholskystraße – früher Artilleriestraße – einverleibt. 1950 übernimmt Lax die interimistische Leitung der vereinigten Kliniken, bis sie endgültig an Helmut Kraatz übergeht. Der aus Jena zurückberufene langjährige ehemalige Oberarzt Stoeckels setzt alles daran, das Erbe seines Lehrers pietätvoll zu verwalten und nach Kräften zu mehren. Der Erfahrungsschatz der Schule G. A. Wagners wandert hingegen an außerhalb Berlins gelegene akademische Pflegestätten ab, wo er von Kaufmann erst in Marburg, dann in Köln, von Döderlein in Jena und Fauvet in Hannover an erfolgreiche Schüler weitergereicht wird.

Die weitere Entwicklung in Wien

Sie bot ein buntes, von politischen Wirren gezeichnetes „Bäumchen-wechsel-Dich"-Spiel, an dem hier nur das Fachliche interessiert. An der II. Universitäts-Frauenklinik kam nach dem blendenden operativen Techniker Wertheim der an Umfang und Tiefe des Wissens unübertreffliche Fritz Kermauner zum Zug, der die chirurgische Routine gering schätzte. Auf diesen in der Stille wirkenden, im Vergleich zu dem exzentrischen Wertheim farblosen Mann folgte unter Wilhelm Weibel eine strenge, ganz dem Andenken Wertheims verpflichtete Periode. Weibels einsam vornehme Erscheinung sowie sein fein geschnittenes Gesicht verrieten Noblesse, aber auch reizbare Empfindsamkeit. Jedem dieser Klinikvorstände war eine Regierungszeit von zehn Jahren beschieden. Gemessen an den Spuren, die ihr klinisches Wirken hinterließ, bewahrheitet sich einmal mehr Billroths These, daß die Ausbildung einer Schule weniger durch das wissenschaftliche Werk als vielmehr durch die Persönlichkeit des Lehrers – und mag sie noch so eigen sein – begünstigt wird. Die Leitung der I. Universitäts-Frauenklinik ging nach dem Ableben Schautas auf den Chrobak-Schüler Heinrich von Peham, der 1930 frühzeitig starb, anschließend auf Heinrich Kahr über. 1938 trat Isidor Amreich, aus Innsbruck kommend, an Kahrs Stelle.

Alfred Isidor Amreich

Obwohl die Persönlichkeiten und Geschehnisse der jüngsten Vergangenheit wegen des zu kurzen zeitlichen Abstandes nur schwerlich besprochen werden können, muß bei Alfred Isidor Amreich, der 1985 immerhin hundert Jahre alt geworden wäre, eine Ausnahme gemacht werden, weil er so etwas wie ein Bindeglied zwischen der frühen Berliner und der jüngeren Wiener Gynäkologie nahezu verkörperte. Ließ er sich doch in seiner anschaulichen Vorlesung kaum eine Gelegenheit entgehen, die Bedeutung des „Ligamentum Mackenrodt" für die Klinik und Therapie des Kollumkarzinoms ausführlichst zu besprechen. Dies war der Ehrenname, den er (1958) dem Lig. cardinale „zur Erinnerung an den großen Gynäkologen Mackenrodt, der die Bedeutung des Beckenbindegewebes in operativer Hinsicht wohl am frühesten und genauesten erkannt hat", gab. Alwin Mackenrodt, am 12. November 1859 in der Grafschaft Hohenstein südlich des Harz geboren, verließ 1890 die materielle Sicherheit seiner Allgemein- und Knappschaftspraxis, um bei August Martin zunächst als unbezahlter Volontär, später als Oberarzt zu lernen und zu arbeiten. 1895 gründete er selbst eine Privatklinik, die er 1907 nach dem Westen Berlins verlegte. Mackenrodt widmete der Behandlung des Kollumkarzinoms eine Reihe von Arbeiten, in denen er stets auf die Entfernung des Parameteriums – von ihm Lig. transversum colli uteri genannt – drängte. Hält man jedoch die lebenslangen Bemühungen Amreichs um die Klärung der Anatomie des weiblichen Beckensubserosums, speziell des Lig. cardinale dagegen, erscheint der Vorschlag von Luisi, das Lig. cardinale Phleboductus Amreich zu nennen, durchaus berechtigt.

Am 22. April 1885 als Sohn eines niederösterreichischen Gemeindearztes geboren, studierte Amreich in Wien Medizin. Nach der Promotion im Jahre 1910 wandte er sich unter Ferdinand Hochstetter an der II. Anatomischen Lehrkanzel für zwei entscheidende Jahre der Anatomie zu. Seine chirurgische Ausbildung erhielt er bei von Eiselsberg. Oktober 1913 trat er in die Klinik Schauta ein. Von 1914 bis 1918 leistete er in der 4. Mobilen Chirurgengruppe von Eiselsberg freiwilligen Kriegsdienst. 1918 kam er aus dem Feld an die Klinik Schauta zurück. Fünf Jahre später habilitierte er sich unter dessen Nachfolger Heinrich von Peham. 1928 kehrte er der Klinik den Rücken. 1936 wurde er aus seiner großen Wiener Privatpraxis heraus zum Vorstand der Universitäts-Frauenklinik Innsbruck ernannt. Seine grundlegende Arbeit zur Anatomie und Technik der erweiterten vaginalen Karzinomoperation war 1924 erschienen, 1930 folgte seine immer noch unerreichte, zusammen mit Heinrich von Peham veröffentlichte, jedoch ausschließlich von ihm selbst verfaßte Operationslehre, das klassische Werk einer anatomisch begründeten gynäkologischen Beckenchirurgie. Nach der unwürdigen Entpflichtung des politisch stets unbequemen Weibel tauschte Amreich 1943 die I. Universitäts-Frauenklinik gegen die größere II. Universitäts-Frauenklinik ein. Der Wechsel von der traditionell vaginal eingestellten I. Frauenklinik zu der seit Wertheim durchlaufend abdominal orientierten II. Frauenklinik wurde dort zunächst mit Skepsis und Bedauern aufgenommen. Amreichs würdevolle Anspruchslosigkeit, seine Güte und seine Großzügigkeit gewannen ihm jedoch im Nu die Herzen aller Mitarbeiter der von ihm übernommenen Klinik. Operativ und organisatorisch hochbegabte Oberärzte, u.a. der spätere Leiter der Frauenklinik Salzburg, Hans Tasch, verstanden es, das strickte Reglement und die subtile Technik der Schule Wertheim-Weibel mit den unschätzbaren Vorteilen der in technischer Beziehung legeren, anatomisch dafür um so strengeren Schule Amreichs in der glücklichsten Weise zu vereinen. Daraus entwickelte sich ein typisches operatives Vorgehen, das von den Schülern in großer Dankbarkeit gepflegt und hochgehalten wird.

Damit wurden nur einige der wichtigsten Verknüpfungen zwischen der Berliner und der Wiener operativen Gynäkologie in Erinnerung gerufen. Der vorliegende

Abriß eines Teilbereiches ihrer Geschichte läßt nicht nur die stimulierende Wirkung gegenseitiger Anregungen, sondern auch ihren Einfluß auf moderne Beiträge zur chirurgischen Gynäkologie erahnen: Sie erwachsen aus den schwer errungenen Leistungen unserer großen Vorgänger, die mühsam Stein um Stein aneinanderfügten. Nicht zuletzt mahnen sie zur historischen Gerechtigkeit und zu einer in der Tradition verankerten stolzen Bescheidenheit.

Literaturverzeichnis

Albert E: Die akademische Feier zu Ehren Billroths. Wien. klin. Wschr. 5 (1892) 597
Billroth Th: Briefe, 4. Aufl., Hahn, Hannover, Leipzig, 1897
Billroth Th: Billroth's Autobiographie. Wien. klin. Wschr. 7 (1894) 120
Chrobak R: Antrittsvorlesung. Wien. klin. Wschr. 2 (1889) 797, 826
Chrobak R, Die Chrobakfeier. Wien. klin. Wschr. 21 (1908) 443, 446
Döderlein G: Georg August Wagner. Zbl. Gynäk. 69 (1947)
Döderlein G: Geburtshilfe und Gynäkologie. 40 Jahre einer stürmischen Entwicklung und ein wenig Biographie. Ther. d. Gegenw. 116 (1977) 1746
Frankl O: Friedrich Schauta. Mschr. Geburtsh. Gynäk. 49 (1919) 151
Freund W A: A. v. Rosthorn. Mschr. Geburtsh. Gynäk. 30 (1909) 272
Fritsch H: Rudolf Chrobak. Zbl. Gynäk. 34 (1910) 1481
Halban J: Friedrich Schauta. Zbl. Gynäk. 43 (1919) 129
Jaschke Edler v. H: in H. G. Gundel, P. Moraw, V. Press: Gießener Gelehrte in der ersten Hälfte des zwanzigsten Jahrhunderts. Rudolf Theodor Edler von Jaschke. Elwert, Marburg, 1982
Jubiläumsschrift. 10 Jahre Medizinische Fakultät der Freien Universität Berlin. Berl. Med., Berliner Medizinische Verlagsanstalt GmbH
Kermauner F: A. v. Rosthorn. Mschr. Geburtsh. Gynäk. 30 (1909) 269
Kraatz H: Die Geschichte der Berliner Universitäts-Frauenklinik. Zbl. Gynäk. 80 (1958) 1359
Martin A: Werden und Wirken eines deutschen Frauenarztes. Lebenserinnerungen. Karger, Berlin, 1924
Martin A: Alfons Edler von Rosthorn. Mschr. Geburtsh. Gynäk. 30 (1909) 261
Martin A: Rudolf Chrobak. Mschr. Geburtsh. Gynäk. 32 (1910) 517
Martin A: Diskussion zu Wertheim. Cbl. Gynäk. 20 (1896) 615 ff.
Peham H: Rudolf Chrobak. Wien. klin. Wschr. 23 (1910) 1507
Rosthorn v. A: Spencer Wells. Prager med. Wschr. 22 (1897) 103
Schauta F: Alfons v. Rosthorn. Ein Gedenkblatt von seinem Kollegen F. Schauta. Wien. klin. Wschr. 22 (1909) 1145
Schauta F: Herrn Geheimrat Professor Dr. August Martin, Berlin, zur Feier seines 70. Geburtstages, 14. Juli 1917. Mschr. Geburtsh. Gynäk. 46 (1917) 1
Schottländer J: Gedenkrede auf weiland Hofrat Alfons Edler v. Rosthorn, gehalten in der Sitzg. d. k.k. Ges. d. Ärzte in Wien am 22. Okt. 1909. Wien. klin. Wschr. 22 (1909) 1534
Seitz L: August Martin. Mschr. Geburtsh. Gynäk. 96 (1934) 109
Stoeckel W: Gelebtes Leben. Berlin, 1953
Thaler H: Friedrich Schauta. Arch. Gynäk. 111 (1919) V
Wagner G A: Von mir und meinem Leben. Schreibmaschinenschrift, September 1943
Wagner G A: Klinische Vorlesung von Geheimrat August Martin im großen Hörsaal der Charité-Frauenklinik anläßlich seines 60jährigen Doktorjubiläums. Mschr. Geburtsh. Gynäk. 86 (1930) 166
Wagner G A: Billroth und die Chirurgie des weiblichen Genitales. Wien. klin. Wschr. 57 (1944) 261
Weibel W: Ernst Wertheim. Arch. Gynäk. 113 (1920) V–XVI
Weibel W: Ernst Wertheim, Nachruf, gehalten in der klinischen Vorlesung am 10. Februar 1920 von Prof. Dr. W. Weibel (Wien). Zbl. Gynäk. 44 (1920) 281
Wertheim: Die Verkürzung der Ligamanta rotunda und sacrouterina mittels Coeliotomia vaginalis anterior. Ges. f. Geburtshilfe und Gynäkologie zu Berlin, Sitzung v. 24. April 1896, ref. Cblt. Gynäk. 20 (1896) 615

Winckel v. F: Rudolf Chrobak. Zur Enthüllung seines Denkmalreliefs in der neuen k. k. Universitäts-Frauenklinik, am 22. März 1905. Wien. Klin. Wschr. 21 (1908) 441

Wölfler A: Theodor Billroth. Zur Erinnerung an dessen 25jährige Tätigkeit an der Wiener Hochschule. Wien. klin. Wschr. 5 (1892) 585

Die Geschichte der gynäkologischen Radiologie

Rolf Frischkorn

Es ist sicher vermessen, unter dem Titel dieser Abhandlung eine umfassende Darstellung des Themas in Aussicht zu stellen. Als der Verfasser sich zur Abfassung einer Schrift mit obigem Titel bereit erklärte, aus einer eher undeutlichen Vorstellung der Vielschichtigkeit des Gebietes heraus, ahnte er nichts von der außerordentlichen Problematik. Zunächst mag der Titel ohnehin die Frage induzieren, ob es eigentlich sachlich gerechtfertigt ist, von einer „gynäkologischen" Radiologie zu sprechen. Es gibt zwar gleichartige Bezeichnungen für andere Fachgebiete, wie z.B. Neuroradiologie und das sehr wichtige Gebiet der pädiatrischen Radiologie, aber hier handelt es sich zum einen nur um diagnostische Verfahren und zum anderen sind gewisse Abgrenzungen dieser und anderer Bereiche ja eine Schaffung der letzten Jahre oder allenfalls Jahrzehnte. In der Dermatologie – einen Terminus dermatologische Radiologie hat es eigentlich nie gegeben – wiederum war wohl ausschließlich die Oberflächentherapie als radiologisches Teilgebiet in das Fach integriert.

Was war anders in der gynäkologischen Radiologie?

Um keine Verwirrung zu stiften, sollte man zunächst unterscheiden zwischen der Anwendung von Strahlen bei gynäkologischen Erkrankungen und der organisatorischen und personellen Abgrenzung einer Einrichtung („Abteilung") für gynäkologische Radiologie. Das letztere hat es in der Anfangszeit nicht gegeben, es ist aber festzustellen, daß z.B. in München sich diese Abteilungsbildung an der Frauenklinik schon um 1920 abzuzeichnen begann. Zunächst wurden eben die Frauenkliniken, nicht nur an den Universitäten, mit Röntgeneinrichtungen ausgerüstet, wobei auch zu bedenken ist, daß diese über lange Zeit sowohl für Diagnostik als auch für Therapie betrieben werden mußten. Immerhin erscheinen um 1920, zum Teil auch früher, im Kopf der Veröffentlichungen auch schon Bezeichnungen wie „Röntgenlaboratorium, Röntgenabteilung, Strahlenabteilung, Röntgeninstitut, Radiumstation".

Sieht man alte Literatur aus den ersten 20 Jahren dieses Jahrhunderts durch, so wird man feststellen, daß ein großer Teil der strahlentherapeutischen Bemühungen sich auf gynäkologische Krankheitsbilder bezog, und zwar unabhängig davon, ob ein Gynäkologe oder ein Radiologe die Therapie betrieb. Es kommt hinzu, daß in diesen Jahren hier therapeutische Verfahren für gynäkologische Erkrankungen hochspezifisch entwickelt wurden, die in mancherlei Hinsicht dem operativen Vorgehen – insbesondere unter Berücksichtigung der damaligen Möglichkeiten – überlegen waren. Hier sei nur an die Vermeidung von damals riskanten Operationen bei funktionellen oder Myomblutungen sowie an die offensichtlichen Einwirkungsmöglichkeiten auf das Gebärmutterhalskarzinom verwiesen, dessen operative Behandlung mit einer Operationsmortalität von bis zu 30 Prozent behaftet war. Dazu wird später noch etwas zu sagen sein. Gemessen am Umfang dieser Anwendungen, und später am Erfolg, gibt es wohl keine Parallele in anderen Bereichen, es sei denn in der Dermatologie. Eine Ursache für die Sonderstellung der gynäkologischen Radiologie war aber sicher auch die Tatsache, daß das Zervixkarzinom das häufigste und zugleich auch strahlensensibelste, weibliche Genitalkarzinom war, wie schon Ries (1967) schrieb.

Auch die Röntgendiagnostik bot im Fachgebiet der Gynäkologie und Geburtshilfe Besonderheiten. Hier war es sicher in erster Linie die geburtshilfliche Röntgendiagnostik im umfassenden Sinne, d.h. also nicht nur während der Schwangerschaft und der Geburt, sondern z.B. auch das gesamte Gebiet der Beckenformen, ihrer Entwicklung und ihrer geburtshilflichen Bedeutung. Hier sei auf die Arbeiten von Breus und Kolisko (1900) verwiesen, die manches induziert haben, und auf die Tatsache, daß mit der Röntgendiagnostik auch neue Kenntnisse über die Geburtsmechanik aufkamen.

Im übrigen zeigten die Entwicklungen der Röntgendiagnostik in der Gynäkologie gegenüber anderen Organgebieten aber wohl kaum eigentliche Besonderheiten. Hier ist noch die Hysterosalpingographie zu nennen (Rindfleisch, 1910), die aber bezüglich der damals zahlreichen Versuche der Kontrastmittelanwendung in Hohlorganen keine eigentliche Sonderstellung einnahm. Zu denken wäre hier auch an die gynäkologische Orthopädie und die gynäkologische Urologie, die im Laufe der Zeit besonders wichtige Teilgebiete im Fach wurden. Ihre Existenzberechtigung leitet sich verständlicherweise aus der Zeit her, als es noch keine Orthopädie und Urologie als eigenständige Fachgebiete gab, und es war zweifellos das Verdienst einzelner Gynäkologen, hier Wesentliches geschaffen zu haben. Diese Gebiete sind heute aus den gynäkologischen Kliniken und dementsprechend auch aus den gynäkologischen Lehrbüchern weitgehend verschwunden. Aus dem „Selberwissen und -können" ist die Überweisung an den Spezialisten geworden. Dies zeigt zugleich, daß im Verlauf der Geschichte, die im Falle der vorliegenden Thematik etwa mit der Jahrhundertwende beginnt, ein ganz erheblicher Gestaltwandel des außerdem ja noch relativ jungen Fachgebietes der Gynäkologie und Geburtshilfe eingetreten ist, der auch Thema dieses Aufsatzes sein muß.

Wenn wir uns nun wohl berechtigt sehen, von einer gynäkologischen Radiologie zu sprechen, so gilt es doch von vornherein auf eine weitere notwendige Einschränkung des Themas im Rahmen dieser geschichtlichen Betrachtung aufmerksam zu machen. Es handelt sich um die Entwicklung in anderen Ländern. Aus der Geschichte der gynäkologischen Radiologie in Deutschland sind die im Ausland eingeschlagenen Wege und erarbeiteten Methoden nicht fortzudenken. Ich nenne hier nur die Städte, an deren Namen sich Methoden oder Schulen knüpften: Paris, Manchester, Wien, Stockholm. Die Aufzählung ließe sich ergänzen. Eine Ausdehnung der vorgegebenen Thematik auf die Entwicklung im Ausland, wobei ja auch an die Länder in Übersee und in Fernost zu denken wäre, würde aber den gebotenen Rahmen sprengen. Sie wird daher nur soweit zitiert, als es für die Darstellung der deutschen Verhältnisse notwendig oder angebracht erscheint.

Wenn ein engagierter Gynäkologe und Strahlentherapeut am Ende seiner klinischen Tätigkeit eine solche Abhandlung schreibt, so ist es wohl verständlich, daß seine eigenen Eindrücke und Erfahrungen aus den letzten 40 Jahren hier mit eingebracht werden. Die Auswahl der einzelnen Fakten, die Gewichtung von Methoden, Entwicklungen usw. werden also den Stempel der Subjektivität tragen. Das gilt um so mehr, als es nicht das Anliegen des Autors ist, zielstrebig die Bedeutung der gynäkologischen Radiologie herauszustreichen. Vielmehr geht er mit einer gewissen Neugierde an das Literaturstudium heran, ohne vorher zu wissen, ob die Überschrift am Schluß der Arbeit wirklich noch ihre Berechtigung hat.

Oben im ersten Absatz klingen ja schon gewisse Zweifel an. Jede Spezialisierung, so auch die „gynäkologische Radiologie", ist sicher von zwei Seiten zu sehen. Auf der einen Seite steht die Erkenntnis, daß ein Teilbereich evtl. soviel an Ausbildung und Zeit erfordert, daß seine zusätzliche Betreuung im Rahmen des gesamten Fachgebietes nicht mehr möglich ist. Auf der anderen Seite beinhaltet diese Spezialisierung aber auch die Gefahr, daß eine Ausbildung in diesem Teilbereich im Rahmen der Fachausbildung vernachlässigt oder sogar als unnötig angesehen wird, wenn nicht in einer solchen Klinik ein entsprechendes Curriculum streng eingehalten wird. Wenn dies nicht der Fall ist, dann ist die Folge, daß diese Einrichtung in der Klinik isoliert dasteht und dabei auch keine ausreichende Unterstützung, zum Beispiel in personeller Hinsicht, erfährt. Schließlich wandert ein derartiger Teilbereich dann – mit Recht – zu einem anderen Fachgebiet ab, im Rahmen unserer Thematik also zur allgemeinen Radiologie. Dies wird insbesondere dann begünstigt, wenn zum Beispiel ein Wechsel in der Klinikleitung zu einer ganz anderen Schwerpunktsetzung führt. Wenn aber dann als Folge einer solchen Entwicklung eine Ausbildung in diesem Teilbereich nicht mehr erfolgt oder nicht mehr möglich ist, dann ergibt sich, daß der eine Spezialist vom Gebiete des anderen schließlich so wenig versteht, daß er zu einem Urteil über entsprechende therapeutische Alternativen nicht mehr im Stande ist.

Nach diesen aus meiner Sicht notwendigen Vorbemerkungen, die eigentlich schon etwas vom Abschluß dieser Abhandlung vorwegnehmen, will ich versuchen, zum eigentlichen Thema zu kommen. Beim Studium der Literatur erscheint es mir dabei nicht so leicht, den roten Faden zu finden. Der eigentliche rote Faden ist hier in der Anfangszeit die allgemeine Entwicklung der Radiologie, gefördert sowohl von den theoretischen Arbeiten auf dem Gebiete der Strahlenphysik wie auch den klinischen und strahlenbiologischen Veröffentlichungen. Grundlegende Arbeiten sind ganz wesentlich außerhalb des Fachgebietes der Gynäkologie, ja auch außerhalb der Medizin zu verzeichnen gewesen. Aber die vorliegende Arbeit soll natürlich nicht eine Geschichte der Radiologie und schon gar nicht der radiologischen Technik sein.

Im wesentlichen wird darüber berichtet werden, wieweit von solchen Erkenntnissen in unserem Fachgebiet Gebrauch gemacht wurde bzw. wann und wie diese Erkenntnisse überhaupt Eingang gefunden haben. Ich werde daher sowohl über bestimmte Methoden wie über bestimmte Personen und Kliniken berichten und mich dabei bemühen, fachspezifische Dinge so darzustellen, daß auch der Nichtfachmann diese Arbeit lesen kann. Ich denke aber, daß es dabei auch berechtigt ist, nicht nur systematische Entwicklungen aufzuzeigen, sondern auch einzelne Ereignisse, persönliche Mitteilungen und bemerkenswerte Einzelleistungen herauszustellen. Ob es mir dabei unter Einbeziehung einzelner anekdotischer Begebenheiten gelingt, das Thema in seiner ganzen Farbigkeit darzustellen, muß ich dem Leser zur Beurteilung überlassen.

Die Beschränkung der Thematik auf die gynäkologische Radiologie ergibt sogleich auch eine (willkommene) Beschränkung des Literaturstudiums, das sich damit vorwiegend auf gynäkologische Zeitschriften erstreckte. Eine zeitliche Begrenzung in der Vergangenheit ist ganz klar durch das Jahr 1895 bedingt, in dem Röntgen seine „besonderen Strahlen" entdeckte. Es erschien dem Verfasser reizvoll, in einer gynäkologischen Zeitschrift, die lückenlos seit dieser Zeit zur Verfügung steht, einmal festzustellen, wie der Wissensstand und die zugehörigen Methoden sich entwickeln, welchen Eingang sie in das Schrifttum und damit welchen Umfang und welche Bedeutung sie in den Kliniken gewonnen haben. Hier bot sich das Zentralblatt für Gynäkologie und Geburtshilfe an, von dem im Jahre 1895 bereits der 9. Band erschienen und das ja stets für alle Bereiche des Fachgebietes offen war. Da das Radium erst 1898 entdeckt wurde (M. und P. Curie), die Alpha- und Beta-Strahlen des Radiums 1899 (Rutherford) und die Gamma-Strahlen 1900 (Villard), haben wir es in den ersten Jahren nur mit der Anwendung von Röntgenstrahlen zu tun. Hier handelte es sich um Versuche, in Analogie zu Röntgen weitere Teile des menschlichen Körpers oder auch Fremdkörper darzustellen. Es waren eigentlich nicht Versuche im wissenschaftlichen Sinne, sondern es war mehr ein Probieren. So finden sich bereits im Band 20 (1896) des Zentralblattes vier Berichte, die sich auf die Anwendung von Röntgenstrahlen beziehen. Zum Beispiel demonstriert Heinrichs auf der Tagung der Gesellschaft für Geburtshilfe und Gynäkologie zu Berlin am 27. 3. 1896 Röntgenbilder eines fast ausgetragenen Foeten mit Mißbildungen. Und auf der 445. Sitzung der Gesellschaft für Geburtshilfe zu Leipzig, am 16. 3. 1896, hält Herr Sänger ein Referat: Die Röntgenstrahlen in der Gynäkologie. 1897 finden sich fünf Zitate im Zentralblatt. Dabei eine Arbeit von Seiffart über die Nachweisung einer Haarnadel in der weiblichen Blase durch X-Strahlen. Hier ist insbesondere die Schilderung der Aufnahmeumstände sehr eindrucksvoll. Man muß sich klar sein darüber, daß die Belichtungszeiten damals die Größenordnung von Stunden erreichen konnten (ohne Filterung, bei kürzesten Abständen), was verständlich macht, daß Erytheme oder auch schwerere Strahlenfolgen selbst in der Röntgendiagnostik „üblich" waren. Die Unbesorgtheit, mit der offenbar viele Jahre bei der Strahlenanwendung vorgegangen wurde – zum Nachteil der Patienten, vielfach aber auch der Radiologen –, bekümmert den Leser auch heute noch, wenn er bedenkt, daß die erstmalige Bekanntgabe eines Strahlenschadens durch Leppin und der Dermatitis und Alopezie nach Durchleuchtungsversuch durch Markuse bereits 1896 (!) erfolgte.

1898 berichteten dann Levy und Thumin über die Verwertung der Röntgenstrahlen in der Geburtshilfe, und zwar in Form einer sagittalen Aufnahme in Rückenlage unter Angabe eines „Meßapparates" und einer Formel zur Eliminierung der spezifischen Verzerrung. Dieses mutet uns also schon relativ modern an und im gleichen Jahr berichtet Albert auf der 229. Sitzung der Gynäkologischen Gesellschaft zu Dresden über die Verwertung von Röntgenstrahlen in der Geburtshilfe mit Demonstration von Röntgenaufnahmen. Hier erscheint bereits die Forderung, die Aufnahme mit plattenparallelem Beckeneingang durchzuführen, eine Forderung, die uns ja für die späteren „Martius-Aufnahmen" geläufig war.

Albert berichtet, daß der Foet auf diesen Aufnahmen nicht zu beurteilen sei, aber daß die Konjugata vera bestimmt werden könne. Schließlich wird im Zentralblatt 1899 von der geburtshilflichen Gesellschaft in Paris im gleichen Jahre berichtet, daß hier Planchon das Röntgenbild von einem rachitischen Becken mit doppelseitiger Hüftgelenksluxation demonstriert habe. Daneben berichten eine Reihe von Arbeiten über Röntgenaufnahmen von Tumoren und einzelnen Organen.

Während sich in diesen Jahren therapeutische Hinweise nicht finden, erscheint im Jahre 1902 ein Referat über einen Vortrag von Bar und Boullé vor der Pariser Gesellschaft für Geburtshilfe vom 20. 6. 1900 über die Behandlung „tiefgehender, durch Röntgenstrahlen verursachter Ulzerationen der Bauchdecken". Schließlich faßt H. Freund (Straßburg, 1905) die Bedeutung der Röntgenstrahlen für die Geburtshilfe und Gynäkologie in der „Deutschen Medizinischen Wochenschrift 1905" in einer Indikationsliste wie folgt zusammen:

Diagnostik der Gravidität
Diagnostik der Mehrlingsschwangerschaft
Diagnostik der Extrauteringravidität
Diagnostik der Lage und Stellung der Frucht
Geburtsmechanismus, Beckenform und -größe
Differential-Diagnose: Schwangerschaft/Tumor
Untersuchung kranker und mißgebildeter Neugeborener und Foeten
Fremdkörper
Verkalkungen und Konkremente

Nach zehn Jahren findet sich also bereits ein beachtlicher Katalog. Immerhin erscheint 1905 auch ein Kompendium der Röntgenographie von Dessauer und Wiesner, das allerdings mehr für den Chirurgen als für den Gynäkologen gedacht war. Der angegebene Preis von 25,– Mark erscheint mir erwähnenswert.

Nachdem das Radium, wie oben angegeben, 1898 entdeckt wurde und die Gamma-Strahlen 1900, findet sich 1904 ein Bericht von Exner über die Sitzung der Kaiserlichen Akademie der Wissenschaften in Wien, mathematisch-naturwissenschaftliche Klasse, vom 3. 10. 1903, in dem über die bisher gemachten Erfahrungen bei der Behandlung von Karzinomen und Sarkomen mit Radiumstrahlen berichtet wurde. Hier handelte es sich allerdings nicht um eine gynäkologische Arbeit, sondern um Beispiele aus anderen Gebieten, wie etwa über die Bestrahlung des Ösophaguskarzinoms mit Radium. Interessant ist, daß man sich damals die Wirkung der Strahlung auf das Karzinomgewebe auf dem Umwege über das Bindegewebe vorstellte. Da man nach Ausheilung von Karzinomen ausgedehnte Bindegewebszonen fand, nahm man an, daß das „rasch wachsende Bindegewebe" das Karzinom erdrückt („Druckschwund"). Diese Auffassung wird auch in den nächsten Jahren noch weiter vertreten und tritt gegenüber der heute gültigen Auffassung erst ab 1910 etwas in den Hintergrund.

Die Radiumanwendung spielt im Ausland zunächst eine größere Rolle, weil Radium in Deutschland schwer zu haben war und daher kaum zur Verfügung stand. So berichtet Schücking 1906 in diesem Sinne auch darüber, daß er Versuche mit nur 3 mg Radiumbromid (entspricht wohl etwa 1,5 mg Radium heutiger Präparate) bei einem inoperablen Karzinom angestellt habe mit gutem Palliativergebnis. Interessant ist sein Hinweis, daß „die Chininfabrik Braunschweig die Versendung von Radiumbromid zur Zeit eingestellt habe".

In anderen Ländern stand mehr Radium zur Verfügung, so daß hier die Kontaktbestrahlung besser praktiziert werden konnte. Ein gewisser historischer Höhepunkt dieser ersten Versuche ist sicher die erste gemeldete Heilung einer Patientin mit einem histologisch gesicherten Zervixkarzinom von Abbé (New York) im Jahre 1905.

Diese und noch eine zweite Heilung wurden von ihm im Jahre 1913 als endgültige Heilungen mit mehrfachen histologischen Kontrollen bestätigt. Er hatte zwei Applikationen mit je 70 mg Radium vorgenommen. Man kann sicher heute kaum noch ermessen, wie sensationell damals die Tatsache erscheinen mußte, daß ein Karzinom ohne Operation mit Strahlen geheilt werden konnte. Dies ist um so mehr unter dem Blickwinkel zu sehen, als gerade in der Zeit die Bemühungen der maßgebenden Gynäkologen um einen Ausbau und eine Ausfeilung der Operationstechnik ganz im Vordergrund standen (Elert).

Was passierte in dieser Zeit hinsichtlich der Anwendung der Röntgenstrahlen zu therapeutischen Zwecken? Hier haben die Gynäkologen offenbar zunächst gezögert, wohl, weil es doch mehr physikalische Kenntnisse und auch räumliche Notwendigkeiten erforderte. Der finanzielle Rahmen dürfte dagegen ein geringeres Gewicht gehabt haben, wenn man liest, daß zum Beispiel die erste Röntgeneinrichtung des Katharinen-Hospitals in Stuttgart im Jahre 1897 ganze 908,- Mark gekostet hat. Auch der zweite Röntgenapparat, der für dieses Krankenhaus im Jahre 1899 angeschafft wurde, erscheint uns heute für 1500,- Mark noch sehr preiswert, auch wenn man die Geldwertrelation berücksichtigt.

Die erste therapeutische Anwendung der Röntgenstrahlen überhaupt und damit die Begründung der Röntgentherapie wird Leopold Freund zugeschrieben, der 1896 ein kleines Mädchen täglich zwei Stunden lang während zehn Tagen wegen eines großen, behaarten Naevus pigmentosus bestrahlte. Eine schwere Ulzeration war die Folge[*]. In der Gynäkologie ist wohl J. Deutsch der erste (April 1902), der Röntgenstrahlen zu therapeutischen Zwecken bei einer Myombestrahlung und 1904 bei einem Genitalkarzinom verwendete. Die erste therapeutische Anwendung von Radium bei einem Karzinom wird dagegen A. Döderlein 1903 zugeschrieben. Die Tendenz, Röntgenstrahlen in der Gynäkologie anzuwenden, war offenbar zunächst nicht sehr groß, denn der Radiologe Albers-Schönberg (Hamburg) schreibt im Jahre 1909:

„Trotz der großen Ausbreitung, welche die Röntgentherapie in den letzten Jahren gefunden hat, ist auf dem Gebiete der Gynäkologie bisher wenig geleistet worden."

Im Zentralblatt für Gynäkologie finden sich erste Hinweise für die Röntgenstrahlenanwendung zu therapeutischen Zwecken bei Görl 1906, Fraenkel und Eltze 1907. Görl berichtet in einer Originalarbeit über „Röntgenstrahlung wegen starker, durch Myome hervorgerufener Menorrhagien". Es handelte sich um einen Uterus myomatosus, der mit „43 Folgesitzungen" bestrahlt wurde. Seine dabei geäußerten Gedanken betreffs des Strahlenschutzes sind geeignet, die damaligen Umstände zu beleuchten. Er formuliert:

„Ob übrigens die Ovarien der Menschen sich analog denen der Kaninchen verhalten (entsprechend einer Arbeit von Halberstädter, 1905), darüber... müßte vielleicht eine Umfrage in den Röntgeninstituten, die mit weiblichen Hilfskräften arbeiten, Aufschluß geben."

In diesem Sinne weisen auch Äußerungen von Albers-Schönberg darauf hin, daß damals ja mit Röntgenröhren gearbeitet wurde, die keinerlei Schutzhaube hatten und daher mehr oder weniger in alle Richtungen strahlten. Für die Myombestrah-

---

[*] Diese Patientin ist identisch mit der, über die Fuchs und Hofbauer 1966 berichten.

lung verlangt er nämlich, daß das Gesicht der Patientin mit Blei geschützt wird, da sonst Haarausfall oder Augenreizungen die Folge wären. Auch juristische Aspekte spielten bei dieser Bestrahlung schon eine Rolle. Man war sich zwar über den Wirkungsmechanismus auf das Myomwachstum und die Blutungen noch nicht im klaren, wußte aber, daß die Bestrahlung von Sterilität gefolgt war. Albers-Schönberg bringt daher schon damals auch juristische Gesichtspunkte in die Überlegungen ein. Er formuliert 1909:

„Um Weiterungen rechtlicher Art aus dem Wege zu gehen, sind die Patientinnen sowie deren Ehemänner vorher mit allen Konsequenzen bekannt zu machen, denn eine dauernde Sterilität tritt... unweigerlich ein."

Erwähnenswert ist noch, daß 1907 Fraenkel über eine Abortauslösung durch Röntgenstrahlen berichtet. 1908 erscheint von ihm schließlich eine Arbeit: „Meine ersten 28 Fälle günstiger Beeinflussung von Periodenbeschwerden durch Röntgenstrahlen". Diese „Beeinflussung" basierte auf empirischen Erkenntnissen bei Bestrahlungen anderer Organe und aus anderen Indikationen, zum Beispiel Schilddrüse, Ischias, Psoriasis, Drüsenschwellungen, Asthma bronchiale, Myomblutungen und Osteomalazieschmerzen. Fraenkel sah eine „elektive Neigung der Ovarien gerade für diese Strahlen". Neben einem Buch von Bircher (Aarau) über die Behandlung der chronischen Bauchfell-Tbc mit Röntgenstrahlen 1908 wird im wesentlichen nur über die Röntgenstrahlenanwendung beim Uterus myomatosus und/oder bei Menorrhagien berichtet. Spaeth (Hamburg) nimmt einen Fall von „tödlicher Myomblutung nach Röntgenbestrahlung" zum Anlaß, über die Risiken dieser Therapie zu diskutieren. In dem vorliegenden Falle hatte die Patientin allerdings eine Operation abgelehnt. Etwas zögernd folgen auch wieder Berichte über Röntgenstrahlenanwendungen beim Karzinom. So schildert Eltze 1907 sieben Fälle von inoperablen Zervixkarzinomen, bei denen eine Hemmung durch Röntgenbestrahlung erreicht werden konnte, aber keine Heilung. Gleichzeitig berichtet er über die erfolgreiche Pruritusbestrahlung bei sonst therapierefraktären Fällen. Aber nach 1910 berichtet Spaeth auf der Sitzung der Geburtshilflichen Gesellschaft zu Hamburg, daß die lokale Bestrahlung bei inoperablen Karzinomen des Collum uteri weder auf die Schmerzen noch auf die Ulzeration einen Einfluß hatte. 1911 erscheint dann im Verlag Richard Schoetz von M. Fraenkel (Charlottenburg) ein Buch: „Die Röntgenstrahlen in der Gynäkologie", das im Zentralblatt von Reifferscheid 1911 ausführlich besprochen wird. Die Besprechung zeigt, daß Reifferscheid den Ausführungen von Fraenkel sehr kritisch gegenübersteht, vergißt aber auch nicht zu erwähnen, daß Fraenkel einer der ersten gewesen sei, der für die Verwendung der Röntgenstrahlung in der Gynäkologie eingetreten sei und daß dieser selbst daher ausdrücklich betone, daß nach seiner (Fraenkels) Ansicht er als der eigentliche Begründer dieser neuen Therapie anzusehen sei. Hier taucht auch schon die Idee der „zeitweisen Sterilisierung" durch Röntgenstrahlen auf, die von Reifferscheid bezweifelt wird, die aber bis in die zwanziger Jahre hinein eine Rolle gespielt hat. Reifferscheid konnte für die damalige Zeit als sachverständig gelten, zumal er im Jahre 1910 eine Arbeit „Histologische Studien über die Beeinflussung menschlicher und tierischer Ovarien durch Röntgenstrahlen" veröffentlicht hatte. Einen zusammenfassenden Charakter hat dann im Jahre 1911 die Arbeit von C. J. Gauß, damals noch Privat-Dozent bei Krönig in Freiburg, mit dem Titel „Neue radiotherapeutische Erfahrungen in der Gynäkologie aufgrund von 100 gutartigen Blutungen und Tumoren des Uterus". Aus dieser Arbeit geht auch hervor, daß insgesamt 200 Patientinnen seit 1906 bestrahlt wurden. Die Bestrahlungen zogen sich z.T. über ein halbes Jahr und länger hin. In dieser Arbeit beklagt Gauß auch, daß er kaum verstehen könne, „daß man den heilenden Strahlen immer noch mit allergrößtem Mißtrauen begegnet", und er formuliert bedauernd: „Die Gemeinde der gynäkologischen Radiologen ist noch arg klein."

Was geschah hinsichtlich der Röntgendiagnostik in der Zwischenzeit? 1908 erscheint bereits ein „Geburtshilflicher Röntgenatlas" von G. Leopold und T. Leisewitz (Dresden). Im Zentralblatt findet sich eine Buchbesprechung von Fritsch, in der er formuliert „die besten und lehrreichsten Röntgenaufnahmen". Er sagt dann noch (1908):

„Derartige Werke sind heute zum Unterrichte unentbehrlich. Wegen der Zunahme der Unterrichtsgegenstände sind die Lehrer gezwungen, in viel konzentrierterer Form den Unterricht zu leiten. Es steht nicht mehr so viel Zeit zu Gebote. Nichts aber erspart leichter für Lehrende und Lernende Zeit als die Methode des Anschauungsunterrichtes."

Eigentlich damals also die gleichen Probleme wie heute. Es ließen sich noch viele einzelne Arbeiten und auch Formulierungen anführen, die geeignet sind, ein Licht auf die damalige Zeit zu werfen. Vielleicht ist es aus heutiger Sicht ganz amüsant, 1911 von demselben Radiologen, der 1909 die mangelhafte Beteiligung der Gynäkologen bedauert hat (s.o.), nämlich Albers-Schönberg, nun zu lesen:

„Langsam aber sicher beginnt die Röntgentherapie der Myome und klimakterischen Beschwerden, sich in den gynäkologischen Klinken sowie in den Kreisen der Praktiker Eingang verschaffen."

Der gleichzeitige Hinweis von Albers-Schönberg „leider hört man schon von mehr oder weniger schweren Verbrennungen" läßt erkennen, daß nicht nur den Röntgenpionieren, sondern auch den Patienten viel Leiden zugemutet wurde. Damals war wohl auch der Verordnungsgeber noch langsamer als heute, so daß die Anwendung von Röntgengeräten nicht an besondere ausbildungsmäßige Voraussetzungen geknüpft war. Dies veranlaßte Reifferscheid, bei einer Besprechung des „Handbuch der Röntgenlehre zum Gebrauche für Mediziner" von Hermann Gocht 1911 folgende Feststellung zu machen:

„Es ist heute noch vielfach, auch unter den Gynäkologen, die Meinung vertreten, daß zur Ausübung der Röntgenbehandlung die Anschaffung eines Röntgenapparates und die Teilnahme an einem acht- bis vierzehntägigen Röntgenkursus vollständig genügen."

Dem ist eigentlich aus heutiger Sicht, also nach 74 Jahren, nichts hinzuzufügen. Immerhin muß gesagt werden, daß es auch weitere mahnende Stimmen gab betreffs der noch nicht ganz klar gesehenen Nebenwirkungen der Röntgenstrahlen. So diskutiert A. Fiessler (Stuttgart) 1912 die Frage der Keimschädigung mit der Gefahr minderwertiger Früchte im Zusammenhang mit der von Fraenkel propagierten temporären Sterilisation, und er weist auch auf Tierversuche hin, bei denen mit Röntgenstrahlen Kleinwuchs erzielt wurde.

Es finden sich bis zum Jahre 1912 aus gynäkologischer Feder im Zentralblatt weitere Arbeiten zum Thema Röntgenstrahlenanwendung von Krönig (Freiburg), Heynemann (Halle), Hoehne und Linzenmeier (Kiel), Eymer (Heidelberg) u.a.

Das Jahr 1913 gilt allgemein als bedeutender Einschnitt in der Geschichte der Strahlentherapie im gynäkologischen Bereich. Darum sei vorher noch kurz verweilt und der Versuch gemacht, ein Fazit zu ziehen.

Im Jahre 1912 erscheint im Verlag Urban & Schwarzenberg der Band 1 der „Strahlentherapie", die übrigens 50 Jahre von ein und demselben Radiologen herausgegeben wurde, nämlich von Hans Meyer, damals noch Privat-Dozent in Kiel, der außerdem als Erfinder der Bewegungs-(Pendel-)Bestrahlung angesehen werden muß. Als Mitherausgeber ist neben R. Werner, Heidelberg, noch C. J. Gauß, Freiburg, angegeben, also ein in der Strahlentherapie schon damals ausgewiesener Gynäkologe. Dieser erste Band einer für die deutsche Radiologie so bedeutsamen Zeitschrift weist nun eine von allen drei Herausgebern gezeichnete Einführung auf, die für die verschiedenen Fächer spezielle Absätze bietet. Die für die Gynäkologie formulierten Sätze scheinen mir doch den Stand der Dinge im Jahre 1912 gut zu beleuchten, und sie sollen daher hier auszugsweise gebracht werden:

„Die Gynäkologie hat erst seit wenigen Jahren Nutzen aus der Röntgentherapie gezogen. Die Unkenntnis des Röntgenologen vom Fach in gynäkologisch-spezialistischen Dingen sowohl wie die mangelnde Beherrschung der Röntgentechnik beim Gynäkologen waren die Ursache, warum so relativ spät das aussichtsreiche Verfahren in die Gynäkologie Eingang fand. Die Erfahrungen der neueren Zeit haben die ursprünglich gehegten Erwartungen weit übertroffen. Nachdem ein großer Teil der gynäkologischen Therapie jetzt schon dem Messer durch die Radiotherapie entrungen ist, kann der Gynäkologe der Kenntnis der Röntgentechnik nicht mehr entraten. Er kann dies um so weniger, als fortgesetzt auf diesem so entwicklungsfähigen Gebiete Neuerungen in der Technik herauskommen, die eine fortlaufende Verbesserung der bisher durchaus schon zufriedenstellenden Resultate bedeuten. Die unmittelbare Folge solcher Verbesserungen muß, soweit man dies voraussehen kann, eine erhebliche Verbreiterung der Indikationsstellung zur Röntgentherapie gynäkologischer Erkrankungen mit sich bringen."

In diesem ersten Band der Strahlentherapie kommen dann für die einzelnen Fachgebiete in weiteren Vorworten noch andere Autoren zu Worte. Für „Die Röntgentherapie in ihrer Bedeutung für die Gynäkologie" ist dies Krönig, Freiburg. Und hier erscheint es nun wirklich bemerkenswert, daß unter den aufgeführten etablierten Indikationen und denen, bei denen schon gewisse Aussichten bestehen, das Karzinom überhaupt nicht erwähnt wird. Bemerkenswert erscheint mir schließlich noch der Satz:

„Wenn wir bedenken, daß heute die operative Inangriffnahme der Myome und der Blutungen bei hämorrhagischer Metropathie in den meisten Fällen durch die Röntgenbestrahlung erfolgreich ersetzt wird, so kann man sich bei der weiten Verbreitung dieser funktionellen und anatomischen Anomalien des Genitalapparates schon eine Vorstellung davon machen, welche Bedeutung die Röntgentherapie speziell für die Gynäkologie gewonnen hat."

In diesem ersten Band der Strahlentherapie kommen zahlreiche Gynäkologen zu Worte (Eymer, Gauß, Heynemann, Hoehne und Linzenmeier, Krinski, Siegel). Hervorzuheben sind schließlich zwei strahlenphysikalische Arbeiten von Christen, Bern, die bereits vieles bringen, was Eigenschaften und damit auch Risiken der Strahlenanwendung betrifft. Dennoch lassen viele spätere Arbeiten erkennen, daß diese Dinge noch lange nicht Allgemeingut wurden. Aus diesem Band muß unbedingt erwähnt werden, daß hier A. Köhler, Wiesbaden, eine Arbeit „Röntgentiefentherapie mit Metallnetzschutz" veröffentlichte, wobei es sich allerdings schon um die dritte Mitteilung zu diesem Thema handelte; die erste erfolgte bereits 1909. Köhler muß damit als Begründer der späteren Siebbestrahlung angesehen werden.

Die Zeitschrift „Strahlentherapie" zeichnete sich schon damals dadurch aus, daß sie der gynäkologischen Strahlentherapie ebenso wie später einen breiten Raum widmete und dadurch, daß sie schon damals im Gegensatz zum Zentralblatt zu fast jedem Artikel Schrifttumsangaben machte.

Wie oben erwähnt, war das Jahr 1913 mit der 15. Versammlung der Deutschen Gesellschaft für Gynäkologie in Halle vom 14.–17. Mai nach allgemeiner Auffassung ein besonderer Meilenstein auf dem Wege der Weiterentwicklung der gynäkologischen Radiologie. Wie ein namhafter Gynäkologe der damaligen Zeit, nämlich F. Schauta, Wien, die veränderte Situation sah, hat er 1914 selbst beschrieben:

„Mit dem Gynäkologenkongreß in Halle im Mai 1913 trat unsere Bestrahlungstechnik in ein neues Stadium... Man teilte uns mit, daß an deutschen Kliniken (München, Berlin, Freiburg) mit höheren Dosen (100–200 mg Mesothorium) und längerer Dauer (fünf Tage ohne Unterbrechung)... bestrahlt würde. Diese von sehr maßgebender Seite geäußerten Mitteilungen und Ratschläge mußten selbstverständlich für uns richtungsgebend sein, und so fingen wir dann sofort, nachdem wir nach Hause zurückgekehrt waren, mit den intensiven Dauerbestrahlungen nach den Vorschlägen der deutschen Kollegen an unserer Klinik an."

So ohne weiteres waren aber die Methoden wohl nicht übertragbar, denn er berichtet in dieser Arbeit, also nur ein Jahr nach dem Kongreß in Halle, über drei Behandlungsserien, von denen die erste Serie fast quantitativ an Strahlenfolgen verstarb. Trotz dieses deprimierenden Ergebnisses erscheint es bemerkenswert, daß autoptisch mit zwei Ausnahmen kein Karzinom mehr bei diesen Patientinnen gefunden wurde.

Obwohl schon 1912 auf mehreren internationalen Kongressen vergleichbare Ergebnisse vorgetragen worden waren, muß man sagen, daß der Kongreß in Halle 1913 für den deutschsprachigen Raum eine Signalwirkung zeigte. Die Berichte über Bestrahlungsmethoden und bisher erzielte Ergebnisse veranlaßten auch ausgesprochen operativ eingestellte Gynäkologen, sich der Strahlentherapie zuzuwenden. Dies muß natürlich auch unter dem Gesichtspunkt des damaligen Risikos gesehen werden, das mit größeren Operationen und langen Narkosen verbunden war. Die wesentlichen Vorträge in Halle wurden gehalten von E. Bumm (Berlin), Krönig und Gauß (Freiburg), A. Döderlein (München), Gauß und Krinski (Freiburg), Haendly und Voigts (Berlin), Holzbach (Tübingen), H. Meyer (Kiel), G. Klein und A. Theilhaber (München), P. Krömer (Greifswald), v. Franqué (Bonn) und Kehrer (Dresden). Eine zusammenfassende Darstellung gab u. a. E. Engelhorn (Erlangen) im Band 3 der Strahlentherapie 1913. In diesem Band sind auch noch Autoren mit Vorträgen über vergleichbare gynäkologische Themen zu Worte gekommen, wie zum Beispiel Albers-Schönberg und Krönig, die auf dem „Internationalen Medizin-Kongreß" in London 1913 gehalten worden waren. Bemerkenswert ist zusammenfassend, daß sich in all diesen Vorträgen eigentlich noch nicht die später selbstverständliche Kombinationsbehandlung mit der lokalen Radiumanwendung und der zusätzlichen Perkutanbestrahlung abzeichnet. Diese Entwicklung kommt erst in den nächsten Jahren.

Eine Analyse der Verhältnisse in der gynäkologischen Strahlentherapie nach dem Kongreß in Halle im Jahre 1913 ist schwierig. Insgesamt würde man vielleicht erwarten, daß jetzt eine Vereinheitlichung der Therapieformen und damit auch eine bessere Beurteilbarkeit der Ergebnisse Platz greifen würde. Dies war zweifellos nicht der Fall. Bei der Beurteilung der Verhältnisse in der damaligen Zeit muß man aber auch die bestehenden Schwierigkeiten berücksichtigen. Die Bestrahlungsgeräte waren zumeist noch bestückt mit Röhren, die keine konstante Dosisleistung aufwiesen. Man mußte daher durch Festlegung elektrischer Parameter und durch Simultanmessungen versuchen, Dosisgrößenordnungen zu ermitteln. Dies erfolgte aber keineswegs an allen Kliniken. Es kommt hinzu, daß es bis zu diesem Zeitpunkt und noch Jahre darüber hinaus keine wirklich geeigneten Dosimeter gab. Auch wenn wir in allen Arbeiten Dosisangaben finden, muß man sich darüber im klaren sein, daß diese mehr oder weniger nur für die einzelne Klinik galten und nicht übertragbar und damit nicht vergleichbar waren. Dieses Problem wurde auch außerhalb der gynäkologischen Radiologie erkannt und hat in der ersten Hälfte der zwanziger Jahre zu Versuchen geführt, mit Hilfe der damals vorhandenen Ionisationskammern Vergleichsmessungen durchzuführen. Hier muß an die Arbeit von Grebe und Martius (1924) erinnert werden die an 14 Instituten mit insgesamt 27 Röntgenapparaten vergleichende Messungen durchführten. Erwartungsgemäß stellte sich heraus, daß die sogenannte HED (Hauteinheitsdosis) von Klinik zu Klinik große Unterschiede aufwies. Die beiden Extreme waren die Universitäts-Frauenklinik Gießen mit 1120 R auf der einen und die Universitäts-Frauenklinik Marburg mit 285 R auf der anderen Seite, also eine Differenz um den Faktor 4.

Zunächst muß ganz eindeutig festgestellt werden, daß auch in den nächsten Jahren nach dem Kongreß in Halle und auch noch lange in die zwanziger Jahre hinein von einer Einheitlichkeit im Bereich der Strahlentherapie hinsichtlich der Technik und Dosierung nicht gesprochen werden konnte. Zwar ist die Feststellung von Kreuzfuchs aus dem Jahre 1913 „es gibt fast nicht einen einzigen Röntgentherapeuten, der nicht seine eigene Technik hätte" nicht mehr ganz zutreffend, aber es gibt eine Reihe von Schulen mit Bestrahlungsplänen, die sich extrem in der Felderzahl, Felderlage, Feldgröße, Fokus-Hautabstand, Filterung, Fraktionierung und Protrahierung so unterscheiden, daß sie auch bei exakter Dosismessung allein schon aus diesem Grunde nicht vergleichbar waren. Man kann in den Veröffentlichungen der zwanziger Jahre feststellen, daß sich diese Unterschiede nur langsam ausgleichen. Die Methoden werden mit den Namen der Universitätsorte benannt, dabei wird z.T. auch noch zwischen alter und neuer Methode unterschieden. Es seien hier in erster Linie erwähnt Freiburg, Erlangen und Hamburg. Bei der letzteren Klinik handelt es sich allerdings nicht um eine Frauenklinik, sondern um eine radiologische Abteilung, nämlich die von Albers-Schönberg im Krankenhaus St. Georg. Weitere Modifikationen, wie sie zum Beispiel im Lehrbuch der Strahlentherapie von H. Meyer, von Wintz und Rump noch angeführt werden (1929), seien noch erwähnt: Die Bestrahlungsmethode nach Dessauer-Warnekros, die Großfeldbestrahlung nach Pankow-Borell, das Verfahren von v. Jaschke und Siegel, die Methode v. Franqué-Martius sowie kleinere Varianten, die schließlich noch darauf abzielten, den Streuzusatz zu erhöhen.

Es kann also gesagt werden, daß hinsichtlich der perkutanen Therapie eine wesentliche Änderung des Indikationsspektrums und der Technik nach dem Jahre 1913 nicht eintrat. Die Strahlentherapie war eben nur mehr Allgemeingut geworden. Auffällig ist, daß die Verwendung von Radium bzw. Mesothorium nur sehr zögernd erfolgte, allein oder als Zusatzmaßnahme zur perkutanen Strahlentherapie. Das liegt sicher auch daran, daß Radium kaum zur Verfügung stand und daß im weiteren Verlauf der Entwicklung deshalb auf das von Hahn (1907) entdeckte Mesothorium übergegangen werden mußte. Bei Kenntnis der physikalischen

Unterschiede konnte das Mesothorium allerdings weitgehend wie Radium verwendet werden. Es hat noch nach dem letzten Krieg an einzelnen Frauenkliniken Mesothorium-Präparate gegeben. Die Bezugsschwierigkeiten resultierten, wie aus der Schrift von Walter Buchler „300 Jahre Buchler" zu entnehmen ist, vor allem daher, daß das Rohmaterial, die Pechblende, nur in den St. Joachimsthaler Staatlichen Gruben mit einem Gehalt von 50% Uranoxyd gefördert wurde. Eine Tonne Erz lieferte etwa 140 mg Radiumelement. Die Verwaltung der Staatlichen Gruben St. Joachimsthal baute dann aber 1906 selbst eine Radiumfabrik und exportierte Uranerze nicht mehr. Für die Radiumgewinnung unter der Leitung des international anerkannten Chemikers F. Giesel war man daher in Braunschweig auf andere Bezugsmöglichkeiten angewiesen. Bis 1918 hat die Fabrik insgesamt etwa 20 g Radiumelement hergestellt. Diese wurden aber im wesentlichen für Leuchtfarben verwendet. Das Mesothorium fiel als Nebenprodukt bei der Gasglühkörperherstellung an, war billiger und hat in Deutschland das Radium, trotz seiner kurzen Halbwertszeit, zunächst weitgehend ersetzt. Aber auch bei der Einführung dieses Strahlers stand ja eine wirkliche standardisierte Methode und entsprechendes Instrumentarium nicht überall gleich zur Verfügung bzw. es fehlte natürlich auch an Wissen und an Erfahrung. Dabei waren Filter und Applikatoren, die schon weitgehend den heutigen entsprachen, bereits entwickelt (z.B. Gauß, 1913). Ich erinnere mich in diesem Zusammenhang eines Gespräches mit Eymer, das 1951 oder 1952 stattfand und in dem er mir die Situation bei der ersten Radiumanwendung in der Klinik schilderte:

„Es wurde irgendwie in der Vagina plaziert."

Auch hier mußten sich also die Methoden und Dosisvorstellungen erst in den nächsten Jahren entwickeln. Diese Entwicklung erfolgte im wesentlichen im dritten Jahrzehnt dieses Jahrhunderts.

Von der inzwischen erfolgten Konstruktion neuer Röhren (z.B. Coolidge-Röhre), die eine konstante höhere Dosisleistung und auch eine ebenfalls konstante Strahlenhärte boten, profitierte nun nicht nur die Strahlentherapie, sondern auch die gynäkologisch-geburtshilfliche Röntgendiagnostik. Insbesondere kam die geburtshilfliche Röntgendiagnostik zu einer immer größeren Bedeutung, so daß sie – allerdings sehr viel später – schließlich in größeren Kliniken eine nicht mehr fortzudenkende Entscheidungshilfe darstellte. Im wesentlichen handelte es sich um drei Aufnahmetypen: die Schwangerschaftsübersichtsaufnahme, die seitliche Beckenaufnahme und die Sitzaufnahme (mit plattenparallelem Beckeneingang). Bei den beiden letzteren legte man auch Wert darauf, zumindest die Konjugata vera zu bestimmen, sei es durch einen mitabgebildeten Maßstab oder aber rechnerisch. Vorsorgliche, routinemäßige Röntgenuntersuchungen aller Schwangeren, wie sie später z.T. in den USA propagiert wurden, sind aber wohl in Deutschland nie üblich gewesen. Gleichzeitig vermehrten diese Untersuchungstechniken auch das Wissen des Geburtshelfers über Geburtsmechanik und über physiologische und pathologische Beckenformen.

Wir müssen aber noch einmal die Jahre nach 1913 behandeln, die von einer erheblichen Unruhe in der gynäkologischen Radiologie geprägt waren. Sollte man die Uteruskarzinome nun operieren oder sollte man sie bestrahlen? Machte man sich evtl. sogar im juristischen Sinne schuldig, wenn man nur operierte oder wenn man nur bestrahlte? Welchen Weg mußte man im Interesse seiner Patienten gehen? Ich glaube, dies kann man nicht besser illustrieren als mit Wertheims eigenen

Worten, auf den die Berichte in Halle gleichsam wie ein Schock gewirkt haben müssen:

„Der heurige Gynäkologen-Kongreß in Halle hat mit den daselbst gebrachten Mitteilungen über die Heilwirkung von Mesothorium und Radium beim Gebärmutterkrebs mächtige Hoffnungen erweckt. Der allgemeine Eindruck war der, daß eine neue Ära der Krebstherapie bevorstehe. Ich selbst zog damals unter diesem Eindruck einen bereits zur Publikation fertiggestellten Bericht über die Erfolge meiner Krebsoperationen von der Drucklegung zurück.

Es ist begreiflich, daß man unter dem Einfluß der allgemeinen Erregung trachtete, sich möglichst rasch in den Besitz von Radium und Mesothorium zu setzen und es ist weiter verständlich, daß die vorhandenen Mengen dieser Substanz der enormen Nachfrage nicht genügen konnten. In ungemein dankenswerter Weise hat unsere Regierung damals dem Radiuminstitute des Allgemeinen Krankenhauses zu der bereits vorhandenen Radiummenge ein noch größeres Quantum Radium zur Verfügung gestellt, so daß die Wiener Kliniken hierdurch in die Lage versetzt wurden, sofort an die Nachprüfung der in Halle mitgeteilten Resultate zu schreiten.

Es ist eine auffallende Tatsache, daß sich damals in Halle nicht die geringste Opposition geltend machte. Der Einwand lag doch so nahe, daß es sich bei den dort mitgeteilten Erfolgen nur um vorläufige Resultate, nicht aber um Dauererfolge handeln könne, da ja die Zeit der Beobachtung noch eine viel zu kurze war...

...auf keinen Fall geht es an, die operative Behandlung voreilig zu diskreditieren, die ja doch bisher die weitaus sicherste Heilungsmethode darstellt. Halten wir uns vor Augen, daß über 50 Prozent aller Frauen mit Uteruskarzinomen, die wir der Operation zuführen, dauernd geheilt bleiben. Nur bei vorsichtiger Fortsetzung der Versuche wird es möglich sein, Verluste an Menschenleben beim Ausprobieren der Radium- bzw. Mesothoriumbehandlung zu vermeiden."

Verständlicherweise folgten trotz Kriegszeiten eine Fülle weiterer Berichte, auch aus Kliniken, die bisher in dieser Hinsicht nicht hervorgetreten waren und die z.T. nur das bestätigten, was schon gesagt war. Aber es gab doch auch weitere sehr kritische Stimmen. Ein Übersichtsreferat erstattete Engelhorn in Band 3 der „Strahlentherapie" und kommt zu dem Schluß, daß operable Karzinome auch weiterhin chirurgisch angegangen werden sollten, „da wir bei der Strahlentherapie uns noch kein Urteil über die Dauerwirkung gestatten können, während bei chirurgischem Eingriff wir heute Dauerheilungen bis zu 25 Prozent zu verzeichnen haben".

Flatau setzt sich 1915 mit einer Kasuistik von Hofmeier auseinander und ist dafür, daß beide Lager, das operative und das radiologische, weitermachen, um später einmal zu wissen, welches die bessere Therapie ist. 1919 geht der Autor, der selbst Strahlentherapie betreibt, aber viel kritischer mit der Entwicklung der Strahlentherapie ins Gericht. So schreibt er wörtlich:

„Wer zum Zwecke eines Rechenschaftsberichtes gehalten ist, die gesamte Literatur über die Strahlenbehandlung der Gebärmutterkrebse durchzusehen, der erhält den nicht besonders erbaulichen Eindruck: multa non multum.

Als uns auf dem Gynäkologentag in Halle 1913 durch die Mitteilungen von Bumm, Döderlein und Krönig die Tore weit aufgestoßen wurden, die in ein neues und aussichtsvolles Arbeitsfeld führen sollten, da stand die Mehrzahl der Hörer unter dem Eindruck, daß die neue Lehre von der Zerstörung der Krebszellen durch gewisse Strahlen auf einem immerhin fest gefügten Boden stehe.

Diese Meinung war schon damals falsch und sie ist es leider heute noch.

...die Strahlentherapie befindet sich noch im Stadium des tastenden Experimentes."

Er bezeichnet Wirkung und Art der Strahlen als noch vielfach ungeklärt, er betont, daß die Röntgengeräte zu schwach und z.T. veraltet seien, die Radiummenge sei zu klein und die Bestrahlungszeiten seien zu kurz. Er spricht auch kritisch von einer „Schablonenhaftigkeit des Verfahrens". Dann findet sich noch eine Formulierung, die an den Ausspruch von Eymer erinnert, den ich oben zitiert habe:

„Wer glaubt, daß er Strahlentherapie treibt, wenn er durch sein Personal irgendein Radiumröhrchen in die Scheide schieben läßt, der setzt sich einer schweren Selbsttäuschung und seine Patientinnen einer schweren Gefahr aus."

Es mehren sich auch die Berichte über Darm- und Hautschäden, was verständlich ist, wenn man bedenkt, daß die in X angegebenen Dosen (Oberfläche) bei den Radiologen 10–40 X, bei den Gynäkologen nach Vorschlag von Gauß aber 200–400 und mehr X betragen (Kreuzfuchs). Hierzu kommt die schon erwähnte große Unsicherheit der Meßverfahren überhaupt. Die Statistiken, z.B. von Gauß und Lembke, werden auch angezweifelt und z.B. Kreuzfuchs betont, „man müsse auch den Preis sehen, um den diese Erfolge erzielt werden", und wenn man bedenkt, daß sich ein sehr großer Teil der Strahlentherapie auf gutartige Indikationen bezieht, erscheint der Preis gegenüber der Operation sicher manchmal zu hoch. Aber auch die Angaben über die Operationssterblichkeit sind sehr unterschiedlich. So gibt Menge (Menge und Opitz) 1913 an, daß in seiner Klinik hintereinander 180 Myomoperationen durchgeführt worden seien ohne einen einzigen Todesfall. Auch Schauta meldet sich 1917 erneut zu Worte und spricht sich für die Beibehaltung der Operation, auch beim Uteruskarzinom, in operablen Fällen aus.

Thaler (1917) aus der Schautaschen Klinik kritisiert, daß Krönig seine Stellungnahme gegen die Operation wohl nur auf 36 Patientinnen der Jahre 1904 bis 1910 stützt. Nach fünf Jahren lebten angeblich noch 5,85 Prozent, nach sieben Jahren 3,4 Prozent, nach zehn Jahren 0 Prozent. Krönig folgerte angeblich aus seinem Material, daß die Unterlassung der Therapie für die Patientinnen noch günstiger gewesen wäre. Thaler folgert, daß es sich bei Krönig „um ein ganz abnorm schlechtes, bezüglich seiner Minderwertigkeit in der neueren operativen Karzinomtherapie fast einzig darstehendes Resultat" handelt. Schließlich bemängelt er, daß es nicht möglich gewesen sei, die statistischen Ermittlungen Krönigs einer eingehenderen Kritik zu unterwerfen, da Angaben über Operabilität und postoperative Mortalität fehlten. Er selbst gibt für die vaginal operierten Karzinompatientinnen eine Fünfjahresheilung von 21,9 Prozent an.

Die Auseinandersetzungen werden z.T. mit außerordentlicher Schärfe geführt. Als Beispiel sei noch B. Mitscherlich (1918) zitiert, der auf die Arbeit eines Gynäkologen aus der Marburger Klinik folgende Formulierungen gebraucht hat, wie:

„Die Arbeit von K. muß jeden, der in der Erkenntnis der Röntgenstrahlen und ihrer biologischen Wirkung wissenschaftlich weitergearbeitet hat, anmuten wie eine Veröffentlichung aus dem Jahre 1913.

...Dosisquotient, Zentralstrahlung, genaue Messungen am Ort... waren damals noch unbekannte Dinge (für den Verfasser scheinen sie es heute noch zu sein)."

Ich möchte diese Problematik abschließen mit einer Bemerkung von Hamm (1913), der für die Strahlentherapie nicht einen Radiologen, nicht einen Gynäkologen, sondern einen röntgenologisch ausgebildeten Gynäkologen fordert. Dem könnten wir uns heute nach mehr als 70 Jahren noch anschließen.

Solche Meinungsverschiedenheiten können aber das Verdienst der Gynäkologen, die sich als erste der Strahlentherapie zuwandten und diese Therapieform z. T. bis in die zwanziger Jahre zu einer beachtlichen Leistungsfähigkeit brachten, nicht schmälern. Erhebliches Verdienst hatten hierbei aber zweifellos auch die Physiker, mit denen in allen Bereichen zusammengearbeitet wurde und die z. T. auch täglich mit am Bestrahlungsgerät im Einsatz waren.

In den Therapiearbeiten tauchen auch immer mal wieder Hinweise und Bemerkungen zur Kostenfrage auf. Z. T. veranlassen sie uns vielleicht zum Schmunzeln, z. T. stimmen sie einen vielleicht nachdenklich. So finde ich schon 1912 bei Siegel an der Freiburger Klinik folgende Sätze:

„Als erschwerend kommt noch dazu, daß die Röntgenversuche sehr kostspielig sind, daß man sich gerade bei den Patientinnen, die in der Lage sind, die Röntgenbestrahlung zu bezahlen, keinem Versager aussetzen mag. Krönig und Gauß betonen schon, daß die großen Unkosten der Radiotherapie eigentlich nur durch die besser situierten Kreise der Bevölkerung gedeckt werden können, weil bedauerlicherweise weder Krankenkasse, Armenrat noch Landesversicherung nennenswerte Geldunterstützung für sie gewähren. Andererseits kann man diesen Kreisen nur eine gesicherte Heilmethode anbieten. Es muß also der Etat der Klinik weitgehend belastet werden, wenn auch unbemittelte Patientinnen berücksichtigt werden sollen; das geht aber nur auf kurze Zeit. So ist es tatsächlich nur möglich, durch schwere Opfer radiotherapeutische Erfahrungen zu sammeln."

Kreuzfuchs (Wien) schreibt zu den Angaben der Freiburger Klinik den Satz:

„...wegen der Kostspieligkeit müßten die Armen die mit 4 bis 5 Prozent Mortalität behaftete Operation wählen."

Man ist aber sicher berechtigt zu sagen, daß zwischen den unterschiedlichen wissenschaftlichen Schulen, hier auf der einen Seite die operative Einstellung in Wien, auf der anderen Seite die strahlentherapeutische Einstellung in Freiburg, gewisse Animositäten bestanden, die der Sachlichkeit der Diskussionen nicht immer dienlich waren. Wir können heute beurteilen, daß beide Seiten ihre nicht wegzuleugnenden Verdienste um die gynäkologische Karzinomtherapie haben.

Mehr zum Schmunzeln ist vielleicht noch die Aufstellung Kirsteins (1918), in der er die Kosten für die stationäre Behandlung denen einer ambulanten Behandlung gegenüberstellt. Es handelt sich dabei um eine „Schnellsterilisierung", wir würden heute sagen „Röntgenmenolyse". Es sollen hier nur die Angaben Kirsteins für die stationären Kosten gegeben werden:

1 Schnellsterilisierung	40,50 Mark
2 Tage klinischer Aufenthalt	6,00 Mark
1 Fahrt hin und zurück	3,20 Mark
	49,70 Mark

Kirstein gibt noch an, daß die Kosten der „Milliampereminute" mit 5 Pfennig errechnet wurden.

Es ist ein unlösbares Problem, das immer größer und unübersichtlicher werdende Schrifttum in seiner ganzen bunten Vielschichtigkeit darzustellen, auch wenn man sich auf wenige Zeitschriften und Bücher beschränkt. Für Interessierte, die sich weitergehend informieren wollen, sei auf den Krönig-Gedenkband der „Strahlentherapie" hingewiesen, der in zwei dicken Einzelbänden mit insgesamt etwa 2400 Seiten 1920 erschien und wohl das gesamte Wissen der damaligen Zeit über Strahlenphysik, Strahlenbiologie und Strahlentherapie enthielt. Fast alle in diesem

Aufsatz bisher genannten Autoren finden wir hier mit Arbeiten wieder. Bis in die zwanziger Jahre hinein bestehen weiterhin methodische Differenzen zwischen den einzelnen Schulen, vielleicht auch manchmal nur ein starres Festhalten an dem, „was immer so war". Auch dabei ging es sicher nicht immer sachlich zu. So erzählte mir Martius einmal sehr anschaulich, daß er wegen seiner Veröffentlichung über die vergleichenden Messungen der gebräuchlichen Strahlendosen (Grebe und Martius, 1924) große Schwierigkeiten bekommen habe. Diese Arbeit habe ihn beinahe, so formulierte er wörtlich, seine Karriere gekostet. Insgesamt kommt es aber – auch unter dem Einfluß ausländischer Radiologen und Gynäkologen – zu einer zunehmend einheitlichen und sachlichen Darstellung und Durchführung der Strahlentherapie in den Lehr- und Handbüchern. Die Indikationen im Fachgebiet betreffen nach wie vor in erster Linie die Gebärmutterkarzinome, den Uterus myomatosus und die Blutungsstörungen, die Röntgenmenolyse evtl. auch aus anderen Gründen, die Bestrahlung des Pruritus- und des Vulvakarzinoms und auch die Bestrahlung der Ovarialkarzinome. Einen gewissen Raum nahm an einzelnen Kliniken auch die „Reizbestrahlung" der Ovarien und der Hypophyse ein, die bei Unterfunktionen zum Einsatz kamen. Dabei wurden zwar geringe Einzel- und Gesamtdosen verabfolgt, die nicht geeignet waren, eine sichtbare lokale Reaktion hervorzurufen, sie wurden aber nicht zuletzt aus genetischen Gründen verlassen. Ein eindeutiger Nachweis ihrer Wirkung ist wohl auch nicht erzielt worden. Ich habe aber selbst während meiner Assistentenzeit derartige Bestrahlungen noch erlebt*). Ein weiteres Gebiet waren die Entzündungsbestrahlungen, die im gynäkologischen Bereich, insbesondere bei der Mastitis segensreich wirken konnten, und die Bestrahlung der Abdominal- bzw. Genitaltuberkulose. Die Mastitisbestrahlung war noch lange bis in die Antibiotika-Ära hinein üblich.

Auch die gynäkologisch-geburtshilfliche Röntgendiagnostik wurde mit Verbesserung der Diagnostikgeräte in den zwanziger Jahren zu ihrer bekannten Form weiterentwickelt. Erwähnt sei der Leopoldsche Röntgenatlas von 1914. Auch die Röntgenstereophotogrammetrie wurde schon geübt (Drüner, 1921). Wenn auch die Literaturstellen nicht so zahlreich sind wie in der Therapie, so ist man doch überrascht, wenn Martius auf der Tagung der Deutschen Gesellschaft für Gynäkologie 1927 noch formuliert:

„Die Beckenmessung mit Röntgenstrahlen hat sich bisher noch so gut wie gar nicht in die Geburtshilfe eingeführt."

Es hat auch in diesem Zusammenhang immer wieder Warnstimmen gegeben und Kliniken, die von der geburtshilflichen Röntgendiagnostik überhaupt keinen Gebrauch machten, zumal auf die genetische Wirkung und Bedeutung der Röntgenstrahlen ja immer wieder und schon frühzeitig hingewiesen worden war (Hirsch, 1914). Dabei handelte es sich allerdings zunächst um Strahlendosen, wie sie für die temporäre Kastration gebraucht wurden. Die Bedenken wurden dann in neuerer Zeit geringer oder verschwanden auch vollständig, nachdem die Strahlenbelastung des Foeten – abhängig vom Aufnahmetyp der Schwangerschaftsaufnahme – nur noch wenige 100 Millirad betrug. Erst durch die Veröffentlichungen von Alice Stewart wurde die Diskussion neu aufgerollt, und jetzt spielt die Röntgendiagnostik in der Schwangerschaft zahlenmäßig keine Rolle mehr. Es soll im weiteren hierauf nicht mehr eingegangen werden, weil sich prinzipiell eigentlich kaum noch etwas

---

*) Siehe auch Hochstedt und Langer

ändert. Die Methoden werden verbessert, die Technik im Sinne der Dosisverminderung vervollkommnet und natürlich auch einige neue Erkenntnisse gewonnen. Erinnert sei hier an das „lange Becken" von Kirchhoff (1949). Weitere Hinweise finden sich bei Kirchhoff und Schmidt-Matthiesen und bei Wahl.

Die Entwicklungen in der Strahlentherapie werden in den zwanziger Jahren in Deutschland durch verschiedene Autoren geprägt, die jetzt vermehrt nicht mehr dem gynäkologischen Bereich entstammten. Ich nenne hier die Bemühungen um eine Verbesserung der Dosimetrie (Holthusen, Behnken, Küstner, Grebe), Einführung des ersten exakten Meßgerätes für Röntgenstrahlen (Küstnersches Eichstandgerät) und die internationale Einführung der Einheit „r" 1928 (II. Internationaler Radiologenkongreß Stockholm). Damit war die auf der Erythemdosis basierende Hauteinheitsdosis (HED) von Seitz und Wintz überflüssig geworden, wenn auch zunächst noch die in „r" angegebenen Dosen der HED oder z.B. einer halben HED usw. entsprachen. Gleichzeitig wurde die Einzeitbestrahlung von Wintz endgültig verlassen, nachdem man aufgrund strahlenbiologischer Erkenntnisse zu dem Ergebnis gekommen war, daß eine hochfraktionierte Langzeitbestrahlung die Differenz in der Strahlenempfindlichkeit zwischen Karzinom und gesundem Gewebe erheblich vergrößert. Ganz wesentlich sind hierfür die strahlenbiologischen Untersuchungen von Regaud und die darauf basierenden Arbeiten von Coutard gewesen. In der konventionellen Therapie-Ära kamen dann eigentlich nur noch die Körperhöhlenrohrbestrahlung (Martius und Kepp), die Pendel- und Konvergenzbestrahlung, evtl. kombiniert als Pendelkonvergenzbestrahlung, und die Siebbestrahlung hinzu. Sie alle entsprachen dem Gesichtspunkt, die Herddosis bei der perkutanen Therapie in der Tiefe des Beckens zu erhöhen, die mit der einfachen Stehfeldmethode mit 200 kV, je nach Dicke der Patientin, wegen der Hauttoleranz allenfalls 3000 r*) erreichen konnte. Pendel- und Pendelkonvergenzbestrahlung boten erhebliche Probleme, wie Spechter u.a. gezeigt haben, ja sie wurden von manchen Radiologen ganz abgelehnt. So formulierte Birkner 1960 in einem Gespräch mir gegenüber wörtlich, daß er die Pendelbestrahlung mit 200 kV für ein „Verbrechen" halte. Die Körperhöhlenrohrbestrahlung litt naturgemäß unter der Tatsache, daß mit einer als Oberflächenbestrahlung ausgelegten Methode eine Herddosis in 5 cm Tiefe angestrebt wurde. Der steile Dosisabfall nötigte zu Strahlendosen an der Scheidenhaut, die das Zwölffache der Herddosen betrugen. Für die üblichen Einzeldosen von 200 r mußten also jeweils 2400 r auf die Scheidenhaut verabfolgt werden, bei den üblichen zwölf Fraktionen also insgesamt fast 29000 r. Die zwischen Tubus und Beckenwand liegenden Organbezirke erhielten damit evtl. auch noch erhebliche Dosen, ohne daß dies irgendwie zu steuern gewesen wäre. Die Siebbestrahlung schließlich hat sich im gynäkologischen Bereich eigentlich gar nicht durchgesetzt. Die Tatsache, daß einfach durch Zwischenschalten eines Metallsiebes und der damit verbundenen „räumlichen Fraktionierung" höhere Herddosen erzielbar waren, ist wohl im wesentlichen nur den Radiologen interessant erschienen.

Die Tiefendosisprobleme konnten eigentlich erst mit Einführung der Telekobalt-Geräte (Universitäts-Frauenklinik Göttingen, 1959/60) gelöst werden, mit einer gewissen Einschränkung auch mittels der Elektronenschleuder (Schubert und Oberheuser).

---

*) Es werden die damals üblichen Einheiten verwendet.

Das Stichwort „Elektronenschleuder" soll der Anlaß sein, kurz noch einmal auf andere weibliche Genitaltumoren zu sprechen zu kommen.

Zurückgehend auf die Arbeiten von Kepp, Paul, Schmermund und Schubert in Göttingen, veranlaßte die Einführung der Elektronenschleudern, das Vulvakarzinom vermehrt mit schnellen Elektronen zu bestrahlen. Es schien hiermit eine neue Behandlungsmethode zur Verfügung zu stehen, die möglicherweise geeignet war, die erheblichen Probleme bei der operativen Therapie zu umgehen. Der weitere Verlauf hat allerdings gezeigt, daß eine große Zahl von Patientinnen lokale Strahlenfolgen davonträgt, die nicht befriedigend oder u. U. gar nicht mehr wirksam zu beeinflussen sind. Im Laufe der Jahre wurde daher diese Therapie z.T. wieder aufgegeben zugunsten des operativen Vorgehens, in Göttingen im Jahre 1968. Die besten Ergebnisse mit der Elektronentherapie des Vulvakarzinoms sind wohl von Frischbier und Thomsen berichtet worden.

Das Ovarialkarzinom ist der Strahlentherapie wenig zugänglich gewesen. Zwar wurden ziemlich regelmäßig postoperative Nachbestrahlungen durchgeführt, es war aber allgemein bekannt, daß die zumeist sehr großen Tumoren auf eine Strahlentherapie nicht ansprachen, auch nicht in neuerer Zeit, als höhere Strahlenenergien zur Verfügung standen. Die Tatsache aber, daß viele Ovarialkarzinome im Bereich der Peritonealhöhle rezidivierten, obwohl bei der Operation makroskopisch alle Tumorenabschnitte entfernt waren, veranlaßte J. H. Müller, beginnend 1947, intraperitoneal Radiogold als Kolloid anzuwenden. Er ging davon aus, daß die Beta-Strahlung des Radiogoldes geeignet sein müßte, die unter der Operation erfolgte Mikroaussaat am Angehen bzw. Weiterwachsen zu hindern. Die später von ihm berichteten Zahlen lassen daran denken, daß dieses wirklich in einem gewissen Prozentsatz möglich gewesen ist. Der Gedankengang J. H. Müllers spielt auch heute noch eine bedeutende Rolle, und man versucht, diese Mikroaussaat entweder durch intraperitoneale Verabfolgung von Radiophosphor oder aber durch die Großfeldbestrahlung des gesamten Abdomens mit hohen Strahlenenergien (Open-field-Technik) zu verhindern.

Ein offenes Problem ist in all den Zeiten weiterhin die Radiumdosierung geblieben, der daher noch einige Worte gewidmet werden sollen. Ganz allgemein hatte sich in Deutschland eingebürgert, die Radiumapplikationen nach Milligramm-Element-Stunden (mgeh) zu „dosieren". Das Wort muß tatsächlich dabei in Anführungsstriche gesetzt werden, denn es handelt sich ja nicht um eine Dosisangabe im physikalischen Sinne. Nur wenn man immer die gleiche Aktivitätsmenge in gleicher räumlicher Anordnung verwendete, war man berechtigt, allein über die Änderung der Bestrahlungszeit zu dosieren, weil dann zumindest im Kontaktbereich die Dosen nach den jeweiligen Bestrahlungszeiten kalkuliert werden konnten. Änderungen der räumlichen Anordnung, die z.B. beim Zervixstumpfkarzinom ja zwangsläufig sind, konnte man mit der Milligramm-Element-Stunde nicht ausreichend berücksichtigen. Das ganze Problem war ja daraus entstanden, daß ursprünglich rein empirisch vorgegangen wurde und schließlich mit bestimmten räumlichen Anordnungen und Aktivitäten Erfahrungen gesammelt und Erfolge verzeichnet wurden. So wurden korrekte Behandlungsvorschläge dann auch nicht mehr nur unter Angabe einer mgeh-Zahl gemacht, sondern die räumliche Anordnung oder die Abmessungen des Filters mit der Aktivität zusätzlich angegeben. Mit Ausbau der Methode auch für weitere Indikationen, so im weiblichen Genitalbereich z.B. in der Vagina, aber auch für das Corpus uteri, konnte die mgeh-

Angabe nicht befriedigen und es wurden Mittel und Wege gesucht, zur wirklichen physikalischen Dosierung überzugehen. Dies ist naturgemäß am ehesten bei distanzierten Präparaten möglich, die exakte Dosisangabe aber für die Oberfläche des Radiumpräparates stieß auf erhebliche Schwierigkeiten. Hinzu kommt, daß sowohl die Abmessungen des jeweiligen Tumors sehr unterschiedlich waren, wie auch die Lagebeziehungen zu den umliegenden Organen.

Mit diesen Problemen befaßten sich in Deutschland Holthusen, Kirchhoff u.a. Für besonders interessierte Leser sei auf die Arbeit von Neeff verwiesen, die im Lehrbuch der Strahlentherapie von H. Meyer (1929) erschienen ist. Hier werden alle physikalischen und technischen Grundlagen der Radiumtherapie nach dem Stande der damaligen Zeit gegeben, und es findet sich am Schluß auch ein gegliedertes Literaturverzeichnis. Man kann beim Studium dieser Arbeit und auch der, die Ritter v. Seuffert im zweiten Teil dieses Bandes unter dem Titel „Die Radiumbehandlung maligner Neubildungen in der Gynäkologie" geschrieben hat, feststellen, daß sich in der Radiumtherapie bis heute wenig geändert hat. Filter und Manipulationsinstrumente entsprechen weitgehend den heutigen, und es wurde zweifellos mit einer außerordentlichen Sorgfalt auch hinsichtlich der Dosisvorstellungen vorgegangen.

Diese und noch zahlreiche andere Arbeiten haben an der praktischen Weiterverwendung der Milligramm-Element-Stunde nichts Entscheidendes ändern können, auch nicht die späteren Versuche mit Isodosenverzeichnissen (Möbius, Verhagen). So existiert die Milligramm-Element-Stunde auch heute noch in zahlreichen Frauenkliniken, soweit vom Radium noch nicht auf das After-loading-Verfahren übergegangen wurde. Dieses ist aber eigentlich erst in den letzten fünf Jahren häufiger in den Kliniken zur Anwendung gekommen, obwohl die Beibehaltung der Radiumtherapie strahlenschutzmäßig als Anachronismus bezeichnet werden muß. Diese Entwicklung ist aber ja „Gegenwart", und es soll daher nicht weiter darauf eingegangen werden.

Der Leser wird vielleicht vermissen, daß die Strahlentherapie des Mammakarzinoms nicht in gleicher Ausführlichkeit dargestellt wurde wie die der Uteruskarzinome. Dazu ist zu sagen, daß diese Therapie wohl allgemein mehr umstritten war und daß schon früher in einer Frauenklinik nicht unbedingt auch das Mammakarzinom behandelt wurde. So hat es ja Gynäkologenschulen gegeben, in denen kein Mammakarzinom operiert wurde und deren Schüler später als Klinikleiter auch das Mammakarzinom nicht operiert und dieses auch nicht in ihren Unterricht einbezogen haben. Auch die Handbücher dieser Zeit lassen das erkennen. Ich glaube daher, daß es richtig ist, unter der mir gegebenen Thematik dem Mammakarzinom keinen größeren Raum zu widmen.

Unter den gynäkologischen Strahlentherapeuten der ersten Generation, die sich auch dem Mammakarzinom gewidmet haben, ist wohl in erster Linie Wintz zu nennen, der 1924 eine Monographie herausgab. Sein ausführliches Schrifttumverzeichnis im Lehrbuch der Strahlentherapie von H. Meyer (1929) verzeichnet auch im wesentlichen nichtgynäkologische Autoren. Schließlich ist auch festzustellen, daß die Diskussion über den Wert der Röntgenbestrahlung beim Mammakarzinom, insbesondere in Form der postoperativen Nachbestrahlung, bis heute ja nicht abgeklungen ist. So schreiben z.B. Bade und Baden (1937), daß es noch keine einheitliche Auffassung über den Wert der Strahlentherapie gäbe und daß einige Autoren der postoperativen Strahlentherapie des Mammakarzinoms jeden Wert absprächen.

Diese Diskussion dauert bis heute fort. Die Strahlentherapie des Mammakarzinoms wird aber in den gynäkologischen Handbüchern und den Lehrbüchern der gynäkologischen Radiologie eingehend abgehandelt (Dyroff und Siegert, Hofmann, v. Jaschke, Kepp, Ries).

Bevor ich zum Abschluß komme, sehe ich mich veranlaßt, noch auf zwei Spezialgebiete einzugehen, bei denen sich die Gynäkologen besondere Verdienste erworben haben. Es betrifft dies das Problem der Strahlenwirkungen und Strahlenschäden, sowohl der somatischen wie auch der genetischen und die Tumordokumentation.

Es wären zahlreiche Autoren zu nennen, die auch schon in den zwanziger Jahren, z.T. auch schon davor, nicht nur vor den somatischen Strahlenschäden gewarnt haben. Einzelne Angaben sind oben schon gemacht worden. Es erscheint mir hier aber doch geboten, Max Hirsch besonders hervorzuheben. Er formuliert (1914):

„Weit ernster sind die Gefahren, die der Volksgesundheit durch Anwendung von Röntgenstrahlen zur temporären Kastration drohen... eine Keimschädigung, welche, wenn sie nicht zur völligen Sterilität führt, in irgendeiner Abnormität, krankhaften Anlage oder konstitutiven Minderwertigkeit des aus dem bestrahlten Ovar hervorgegangenen Foeten zum Ausdruck kommt... Zur Beobachtung bedarf es mehrerer Generationsreihen. Nur Tierversuche sind hierfür erlaubt... Die therapeutische Verwendung der Reizwirkung der Röntgenstrahlen auf die Ovarien, wie sie der Behandlung der Dysmenorrhoe zugrunde liegt und nach Mitteilung von M. Fraenkel auf das große Heer der chlorotischen Mädchen mit leichten Basedowbeschwerden ausgedehnt werden soll, halte ich nach dem heutigen Stand unserer Kenntnisse für verfrüht und aus eugenetischen Gründen für unerlaubt. ...Die Röntgenstrahlen sind ein Keimgift..."

Abgesehen von der Indikation erscheinen diese Worte doch sehr bemerkenswert und dafür, daß sie schon vor mehr als 65 Jahren niedergeschrieben wurden, ungewöhnlich aktuell. Vielleicht wird dies noch deutlicher, wenn man bedenkt, daß die Arbeiten Müllers erst ab 1927 bekannt wurden und in diesem Jahr ein Referat über seine neuesten experimentellen Arbeiten von Lenz unter dem Titel „Erbänderungen durch Röntgenstrahlen" in der Münchener Medizinischen Wochenschrift erschien.

Den Gesamtaspekt der Strahlenschäden, sowohl der somatischen als auch der Fruchtschäden wie auch Schäden an Kindern, die nach der Eierstocksbestrahlung der Mutter gezeugt wurden, hat W. Flaskamp in seinem Buch zusammengestellt und diskutiert. Mit Recht zweifelt er die Beweiskraft des von einigen Forschern vorgelegten Materials an. Zwar hält Flaskamp den Beweis für eine Schädigung solcher Kinder durch die vorangegangene Bestrahlung der Eierstöcke nicht für erbracht und er hält damit auch Ovarialbestrahlungen prinzipiell und unter bestimmten Bedingungen für erlaubt, aber er schließt sich Wintz an, der eine Konzeption vier Monate nach der Bestrahlung verhütet sehen will und er zitiert schließlich Martius, der sagt, daß die Möglichkeit zu helfen und die Möglichkeit zu schaden gegeneinander abgewogen werden muß.

In dem hier gegebenen Rahmen können diese Dinge verständlicherweise nicht ausdiskutiert werden. Dabei müßten auch noch wesentlich mehr Literaturstellen zitiert werden. Das Ganze würde aber dem für diese Abhandlung gesteckten Ziel nicht entsprechen. Wenn man aber den gynäkologischen Radiologen der ersten Jahrzehnte dieses Jahrhunderts gerecht werden will, dann muß man ihnen bescheinigen, daß sie auch die Gefahren der Strahlen über ihr eigenes Betätigungsfeld hinaus gesehen und sich verantwortlich gefühlt haben.

Schließlich möchte ich noch auf die Tumordokumentation in der Gynäkologie eingehen. Zwar ist dies keine ausschließliche Angelegenheit der gynäkologischen Radiologie, aber diese bestreitet sicher den größten Teil des diesbezüglichen Zahlenmaterials.

Erfolgsstatistiken hat es zu allen Zeiten gegeben, in denen Ärzte, Forscher oder auch Kliniken darlegen wollten, welche Ergebnisse von ihnen erzielt wurden. So gibt es, wie schon erwähnt, Angaben über Operationsmortalität, Heilungsziffern nach Karzinombehandlungen usw. Diese Statistiken waren sicher nach ihren Grundvoraussetzungen ganz unterschiedlich. Schon das Krankengut einer nur operativ tätigen Klinik war sicher mit dem einer auch strahlentherapeutisch tätigen Klinik nicht vergleichbar. So war auch die Frage nach der Überlegenheit des einen oder des anderen Verfahrens nicht wirklich zu beantworten und ist es z.T bis heute nicht. Diese Problematik verlangte nach einer Lösung und sie erschien so wichtig, daß die Gesundheitsorganisation des Völkerbundes sich der Sache annahm. Sie suchte 1928 nach Möglichkeiten, ein einheitliches statistisches Material über die Ergebnisse der Strahlentherapie des Zervixkarzinoms zu erstellen. Die beauftragte radiologische Unterkommission erkannte, daß brauchbare Ergebnisse über die Behandlung mit verschiedenen Methoden nur erhältlich sein würden, wenn eine einheitliche Dokumentation gewährleistet sei. Mit den diesbezüglichen Vorarbeiten wurden schließlich beauftragt: Dr. J. Heyman, Stockholm, Dr. A. Lacassagne, Paris, und Prof. F. Voltz, München. Diese müssen also als die Väter des erstmalig im Jahre 1937 erschienenen „Annual Report on the Results of Radiotherapy in Cancer of the Uterine Cervix" angesehen werden, von dem 1985 die 19. Ausgabe vorlag. Die 1937 erschienene erste Ausgabe[*] enthielt das Patientengut, das bis 1930 behandelt worden war. Die Zusammenstellung erfolgte im Jahre 1936. Im Vorwort zu dieser ersten Ausgabe wird bereits diskutiert, ob in Zukunft diese Erhebungen nicht auf das Korpus- und Vaginalkarzinom ausgedehnt werden sollten, wie es dann ja auch geschehen ist. In der ersten Ausgabe des Annual Report war noch keine deutsche Klinik vertreten. Das Krankengut stammte von den folgenden sechs Kliniken:

Centre des Tumeurs de l'Université de Bruxelles, Belgien
The Liverpool Radium Institute, England
The Marie Curie Hospital, London, England
Radium Centre for Carcinoma of the Uterus, London County Council, England
Institut du Radium de l'Université de Paris, Frankreich
The Radiumhemmet, Stockholm, Schweden

Die beteiligten Ärzte waren in der Reihenfolge der oben genannten Kliniken: J. Murdoch, P. Malpas, Elizabeth Hurdon, Sir Comyns Berkeley, A. Lacassagne und J. Heyman.

Die siebte Ausgabe des Annual Report enthält im Rahmen der Einführung einen historischen Überblick über die Entstehung und Entwicklung dieser periodisch erscheinenden Dokumentation, die mir ebenfalls von Stockholm freundlicherweise zur Verfügung gestellt wurde. Für die Gynäkologie besonders wesentlich ist noch

---

[*] Für die wertvolle Unterstützung bei der Beschaffung der ersten Ausgabe des Annual Report und weiterer Unterlagen möchte ich mich bei Frau Eva Melin Zachrison, Sekretariat des Annual Report, sehr herzlich bedanken.

herauszustellen, daß beginnend mit der ersten Ausgabe die Regeln für die Stadieneinteilung des Zervixkarzinoms und später auch die der anderen Genitalkarzinome herausgegeben wurden, die – mit gewissen im Laufe der Zeit notwendig gewordenen Änderungen – auch heute noch gültig sind.

Für die jetzige Generation der Gynäkologen ist der Annual Report zweifellos mit dem Namen des langjährigen Herausgebers Hans-Ludwig Kottmeier fest verbunden, der zugleich als Leiter des Radiumhemmet wesentliches zur gynäkologischen Radiologie beigetragen und verdientermaßen internationale Anerkennung gefunden hat. Der Annual Report ist inzwischen auf weitere gynäkologische Karzinome ausgedehnt worden, aber nicht auf das Mammakarzinom. Er enthält seit langem auch die operativ behandelten Patientinnen. Seit langer Zeit sind auch eine ganze Reihe deutscher Kliniken angeschlossen. Selbstverständlich ist der Annual Report hinsichtlich seiner Aussagefähigkeit abhängig von der Qualität des Materials, das von den einzelnen Kliniken übersandt wird; eine Kontrolle ist nicht möglich.

Gibt es überhaupt bis heute eine Statistik, die klinikübergreifend eine Aussage darüber ermöglicht, was die einzelnen Behandlungsverfahren leisten? Ich möchte die Frage provozierend mit Nein beantworten. Wir wissen z.B. bis heute nicht, in welchen Fällen beim Zervix- und beim Korpuskarzinom eine postoperative Bestrahlung sinnvoll ist und welche Erfolgsziffern ihr zuzuschreiben sind. Bekannt ist dieses Problem ja insbesondere vom Mammakarzinom. Es sind eine Reihe von Versuchen gemacht worden, auch in neuester Zeit, den Wert der Nachbestrahlung zu analysieren. Es ist immer wieder erstaunlich, wenn man liest, mit welcher Sorgfalt das operative Vorgehen in solchen Veröffentlichungen dargestellt und wieviel Wert darauf gelegt wird, daß es sich tatsächlich bei dem betrachteten Kollektiv um ein hinsichtlich der operativen Therapie einheitliches Material handelt und mit wie wenig Sachkunde unter Umständen in derselben Arbeit die Strahlentherapie dargestellt wird. Da wird als selbstverständlich unterstellt, daß Therapiegerät gleich Therapiegerät ist, daß 200-kV-Röntgenstrahlen die gleiche Wirkung haben wie ^{60}Co-Gammastrahlen oder 16-MeV-Röntgenstrahlen. Da wird unterstellt, daß alle Bestrahlungspläne aus den verschiedensten Zeiträumen und von verschiedenen Kliniken sinnvoll waren, da werden Strahlendosen von 4000 Rad solchen von 6000 Rad gleichwertig nebeneinandergestellt, da wird überhaupt nicht analysiert, warum in der einen Klinik häufiger, in der anderen weniger häufig nachbestrahlt wurde. Man darf sich nicht wundern, wenn bei einem solchen Vorgehen nicht nur heute, sondern auch in Zukunft nicht klar werden wird, bei welcher Indikation wir mit der Strahlentherapie unseren Patientinnen helfen können. Die Statistik in der gynäkologischen Onkologie zeigt leider viele derartige Beispiele, die ältere Strahlentherapeuten sicher an das Hin und Her bei der Bestrahlung des Mammakarzinoms erinnern.

Kann man dieses Phänomen erklären? Es hängt nach meiner Auffassung ganz eindeutig mit der radiologischen Ausbildung des Gynäkologen zusammen, deren Gewährleistung in den einzelnen Frauenkliniken sicher nur zum Teil möglich und angestrebt ist. Auch dieses Problem ist alt (s.o.: Gocht 1911, Christen 1913, Flatau 1919). Es gibt zwar noch eine Reihe von gynäkologischen Kliniken mit eigener Strahlenabteilung, auf die Gesamtzahl berechnet bilden sie aber die Ausnahme. Kirchhoff hat sich auch für die Schaffung eines Lehrstuhles für Gynäkologische Radiologie eingesetzt, der dann 1974 an der Universitäts-Frauenklinik Göttingen eingerichtet wurde. Ein Ordinariat für Gynäkologische Strahlentherapie gibt es seit ein paar Jahren außerdem in Wien (K. Weghaupt). Im übrigen haben diese Abteilungen einen ganz unterschiedlichen Status, der offenbar z.T. auch von den Landeshochschulgesetzen bestimmt wird. In manchen dieser Kliniken wird auch durch ein entsprechendes Curriculum sichergestellt, daß alle in der Ausbildung befindlichen Ärzte die Strahlenabteilung durchlaufen und hier ganztägig, zumindest für ein halbes Jahr, in allen Bereichen tätig sind. Zumeist muß man aber feststellen, daß sich diese Ausbildung in erster Linie auf das Erlernen des für die Radiumbestrahlung oder die After-loading-Bestrahlung erforderlichen Eingriffs beschränkt.

Aber auch der radiologische Assistent, soweit er sich überhaupt für die Strahlentherapie interessiert, hat – wenn überhaupt – im allgemeinen nur Gelegenheit, die Kontakttherapie zu erlernen. Anerkennenswerterweise gibt es an einer Reihe von radiologischen Abteilungen Bemühungen, diese Ausbildung durch den Dialog mit dem operativ tätigen Gynäkologen zu erweitern. Von einer Sicherstellung der Ausbildung in gynäkologischer oder überhaupt in Strahlentherapie innerhalb der Ausbildung zum Radiologen, die in dem gynäkologischen Bereich zum eigenverantwortlichen Tätigwerden befähigen würde, sind wir aber weit entfernt.

Ursache hierfür ist sicher ganz wesentlich, daß in der Bundesrepublik aufgrund einer unverständlichen Berufspolitik ein gesonderter Ausbildungsgang zum Arzt für Strahlentherapie nicht geschaffen wurde, im Gegensatz zum Ausland. Die Quittung hierfür hat die deutsche Radiologie durch das 1979 erstellte Gutachten der Deutschen Forschungsgemeinschaft „Bestandsaufnahme – Krebsforschung in der Bundesrepublik Deutschland" erhalten, in dem in Band 1 auf Seite 94 formuliert wird:

„Die Radioonkologie befindet sich in der Bundesrepublik Deutschland in einer äußerst schwierigen Lage. Diese Lage ist vielleicht vergleichbar mit der Situation der Strahlentherapie in den Vereinigten Staaten und anderen westeuropäischen Ländern vor 10–15 Jahren."

Wenn hier nach Schaffung entsprechender Lehrstühle und Abteilungen in der Zwischenzeit an einer Reihe von Universitätskliniken und anderen Krankenhäusern Gelände gutgemacht wurde, so ist dies sicher vor allem ein Verdienst der jüngeren Generation von Strahlentherapeuten. Die Tatsache, daß sowohl in der Gynäkologie wie auch in der Radiologie die Ausbildung in gynäkologischer Radiologie unzureichend ist und die Tatsache, daß so ausgebildete Ärzte dennoch in diesem Bereich tätig werden, veranlaßte die gynäkologischen Radiologen an die Deutsche Gesellschaft für Gynäkologie 1968 heranzutreten, mit der Bitte, eine gemischte Kommission zu beauftragen, Ausbildungsvoraussetzungen für Gynäkologen und für Radiologen festzulegen, und zwar sowohl für solche, die in ihrer Klinik das gesamte Spektrum der Therapie einschließlich Vor- und Nachsorge abdecken, und solche, die als Gynäkologen oder Radiologen jeweils gemeinsam mit dem Vertreter des anderen Faches diese Therapie durchführen wollen.

Es wurde daher eine Kommission gebildet, der unter dem Vorsitz von Kirchhoff drei Radiologen (die Herren Gauwerky, Poppe und Scherer) und drei gynäkologische Radiologen (die Herren Frischbier, Frischkorn und Ries) angehörten.

Diese Kommission hat am 7. Dezember 1968 ein neunseitiges Protokoll einstimmig verabschiedet, das alle als erforderlich angesehenen Ausbildungsregelungen enthielt und sowohl dem Radiologen wie auch dem Gynäkologen als Voraussetzung für eine Betätigung auf dem Gebiete der gynäkologischen Radiologie ganz klare Bestimmungen gab.

Dieses Protokoll wurde von der Deutschen Gesellschaft für Gynäkologie und Geburtshilfe zustimmend verabschiedet, vom Vorstand der Deutschen Röntgengesellschaft dagegen abgelehnt. Dabei ist es geblieben, eine andere Regelung ist zwischenzeitlich nicht erfolgt. Es zeichnet sich ab, daß der Gynäkologe infolge fehlender Ausbildung in Zukunft immer weniger von der Strahlentherapie und der Radiologe aus den gleichen Gründen von der gynäkologischen Onkologie verstehen wird. Damit kann auch für die Zukunft nicht ausgeschlossen werden, daß die Entscheidung, ob eine Patientin operiert oder aber bestrahlt werden soll, abhängt von der Klinik, in die sie eingewiesen wird, wobei aber jeder beteiligte Arzt der festen Auffassung ist, für die Patientin die beste Therapie ausgewählt zu haben.

Kommen wir zum Schluß

Wo steht die gynäkologische Radiologie heute? Die Antwort darauf ist schwierig, weil es von Klinik zu Klinik außerordentlich unterschiedliche Verhältnisse gibt. Wie schon erwähnt, gibt es Kliniken, die noch eine eigene Strahlenabteilung haben und solche, in denen strahlentherapeutische Enrichtungen nicht einmal mehr für die Kontakttherapie zur Verfügung stehen. Am längsten haben sich die radiologischen Enrichtungen an den Kliniken gehalten, die schon in der Entwicklungszeit der gynäkologischen Strahlentherapie hervorgetreten sind.

Die vielfach von angeblich ökonomischen Erwägungen beeinflußte Weiterentwicklung zeichnet sich ab: Die Strahlentherapie wird immer mehr zentralisiert werden. Die heutige Strahlentherapie hat aber den früheren gynäkologischen Radiologen vieles zu verdanken, und es ergibt sich für mein Verständnis daraus ein geschichtlicher Auftrag. So wie es früher schon das Bestreben war, trotz allem Hin und Her jeder Patientin die optimale Therapie anzubieten, die nach dem Stand von Wissenschaft und Technik zur Verfügung stand, so muß auch heute das Bemühen dahin gehen. Der Weg dahin ergibt sich nicht durch Aufstellen neuerer moderner Geräte, durch Einführung einer immer besseren Bestrahlungsplanung oder durch Verlagern der Therapie von einem Fach zum andern. Die Probleme können nur gelöst werden durch eine entsprechende radiologische Ausbildung jedes Gynäkologen in Strahlentherapie und jedes Radiologen in der Gynäkologie, zumindest für eine verantwortliche Tätigkeit im klinischen Bereich. Für die Ultraschallanwendung oder für die Mammographie im Praxisbereich sind entsprechende Nachweise gefordert. Ich glaube, für die gynäkologische Tumortherapie kann etwas Entsprechendes nicht ganz unangemessen sein.

Literaturverzeichnis

Anmerkung: Es konnten nicht alle verwendeten Literaturstellen im Text zitiert werden. Außerdem war es aus zeitlichen Gründen nicht möglich, für jedes von anderen Autoren verwendete Zitat die Originalangaben herauszusuchen. Da in älteren Arbeiten die Literaturzitate z.T. sehr unvollständig sind und von den Autoren oft der Vorname nicht angegeben ist, letzteres z.T. auch nicht in Originalarbeiten, werden von mir einige Literaturstellen nachfolgend unvollständig zitiert werden. Ich hielt es trotzdem für richtig, bei Zeitschriftenreferaten u. ä. die dort enthaltenen Angaben über die Literaturstelle hier mit aufzuführen, um eventuellen Interessenten die Suche zu erleichtern.

Ohne Verf.: Annual Report on the Results of Radiotherapy in Cancer of the Uterine Cervix. First Vol., Statement of Results obtained in 1930 and previous Years (Collated in 1936). Ed.: J. Heyman. Publications Department of the League of Nations, Genf 1937
Ohne Verf.: Annual Report on the Results of Radiotherapy in Cancer of the Uterine Cervix. Seventh Vol., Statement of Results obtained in 1945 and previous Years (Collated in 1951). Ed.: J. Heyman. Editorial Office Stockholm, 1952
Ohne Verf.: Annual Report on the Results of treatment in Gynecological Cancer. Nineteenth Vol., Statement of Results obtained in 1976 to 1978, inclusive. Ed.: F. Petterson. Editorial Office: Radiumhemmet, Stockholm, 1985
Ohne Verf.: Bestandsaufnahme Krebsforschung in der Bundesrepublik Deutschland 1979. Band 1 (Situationsberichte und Empfehlungen 1980). Herausg.: E. A. Boedefeld, Deutsche Forschungsgemeinschaft
Albers-Schönberg H: Über den Nachweis des Kindes in der Gebärmutter mittels Röntgenstrahlen. Zbl.Gynaek. 23 (1904) 1514–1517
Albers-Schönberg H: Die Röntgentherapie in der Gynäkologie. Zbl. Gynaek. 33, 1 (1909) 175–177
Albers-Schönberg H: Zur gynäkologischen Röntgenbestrahlung. Zbl. Gynaek. 35, 2 (1911) 974–975
Albers-Schönberg H: Zur Technik der gynäkologischen Röntgenbestrahlungen. Monatsschr. f. Geburtsh. u. Gynäk. XXXVI (1912) 47–67
Albers-Schönberg H: Referat über die gynäkologische Tiefentherapie (Myome). (Internat. Medizin-Kongreß, London 1913). Mit einem Nachtrag über die Entwicklung der Hamburger Technik. Strahlentherapie 3 (1913) 408–428
Albert: Über die Verwerthung von Röntgenstrahlen in der Geburtshilfe (mit Demonstration von Röntgenaufnahmen). 229. Sitzg. d. Gyn. Ges. zu Dresden, 17. 11. 1898. Zbl. Gynaek. 23 (1899) 418–419
Archangelsky B: Neue Wege im Gebiet der geburtshilflichen Beckenmessung und der Größenbestimmung der Frucht. Zbl. Gynaek. 48, 2 (1924) 1866–1870
Bacher R: Gynäkologische Bestrahlungsbinde. Zbl. Gynaek. 36, 1 (1912) 395–396
Bade H, Baden K: Beitrag zur postoperativen Bestrahlung des Mammakarzinoms. Strahlentherapie 60, 1 (1937) 189–203
Bade P: Kurze Beschreibung von zehn röntgenographisch untersuchten Foeten. Zbl. Gynaek. 23 (1899) 1031–1032
Baisch K: Ergebnisse der Radium- und Mesothoriumbehandlung der Genitalkarzinome. Zbl. Gynaek. 42, 1 (1918) 281–290
Bar u. Boullé: Soc. d'obst. d'Paris, 20. 6. 1900. Ref.: Zbl. Gynaek. 26 (1902) 451
Bircher E: Die chronische Bauchfelltuberkulose, ihre Behandlung mit Röntgenstrahlen. (H. R. Sauerländer & Co: Aarau 1907)
Boeters: Stereoskopische Röntgenbilder des Gefäßsystems des Uterus und der Adnexe. Gyn. Ges. zu Dresden 19. 12. 1901. Ref.: Zbl. Gynaek. 26 (1902) 451
Bonchacourt: Röntgenaufnahme einer Zwillingsschwangerschaft bei Uterus duplex. Soc. d'obst. d'Paris, 17. 1. 1901. Ref.: Zbl. Gynaek. 25 (1901) 494
Braude J: Zur Behandlung des Karzinoms der weiblichen Genitalien mit Mesothorium. Zbl. Gynaek. 38, 2 (1914) 1441–1454
Breus C, Kolisko A: Die pathologischen Beckenformen. (Deuticke, Leipzig–Wien 1900)
Buchler W: Dreihundert Jahre Buchler – Die Unternehmen einer Familie 1651–1958. Buchler & Co, Braunschweig 1958
Bucky G: Die rechtliche Beurteilung von Röntgen- und Radiumschädigungen. In: Lehrbuch der Radiologie, hrsg. von H. Meyer, Bd. I, 1060–1100. Urban & Schwarzenberg, Berlin–Wien 1925
Bumm E: Zur Kenntnis der Wirkungen der Röntgenstrahlen auf das Uteruskarzinom. Zbl. Gynaek. 36, 2 (1912) 1569–1571
Bumm E, Warnekros K: Heilung tiefliegender Karzinome durch Röntgenbestrahlung von der Körperoberfläche aus. Münch. med. Wschr. (1914) 29. Ref.: Zbl. Gynaek. 38, 2 (1914) 1365

Butcher DW: Über die Grundlagen der Röntgen- und Radiumtherapie. Strahlentherapie 2 (1913) 396–402
Caldwell WE, Moloy HC, d'Esopo DA: Further Studies on the pelvic Architecture. Amer. J. Obstetr. Gynec. 28 (1934) 482–497
Christen Th: Der absolute Härtemesser. Strahlentherapie 1 (1912) 325–332
Christen Th: Über die physikalischen und physiologischen Grundlagen der Tiefentherapie. Strahlentherapie 1 (1912) 51–67
Christen Th: Die physikalischen Grundlagen für die Dosierung der Röntgenstrahlen. Strahlentherapie 3 (1913) 162–164
Coutard H: zit. nach Schinz
Daels F: Zur Behandlung der inoperablen bösartigen Geschwülste. Zbl. Gynaek. 36, 2 (1912) 1417–1419
Dessauer FR, Wiesner B: Kompendium der Röntgenographie. Otto Nemnich, Leipzig 1905
Deutsch FJ: Radiotherapie bei Gebärmuttergeschwülsten. Münch. med. Wschr. 51 (1904) 1646–1647
Döderlein A: 1903, zit. n. Kepp, Grundlagen der Strahlentherapie
Döderlein A: Über Röntgen- und Radiotherapie in der Gynäkologie, besonders bei Carcinoma uteri. Zbl. Gynaek. 37 (1913) 426–434
Döderlein A u. v. Seuffert E: Unsere weiteren Erfahrungen mit der Mesothoriumbehandlung des Karzinoms. Münch. med. Wschr. (1914), Nr. 5 u. 6. Ref.: Zbl. Gynaek. 38, 1 (1914) 488–489
Dominici H: Die Rezeptivität der normalen und pathologischen Gewebe für die Radiumstrahlung. Strahlentherapie 3 (1913) 379–387
Drüner L: Über die stereogrammetrische Messung des weiblichen Beckens und des kindlichen Kopfes während der Geburt. Zbl. Gynaek. 45, 1 (1921) 472–473
Dyroff R: Experimentelle Beiträge zur Frage der Nachkommenschädigung durch Röntgenstrahlen. Strahlentherapie 24 (1927) 288–312
Dyroff R u. Siegert A: Röntgen- und Radiumbehandlung in der Frauenheilkunde. In: Biologie und Pathologie des Weibes, hrsg. von L. Seitz u. A. I. Amreich, 2. Aufl., Bd. III, 631–910, Urban & Schwarzenberg, Berlin, Innsbruck, München, Wien, 1955
Eder A: Bericht über die Eigenschaften des Radiums und seiner Strahlen. Mschr. Geburtsh. Bd. XL, Heft 2. Ref.: Zbl. Gynaek. 88, 2 (1914) 1335–1336
Elert R: Die Entwicklung der abdominellen Uterusexstirpation W. A. Freunds (1878) zur Radikaloperation Ernst Wertheims (1898). Geburtsh. u. Frauenheilk. 9 (1949) 887–900
Eltze H: Die Behandlung mit Röntgenstrahlen bei einigen gynäkologischen Erkrankungen. Aus der Festschrift für F. v. Winckel zur Feier seines 70. Geburtstages, hrsg. von G. Klein. J. F. Lehmann, München 1907. Ref.: Zbl. Gynaek. 31 (1907) 1603
Engelhorn E: Über den derzeitigen Stand der Strahlentherapie in der Gynäkologie. (Übersicht auf Grund der Verhandlungen des XV. Gynäkologenkongresses zu Halle a. S.). Strahlentherapie 3 (1913) 216–225
Eymer H: Beeinflussung von proliferierenden Ovarialtumoren durch Röntgenstrahlen. Strahlentherapie 1 (1912) 358–361
Eymer H: Die Röntgenstrahlen in Gynäkologie und Geburtshilfe. Ergänzungsband 29 der Fortschr. Röntgenstr. Lucas Gräfe & Sillem, Hamburg 1913
Eymer H: Schwerfilterbestrahlung und Darmschädigung. Zbl. Gynaek. 42, 2 (1918) 285–289
Eymer H: Die Klinik der Bestrahlung der Gebärmutterkrebse. In: Biologie und Pathologie des Weibes, hrsg. L. Seitz u. A. I. Amreich, Bd. IV, 905, Urban & Schwarzenberg, Berlin–Wien 1928
Eymer H: Strahlenbehandlung der Tuberkulose der weiblichen Genitalorgane. In: Lehrbuch der Strahlentherapie, hrsg. H. Meyer u. C. J. Gauß, Bd. IV, 577–597, Urban & Schwarzenberg, Berlin, Wien 1929
Eymer H: Die Strahlenbehandlung der Gebärmutterkrebse. In: Biologie und Pathologie des Weibes, hrsg. L. Seitz u. A. I. Amreich, 2. Aufl., Bd. V, 269–344. Urban & Schwarzenberg, Berlin, Innsbruck, München, Wien 1953
Exner A: Bericht über die bisher gemachten Erfahrungen bei der Behandlung von Karzinomen und Sarkomen mit Radiumstrahlen. Sitzungsber. d. Kaiserl. Akademie der Wissenschaften in Wien am 3. 10. 1903. Ref.: Zbl. Gynaek. 23 (1904) 1471–1472
Fiedler L: Kritische Bemerkungen zur gegenwärtigen Röntgenliteratur. Zbl. Gynaek. 48, 1 (1924) 105–113

Fiessler A: Zur Frage der Röntgenbehandlung in der Gynäkologie (Frage der Keimzellenschädigung). Zbl. Gynaek. 36, 1 (1912) 467–469

Flaskamp W: Röntgentiefentherapie bei entzündlichen Adnexerkrankungen. Zbl. Gynaek. 47 (1923) 100–107

Flaskamp W: Über Röntgenschäden und Schäden durch radioaktive Substanzen. Sonderbände zur Strahlentherapie, hrsg. H. Meyer, Bd. XII, Urban & Schwarzenberg, Berlin, Wien 1930

Flatau WS: Dürfen wir operable Uteruskarzinome ausschließlich bestrahlen? Zbl. Gynaek. 39 (1915) 611–614

Flatau WS: Über Strahlenbehandlung des Gebärmutterkrebses. Zbl. Gynaek. 43, 1 (1919) 134–141

Foveau de Courmelles: Die Röntgen- und Radiumstrahlen in der Gynäkologie. Referat 17. internat. medizinischer Kongreß in London, 6.–12. 8. 1913. Strahlentherapie 3 (1913) 388–405

Fraenkel M: Ein Abort durch Röntgenstrahlen. Zbl. Gynaek. 31 (1907) 953–956

Fraenkel M: Meine ersten 28 Fälle günstiger Beeinflussung von Periodenbeschwerden durch Röntgenstrahlen. Zbl. Gynaek. 32 (1908) 142–147

Fraenkel M: Die Röntgenstrahlen in der Gynäkologie. Richard Schoetz, Berlin 1911. Bespr. Reifferscheid: Zbl. Gynaek. 35, 2 (1911) 1434–1436

Fraenkel M: Lösung parametrischer Verwachsungen durch Röntgenstrahlen. Zbl. Gynaek. 37, 2 (1913) 1570–1572

Fraenkel M: Die Reizwirkung der Röntgenstrahlen und ihre therapeutische Verwendung. I. Bei Chlorose. Zbl. Gynaek. 38, 1 (1914) 932–934

Fraenkel M: Die Röntgenreizdosen in der Gynäkologie mit besonderer Berücksichtigung der Karzinombekämpfung. Zbl. Gynaek. 44, 2 (1920) 1285–1291

Fraenkel M: X-Strahlen bei der Extrauteringravidität. Zbl. Gynaek. 45, 1 (1921) 493–494

v. Franqué O: Schwere Darm- und Hautschädigung bei Röntgentiefentherapie mit Schwerfilter. Zbl. Gynaek. 42, 1 (1918) 1–4

v. Franqué O: Bemerkungen zur Strahlenbehandlung des Uteruskrebses und der Dysmenorrhoe. Med. Klin. 26 (1922) 817. Ref.: Strahlentherapie 14 (1923) 955–956

Freund H: Die Bedeutung der Röntgenstrahlen für die Geburtshilfe und Gynäkologie, D. med. Wschr. 1905, Nr. 17. Ref.: Zbl. Gynaek. 29 (1905) 1376

Freund L: zit. n. Schinz

Freund L: Vierzig Jahre Röntgentherapie. Wien. klin. Wschr. (1937, I) 147–153

Friedrich W, Henschke U, Schulze R: Beiträge zum Problem der Radiumdosierung. Untersuchungen über die Grundlagen der photographischen Methode. Strahlentherapie 60 (1937) 22–37 und 38–57

Frischbier H-J, Thomsen K: Die Strahlenbehandlung der Vulva- und Vaginaltumoren. In: Gynäkologie und Geburtshilfe, hrsg. von Käser O, Friedberg V, Ober K G, Thomsen K, Zander J, Bd. III, 368–375. Georg Thieme, Stuttgart 1972

Frischkorn R: Die Siebbestrahlung im Rahmen der gynäkologischen Strahlentherapie. Strahlentherapie 111 (1960) 537–545

Frischkorn R: Unsere Erfahrungen mit der Siebbestrahlung gynäkologischer Karzinome. Sonderbände der Strahlentherapie, Bd. 46, 128–133, Urban & Schwarzenberg, München und Berlin 1960

Frischkorn R: Gestaltwandel der Beckeneingangskomplikationen aufgezeigt durch das Röntgenbild. Zbl. Gynaek. 82 (1960) 1577–1581

Frischkorn R: Der Radium-Isodosenatlas der Universitäts-Frauenklinik Göttingen. Strahlentherapie 125 (1964) 39–50

Frischkorn R: Die Bestrahlung des Vulvakarzinoms mit schnellen Elektronen. Geburtsh. u. Frauenheilk. 29 (1969) 1016–1026

Frischkorn R: Hat die Röntgendiagnostik in der Schwangerschaft noch ihre Berechtigung? Geburtsh. u. Frauenheilk. 33 (1973) 125–129

Frischkorn R u. Rosenow U: Die Beurteilung der Beckenform mit Hilfe eines neuen röntgenstereophotogrammetrischen Verfahrens. Zbl. Gynaek. 91 (1969) 626–629

Fuchs G, Hofbauer J: Das Spätresultat einer vor 70 Jahren durchgeführten Röntgenbestrahlung. Strahlentherapie 130 (1966) 161–166

Füth H, Ebeler F: Röntgen- und Radiumtherapie des Uteruskarzinoms. Zbl. Gynaek. 39 (1915) 217–227

Gauß CJ: Neue radiotherapeutische Erfahrungen in der Gynäkologie auf Grund von 100 gutartigen Blutungen und Tumoren des Uterus. Zbl. Gynaek. 35, 1 (1911) 394–406

Gauß CJ: Weitere Fortschritte auf dem Gebiete der gynäkologischen Radiotherapie. Strahlentherapie 1 (1912) 132–137

Gauß CJ: Gynäkologische Tiefentherapie. Strahlentherapie 2 (1913) 623–641

Gauß CJ: Zur Technik der gynäkologischen Mesothoriumtherapie. Strahlentherapie 3 (1913) 348–364

Gauß CJ: Gynäkologische Tiefentherapie. Referat auf dem Internat. Kongreß für Physiotherapie in Berlin 1913. Strahlentherapie 2 (1913) 621–641

Gauß CJ: Über die Prinzipien der Strahlenbehandlung gutartiger und bösartiger Geschwülste. Strahlentherapie 5 (1915) 379–400

Gauß CJ: Die Röntgenbehandlung der Myome und hämorrhagischen Metropathien. In: Lehrbuch der Strahlentherapie, hrsg. von Meyer H u. Gauß CJ. Bd. IV, 1, 345–469, Urban & Schwarzenberg, Berlin, Wien 1929

Gauß CJ: Hat sich unsere weitgehende Ablehnung der operativen Therapie bei Myomen und präklimakterischen Metropathien praktisch bewährt? Strahlentherapie 60, 2 (1937) 401–421

Gauß CJ u. Lembcke H: Röntgentiefentherapie, ihre theoretischen Grundlagen, ihre praktische Anwendung und ihre klinischen Erfolge. Sonderbände der Strahlentherapie, Bd. 1. Urban & Schwarzenberg, Berlin, Wien 1912

Gauß CJ, Meyer H, Werner R: Zur Einführung (Vorwort zu Band 1 der Strahlentherapie). Strahlentherapie 1 (1912) 1–2

Geller FCh: Die Ergebnisse der experimentellen Eierstocksbestrahlung. In: Ergebnisse der Medizinischen Strahlenforschung, hrsg. von Holfelder H, Holthusen H, Jüngling O, Martius H. Georg Thieme, Leipzig 1926

Glasser O: Wilhelm Conrad Röntgen und die Geschichte der Röntgenstrahlen. 2. Aufl., Springer, Berlin, Göttingen, Heidelberg 1959

Gocht H: Handbuch der Röntgenlehre zum Gebrauche für Mediziner (mit Anhang „Die Röntgenliteratur"). 1. Aufl. Ferd. Enke, Stuttgart 1898, III. Aufl. Ferd. Enke, Stuttgart 1911

Goerke H: Fünfundsiebzig Jahre Deutsche Röntgengesellschaft. Georg Thieme, Stuttgart, New York 1980

Görl: Röntgenbestrahlung wegen starker, durch Myome hervorgerufener Menorrhagien. Zbl. Gynaek. 30 (1906) 1184–1186

Grebe L, Martius H: Vergleichende Messungen über die Größe der zur Erreichung des Hauterythems gebräuchlichen Röntgenstrahlenmengen. Strahlentherapie 18 (1924) 395–409

Gregori A: Die biologische Wirkung der kontinuierlichen und rhythmisch unterbrochenen Röntgenbestrahlung auf Eier von Drosophila melanogaster. Strahlentherapie 60, 2 (1937) 422–426

Guthmann H: Die röntgenologische Messung der Conjugata vera. Arch. Gynäk. 133 (1928) 415–423

Guthmann H: Die Behandlung der gynäkologischen Entzündungen mit Röntgenstrahlen. Klin. Wschr. 7 (1928) 1236–1239

Guthmann H: Die Strahlenbehandlung der weiblichen Genitaltuberkulose. Strahlentherapie 48 (1933) 776–789

Haendly P: Die Wirkung der Mesothorium- und Röntgenstrahlen auf das Karzinom, den Uterus und die Ovarien. Strahlentherapie 3 (1913) 301–307

Hahn O: Entdeckung des Mesothoriums 1907. Zit. n. Kepp, Grundl. d. Strahlentherapie

Halter G: Über die intrauterine Radiumbehandlung gutartiger gynäkologischer Blutungen. Zbl. Gynaek. 48, 2 (1924) 2000–2007

Hamm A: Die Röntgentherapie in der Gynäkologie. Therapeutische Monatshefte, VII (1913) 469. Ref.: Zbl. Gynaek. 38, 1 (1914) 53

Hasché E, Bolze J, v. Bozóky L, v. Keiser D: Beiträge zur Dosismessung an Radiumpackungen. Strahlentherapie 60, 2 (1937) 401–421

Heimann F: Zur Frage der Zinkfilterbestrahlung. Zbl. Gynaek. 42, 2 (1918) 537–538

Heyman J: Die Erfahrungen des Radiumhemmet mit der radiologischen Behandlung des Corpuscarcinoms. Rev. pract. de radiumterapia 2 (1927) 139–147

Heyman J: The so-called Stockholm method and the results of treatment of uterine cancer at the Radiumhemmet. Acta Radiol. 16 (1935) 129–147. Zit. n. Kepp, Grundl. d. Strahlentherapie

Heyman J: The technique in the treatment of cancer uteri at Radiumhemmet. Acta Radiol. 10 (1930) 49. Zit. n. Kepp, Grundl. d. Strahlentherapie

Heyman J: Thoughts on forty years of radiation treatment of carcinoma of the uterine cervix. Amer. J. Obstet. Gynec. 68 (1954) 480–483

Heynemann Th: Zur Methodik der Röntgenbestrahlung in der Gynäkologie. Strahlentherapie 1 (1912) 362–380

Heynemann Th: Die diagnostische Verwertung der Röntgenstrahlen in der Geburtshilfe. Zeitsch. Gebh. u. Gyn. LXXIII, Heft 1. Ref.: Zbl. Gynaek. 37, 2 (1913) 1123–1124

Heynemann Th: Zur Strahlenbehandlung gynäkologischer Erkrankungen. Zbl. Gynaek. 43 (1919) 105–108

Hirsch M: Röntgenstrahlen und Eugenik. Zbl. Gynaek. 38, 2 (1914) 1132–1133

Hochstedt B, Langer G: Röntgentherapie der weiblichen Sterilität und Menstruationsstörungen; Indikationsstellung, Gynaecologia 146 (1958) 372–381

Hoehne O, Linzenmeier G: Untersuchungen über die Lage der Ovarien an der Lebenden mit Rücksicht auf die Röntgenbestrahlung. Strahlentherapie 1 (1912) 141–150

Hofmann D: Klinik der gynäkologischen Strahlentherapie. Sonderbände zur Strahlentherapie, Bd. 54. Urban & Schwarzenberg, München, Berlin 1963

Hofmeier M: Zur Frage der ausschließlichen Strahlenbehandlung operierbarer Uteruskarzinome. Zbl. Gynaek. 39 (1915) 1–4

Holthusen H, Hamann A: Radiumdosimetrie auf photometrischem Wege. Strahlentherapie 43 (1932) 667–684

Holthusen H, Hamann A: Praktische Erfahrungen in der Radiumdosierung, I. Teil: Allgemeines. Strahlentherapie 53 (1935) 543–551; II. Teil: Erfahrungen mit der photometrischen Dosierung in der Radiumpraxis. Strahlentherapie 53 (1935) 552–573

Holzknecht G: Die geschichtliche Entwicklung der Strahlenbehandlung und ihre Bedeutung für die Heilkunde. In: Lehrbuch der Strahlentherapie, hrsg. von Meyer H., Bd. I, 1–28, Urban & Schwarzenberg, Berlin, Wien 1925

v. Jaschke RTh: Die weibliche Brust. In: Biologie und Pathologie des Weibes, hrsg. von Seitz L. u. Amreich A. I., 2. Aufl., Bad. V, 773–907. Urban & Schwarzenberg, Berlin, Innsbruck, München, Wien 1955

Jaugeas: Einige Betrachtungen über die Röntgentherapie der Uterusmyome. Strahlentherapie 3 (1913) 445–450

Kepp RK, Paul W, Schmermund HJ, Schubert G: Neue Methoden in der Behandlung des Vulvakarzinoms. Geburtsh. u. Frauenheilk. 11 (1951) 298–312

Kepp RK: Grundlagen der Strahlentherapie. Georg Thieme, Stuttgart 1952

Kepp RK: Gynäkologische Strahlentherapie. Georg Thieme, Stuttgart 1952

Kirchhoff H: Ist eine Keimschädigung bei der Frau durch Radium- und Röntgenstrahlen möglich? Strahlentherapie 61 (1938) 184–189

Kirchhoff H: Das lange Becken. Georg Thieme, Stuttgart 1949

Kirchhoff H: Über den Wert der postoperativen Nachbestrahlung des Uteruskarzinoms. Geburtsh. u. Frauenheilk. 9 (1949) 17–24

Kirchhoff H: Die Stellung der gynäkologischen Strahlentherapie im Rahmen der Radiologie. Geburtsh. u. Frauenheilk. 20 (1960) 1128–1135

Kirchhoff H, Bartz K: Weitere Meßergebnisse der Radiumdosierung in r auf photogrammetrischem Wege. Strahlentherapie 61 (1938) 363–371

Kirchhoff H u. Beato V: Radiumdosierung in r in der gynäkologischen Praxis. Aufstellung von Isodosenkurven auf photogrammetrischem und ionometrischem Wege. Strahlentherapie 54 (1935) 462–476

Kirchhoff H u. Eirund A: Über Vulva- und Urethralkarzinome. Strahlentherapie 44 (1932) 335–348

Kirchhoff H u. Drenckhahn J: Über die primäre Morbidität und Mortalität bei der Intensivtherapie des Carcinoma colli uteri (vor allem Radium, vergleichsweise Operation). Strahlentherapie 50 (1934) 428–445

Kirchhoff H u. Schmidt-Matthiesen H: Physiologie und Pathologie des Beckens und der weichen Geburtswege. In: Klinik der Frauenheilkunde und Geburtshilfe, hrsg. von Schwalm H und Döderlein G, Bd. II, 183–287, Urban & Schwarzenberg, München, Berlin 1964

Kirstein F: Über unsere Erfolge mit der Nicht-Intensivbestrahlung bei gutartigen gynäkologischen Erkrankungen (Myomen und Metropathien). Zbl. Gynaek. 42, 1 (1918) 330–338

Kjellgren Olle: The Development of Gynecological Oncology in Scandinavia during the last 50 Years. Acta Obstet. Gynecol. Scand., Suppl. 120 (1984) 27–34
Klein G: Erfolge der Röntgenbestrahlung bei Karzinom des Uterus, der Mamma und der Ovarien. Strahlentherapie 3 (1913) 260–271
Köhler A: Röntgentiefentherapie mit Metallnetzschutz. Strahlentherapie 1 (1912) 121–131
Köhler A: Ärztlicher Röntgenbetrieb um die Jahrhundertwende. Strahlentherapie 60, 1 (1937) 283–289
Kreiss: Die Röntgendiagnose der Zwillingsschwangerschaft. Gyn. Ges. zu Dresden, 364. Sitzg., 19. März 1914. Ref.: Zbl. Gynaek. 38, 2 (1914) 1134–1135
Kreuzfuchs S: Die Röntgentherapie in der Gynäkologie. Kritisches Übersichtsreferat. Dtsch. med. Wschr. 39 (1913) 897–899
Krinski B: Ein klinischer Beitrag zur Pathologie der gynäkologischen Röntgenbehandlung. Strahlentherapie 1 (1912) 477–482
Kroemer P: Über die Einwirkung von Röntgen- und Mesothoriumstrahlen auf maligne Neubildungen der Genitalien. Strahlentherapie 3 (1913) 226–245
Krönig B: Die Röntgentherapie in ihrer Bedeutung für die Gynäkologie. (Geleitwort z. 1. Heft der Strahlenth.) Strahlentherapie 1 (1912) 6
Krönig B: Die Strahlentherapie in der Gynäkologie. Ref. a. d. Internat. Medizin-Kongreß, London 1913. Strahlentherapie 3 (1913) 429–436
Krönig B: Röntgenstrahlen, Radium und Mesothorium zur Behandlung von Uterusfibromen und malignen Tumoren. (Vortr. a. Einladg. d. New York Academie of Medicine). Zbl. Gynaek. 38, 1 (1914) 669–670
Krönig B: Der Unterschied zwischen der älteren und neueren Behandlungsart mit X-Strahlen und Radium bei gynäkologischen Erkrankungen. Surgery, Gynecology and Obstetrics Vol. XVIII, Nr. 5. Ref.: Zbl. Gynäk. 38, 2 (1914) 1342–1343
Krönig B u. Gauß CJ: Die Strahlentherapie in der Gynäkologie: Röntgen- oder Radiumtherapie? Zbl. Gynaek. 37 (1913) 153–159
Krönig-Gedenkband: Krönig-Gedenkband der Strahlentherapie, Teil 1 u. 2 (1920)
Kupferberg H: Zur Behandlung von gynäkologischen Erkrankungen gutartigen Ursprungs mittels radioaktiver Stoffe. In: Lehrbuch der Strahlentherapie, hrsg. von Meyer H u. Gauß CJ, Bd. IV, 1, 471–576. Urban & Schwarzenberg, Berlin, Wien 1929
Lahm W: Der Erfolg der Strahlenbehandlung des Kollumkarzinoms, gemessen an den R-Zahlen in den sogenannten kritischen Zonen. Strahlentherapie, 20 (1925) 1–33
Leopold G: Demonstration eines Röntgenbildes aufgenommen an der Lebenden am Ende der Schwangerschaft. Gyn. Ges. z. Dresden, 19. 11. 1903. Ref.: Zbl. Gynaek. 23 (1904) 854
Leopold G u. Leisewitz T: Geburtshilflicher Röntgenatlas. 100 Tafeln im Lichtdruck, 1. Lieferung. v. Zahn & Jaensch, Dresden 1908. Ref.: Zbl. Gynaek. 32 (1908) 1391–1392
Lewy M, Thumin L: Beitrag zur Verwertung der Röntgenstrahlen in der Geburtshilfe. Dtsch. med. Wschr. 1897, Nr. 32. Ref.: Zbl. Gynaek. 22 (1898) 248
Lüdin M: 20 Jahre Röntgentherapie. Strahlentherapie 60, 2 (1937) 483–504
Markuse: Dermatitis und Alopecie nach Durchleuchtungsversuchen mit Röntgenstrahlen. Dtsch. med. Wschr. 1896, Nr. 30. Zit. n. Flaskamp 1930
Martius H: Über Beckenmessung mit Röntgenstrahlen: Die Fernaufnahmen und der Kehrer-Dessauersche Beckenmeßstuhl. Fortschr. Röntgenstr. 22 (1914/15) 601–616
Martius H: Gynäkologische Strahlentherapie. Friedrich Cohen, Bonn 1921
Martius H: Beckenmessung mit Röntgenstrahlen. Archiv Gynäk. 132 (1927) 239–243
Martius H: Keimschädigung durch Röntgenstrahlen. Strahlentherapie 41 (1931) 47–66
Martius H: Die Strahlenbehandlung der Uterusmyome und Uterussarkome. In: Handbuch der Gynäkologie, herausgegeben von Stoeckel W, Bd. VI, 2, 215–403, J. F. Bergmann, München 1931
Martius H: Die intravaginale Nahbestrahlung des Gebärmutterhalskarzinoms. Strahlentherapie 51 (1934) 477–479
Martius H: Welche gynäkologischen Bestrahlungen sind mit Rücksicht auf die Gefahr der Keimschädigung bei jüngeren Frauen noch erlaubt? Röntgenpraxis 6 (1934) 482–486
Martius H: Über die intravaginale Röntgenbestrahlung der Gebärmutterhalskarzinome. Dtsch. med. Wschr. 63 (1937) 1–4
Martius H: Über die Entwicklung der Strahlentherapie am Beispiel des Gebärmutterhalskarzinoms. Strahlentherapie 100 (1956) 329–334

Martius H u. Franken H: Geschädigte Nachkommen bei keimbestrahlten Muttertieren. Zbl. Gynaek. 50, 1 (1926) 25–30

Meidner S: Über den derzeitigen Stand der gynäkologischen Röntgentherapie mit Referierung der Ansichten und Techniken von Gauß, Loos, Schmidt HE, Albers-Schönberg, Lorey, Levy-Dorn, Köhler. Therapie d. Gegenwart IV/1913. S. 169. Ref.: Zbl. Gynaek. 37, 2 (1913) 1208

Menge C: Zur Strahlenbehandlung des Uteruskarzinoms. Zbl. Gynaek. 42, 2 (1918) 890–892

Menge C u. Opitz H: Handbuch der Frauenheilkunde für Ärzte und Studierende, I. Aufl., hrsg. von Menge C u. Opitz H. C. F. Bergmann, Wiesbaden 1913; 2. u. 3. Aufl. 1920

Meyer H: Die Grundlagen der Methodik der Röntgentherapie in der Gynäkologie. Strahlentherapie 1 (1912) 381–401

Meyer H: Das Problem der „Kreuzfeuerwirkung" in der gynäkologischen Röntgentherapie. Zbl. Gynaek. 37 (1913) 1741–1752

Michalica W: Die Entwicklung der Radiumabteilung der I. Universitäts-Frauenklinik zur Strahlenabteilung der I. und II. Universitäts-Frauenklinik Wien. (Ein Rückblick auf 25 Jahre). Wien. Klin. Wschr. 87 (1975) 433–436

Mitscherlich E: Einmalige Bestrahlung oder Serienbestrahlung bei Myomen und Metropathien? Zbl. Gynaek. 42, 2 (1918) 525–529

Möbius W: Beitrag zur Radiumbehandlung in der Gynäkologie. Georg Thieme, Leipzig 1951

Müller JH: Möglichkeiten und Erfolge der Krebstherapie mit radioaktivem Gold. Geburtsh. u. Frauenheilk. 15 (1955) 973–992

Müller JH: Erste Fünfjahresergebnisse der routinemäßigen (obligaten) intraperitonealen Behandlung des Ovarialkarzinoms mit kolloidalem Radiogold. Wien. Med. Wschr. 109 (1959) 20–23

Müller JH: Curative aim and results of routine intraperotoneal radiocolloid administration in the treatment of ovarian cancer. Amer. J. Roentgenol. 89 (1963) 533–540

Müller JH u. Rossier PH: A new method for the treatment of cancer of the lungs by means of artificial Radioactivity (Zn^{63} and Au^{198}). Acta radiol. 35 (1951) 449–468

Müller-Carioba E: Die Strahlentherapie der Myome und Karzinome. Zbl. Gynaek. 41, 1 (1917) 605–609

Muth H: Zur Geschichte der Dosiseinheit „Röntgen" (R). Schriftenreihe Deutsches Röntgenmuseum, Nr. 2 (1980)

Nahmacher: Radiumtherapie bei bösartigen Erkrankungen. Med. Klinik, 1910, Nr. 32. Ref.: Zbl. Gynaek. 35, 1 (1911) 335

Neeff, ThC: Physikalische und technische Grundlagen der gynäkologischen Radiumtherapie. In: Lehrbuch der Strahlentherapie, hrsg. von Meyer H u. Gauß CJ, Bd. IV, 1, 273–344. Urban & Schwarzenberg, Berlin, Wien 1929

Neeff, ThC: Über Zeitfaktor und Grenzdosen bei der gynäkologischen Langzeitbehandlung. Strahlentherapie 60, 1 (1937) 152–154

Opitz E: Zur Technik der gleichzeitigen Radium- und Röntgenbestrahlung. Zbl. Gynaek. 42, 2 (1918) 789–792

Pinkuss A: Die Mesothoriumbehandlung bei hämorrhagischen Metropathien und Myomen. Dtsch. med. Wschr. 39 (1913) 1041–1044

Regaud Cl: zit. n. Schinz

Reifferscheid K: Histologische Studien über die Beeinflussung menschlicher und tierischer Ovarien durch Röntgenstrahlen. Zbl. Gynaek. 34, 1 (1910) 593–597

Ries J: Zur Entwicklung der gynäkologischen Strahlentherapie. 50 Jahre Erfahrungen an der I. Frauenklinik der Universität München. Münch. Med. Wschr. 109 (1967) 3–19

Ries J u. Breitner J: Strahlenbehandlung in der Gynäkologie. Urban & Schwarzenberg, München, Berlin 1959

Rindfleisch W: Darstellung des Cavum uteri. Berl. Klin. Wschr. 47 (1910) 780, zit. n. Schultze-Erbslöh

Ritter H: Klinische Beobachtungen über die Beeinflussung der Ovarien durch Röntgenstrahlen. Strahlentherapie 1 (1912) 138–140

Runge E: Beitrag zur Messung der Tiefenwirkung der Röntgenstrahlen in der Gynäkologie. Strahlentherapie 6 (1915) 380–386

Schadewaldt H: Die Einführung der Röntgenstrahlen in die Medizin. Dtsch. med. Wschr. 100 (1975) 2457

Schadewald H: Anfänge der Röntgentherapie. Schriftenreihe Deutsches Röntgenmuseum 5 (1983)
Schäfer W: Die Kontaktbestrahlung in der Gynäkologie. Arch. Gynäk. 166 (1938) 489–490, 494–495
Schäfer W: Einzeitige oder fraktionierte Bestrahlung der Geschwülste? Zbl. Gynaek. 65 (1941) 965–973
Schäfer W: Die Röntgentherapie des Uteruskarzinoms mit dem Körperhöhlenrohr. Joh. Ambrosius Barth, Leipzig 1941
Schauta F: Über Radiumbehandlung bei Gebärmutterkrebs (Nach den Erfahrungen der I. Frauenklinik in Wien). Zbl. Gynaek. 38, 2 (1914) 961–964
Schauta F: Myom und Karzinom im Lichte der Strahlenbehandlung. Zbl. Gynaek. 41, 1 (1917) 441–452
Schinz HR: 60 Jahre Medizinische Radiologie. Georg Thieme, Stuttgart 1959
Schmitt W: Biologische Grundlagen der gynäkologischen Strahlentherapie. In: Lehrbuch der Strahlentherapie, hrsg. von Meyer H u. Gauß CJ, Bd. IV, 1, 1–165, Urban & Schwarzenberg, Berlin, Wien 1929
v. Schubert E: Über den Wert und die beste Methode der röntgenologischen Beckenmessung. Z. Geburtsh. 93 (1928) 658–675
Schubert G, Schmermund HJ, Oberheuser F: Die Betatrontherapie gynäkologischer Karzinome. Strahlentherapie 112 (1960) 4–16
Schubert G, Oberheuser F: Neue Behandlungsmethoden und -ergebnisse der Strahlentherapie weiblicher Karzinome mit dem Betatron und Gammatron. In: Krebsforschung und Krebsbekämpfung, hrsg. von Gottron HA, Uehlinger E, Antoine T, Bd. IV, 3–10, Urban & Schwarzenberg, München, Berlin 1961
Schücking A: Röntgenstrahlen in der Gynäkologie. Zbl. Gynaek. 20 (1896) 529–531
Schücking A: Zur Wirkung von Radiumstrahlen auf inoperable Karzinome. Zbl. Gynaek. 30 (1906) 273–275
Schultze GKF, Erbslöh J: Gynäkologische Röntgendiagnostik. Zweite Auflage. Ferdinand Enke, Stuttgart 1954
Schumacher P: Zur röntgenologischen Beckenmessung. Zbl. Gynaek. 35 (1928) 2208–2209
Seiffart: Nachweisung einer Haarnadel in der weiblichen Blase durch X-Strahlen. Zbl. Gynaek. 21 (1897) 7–10
Seitz L, Wintz H: Sind Röntgenverbrennungen und Darmschädigungen unter Zink- und anderen Schwermetallfiltern vermeidbar? Zbl. Gynaek. 42, 1 (1918) 409–423
Seitz L, Wintz H: Die kombinierte Röntgen-Radiumbehandlung im Rahmen der biologischen Dosierung. Zbl. Gynaek. 44 (1920) 529–536
Seitz L, Wintz H: Die Karzinomdosis bei Röntgen- und Radiumbestrahlung. Zbl. Gynaek. 44, 1 (1920) 97–109
Seitz L: Die Röntgentherapie der bösartigen Genitalgeschwülste. In: Lehrbuch der Strahlentherapie, hrsg. von Meyer H und Gauß CJ, Bd. IV, 2, 767–880, Urban & Schwarzenberg, Berlin, Wien 1929
v. Seuffert E: Die Radiumbehandlung maligner Neubildungen in der Gynäkologie. In: Lehrbuch der Strahlentherapie, hrsg. von Meyer H und Gauß CJ, Bd. IV, 2, 881–963, Urban & Schwarzenberg, Berlin, Wien 1929
Siegel PW: Dauererfolge in der gynäkologischen Radiotherapie. Strahlentherapie 1 (1912) 457–476
Spaeth F: Ein Fall von tödlicher Myomblutung nach Röntgenbestrahlung. Zbl. Gynaek. 33, 1 (1909) 691–695
Spechter H-J: Experimentelle Studien über die Bewegungsbestrahlung im kleinen Becken bei gynäkologischen Tumoren. Strahlentherapie 102 (1957) 229–269 u. 629–661
Stewart A: Aetiology of childhood malignancies. Congenitally determined leukemias. Brit. med. J. (1961) 452–460
Stewart A u. Webb J, Giles D, Hewitt D: Malignant desease in childhood and diagnostic irradiation in utero. Lancet (1956) 447
Stewart A u. Webb J, Hewitt D: A survey of childhood malignancies. Brit. med. J. (1958) 1495–1508
Sticker A: Die Strahlenbehandlung der Krebse auf der III. Internationalen Konferenz für Krebsforschung (1. – 5. 8. 1913 in Brüssel). Strahlentherapie 3 (1913) 451–456

Thaler H: Bemerkungen zu E. Müller-Carioba: Strahlentherapie der Myome und Karzinome. Zbl. Gynaek. 41, 2 (1917) 720–721

Thaler H: Über 10–15jährige Heilungen nach operativer Behandlung des Collumcarcinoms. Stellungnahme zur Strahlenbehandlung operabler Fälle. Zbl. Gynaek. 41, 1 (1917) 209–221

Verhagen A: Radium-Isodosen – Die Radiumdosierung in „r". Georg Thieme, Stuttgart 1958

Wachsmann F, Barth G: Die Bewegungsbestrahlung, 2. Aufl. Georg Thieme, Stuttgart 1959

Wahl FA: Die Röntgenstrahlen in der Geburtshilfe. Georg Thieme, Leipzig 1943

Warnekros K: Ein verbessertes Spekulum zur vaginalen Röntgenbestrahlung. Strahlentherapie 8 (1918) 155–160

Warnekros K: Die Homogen-Bestrahlung des Uteruskarzinoms durch Summation der Röntgen- und Radiumenergie. Zbl. Gynaek. 42 (1918) 620–625

Warnekros K: Schwangerschaft und Geburt im Röntgenbilde. J. F. Bergmann, Wiesbaden 1918

Warnekros K: Postoperative Röntgentherapie und Allgemeinbehandlung gynäkologischer Karzinome. In: Lehrbuch der Strahlentherapie, hrsg. von Meyer H u. Gauß CJ, Bd. IV, 2, 965–1000, Urban & Schwarzenberg, Berlin, Wien 1929

Wegrad H: Eine Methode, die Kindslänge im Uterus durch Röntgenaufnahmen zu bestimmen. Zbl. Gynaek. 61 (1937) 373–383

Weibel W: Darm- und Blasenschädigungen nach postoperativer prophylaktischer Radiumbestrahlung. Zbl. Gynaek. 43, 1 (1919) 249–253

Werner P: Zur Verkleinerung der Myome unter dem Einfluß der Röntgenstrahlen. Zbl. Gynaek. 42, 2 (1918) 792–794

Wertheim E: Radium und Uteruskrebs. Strahlentherapie 3 (1913) 437–444

Wickham u. Degrais: Radiumtherapie. Deutsche Ausgabe von Max Winkler. Julius Springer, Berlin 1910

Wilms: Erstmaliges Röntgenbild einer Dermoidzyste mit Zähnen und Kiefer. Beitr. z. Gebh. u. Gyn. Bd. III, Heft 3. Ref.: Zbl. Gynaek. 25 (1901) 381

Winter F: Ergebnisse der Röntgenbehandlung der Myome und menorrhagischen Metropathien. Strahlentherapie 12 (1921) 778–788

Wintz H: Die Röntgenbehandlung des Uteruskarzinoms. Georg Thieme, Leipzig 1924

Wintz H: Die Röntgenbehandlung des Mammakarzinoms. Georg Thieme, Leipzig 1924

Wintz H u. Dyroff R: Das Pneumoperitoneum in der Gynäkologie. Georg Thieme, Leipzig 1924

Wintz H: Erfahrungen mit der Röntgenbehandlung des Karzinoms. Strahlentherapie 21 (1926) 368–379

Wintz H: Die Röntgenbehandlung des Mammakarzinoms. In: Lehrbuch der Strahlentherapie, hrsg. von Meyer H u. Gauß CJ, Bd. IV, 2 1001–1096, Urban & Schwarzenberg, Berlin, Wien 1929

Wintz H u. Rump W: Die physikalischen und technischen Grundlagen der Röntgenstrahlentherapie. In: Lehrbuch der Strahlentherapie, hrsg. von Meyer H u. Gauß CJ, Bd. IV, 1, 167–272, Urban & Schwarzenberg, Berlin, Wien 1929

Wormser: Beurteilung der Kindslage im Röntgenbild. Beitr. z. Geb. u. Gyn. Bd. III, Heft 3. Ref.: Zbl. Gynaek. 25 (1901) 388

Zur Entwicklung der gynäkologischen Morphologie im deutschsprachigen Raum

Hans Georg Bender

Eine morphologisch begründete Betrachtungsweise bildet für fast alle klinisch-medizinischen Disziplinen ein tragendes Element in praktischer und wissenschaftlicher Tätigkeit. Für die Frauenheilkunde gilt diese Feststellung in ganz besonderem Maße mit einer sehr langen und ereignisreichen Tradition. Diese Besonderheit hat sich in vielen größeren Frauenkliniken im deutschsprachigen Raum bis in die heutige Zeit in der Form klinikseigener morphologischer Laboratorien fortgesetzt. Auch heute besitzt die Morphologie einen zentralen Stellenwert für viele Bereiche unseres Faches, wobei die gynäkologische Onkologie in ganz erheblichem Maße von der Morphologie geprägt wird. Darüber hinaus sind folgende Gesichtspunkte zur Entwicklung und zur Bedeutung der gynäkologischen Morphologie hervorzuheben: Die gynäkologische Morphologie hat zur Einführung der Biopsie als Grundlage für die klinische Entscheidungsfindung die wesentlichen Vorarbeiten geleistet. Die zunächst gering geschätzte und teilweise polemisch bekämpfte „Stückchen-Diagnostik" wurde später zum unverzichtbaren Bestandteil der Diagnostik in fast allen klinischen Disziplinen. Während diese Entwicklung ihren Ausgang von morphologischen Laboratorien des deutschsprachigen Raumes nahm und konsequent in diesem Bereich weiterentwickelt wurde, wurden die frühzeitig vorhandenen ersten Ansätze zur Nutzung der zytologischen Diagnostik erst sehr viel später im Ausland aufgegriffen. Auf dieser Basis haben allerdings die Repräsentanten der gynäkologischen Zytologie im deutschsprachigen Raum durch grundlegende Untersuchungen und frühzeitige Erkennung der außerordentlich großen Bedeutung der Zytologie einen wichtigen Beitrag für die Onkologie in der Frauenheilkunde geleistet und neue Erkenntnisse in der Tumorbiologie, der Epidemiologie und onkologischen Prävention insgesamt beigetragen.

Grundlage für die Entwicklung der gynäkologischen Morphologie war das wissenschaftliche Interesse an interdisziplinären Problemen, für deren Bearbeitung bei den korrespondierenden Disziplinen nicht die notwendige und erwartete Resonanz angetroffen werden konnte. Stellvertretend für die seinerzeitige Motivation mag ein Zitat von Lott (1872) stehen, das nicht notwendigerweise das erste Dokument dieser Art ist:

„Es geht aus alledem hervor, wie schwierig, ja in vielem unmöglich es ist, bei den Vorgängen an den weiblichen Sexualorganen scharf zwischen physiologischen und pathologischen zu unterscheiden. Es gilt dies nicht bloß für die Theorie, sondern ganz besonders auch für die Praxis. Wir müssen in den streng physiologischen Func-

---

Herrn Prof. Dr. med. V. Becker (Erlangen), Herrn Dozent Dr. H. Behrens (Celle), Herrn Prof. Dr. E. Burghardt (Graz), Herrn Oberarzt Dr. K. Czerwenka (1. UFK, Wien), Herrn Prof. Dr. med. P. Stoll (Mannheim) sei an dieser Stelle herzlich für ihre Unterstützung gedankt.

tionen der weiblichen Genitalien so eminent Dispositionsmomente für Erkrankungen erkennen, daß wir in unserer Eigenschaft als Ärzte schon jene selber genau beobachten, leitend unterstützen und beschützen müssen. Mag dies auch bis zu einem gewissen Grad auch für andere Organe richtig sein, so doch sicher nicht annähernd in dem Maasse, wie eben für unser Object, den weiblichen Genitalapparat.

In der Tat finden wir auch diese Auffassung allenthalben gewürdigt... und wer hätte je bestritten, daß diese Studien dem Gynäkologen in erster Linie zukommen.

Außer diesen rein inneren Gründen tritt nun auch noch ein äußerer Grund hinzu, der den Gynäkologen die anatomisch-physiologischen Studien zuweist.

Es ist dies der Umstand, daß bei der heutigen Richtung unserer Physiologen von Fach unter diesen keine rechte Neigung für das Studium der weiblichen Genitalien besteht, die wol nur begreiflich wird, wenn man des Mangels an Prämissen gedenkt, der eine systematische experimentelle Durchforschung dieses Gebietes noch nicht gestattet.

Die nothwendige Folge davon ist aber, daß die Gynäkologen in diesen Studien noch grossentheils auf sich angewiesen sind. Hand in Hand mit den physiologischen Zuständen und Veränderungen gehen natürlich gewisse, nur anatomisch zu definirende Zustände, weshalb auch die anatomische (respective histologische) Forschung von Fall zu Fall auch den Gynäkologen zufällt."

Das Ziel dieser Tätigkeiten war primär die Wissensvermehrung und -vertiefung durch die Anwendung von Denkweise und Untersuchungsmethoden der theoretischen Fächer, die auf die aktuellen Fragen der klinischen Frauenheilkunde möglichst weitgehend abgestimmt waren. Während aus der heutigen Sicht die führenden Vertreter der Pathologie in der Evolutionsphase der modernen Geschichte ihres Faches primär mit Grundlagenproblemen und der Auseinandersetzung mit naturwissenschaftlichen Konzepten beschäftigt waren, widmeten sie dem Problem der histologischen Routine-Diagnostik für die klinische Praxis weniger Beachtung. Dadurch ergab sich bei einigen gynäkologisch tätigen Ärzten aus der Kombination von wissenschaftlichem Interesse und dem Gefühl der Eigenverantwortlichkeit unter den gegebenen Umständen eine selbständige Aktivität zur Bewältigung der sich ihnen aufdrängenden Fragen. Diese Entwicklung verlief mit einer engen zeitlichen und gedanklichen Verbindung mit derjenigen in der operativen Gynäkologie ab der Mitte des vorigen Jahrhunderts. Aus der heutigen Sicht sind leider nur noch die groben Züge dieser vielschichtigen Vorwärtsbewegung zu erkennen, ein Umstand, der mit dem Risiko von Ungenauigkeiten und Ungerechtigkeiten in der Beurteilung belastet ist.

Aus heutiger Sicht konzentriert sich die Anfangsphase der gynäkologischen Morphologie auf die Berliner Frauenklinik, an der Carl Ruge (1846–1926) nach seiner Teilnahme am Deutsch-Französischen Krieg 1870/71 als „Assistent für mikroskopische und chemische Untersuchungen" seine Tätigkeit aufnahm. Gemeinsam mit J. Veit (1852–1917) richtet er seine Aufmerksamkeit auf die Karzinome des Uterus. 1878 veröffentlichen diese Autoren die Schrift „Zur Pathologie der Vaginalportio. Erosion und beginnender Krebs" im Ferdinand-Enke-Verlag, Stuttgart, als Separat-Abdruck aus der „Zeitschrift für Geburtshülfe und Gynäkologie". In der Publikation setzen sich die Autoren mit der verwirrenden Vielfalt von Begriffen für die „Erosion des Scheidentheils" auseinander. Sie führen diese zwischen den verschiedenen Ländern und wissenschaftlichen Schulen entstandene Begriffsverwirrung auf einen Mangel an genauen anatomischen Untersuchungen der leicht sichtbaren Veränderungen zurück. „Das makroskopische Bild ist von den Gynäkologen in das anatomische und mikroskopische einfach übersetzt worden. Ausnahmsweise haben sich Anatomen mit der Struktur der Erosionen befaßt und dann meist an Leichenpräparaten, die schon Macerationsvorgängen unterlegen hatten. In der Regel folgen sie den Angaben der Gynäkologen, von denen sie voraussetzen, daß sie es besser wissen müssen." So werfen die Autoren auch Carl Mayer (s. auch unten) vor, daß er die Erosionen „zuerst klinisch in verschiedene Arten eingetheilt hat, für die er außerdem noch anatomische Charaktere anführt. Doch will uns scheinen, daß auch seine Angaben nicht auf mikroskopischer Basis ruhen." Geh. Rath Mayer aus Berlin hatte unter anderem am 20. September 1860 vor der 35. Versammlung Deutscher Naturforscher und Ärzte in Königsberg „über Erosionen, Excoriationen und Geschwürsformen der Schleimhaut des Cervikalkanals und der Muttermundslippen" – nach nur eintägiger Vorbereitungszeit – referiert. Das auf achtzehn engbedruckten DIN-A4-Seiten später publizierte und mangels weiterer Vortragszeit abgebrochene Referat umfaßt fast ausschließlich Berichte über klinische Beobachtungen und aus heutiger Sicht sehr willkürlich erscheinende Behandlungskonzepte. Dem stellten Ruge und Veit ihre teilweise durch eindrucksvolle Präparatzeichnungen dokumentierten mikroskopischen Befunde entgegen.

„Das Mikroskop lehrte uns, wie wenig berechtigt dieser Name (Erosion) in seiner bisherigen anatomischen Bedeutung war. Auf günstigen Schnitten sehen wir auf der einen Hälfte die normale Bedeckung des Scheidentheils, auf der anderen die Erosion. Erstere zeigt ganz ihre gewöhnliche Charakteristik, dickes Plattenepithel mit feinen Papillen, letztere besitzt aber überall ein zartes einfaches Cylinderepithel, das auf einer unregelmäßig gebauten Oberfläche sitzt. ... Diese Bildungen auf der ‚erodirten' Oberfläche, die man bis jetzt auf Wucherung der vorhandenen Papillen zurückführte, verdanken ihre Entstehung der Einsenkung des nach Verlust des Plattenepithels die Oberfläche bedeckenden Cylinderepithels." „Fragen wir, wie sich unsere anatomische Deutung zu den klinischen Thatsachen verhält, so läßt sich nicht leugnen, daß sie viel besser sich mit ihnen, als alle bisherigen Erklärungsversuche verträgt. Natürlich muß ja eine mit einschichtigem Cylinderepithel bekleidete Fläche dem Gesichtssinn ebenso hochroth vorkommen, wie die sonstigen Schleimhäute, besonders da bei jeder Neubildung der Gefäßreichthum stets ein viel erheblicher ist, als sonst. Die Gefäße selbst sind nicht bloß in größerer Zahl vorhanden, sie verlaufen auch der Oberfläche sehr viel näher, sind dünnwandiger und weiter. Mit letzterer Eigenschaft stimmt auch die Neigung zu Blutungen, die vielen Erosionen zugeschrieben werden muss." Ihre Ausführungen zu den klinischen Symptomen, Fluor, Rötung in Korrelation zum anatomisch-mikroskopischen Befund, zur Behandlung und dem Konzept der Epithel-Normalisierung sind aus heutiger Sicht beeindruckend. Darüber hinaus haben sie aber auch das Gespür, daß sich hinter diesen Aspekten die noch viel wichtigere Frage nach der Karzinom-Entstehung verbirgt. „Wir bemerken ausdrücklich, daß wir bemüht waren, die klinischen und anatomischen Veränderungen des Krebses namentlich in seinen Anfängen zu studiren, da nur der Beginn eines Prozesses sichere Anhaltspunkte für die Genese giebt und viele Streitpunkte nur dadurch entstanden, daß die Genese aus weit vorgeschrittenen Fällen konstruirt wurde." Damit geraten sie in die aktuelle Diskussion ihrer Zeit, ob der Krebs aus Epithel oder Bindegewebe entstehe. Trotz mancher Fehlinterpretationen in dieser Frage muß ihr Bestreben hervorgehoben werden, in die große Unsicherheit der damaligen Zeit in der Karzinom-Diagnostik ordnend und wegweisend einzugreifen: „Auch wir kennen kein einziges sicheres klinisches Kriterium (für die Karzinom-Diagnose), glauben jedoch, dass auch intra vitam die anatomische Untersuchung der Vaginalportion werthvoll ist. ... Wir vermögen bisher nicht, die Anfänge des Karzinoms klinisch zu diagnosticiren"; es ist „dem ärztlichen Scharfblick", wie Gusserow sagt, „freier Spielraum gegeben", dieses Konzept stellt den Übergang von der empirischen Beurteilung zur naturwissenschaftlichen Diagnostik dar und kann vor dem Hintergrund der seinerzeitigen Vorstellungen und technischen Voraussetzungen kaum hoch genug bewertet werden. Angesichts dieses Primäraspektes treten für uns heute schwer nachvollziehbare Interpretationen der frühen Krebsentwicklung und Sätze wie „Es sind die Karzinome der Portio die schönsten Beispiele für Carcinosarcome" in den Hintergrund. Andeutungsweise wird offensichtlich auch die intra-epitheliale Neoplasie beschrieben: „In anderen nicht krebsigen Fällen zeigt sich die obere Schicht ebenfalls verdickt, scheinbar aussehend wie das über Millimeter verdickte und vergrößerte Epithel. Auf dem Durchschnitt ragt diese Schicht starr gegen die tieferen Schichten des Gewebes hervor; die Schicht erschien fester, homogener: es bot sich dem Auge das Bild eines superficiellen Cancroids dar." Bei 23 Zervix-Amputationen, die unter Krebsverdacht vorgenommen wurden, bestätigte sich der klinische Eindruck nur zehnmal durch den mikroskopischen Nachweis. „Wir glauben somit, daß das klinische Bild eines Falles uns nichts weiteres liefern kann, als einen mehr weniger sicheren Verdacht auf beginnenden Krebs, eine exakte Diagnose halten wir gerade nach der genauen Untersuchung unserer zehn nicht ulcerierten, rein amputierten Fälle nicht für möglich durch irgend ein anderes Mittel als die Excision nicht allzu kleiner Stücke aus der Vaginalportion und die mikroskopische Untersuchung dieser Probe." Die Arbeit schließt mit dem Satz: „Die methodische explorative Excision von Stücken aus der Portio, die überhaupt ein Eingriff nicht genannt werden kann, muß nach unseren Untersuchungsbefunden als das wichtigste Erkennungsmittel für alle malignen Vorgänge der Vaginalportion in die Diagnostik der Gynäkologie eingeführt werden." Diese Forderung und die spätere Empfehlung der Abrasio des Uterus und ihre Einschätzung als aussagekräftigstes Beurteilungskriterium stieß auf das Unverständnis und den Widerstand der Pathologen dieser Zeit. So wird Virchow die Stellungnahme zugeschrieben, daß er derartige Untersuchungen nicht vornehmen könne, weil die für die damaligen Verhältnisse kleine Gewebeprobe keine räumliche Orientierungsmöglichkeit biete. Daraufhin entschloß sich Ruge, „dieses alles alleine zu machen" (zitiert nach V. Becker, 1979). Aus den vorgegebenen Strukturen dieser Zeit und der Mentalität Ruges ergibt sich der konkrete Beginn einer selbständigen Gynäko-Pathologie. Um Ruges Entscheidung und Stellung richtig bewerten zu können, muß man einige Fakten zu seinem persönlichen Hintergrund kennen. Carl Ruge wurde am 24. 9. 1846 in Berlin als Sohn eines praktischen Arztes und der Tochter des bekannten Berliner Geburtshelfers und Frauenarztes Carl M. Mayer geboren, gegen den er später seine wissenschaftlichen Thesen mit großer Härte vertrat. Eine weitere Tochter Carl Mayers war mit Rudolf Virchow verheiratet, so daß Ruge seine späteren wissenschaftlichen Dispute mit seinem berühmten Onkel führte. Er studierte Medizin, Philosophie und Geschichte in Jena und Berlin und legte durch Studien an der Akademie der Künste die Grundlagen für seine späteren zeichnerischen Fähigkeiten für die Dokumentation seiner histologischen Befunde. Nach Promotion (1869) an der Berliner Universität und Teilnahme am Krieg 1870/71 tritt er die oben angegebene Assisten-

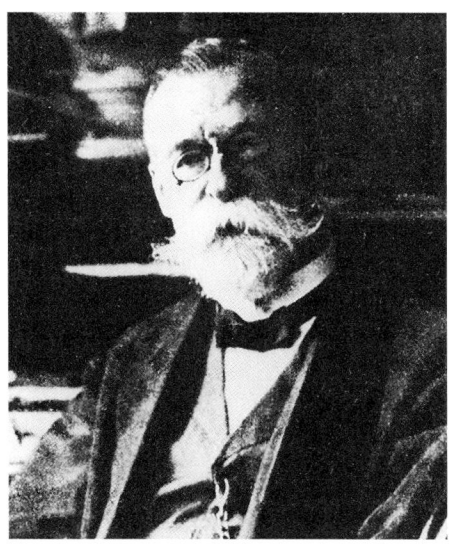

Abb. 1. Carl Ruge (1846–1926)
Abb. übernommen von V. Becker, 1979.

tenstelle bei Eduard Martin an, der sich um die Einführung und Intensivierung naturwissenschaftlicher Grundlagenstudien in der Frauenheilkunde bemühte. Ruges familiäre Bindungen, seine lange Studienfreundschaft mit Eduard Martins Sohn und allgemein beachtete frühere Arbeiten in Virchows Institut erleichterten seine Einstellung und seine Tätigkeit unter den anfänglichen wissenschaftlichen Kontroversen und den Schwierigkeiten, die sich dadurch ergaben, daß er zunächst neben seiner Kliniktätigkeit die Praxis seines Vaters gemeinsam mit ihm und später alleine führte. Nach dem Tod von E. Martin (1875) übernahm Carl Schroeder die Kliniksleitung, machte sich das Konzept der „Stückchen-Diagnose" zu eigen und richtete Ruge in der neu erbauten Frauenklinik in der Artilleriestraße eine Prosektur ein, innerhalb derer er Sektionen für die Frauenklinik, histopathologische und bakteriologische Untersuchungen durchführte.

Im Jahre 1896 wurde Ruge zum Professor ernannt, was angesichts seiner Anstellungsbedingungen und seiner vorrangigen Tätigkeit als praktischer Arzt besonders bemerkenswert ist. Die von Ruge formulierten Forderungen erhielten ihre Berechtigung durch den Nachweis ihrer Leistungsfähigkeit: Carl Schroeder präparierte einen Uterus vor der versammelten Berliner Gynäkologischen Gesellschaft, den er nach einer Curettage mit dem Befund eines Uterus-Sarkoms entfernt hatte, ohne daß weitere klinische Hinweise auf ein Tumorleiden vorhanden waren. Der nach Eröffnen des Uterus zutage tretende Tumor bestätigte die korrekte Diagnose Ruges in eindrucksvoller Weise (nach V. Becker, 1979).

Ruges Mitstreiter und Mitautor der wesentlichen Publikationen war Johann Veit, der am 27. 7. 1852 ebenfalls als Arztsohn in Berlin geboren wurde. Nach Studium in Leipzig und Berlin mit abschließender Promotion 1874 war er Assistent bei Eduard Martin und Carl Schroeder, habilitierte sich 1879 und wurde 1893 zum außerordentlichen Professor ernannt. Er leitete gleichzeitig eine Privatklinik in Berlin, in der er Robert Meyer (s. auch unten) einen winzigen Raum – „nicht größer als ein Einbauschrank" (R. Meyer, 1949) – als Labor anbot. Veit erhielt später nacheinander einen Ruf auf den Lehrstuhl in Leiden, Erlangen und Halle. Er war Herausgeber des bekannten Handbuches der Frauenheilkunde, das später von Stoeckel fortgeführt wurde. Er starb 1917. In seiner besonders aktiven Berliner Zeit verfaßte er gemeinsam mit Ruge seine herausragenden Arbeiten. 1881 erschien ihre gemeinsame Publikation „Der Krebs der Gebärmutter", in der sie sich ausführlich und in kämpferischem Stil mit ihren wissenschaftlichen Gegnern auseinandersetzen. Unter zwei Gesichtspunkten kommt dem Werk besondere Bedeutung zu. Zum einen umfaßt es im ersten Teil bemerkenswerte Erkenntnisse über die verschiedenen Uterus-Karzinom-Formen, z.B. die eindrucksvoll belegte Feststellung: „Wir können jetzt nach unserer Erfahrung von dem primären Krebs des Uteruskörpers behaupten, daß er stets ein Schleimhautkrebs sei, d.h. er sitzt der Innenfläche des Uterus auf und entwickelt sich aus dem Endometrium." Speziell zum Corpuskarzinom sind die Vorstellungen zu den Vorstadien, zu den Ausbreitungswegen und zur Ätiologie einschließlich auch heute noch immer aktueller epidemiologischer Charakteristika bemerkenswert. Darüber hinaus manifestiert sich gerade in diesem Beitrag die Besonderheit der „Gynäko-Pathologie": Die wesentlichen Aussagen beruhen auf einer großen Anzahl exakter klinischer, makroskopischer und mikroskopischer Fallbeschreibungen. Dabei ergänzen sich klinische Beobachtungen und morphologische Befund-Erarbeitung zu einer Zusammenschau, aus der sich fast zwangsläufig konklusive Interpretationen und Erkenntnisse wie auch neue Forschungsanstöße ergeben. Auch in dieser Arbeit kommt wieder die Forderung nach histologischer Sicherung deutlich zum Ausdruck, die anstelle der unsicheren Interpretation klinischer Beobachtungen treten sollte: „Die Diagnose auf Carcinom des Corpus uteri zu stellen, kann heute nicht mehr zu den schwierigen Aufgaben der Gynäkologie gezählt werden; es sind zwei Momente, die diesen Anspruch rechtfertigen: die Erkenntnis von der Gefahrlosigkeit des Auskratzens von Schleimhautpartien aus dem Uterus und die jetzt nicht mehr fortzuleugnende Thatsache, dass das Mikroskop imstande ist, aus derartigen kleinen Stücken, die einem Orte von bekannter Struktur entstammen, festzustellen, welche Veränderungen an demselben vorgegangen sind. In diesen beiden Fortschritten der Gynäkologie liegt die ganze Diagnostik ausgesprochen und nur wenig haben wir dem hinzuzufügen."

„Die Sicherheit der Diagnose bei beginnenden Krebsen wird durch zwei Mittel gegeben, ein gefährliches: die klinische Beobachtung, ein ungefährliches: die anatomische Untersuchung excidirter Stücke."

Nachfolger Ruges wurde Robert Meyer (1864–1947), der ebenfalls zunächst als praktischer Arzt tätig war und später aus Interesse an der Embryologie und gynäkologischer Histologie zunächst in der Privatklinik Veits ein winziges Labor übernahm (siehe oben). Veit empfahl bei seinem Fortgang nach Leiden R. Meyer seinen langjährigen Mitstreiter Ruge, wodurch sich seit 1896 eine engere Zusammenarbeit zwischen Ruge und Meyer entwickelte. Auch wenn letzterer sich nicht zu den Schülern des allgemein wegen seiner beeindruckenden Persönlichkeit und Schlagfertigkeit als „Meester" angesprochenen Ruge zählt, bekennt er sich nach jahrelangen fachlichen Beziehungen und Disputen zur Schule Ruges. Meyer übernahm 1908 die Leitung des Laboratoriums in der Frauenklinik der Charité und wechselte 1912 in das pathologische Institut der Universitäts-Frauenklinik, nachdem Ruge ausgeschieden war.

Robert Meyer stellt die Zentralfigur der Gynäko-Pathologie dar, die sich nach den intensiven wissenschaftlichen Auseinandersetzungen mit den Pathologen dieser Zeit durch überzeugende Leistungen unbestritten etablieren kann. Meyers im

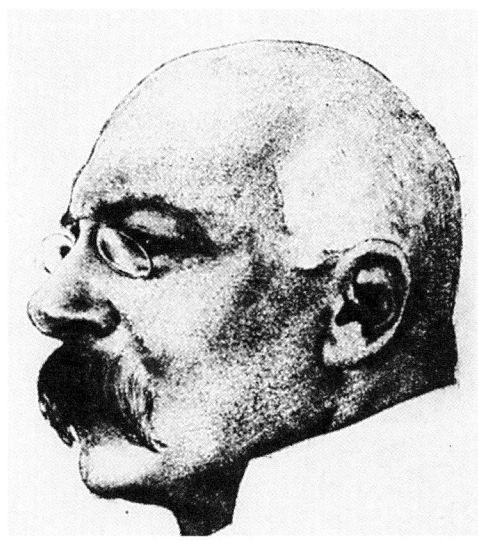

Abb. 2. Johann Veit (1852–1917)
Abb. übernommen von V. Becker, 1979.

Jahre 1949 auf Drängen von Freunden veröffentlichte Autobiographie mit dem Untertitel „Short Abstract of a Long Life" liefert die Darstellung eines bewegten Lebens und eines außergewöhnlichen Lebenswerkes, das sich unter anderem in einer in diesem Bande enthaltenen elfseitigen Bibliographie niederschlägt. Nach seiner in Straßburg verfaßten Dissertation mit dem Titel „Ein Fall von statischem Reflexkrampf" (1889) gilt ab 1896 sein Interesse der Erforschung und Beschreibung von Genitalfehlbildungen, beschäftigt er sich (zunächst gemeinsam mit Ruge, 1913) mit der Entstehung des Corpus luteum und seiner funktionellen Bedeutung und hat schließlich das gesamte Spektrum der gynäkologischen Morphologie mit grundlegenden innovativen Beiträgen bearbeitet. Er verfaßte Kapitel für Handbücher der Pathologie (auf Aufforderung des Virchow-Nachfolgers Lubarsch) und der Gynäkologie (Veit, Stoeckel). Er erstellt im Gefolge seiner intensiven Beschäftigung mit den Ovarialtumoren eine differenzierte Systematik der gut- und bösartigen Tumoren der weiblichen Gonaden und unterstreicht die Bedeutung der Histopathologie für die Karzinom-Diagnostik („Über den Wert der Stückchen-Diagnostik", 1926, gemeinsam mit Carl Kaufmann). Durch alle diese Leistungen, die von zahlreichen in- und ausländischen Schülern und Hospitanten miterlebt werden, verhilft er der gynäkologischen Morphologie zu einer weltweit anerkannten Rolle in der Frauenheilkunde. Über die Dimensionen seines wissenschaftlichen Werkes hinaus sind die Persönlichkeit und das Schicksal R. Meyers beeindruckend. Nach seiner außergewöhnlich gradlinig verlaufenden erfolgreichen wissenschaftlichen Karriere muß er 1939 im Alter von 65 Jahren Deutschland verlassen, um sich vor den Nationalsozialisten zu retten. Der ihm am 23. Februar 1932 verliehene Titel eines Honorar-Professors wird ihm aberkannt. Er siedelt in die USA über und nimmt mit der Unterstützung von Freunden (McKelvey) eine Tätigkeit an der Universität von Minnesota auf. Hier publiziert er in den Jahren 1941 bis 1946 noch sechs wissenschaftliche Arbeiten. Ein hervorstechendes Merkmal der Autobiographie liegt darin, daß Robert Meyer nach den erlebten existentiellen Bedrohungen und Demütigungen die Repräsentanten des Nationalsozialismus nicht mit dem zu

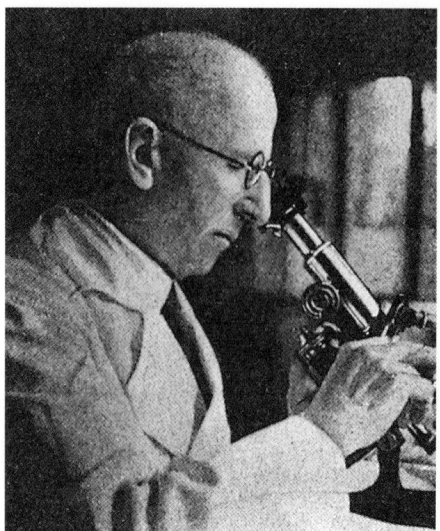 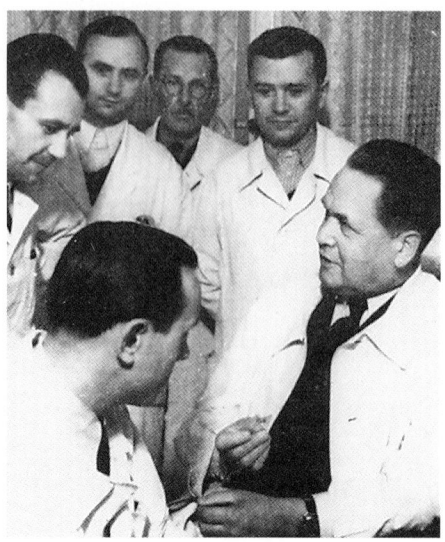

Abb. 3. Robert Meyer (1864–1947)
Abb. übernommen aus Stoeckel, 1948.

Abb. 4. Robert Schröder (1884–1959) im Kreise seiner Schüler.
Abb. übernommen aus Kyank und Möbius, 1984.

erwartenden Haß und Zorn anprangert, sondern seine Schilderungen und Kommentare von einer durch Souveränität und Überlegenheit geprägten Distanz gekennzeichnet sind. Diese Einstellung verhilft ihm dazu, daß er zur Bewertung seines Lebens feststellen kann: „Ich hatte ein außergewöhnlich schönes Leben, das es wert wäre, noch einmal gelebt zu werden."

Zu den zahlreichen Schülern und Mitarbeitern Robert Meyers gehörten Aschheim und Carl Kaufmann – „ein ausgezeichneter Biochemiker" –, mit denen die funktionelle Morphologie zunehmend in den Vordergrund tritt. Mit C. Kaufmann, K. G. Ober, J. Zander, G. Kern u.a. setzt sich diese Tradition bis in die heutige Zeit fort.

Parallel zu der Entwicklung der Gynäko-Pathologie in Berlin entwickelte sich dieser Schwerpunkt auch an anderen Universitäts-Kliniken. Robert Schröder (1884–1959) hat sich durch die Einflüsse seiner Mentoren in der Pathologie (Thierfelder und Jores) seit seiner Dissertation mit dem Titel „Über die Drüsenepithel-Veränderung der Uterusschleimhaut im Intervall und Prämenstruum" besonders mit Studien zum Einfluß der Ovarialhormone auf das Endometrium beschäftigt. Er wurde damit ein herausragender Vertreter der funktionellen Gynäko-Pathologie. Die Morphologie war in den von ihm geleiteten Kliniken Rostock, Kiel und Leipzig in die tägliche Routine integriert und spielte auch für die Arbeiten seiner Schüler eine herausragende Rolle. So haben sich besonders Tietze, Lax, Winter und Behrens unter seiner Anleitung mit der Gynäko-Pathologie befaßt. Letztgenannter verfaßte umfangreiche Monographien zur Variabilität des Endometriumaufbaus in den einzelnen Zyklusphasen und zur grundlegenden Bedeutung histologischer Endometrium-Untersuchungen für die klinische Diagnostik. Später erweiterte H. Schmidt-Matthiesen diese Erkenntnisse durch histochemische Studien. Schröders Mitarbeiter Runge (1892–1964), Ordinarius in Heidelberg, verfaßte u.a. eine stark morphologisch geprägte Systematik zur Diagnostik, Differential-Diagnostik und Behandlung von Blutungen und Fluor. Stoll setzte die Tradition dieser Schule fort. Er hat sich gemeinsam mit H. K. Zinser (zunächst Greifswald, später Köln) in hervorragender Weise um die Eingliederung der Zytologie in die wissenschaftliche Bearbeitung des Zervixkarzinoms und in ein für die gesamte Welt beispielhaftes Programm zur Früherkennung von Tumoren der weiblichen Genitale verdient gemacht. Diese Leistungen basierten mit auf den Arbeiten von Papanicolaou, der, 1883 in Kymi, Griechenland, geboren, nach Beendigung seines Medizinstudiums in Athen unter Haeckel und Hertwig 1910 in München erfolgreich arbeitete. 1928 erschien sein erstes Werk zum Thema „New Cancer Diagnosis". 1941 berichtet er gemeinsam mit Trout vor der New York Obstetrical Society über „Diagnostic Value of Vaginal Smears in Cancer of the Uterus". Es folgte die Herausgabe des Buches „Diagnosis of Uterine Cancer by the Vaginal Smear". Etwa gleichzeitig verwiesen Daniel und Babes in Bukarest auf den Wert der Zytologie für die Entdeckung des Collumkarzinoms. Bemerkenswerterweise gab es für diese bahnbrechenden Erkenntnisse ältere Vorarbeiten in Deutschland, die im Ausland aufgegriffen und systematisch auf eine erfolgreiche klinische Anwendung ausgerichtet wurden. 1847 beschrieb der Privat-Dozent und Assistent am Physiologischen Institut in Heidelberg, Dr. Carl Bruch, in seiner Monographie „Die Diagnose der bösartigen Geschwülste" die Krebszelle, die keine einzigartigen oder typischen Merkmale besitze, sondern vielmehr strukturell eine Zelle im idealen Sinne darstelle, die sich nur durch ihre hohe Proliferationskapazität auszeichne. Der Weg der Zytologie mit ihrer sekundären Akzeptanz im deutschsprachigen Raum erinnert in manchen

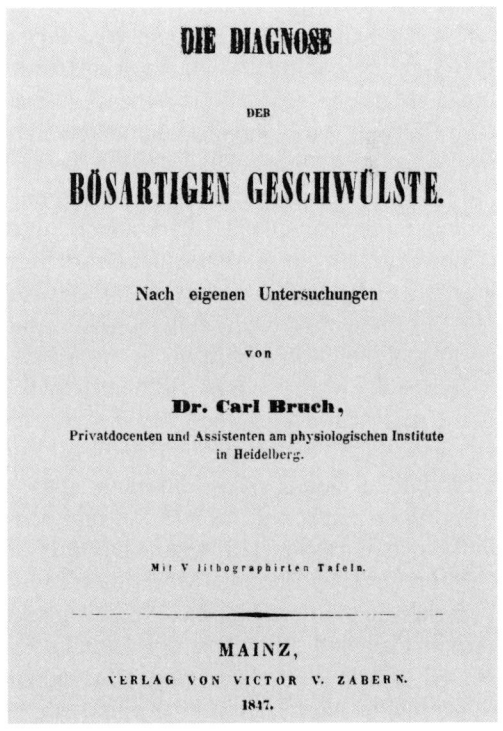

Abb. 5. Deckblatt des Buches Carl Bruch: Die Diagnose der Bösartigen Geschwülste, 1847, Mainz.

Zügen an ähnliche Umwege, die auch die Kolposkopie von Hans Hinselmann (1884–1959) nehmen mußte. Diese zunächst nur von wenigen in Europa akzeptierte Methode erlebt erst in den letzten Jahren nach einer Phase des Leistungsnachweises in Übersee (USA, Australien) eine Wiederentdeckung in den zentraleuropäischen Ländern. Die Möglichkeiten der zytologischen Frühdiagnose des Zervixkarzinoms führten mit dazu, daß G. Mestwerdt in Hamburg aufgrund sorgfältiger Studien das Mikrokarzinom der Zervix abgrenzen konnte, das aufgrund seiner geringeren Metastasierungspotenz mit weniger eingreifenden Behandlungsmethoden geheilt werden konnte.

Bemerkenswert bleiben weiterhin deutliche Unterschiede in der Organisation der gynäkologischen Zytologie im internationalen Vergleich. Teilweise vergleichbar mit der Anfangsphase der Gynäko-Pathologie sahen die Vertreter der deutschen Pathologie in der klinischen Zytologie eine in der Aussage unsichere Hilfsmethode, die im Gegensatz zu der von ihnen als vorrangig eingestuften experimentellen Zytologie wenig wissenschaftliche Perspektiven zu bieten schien. Aus diesem Grunde bildeten sich in mehreren Zentren im deutschsprachigen Raum in die Frauenkliniken integrierte Laboratorien für gynäkologische Zytologie, anders etwa als in den USA, wo die klinische Zytologie von den Pathologen primär aufgegriffen und als mehr oder weniger selbständiger Schwerpunkt innerhalb der Pathologie etabliert wurde.

Nicht immer ergab sich die Motivation für das Handeln der Morphologen in den Frauenkliniken aus der Vernachlässigung dieses Gebietes durch die Pathologen. Häufiger war es die Kooperation und gegenseitige Stimulation zwischen dem Vertreter der Pathologie und dem morphologisch engagierten Gynäkologen, die sich durch wirkungsvolle, sachbezogene Planung und Arbeit gegenseitig in der Lösung von Problemen unterstützten. Ein besonders eindrucksvolles Beispiel für diese interdisziplinär errungenen Erfolge ist die langjährige Partnerschaft zwischen dem Pathologen H. Hamperl (Marburg, später Bonn) und dem Gynäkologen C. Kaufmann (Marburg, später Köln), die wegweisende Arbeiten zum Mammakarzinom, dem Carcinoma lobulare in situ und dem aktualisierten Problem der „Erosion" der Portio, dem traditionsreichen Thema der Gynäko-Pathologie, verfaßten. In dieser Atmosphäre beispielhafter Kooperation entwickelte sich die Motivation weiterer Generationen von Gynäko-Pathologen, unter denen insbesondere K. G. Ober mit seinen Schülern zur erfolgreichen Bearbeitung von Problemen der Zervix-Epithelgrenzen, zum Carcinoma in situ und der Ausbreitung des Zervixkarzinoms sowie der Morphogenese, der Multizentrizität und Bilateralität des Mammakarzinoms wichtige Erkenntnisse beitrug.

Neben der primär onkologisch ausgerichteten morphologischen Forschung und den Untersuchungen zu den Auswirkungen des Endokriniums auf die weiblichen Genitalorgane stellte die Morphologie der Perinatalperiode einen weiteren Grundpfeiler der Gynäko-Pathologie dar. Auf gynäkologischer Seite haben Hörmann und Lemtis bedeutende Beiträge zur Plazenta-Morphologie geliefert. Der Pathologe V. Becker (Erlangen) hat über seine eigenen wegweisenden Arbeiten zur funktionellen Plazenta-Morphologie hinaus einer ganzen Gruppe von gynäkologischen Schülern zu Handwerkszeug und Motivation verholfen, in eigenständiger Arbeit Ziel und Aufgaben der Gynäko-Pathologie weiter zu verfolgen. Diese Namen aus der Pathologie mögen für die große Gruppe derer stehen, die aus der Souveränität ihrer fachlichen Kompetenz und ihrer Persönlichkeit sowie wissenschaftlichem Pflichtbewußtsein heraus die Arbeiten an der Lösung wissenschaftlicher Probleme und deren Unterstützung vor standespolitische Überlegungen stellten.

Entsprechend der Pathologie und Gynäkologie verbindenden Stellung der Gynäko-Pathologie etablierte sich unter dem Dach der Gesellschaft für Gynäkologie und Geburtshilfe sowie der Gesellschaft für Pathologie 1972 in Mannheim die Sektion Gynäko-Pathologie, deren Aufgabe allgemein in der Förderung gynäkopathologischer Forschung und in der Durchführung von wissenschaftlichen Sitzungen im Programm der Tagungen der Muttergesellschaften sind. Zu den Gründungsmitgliedern zählten von seiten der Gynäkologen P. Stoll (Mannheim), G. Mestwerdt (Hamburg), G. Kindermann (Erlangen, jetzt Berlin) und andere. Die Pathologen waren vertreten durch W. Doerr (Heidelberg), V. Becker (Erlangen), H. J. Holzner (Wien), G. Seifert (Hamburg) und G. Dallenbach-Hellweg (Mannheim). Auch wenn eine Institutionalisierung einer Idee nicht notwendigerweise die häufig auf Flexibilität und Spontaneität aufbauende wissenschaftliche Aktivität fördern muß, hat die Arbeitsgemeinschaft Gynäko-Pathologie doch ein wichtiges Forum für die Diskussion zwischen Gynäkologen und Pathologen geschaffen und zahlreiche Impulse für die Bewältigung der verbindenden Aufgaben gegeben. Darüber hinaus bildet die Gynäko-Pathologie eine wichtige Grundlage für die wissenschaftlichen Aktivitäten der Arbeitsgemeinschaft Gynäkologische Onkologie unter dem Dach der Deutschen Gesellschaft für Gynäkologie und Geburtshilfe.

Die enge Bindung der Gynäko-Pathologen an die operative Gynäkologie hat mit dazu beigetragen, daß auch in Wien und Graz frühzeitig intensive und erfolgreiche Untersuchungen zu morphologischen Fragen unternommen wurden (siehe auch oben, Lott, 1872). Dabei standen ähnlich den Bemühungen in Berlin Fragen der Formalgenese, Entwicklung, Erkennung und Ausbreitung des Zervixkarzinoms im Vordergrund. Um die Jahrhundertwende erschienen wesentliche Beiträge, so in Graz 1908 W. Schauensteins Arbeit „Histologische Untersuchungen über atypisches Plattenepithel an der Portio und an der Innenfläche der Cervix uteri". 1909 publizierte K. Pronai „Zur Lehre von Histogenese und dem Wachstum des Uteruskarzinoms". J. Schottländer und F. Kermauner, von denen ersterer zunächst in Heidelberg und später in Wien tätig war, verfaßten 1912 die Schrift „Zur Kenntnis des Uteruskarzinoms". In den letzten dreißig Jahren hat sich in Wien eine eigenständige Gynäko-Pathologie im Verbund zwischen den Frauenkliniken und der Pathologie herausgebildet. In diesem Bereich waren u.a. tätig: E. Schüller (II. UFK), W. Schiller, der sich in besonders intensiver Form um die Früherkennung des Portiokarzinoms verdient machte und später in die USA auswanderte (II. UFK), Hofrat Dr. R. Ulm (I. UFK) und J. H. Holzner, der durch seine überzeugenden Arbeiten im morphologischen Labor der II. UFK auf den Lehrstuhl für Pathologie in Wien berufen wurde. In Graz haben Navratil, Bajardi und Burghardt durch ihre ausgedehnte Arbeit zu den heutigen klaren Vorstellungen über die Frühphase des Zervixkarzinoms beigetragen, die in den Monographien Burghardts eindrucksvoll dargestellt sind.

Die Gynäko-Pathologie hat durch ihre zahlreichen Beiträge wesentlich die Entwicklung der Frauenheilkunde mitbestimmt, und durch die Tatsache, daß sie für zahlreiche wesentliche Entscheidungen in diesem Fach die letztendliche Referenzmethode darstellt, hat sie sich zu einem der tragenden Fundamente der Gynäkologie und Geburtshilfe entwickelt. Nicht wenige außermorphologische Innovationen haben primär den Anspruch erhoben, im Vergleich mit der Morphologie gleichwertige oder weitergehende Aussagen bieten zu können. In vielen Fällen reduzierte sich der Informationswert dieser Neuerungen in der praktischen Anwendung bestenfalls auf eine Ergänzung der morphologischen Befunde.

Die derzeitige Entwicklung der gynäkologischen Morphologie wird – seit einigen Jahren zunehmend – auch von standespolitischen und mediko-legalen Gesichtspunkten mitbestimmt. Der Blick in die Vergangenheit zeigt, daß vergleichbare Probleme die Gynäko-Pathologie seit ihren Anfängen begleitet haben. Für die heutige Rolle wie für die weitere Entwicklung der Gynäko-Pathologie ist die von wissenschaftlichem Impetus getragene und durch überzeugende Qualität geprägte Leistung ausschlaggebend.

Literaturverzeichnis

Becker V: Carl Ruge, 100 Jahre Stückchen-Diagnostik. Arch. Gynecol. 227 (1979) 193–204
Bruch C: Die Diagnose der Bösartigen Geschwülste, 1874, von Zabern, Mainz
Kyank H, Möbius W: Zum 100. Geburtstag von Robert Schröder. Zbl. Gynäk. 106 (1984) 1092–1098
Lott G: Zur Anatomie und Physiologie der Cervix Uteri. 1872, Enke, Erlangen
Mayer C: Ueber Erosionen, Excoriationen und Geschwürsformen der Schleimhaut des Cervical-Canals und der Muttermundslippen. v. Wittich, Wagner (Hrsg.): Amtlicher Bericht über die 35. Versammlung Deutscher Naturforscher und Ärzte, S. 225–244, H. Hartun, Königsberg 1861
Meyer R: Autobiography of Dr. Robert Meyer. Short Abstract of a Long Life. 1949, Henry Schuman, New York
Ruge C, Veit J: Zur Pathologie der Vaginalportion. Erosion und Beginnender Krebs. 1878, Enke, Stuttgart
Ruge C, Veit J: Der Krebs der Gebärmutter. 1881, Enke Stuttgart
Stoeckel W: Robert Meyer 70 (1948) 2–7

Die Entwicklung der psychosomatischen Geburtshilfe und Gynäkologie

Hans-Joachim Prill

Das 100jährige Jubiläum der Deutschen Gesellschaft für Gynäkologie und Geburtshilfe fordert dazu heraus, den Rückblick mit diesem Zeitpunkt beginnen zu lassen. Interessanterweise war es auch der Beginn der Phänomenologie psychosomatischer Symptomatik in der Gynäkologie und Geburtshilfe. Während man in Frankreich (Charcot u.v.a.) durch suggestive und hypnotische Heilungen allgemein auf die psychosomatischen Zusammenhänge aufmerksam wurde, war es im deutschsprachigen Raum durch mehr phänomenologische Beschreibungen der Versuch, die ideopathischen Symptome psychogenetisch zu erklären.

Kaltenbach sah 1890 als Grund für die Hyperemesis eine unerwünschte Schwangerschaft an und deutete das Erbrechen als Ablehnung des Kindes. Erst nach über 60 Jahren wurde diese Vorstellung durch Roemer abgelöst, der u.a. ätiologisch die psychogene Ambivalenz zwischen Kinderwunsch und Insuffizienzgefühlen gegenüber den kommenden Aufgaben nachwies.

Auch andere Symptome wie der Vaginismus, die Geschlechtskälte, der Pruritus vulvae, das Vorfallgefühl ohne Vorfall (Pseudoprolaps) und die verschiedenen Blutungsstörungen wurden schon 1902 und 1903 von Bernhard Krönig in ihrem psychogenetischen Anteil beschrieben. Sehr früh erkannte man auch, daß viele scheinbar entzündliche Unterleibserkrankungen eine funktionelle bzw. psychogene (Pseudoovarie von Lomer 1899 und Dysmenorrhoe von Menge 1901) Genese haben. Von anderen (A. Freund, B. Schulze) wurden diese Ansichten bestritten oder wie von Küstner in seinem Lehrbuch der Gynäkologie 1893 in eine somatopsychische Pathogenese verkehrt.

Er schrieb: „Es sind vorwiegend Erkrankungen der Hystera, des Ovars und seiner Adnexe, welche die prägnantesten und häufigsten Symptome der Hysterie in Erscheinung treten lassen." In Umkehrung des Kausalitätsprinzipes wurden dann Ovarektomien, Hysterektomien, Antefixationen zur angeblichen Behebung der Hysterie vorgenommen (Bossi u.a.).

Gräfenberg mußte im Auftrag von Pfannenstiel 1907 300 psychiatrische Fälle gynäkologisch untersuchen. Er stellte fest, daß diese Frauen nicht häufiger als die Durchschnittsbevölkerung an gynäkologischen Erkrankungen oder Veränderungen (z.B. Retroflexio uteri) litten.

Dabei hatten die Psychologen des 19. Jahrhunderts schon recht klar die psychischen Besonderheiten beschrieben und eine geschlechtsspezifische Charakterologie der Frau entwickelt, die den Satz der Madame de Staël „les ames n'ont pas de sexe" widerlegte. In dem Buch von Heymans „Die Psychologie der Frauen" (1910) finden sich über 50 internationale Werke zu diesem Thema, die aber keine Berücksichtigung in der Gynäkologie fanden. Das alleinige Interesse galt den neuen organpathologischen Befunden.

Die „psychophysische" Gynäkologie

So wird es verständlich, daß die Lehre von den bedingten und unbedingten Reflexen von Pawlow und andere psychophysische Regulationen am ehesten Berücksichtigung fanden. Dies geschah am intensivsten durch Walthard, der schon 1909 die erste Abteilung für Frauen mit funktionellen gynäkologischen Störungen an der Städt. Frauenklinik in Frankfurt einrichtete und später den wesentlichen Handbuchartikel zu diesem Thema verfaßte. Er entwickelte eine „psychophysische Gynäkologie", indem er z.B. den Vaginismus als einen kathathymen Abwehrvorgang und den Pruritus vulvae als eine besondere Form des mnemischen körperlichen Entgegenkommens zu dem Kratzreflex ansah. Zwar betonte er den primären Ausschluß organischer Erkrankungen, aber er forderte ebenso wie die gynäkologische Diagnose die Abklärung psychogener funktioneller Symptome. Es käme für die Gynäkologen und ihre Wissenschaft weniger darauf an, „daß ins gesunde Genitale verlegte psychoneurotische Erscheinungen geheilt werden, als vielmehr darauf, daß sie als funktionelle Symptome erkannt und danach von jeder örtlichen gynäkologischen Behandlung ausgeschlossen werden". Dies erscheint heute noch als ein ganz wichtiges Prinzip in der psychosomatischen Gynäkologie, die ja primär nicht auf Psychotherapie angelegt ist.

Psychotherapeutisch war Walthard die Einsicht der Patienten in die rationale Bedeutung „des seelischen Kampfes für die Genese der Organneurose mit ihren Ausdrucksvorgängen und körperlichen Begleiterscheinungen" wichtig, aber er hielt weder von der Psychoanalyse noch von der Abreaktion durch Hypnose (Hypnokatharsis) viel. Er war der Meinung, daß die Lösung eines seelischen Konfliktes sich nur auf den Wegen der Vernunft vollzieht und nur dann, wenn ihre Resultate von einem positiven Affekte begleitet sind.

Als wohl einzigen Epigonen von Walthard kann man W. Liepmann bezeichnen, der das erste Lehrbuch „Gynäkologische Psychotherapie" 1924 schrieb, das aus Vorlesungen, die er in Berlin und Moskau gehalten hatte, entstand. Er lehnte tiefenpsychologische Erkenntnisse ab und orientierte sich an Kretschmers medizinischer Konstitutionspsychologie und Kronfelds rationaler Psychotherapie. In den Mittelpunkt seiner Überlegungen stellte er das Gesetz vom dreifachen Grunde, das er durch die Vulnerabilität, die Hemmung und den Pansexualismus (geistiger Sexualismus als Seelentrieb) der Frau erklärte.

Die psychophysische Regulation, wobei dem Zwischenhirn die übergeordnete Funktion zugeordnet wird, ist heute noch in der Endokrinologie ein häufig vertretener Standpunkt. In Regelkreisen erhält die Psyche meist eine Zuordnung zwischen Großhirn und Zwischenhirn, was sicherlich zum Verständnis der funktionellen Pathogenese beiträgt, aber nicht zur psychogenen Ätiologie.

Der Einfluß der Psychoanalyse auf die Gynäkologie

Als die Deutsche Gesellschaft für Geburtshilfe und Gynäkologie gegründet wurde, arbeitete der Dozent für Neuropathologie Dr. Sigmund Freud bei dem großen französischen Neurologen Charcot, der durch seine Hypnoseerfolge bei scheinbaren Organkrankheiten weltberühmt war. Freud war beeindruckt, als Charcot durch den Druck auf das Ovar ein hysterieformes Krankheitsbild bei einer Patientin auslösen konnte, welches durch Hypnose wieder zu beheben war. Unter anderem durch dieses Experiment lernte Freud Grundlegendes für die Psychotherapie, denn Seelisches und funktionell Körperliches konnten durch die Hypnose und damit durch psychische Vorgänge geheilt werden. In einer seiner ersten Kasuistiken (1895) konnte er z.B. eine Agalaktie dadurch heilen, daß er der Patientin den bisher unbewußten Konfliktzusammenhang in Hypnoanalyse deutete.

Freud wies besonders in den frühen Arbeiten immer wieder auf „innersomatische Reizquellen" hin. Er nahm an, daß eine gestörte Keimdrüsenchemie des sexuell unbefriedigten Menschen Angst auslöst und zu verschiedenen (gynäkologischen) Symptomen führt. Durch seine erste umfassende Arbeit über die Theorie der Sexualität hoffte Freud, daß die Endokrinologie die Antwort auf die Probleme des normalen und abnormalen Sexualverhaltens geben könne. Die Endokrinologie hat dies nur z.T. vermocht, denn seit M. Bleuler, E. und W. Kretschmer u.a. hat sich bis heute eigentlich immer stärker erwiesen, daß die Entwicklung der Sexualfunktion und die Reifung der Persönlichkeit integrativ zu verstehen, d.h. eng ineinander verflochtene Vorgänge sind. In der weiteren Forschung kam Freud dann zur Entwicklung der Libidotheorie, womit er sich zusehends von endokrinologischen Vorstellungen entfernte.

Man kann wohl behaupten, daß eine ganze Bibliothek über psychoanalytische Theorien der Weiblichkeit besteht, die von Gynäkologen unberücksichtigt geblieben sind. In Freuds Werken finden sich zahlreiche Kasuistiken mit gynäkologischer bzw. sexueller Symptomatik, deren Deutung, wie sie Freud vornahm, heute weitgehend abgelehnt wird.

Der klassischen Psychoanalyse wird immer wieder vorgeworfen, daß sie sich seit Freud nicht wesentlich weiterentwickelt habe. Dies ist ein großer Irrtum, denn schon 1925 publizierte Helene Deutsch in Wien die „Psychoanalyse der weiblichen Sexualfunktionen", die sich zwar noch eng an die psychoanalytische Trieblehre anlehnte, aber in ihren späteren Büchern über die „Psychologie der Frau" entwickelte sie doch recht eigene, von der klassischen Lehre abweichende Theorien. Noch eigenständiger waren die tiefenpsychologischen Vorstellungen der Psychoanalytikerin Karin Horney, die 1895 in Hamburg geboren, bis 1932 in Berlin praktizierte und dann in die USA auswanderte, wo sie erfolgreich viele Jahre das American Institute of Psychoanalysis leitete. Ihr ging es um die Erhellung der spezifisch weiblichen Entwicklungsbedingungen, die sie mit psychoanalytischen Methoden bearbeitete. Für die Gynäkologie sind besonders ihre Arbeiten über die praemenstruellen Verstimmungen in ihrem psychosomatischen Zusammenhang wichtig geworden.

In den zwanziger Jahren entwickelte sich auch die tiefenpsychologische Schule von C. G. Jung, die besonders durch ihre hohe Bewertung der Mütterlichkeit und die Vorstellung der Animusprojektion eigentlich sehr viel mehr Anspruch verdient hätte, in die Begriffswelt der Gynäkologen aufgenommen zu werden. Hier ist besonders das Werk von E. Harding zu nennen, die zu einer differenzierten psychosozialen alters- und reifungsspezifischen Psychologie und Psychopathologie der Frau kommt. Sie stellte die Generationsprobleme als Konfliktstoffe dar und lehnte den analytischen Formalismus ab, indem sie feststellte: „Es gibt kein Allgemeinrezept, nach dem die Frau in ihren Triebstrukturen behandelt werden kann, sondern aus der jeweiligen Persönlichkeit der Frau ergeben sich prospektive Möglichkeiten."

Um 1925 – ein Höhepunkt psychosomatischer Diskussion in Geburtshilfe und Gynäkologie

Während Stoeckel 1923 in seinem Lehrbuch der Geburtshilfe schrieb, daß „psychischen Traumen eine ursächliche Bedeutung einzuräumen als unwissenschaftlich gelten müsse" und „unsere naturwissenschaftliche Betrachtungsweise keine rechte Möglichkeit einer derartigen Vorstellung zuläßt", formulierte V. von Weizsäcker fast zu gleicher Zeit die Situation noch deutlicher: „Es ist eine erstaunliche, aber nicht zu leugnende Tatsache, daß die gegenwärtige Medizin eine eigene Lehre vom kranken Menschen nicht besitzt. Sie lehrt zwar Erscheinungen des Krankseins, Untersuchungen von Ursachen, Folgen, Heilmitteln der Krankheit, aber sie lehrt nicht den kranken Menschen."

Dennoch gab es eine Reihe von Gynäkologen, die sich darum bemühten, psychosomatische Gesichtspunkte in unser Fachgebiet einzubringen. Dies geschah meist sehr pragmatisch und in Unkenntnis der tiefenpsychologischen Erkenntnisse jener Zeit. Seit 1920 wurde die Hypnose und Hypnoanalyse (Hallauer, von Wolff) therapeutisch genutzt. Man war erstaunt und begeistert von Geburten in Hypnose (Franke, von Oettingen u.v.a.), deren Vorteile gegenüber dem geburtshilflichen Dämmerschlaf evident waren. Die Berliner Gesellschaft für Gynäkologie hielt 1925 ihre erste Sitzung über Psychotherapie in der Gynäkologie ab, in der Abraham über die Psychotherapie und von Wolff über pragmatische Methoden wie Suggestion und Hypnose sprachen. Es war eine Zeit, in der sehr heftig über die Bedeutung und Wertigkeit der psychophysischen Zusammenhänge diskutiert wurde. Das Handbuch der Biologie und Pathologie des Weibes enthielt 1924 erstmalig ein Kapitel über Psychotherapie, das Walthard in Zürich verfaßt hatte.

Herausragend war das Werk des Tübinger Ordinarius für Gynäkologie August Mayer, der 1925 umfassend über die „psychogenen Störungen der weiblichen Sexualfunktionen" schrieb. Fast alle funktionellen gynäkologischen Symptome wurden schon damals von ihm phänomenologisch in ihrer möglichen Psychogenese, die er allerdings meist in Umweltkonflikten sah, beschrieben. Die biographische Anamnese genügte ihm, um bei Auffinden einer Konfliktsituation eine psychogene Ätiologie zu behaupten. Auf dem Gynäkologen-Kongreß in Wien (1925) sprach er über den Fluor als psychosomatisches Symptom und löste damals eine heftige Diskussion unter den Tagungsteilnehmern aus. Die psychoanalytische Gesellschaft lud ihn 1926 als einen der ersten Kliniker ohne analytische Ausbildung nach Baden-Baden zu einem Referat über die psychogene Entstehung gynäkologischer Symptome ein. In den folgenden 30 Jahren seiner wissenschaftlichen Tätigkeit soll er über 500 Arbeiten geschrieben haben, in denen er u.a. über Reifungsprobleme und Reifungskrisen der Frau berichtete, die er mit einer einfühlsamen Psychagogik behandelte. Darüber hinaus war es ihm ein besonderes ethisches Anliegen, den Gynäkologen und Geburtshelfer zu einem Berater und Helfer der Frau zu formen, wobei er gleichzeitig scharf und ausdauernd gegen obsolete Operationen (z.B. Antefixation bei Retroflexio mobilis) durch „Uterusingenieure" vorging.

Als Altmeister auf dem sexualmedizinischen Gebiet kann Erwin Kehrer (Marburg) bezeichnet werden, der in seiner Monographie über die weibliche Unfruchtbarkeit schon 1922 auf die sexualpsychologischen Zusammenhänge hinwies. Mit seiner immer einseitiger werdenden Dyspareuniehypothese, die Fluor, Schmerzen,

Blutungen auf den schmerzhaften oder nicht gleichzeitigen Orgasmus von Mann und Frau zurückführte, wurde er zunehmend ein wissenschaftlicher Außenseiter, dessen Vorstellungen in der Gynäkologie keine Resonanz fanden.

Gynäkologen und Geburtshelfer wandten sich in zunehmendem Maße der Pathogenese einzelner funktioneller Symptome zu. Es begann ein Forschungsabschnitt, der sich in erster Linie mit dem pathogenetischen Ablauf zwischen vegetativem Nervensystem und Endokrinium über das zentrale vegetative Nervensystem und ihrer cerebralen Integration auseinandersetzte. Als eine verspätete „Blüte" dieser Reflexpsychologie kann die Psychoprophylaxe des Geburtsschmerzes angesehen werden, die von der Pawlowschen Reflextheorie abgeleitet in Rußland und Frankreich zu einem System der Geburtsvorbereitung entwickelt wurde. Danach gibt es ein cerebrales Geburtszentrum und ein Schmerzzentrum, das durch verbale Suggestion über bedingte Reflexe beeinflußt werden kann. Interessanterweise wurde die Methode aus den Erfahrungen bei Hypnosegeburten in Rußland entwickelt, die um 1925 etwa gleichzeitig wie bei uns durchgeführt wurden.

Schon in den zwanziger Jahren entwickelte sich in Deutschland eine medizinanthropologische Richtung, die zu einer umfassenden Sichtweise ärztlichen Handelns führen sollte. Von internistischer Seite war es Krehl, von Bergmann und später Siebeck und Christian, die die Individualität des Krankseins und nicht mehr die Besonderheiten von Krankheiten betonten. Die wesentlichen theoretischen Überlegungen aber wurden von den Neurologen V. von Weizsäcker, L. Binswanger, V. E. von Gebsattel erarbeitet, die in einer phänomenologischen Analyse Erlebnisweisen erfaßten, wobei der beseelte Leib in seiner Doppeldeutigkeit von „haben" und „sein" im Mittelpunkt stand. Für die Gynäkologie hat F. J. Buytendijk diese Gesichtspunkte in seinem Buche „Die Frau" besonders eindrucksvoll herausgearbeitet. Diese anthropologische Richtung wird bis heute von einer konservativen Psychiatrie abgelehnt, die im Dritten Reich Neurosen den Psychopathien zuordnete und Elektrokrampfbehandlung und Insulinschock auch bei leichteren klimakterischen Störungen des vegetativen Nervensystems empfahl. Die Rückständigkeit der Neurosenlehre und Psychotherapie in der Gynäkologie bis etwa zum Jahre 1950 kommt u.a. in dem Handbuch der Biologie und Pathologie des Weibes zum Ausdruck, in dem auf über 200 Seiten von drei Referenten alle wesentlichen tiefenpsychologischen Erkenntnisse oder psychotherapeutischen Erfahrungen unberücksichtigt oder vernachlässigt wurden.

Die Entwicklung von 1933–1950

Nachdem 1933 die psychoanalytischen Institute aufgelöst worden waren und ab 1938 auch die Psychoanalyse in Deutschland verboten wurde, dominierte eine aus der Konstitution und dem Charakter abgeleitete medizinische Psychologie (E. Kretschmer). Es war nicht schwer, die in der psychoanalytischen Terminologie eingeengten Psychotherapeuten abzuqualifizieren. Es muß als tragisch angesehen werden, daß ihr Bemühen, langwierige Entwicklungsprozesse oder Fehlhaltungen auf einen Ausdruck zu verkürzen (z.B. Penisneid), von den Organmedizinern nicht verstanden oder fehlinterpretiert wurden. W. Kemper in Berlin war einer der wenigen, der in den Kriegsjahren eine größere tiefenpsychologische Arbeit über die funktionellen Sexualstörungen schrieb, in denen er als Analytiker Wert darauf legte, festzustellen, daß es sich um Störungen der Liebesfähigkeit (z.B. auch bei Pruritus vulvae) handelte und nicht um die „eines isoliert gedachten Sexualapparates".

Durch die Emigration vieler jüdischer Psychoanalytiker kam es in den USA zu einer intensiven und fruchtbaren Weiterarbeit in der psychosomatischen Medizin. Franz Alexander erforschte die Organspezifität, in der z.B. die Organneurosen durch chronisch verdrängte emotionelle Spannung verursacht sein sollten. Umstritten blieb seine Theorie der spezifischen Charakterstruktur für die Neurosen, die durch die infantile Abhängigkeit und Minderwertigkeitsgefühle zu Angst und Schuld führen soll. F. Dunbar stellte dagegen für die psychosomatische Ätiologie ein spezifisches Persönlichkeitsprofil in den Vordergrund, das für entsprechende Traumata empfänglich sei und zu einer symbolischen Wahl des Symptoms führe. Sie stellte bereits 1935 über 200 wissenschaftliche Arbeiten aus dem angloamerikanischen Schrifttum zusammen, die sich mit gynäkologischen oder geburtshilflichen Fragen beschäftigten. Für die Gynäkologie sind besonders ihre Arbeiten über die Psychosomatik der Dysmenorrhoe und die Psychohygiene der Schwangeren, Gebärenden und Wöchnerin wichtig geworden. Der Frage der Organwahl und Organspezifität bei den Neurosen ist in unserem Fachgebiet von da an in unendlich vielen weiteren Arbeiten nachgegangen worden.

Erstmalig wurde 1936 gleichzeitig eine endokrine und psychoanalytische Forschungsstudie von Th. Benedek und B. B. Rubenstein über die „psychosexuelle Manifestation der Ovarialfunktion" gemacht. Sie fanden, daß die entscheidenden Phasen der zyklischen Ovarialfunktion psychoätiologisch motiviert werden. Das Sexualverhalten bei Frauen sei dagegen von partnerschaftlichen, kulturellen und biologischen Strebungen beeinflußt.

Einen Überblick über die psychosomatische Entwicklung der Geburtshilfe und Gynäkologie der USA hat 1951 und 1962 W. S. Kroger in zwei Büchern gegeben, wobei er psychoanalytische, psychodynamische und psychotherapeutische Gesichtspunkte berücksichtigte. Seine beeindruckende Persönlichkeit und sein ungewöhnliches Wissen und Können haben es jedoch nicht vermocht, in den USA die psychosomatische Geburtshilfe und Gynäkologie in größerem Umfange zu verbreiten.

An dieser Stelle soll auch vieler jüdischer Gynäkologen erinnert werden, denen es nicht erlaubt war, ihre psychosomatischen Erfahrungen bei uns zu publizieren. Einer von ihnen war Hermann Hirsch, der bereits acht Wochen nach der Machtübernahme als Habilitant von der Freiburger Universitäts-Frauenklinik entlassen wurde, dann bis 1938 als Oberarzt am Jüdischen Krankenhaus in Berlin arbeitete, bevor er nach Bolivien und später nach Israel auswanderte. Von dort hat er eine fruchtbare psychosomatische Arbeit in der Gynäkologie geleistet und ebenso wie der Psychiater D. G. Hertz der deutschen gynäkologischen Psychosomatik durch ihre kollegiale Zusammenarbeit und ihre Veröffentlichungen einen großen Dienst erwiesen.

Kasernierung, Inhaftierung und Konzentrationslager lieferten ein Massenexperiment hinsichtlich der Wirkung von Angst und psychophysischem Streß auf die generativen Funktionen der Frau. Untersuchungen im KZ Theresienstadt ergaben, daß mehr als die Hälfte der in der Geschlechtsreife stehenden Frauen amenorrhoisch wurden, davon 85 Prozent sofort oder nach der ersten Lagermenstruation (Bass). Am eindrücklichsten sind die Untersuchungen des Berliner Anatomen Stieve, der schon Tage nach der Verhaftung hingerichteter Frauen eindrückliche Zeichen der Follikelatresie und -atrophie fand. Der menschlich erschütterndste Beleg psychosomatischer Beeinflussung wurde dadurch erbracht, daß bei den Bibelforscherinnen in Folge ihrer angstfreien Einstellung zum Tode diese somatischen Veränderungen nicht zu finden waren.

Die Entwicklung der gynäkologischen Psychosomatik seit 1950

Nach dem Kriege entwickelte sich die Psychosomatik in den klinischen Fächern örtlich sehr unterschiedlich. Wir erwähnten schon die „Heidelberger Schule", die mit V. von Weizsäcker und den Internisten Siebeck und Christian die anthropologische Richtung vertrat. In Tübingen entwickelte D. Langen als Schüler von E. Kretschmer eine aktiv-klinische Psychotherapie, die er später in Mainz zusammen mit mir in vielen Fortbildungsveranstaltungen für Gynäkologen zu einem doppelgleisigen Standardverfahren ausbaute. In Berlin entwickelte J. H. Schultz seine organismische Psychotherapie, die E. Schaetzing für die gynäkologischen Belange, insbesondere hinsichtlich des Sprechstundengesprächs, nutzbar machte. Die Lindauer Psychotherapiewochen haben Hunderte und später Tausende von interessierten Ärzten angezogen und durch das breitgefächerte Angebot ein einmaliges fachbegleitendes Weiterbildungszentrum geschaffen.

Die Psychoanalyse benötigte am längsten, um sich wieder in der Neo-Psychoanalyse (Schultz-Hencke) zu artikulieren. Sie hat bis heute kaum Eingang in die klinischen Fächer gefunden. Dafür entwickelte man die Psychosomatik recht eigenständig weiter, indem man eine Betrachtungsweise entwickelte, die nicht etwa dem Körperlichen weniger, sondern dem Seelischen mehr Beachtung schenken will. Die Gleichheit von Psyche und Soma im Krank-Sein wird postuliert und nicht die Kausalität der Psyche für das Soma.

Zu einem Mentor der psychosomatischen Gynäkologie wurde H. Roemer als Nachfolger von August Mayer auf dem Tübinger Lehrstuhl. Schon durch seine Habilitationsschrift über die Hyperemesis gravidarum brachte Roemer 1943 ein psychosomatisches Thema zur akademischen Würdigung. 1953 erschien sein Lehrbuch „Gynäkologische Organneurosen", in dem er sowohl ein Neurosenverständnis für die Gynäkologen wie auch ein psychosomatisches Behandlungskonzept entwickelte.

Verdienste erwarb er sich auch durch die Einführung der von Grantly Dick Read entwickelten „natürlichen Geburt ohne Furcht". Nachdem Read schon 1933 seine Ideen des Angst-Spannung-Schmerz-Syndroms in einem Buch niedergeschrieben hatte, dauerte es bis 1946, bis Sawyer und Thoms die Methode zunächst in den USA an der Yale-Universität und dann 1952 Roemer mit Lukas in Tübingen praktizierten. Sie entwickelten ein Übungsprogramm, das neben der Schwangerschaftsgymnastik auch Atemschulung und Aufklärungsvorträge umfaßte. Für Gebärende ohne Vorbereitung führten sie das Badegespräch (d.h. Entspannung und Atemschulung in einer Kurzvorbereitung in der Badewanne) ein.

Da es sich beim Dehnungsschmerz der Zervix um einen vegetativen Schmerz handelt, der durch Gymnastik nicht zu beeinflussen ist, haben wir seit 1955 die Geburtsvorbereitung mit dem autogenen Training kombiniert, wie es heute in etwa 57 Prozent in den Kursen zur Anwendung kommt. Die von russischen Geburtshelfern und später von Lamaze weiterentwickelte Psychoprophylaxe des Geburtsschmerzes wurde hauptsächlich in der DDR praktiziert, während sie bei uns nur eine kurzfristige Modeerscheinung war, die vor allen Dingen durch ihre unphysiologische Atmung als obsolet angesehen werden muß. Selbst in der UdSSR hat man die suggestive Beeinflussung der Frauen zugunsten vegetativer Entspannungsverfahren aufgegeben. Heute umfaßt die Geburtsvorbereitung in Deutschland vegetative Entspannungsübungen, Atemschulung, statt Aufklärungsvorträgen die Beantwortung von Fragen über Schwangerschaft und Geburt sowie die Diskussion über Angst und Werdeerlebnisse. Sehr hilfreich sind auch Gespräche mit schon entbundenen Frauen und eine erklärende Führung durch die Entbindungsstation.

Ein hoffentlich unvergängliches wissenschaftliches Denkmal für die gesamte Psychosomatik hat H. Roemer durch die Stiftung eines Preises für die beste psychosomatische Jahresarbeit geschaffen, die alljährlich vom Deutschen Kollegium für psychosomatische Medizin verliehen wird. Inzwischen haben vier Gynäkologen, neben Vertretern anderer klinischer Fächer, diesen Preis schon entgegen nehmen können. Als seine Schülerin hat die Psychoanalytikerin V. Frick-Bruder seine Intentionen vielfach aufgegriffen und in eindrucksvollen Arbeiten und Vorträgen wesentlich zu einem besseren Verständnis psychosomatischer Erkrankungen und der Interaktionsdynamik zwischen Arzt und Patientin beigetragen. 1955 habe ich unter H. Burger an der Würzburger Universitäts-Frauenklinik eine aktiv-klinische Psychotherapie in Gynäkologie und Geburtshilfe begonnen, über deren Erfahrungen und Resultate ich in dem Buch „Psychosomatische Gynäkologie" 1964 berichtet habe. Die bisher größte Gruppe von 308 Frauen mit gynäkologischen Symptomen konnte biografisch untersucht und in 205 Fällen eine psychotherapeutische Behandlung erfolgen. Als ein ganz dominierender Faktor wurde die Reifungsstörung mit ihrer Ambivalenz zur Weiblichkeit, die Retardierung und Regressionstendenz herausgearbeitet. Immer wieder imponierte die psychogene Mehrdimensionalität, in der Angst und Hemmung ebenso gravierende Faktoren sind.

Die Absichtserklärungen vieler gynäkologischer Ordinarien, die Psychosomatik in das Lehr- und Ausbildungsprogramm zu integrieren, konkretisierte 1966 als erster Elert in Düsseldorf. Er berief mit H. Molinski einen psychoanalytisch ausgebildeten Psychiater als Leiter einer psychosomatischen Abteilung an die Universitäts-Frauenklinik. In jahrzehntelanger erfolgreicher Zusammenarbeit mit H. Elert und L. Beck hat Molinski eine psychosomatische Abteilung aufgebaut, die bis heute in der Bundesrepublik in doppelter Hinsicht einmalig ist. Er entwickelte nicht nur das Modell einer in die Frauenklinik integrierten Psychosomatik, sondern bot auch in Weiterbildungsseminaren die Ausbildungsmöglichkeit zu einer bio-psycho-sozialen Sprechstunde, die nach dem Verlust der geburtshilflichen und operativen Möglichkeiten bei den meisten Frauenärzten mit der Praxisgründung notwendig wird. In zwei Büchern und Handbuchbeiträgen hat Molinski sich wissenschaftlich zunächst mit den Fragen der weiblichen Entwicklungsstufen und dann mit den Folgen von Angst und Ärger bei verschiedenen geburtshilflichen und gynäkologischen Symptomen beschäftigt. Der Schmerz ohne Organbefund wurde von ihm analytisch neu durchdacht.

Neben der Düsseldorfer Abteilung gibt es nur in Berlin noch eine von H. Lax eingerichtete und seit über einem Jahrzehnt von M. Stauber geleitete psychosomatische Abteilung an einer Universitäts-Frauenklinik. M. Stauber hat als psychoanalytisch ausgebildeter Gynäkologe sich insbesondere Verdienste um die Abklärung der psychosomatischen Probleme in der sterilen Ehe erworben. Im letzten Jahrzehnt sind in zunehmendem Maße weitere Wissenschaftler hinzugekommen, die zum Teil sich auch schon für dieses Spezialgebiet habilitieren konnten. So haben sich W. Eicher über Störungen der weiblichen Libido und Sexualität, V. Herms über die Psychodynamik und Psychotherapie der vorzeitigen Wehentätigkeit, D. Richter über die sekundäre Amenorrhoe und M. Wenderlein über die Problematik der Menarche habilitiert. Bei anderen standen die Störungen weiblicher Libido und Sexualität, der Mütterlichkeit und Mutterschaft, der sozial-psychologischen Wertigkeit in der Rollenfindung und der Doppelbelastung der Frau neben der Erörterung der einzelnen funktionellen Symptome zur Diskussion. H. Poettgen hat Fragen der Kontrazeption und der Schwangerschaftskonfliktberatung, der Geburtsvorbereitung mit dem AT und über den gynäkologischen Unterleibsschmerz umfassend und gründlich beantwortet. B. Fervers-Schorre und W. Dmoch haben uns u.a. über die Probleme der krebskranken Frau ein kompetentes Wissen vermittelt, wozu noch eine Reihe von weiteren Psychosomatikern kommen (u.a. O. Jürgensen, P. Müller, C. Buddeberg, M. Irrmann, P. Nijs), die durch ihre Beiträge wesentlich zu einem besseren Wissenschaftsverständnis der Psychosomatik in der Gynäkologie beigetragen haben.

Seit über 15 Jahren haben wir uns in Fortbildungsseminaren bemüht, sowohl die neuen wissenschaftlichen Erkenntnisse in Vorträgen wie auch die Entwicklung einer psychosomatischen Kompetenz für den Geburtshelfer und Gynäkologen zu entwickeln. Kepp und Bailer haben diese Seminare inauguriert, die wir dann zehn Jahre mit D. Langen, dem Ordinarius für Psychotherapie in Mainz, weitergeführt haben. Er war ein engagierter Verfechter einer praxisbezogenen, aktiv-klinischen Psychotherapie, mit der er sich große Verdienste in der berufsbegleitenden Weiterbildung der Gynäkologen erworben hat. In der Supervision von Psychotherapeuten wurden gynäkologische Organneurosen mit den Gynäkologen in ihrer Interaktion zu der Patientin durchgesprochen (Balintgruppen), und die Ärzte erfuhren sich in der Kritik der anderen (Selbsterfahrungsgruppen) zu einem besseren beruflichen Selbstverständnis.

Durch den Gedankenaustausch und die wissenschaftliche Arbeit mit Analytikern, Psychosomatikern und Sozialmedizinern konnte an eine psychosomatische Entwicklung Anschluß gefunden werden, die zunehmend auf eine anthropologisch ausgerichtete Frauenheilkunde ausgerichtet ist, in der es auch um die Wesenserfassung der Frau in ihren verschiedenen Entwicklungsbereichen geht.

Seit 1962 haben sieben internationale Kongresse für psychosomatische Geburtshilfe und Gynäkologie stattgefunden, in denen die Beiträge der deutschen Kollegen stets von einem hohen wissenschaftlichen Niveau getragen waren. Als Präsident der Internationalen Gesellschaft für psychosomatische Geburtshilfe und Gynäkologie habe ich mit M. Stauber den 6. Internationalen Kongreß 1980 mit etwa 1200 Teilnehmern aus 35 Ländern in Berlin veranstaltet. Mit 59 deutschen Beiträgen konnten wir die ganze Breite und Intensität unserer gynäkologischen psychosomatischen Forschung und Lehre deutlich machen, so daß behauptet werden kann, daß die deutsche psychosomatische Gynäkologie und Geburtshilfe in der Welt heute an führender Stelle steht.

Literaturverzeichnis

Abraham K: Psychoanalyse und Gynäkolgie. Zschr. Geburtshilfe, 89 (1925) 451
Alexander F: Psychosomatische Medizin, 3. Auflage, Berlin 1977
Bass F: L'amenorrhoe au camp de concentration Térézin. Gynäcologia 123 (1947) 211
Benedek Th: Die Funktionen des Sexualapparates und ihre Störungen. In: Psychosomatische Medizin, S. 196, Berlin 1952
Besold F: Gynäkologie und Psychoanalyse. Beilageh. Zschr. Geburtshilfe, Bd. 136, Stuttgart 1952
Bleuler M: Endokrinologische Psychiatrie. Stuttgart 1954
Bossi LM: Eierstocks-Uteruskrankheiten und Psychopathien. Frommels-Ber. 27 (1913) 32
Buytendijk FJJ: Die Frau – Natur, Erscheinungen, Dasein. Köln 1953
Charcot JM: Neue Vorlesungen über die Krankheiten des Nervensystems. Leipzig 1886
Christian P: Das Personenverständnis im modernen medizinischen Denken. Tübingen 1952
Deutsch H: Psychologie des Weibes I. und II. Bern 1948 und 1954
Dick W: Die psychische Form der Dysmenorrhoe und deren hypnotische Behandlung. Arch. Gynäk. 121 (1924) 157
Dunbar F: Emotions and bodily Changes, S. 533, New York 1954
Elert R: Zur Genese der Notstandsamenorrhoe. Geburtsh. Frauenhk. 12 (1952) 193
Eicher W: Die sexuelle Erlebnisfähigkeit und die Sexualstörungen der Frau, Stuttgart 1975
Fervers-Schorre B: Psychosomatische Probleme in der Gynäkologie u. Geburtshilfe, Köln 1985
Fikentscher R: Diagnostik und Therapie der Sterilität der Frau. Münch. med. Wschr. 100 (1958) 213
Freud S: Über die weibliche Sexualität. Ges. W. Bd. XIV. 517, London 1948. Internat. Zschr. Psychoanal. 19 (1933) 372
Freud S: Ein Fall von hypnotischer Heilung. Ges. W. Bd. I, London 1952
Freund WA: Über die durch Parametritis chronica hervorgerufene Hysterie. Beitr. Geburtsh. u. Gynäk., Wien 1903
Frick-Bruder V: Psychological aspects of secondary amenorrhea, Basel 1975
Frick-Bruder V: Psychosomatische Probleme in der Gynäkologie und Geburtshilfe 1983, Berlin 1984
v. Gebsattel VE: Prolegomena einer med. Anthropologie, Heidelberg 1954
Gräfenberg: Allg. Ärztl. Zeitschr. f. Psychotherapie 2 (1929) 665
Hallauer B: Die Narkohypnose. Zschr. Geburtsh. 86 (1923) 359
Harding E: Der Weg der Frau, Zürich 1932
Heberer H: Die Bedeutung der Psychotherapie in der Gynäkologie. Arch. Gynäk. 117 (1922) 332
Hertz DG u. Molinski H: Psychosomatik der Frau, 2. Aufl., Heidelberg 1980
Heymans G: Die Psychologie der Frauen. In: Psychologie in Einzeldarstellungen, Bd. III., Heidelberg 1910
Hirsch H: The Family, Basel 1975
Horney K: Psychogenic factors in functional female disorders. Amer. J. Obstetr. Gynec. 25 (1933) 694
Horney K: Die Psychologie der Frau, 4. Auflage, München 1977
Howells JG: Modern Perspectives in Psycho-Obstetrics, Edinburgh 1972
Jung CG: Die Frau in Europa, Zürich 1948
Jürgensen O: Psychosomatische Probleme in der Gynäkologie und Geburtshilfe 1984, Berlin–Heidelberg 1985
Kaltenbach: Über Hyperemesis gravidarum. Zschr. Gebh. u. Gyn. (1881) 200
Kehrer E: Ursachen und Behandlung der Unfruchtbarkeit nach modernen Gesichtspunkten, Dresden 1922
Kehrer E: Die psychogenen gynäkologischen Krankheitsbilder und ihre Behandlung. Münch. med. Wschr. 97 (1955) 1091
Kemper W: Zum Frigiditätsproblem. Geburtsh. Frauenhk. 2 (1940) 180
Kretschmer E: Medizinische Psychologie, Stuttgart 1956
Kretschmer E: Psychotherapeutische Studien, Stuttgart 1949
Kretschmer W: Die Neurose als Reifungsproblem, Stuttgart 1952

Krönig B: Über die Bedeutung der funktionellen Nervenkrankheiten für die Diagnostik und Therapie in der Gynäkologie, Leipzig 1902
Kroger WS u. Freed SC: Psychosomatic gynecology, Philadelphia 1951
Kronfeld A: Psychotherapie, Heidelberg 1924
Küstner: Lehrbuch der Gynäkologie, Dresden 1893
Lamaze F: L'accouchment sans douleur par la méthode psychoprophylactique. Enc. médico.-chirurg. 5017, Paris 1956
Langen D: Psychodiagnostik-Psychotherapie, Stuttgart 1969
Langen D: Methodische Probleme der klinischen Psychotherapie, Stuttgart 1956
Liepmann W: Gynäkologische Psychotherapie, Berlin 1924
Lomer R: Zur Beurteilung des Schmerzes in der Gynäkologie, Wiesbaden 1899
Lukas KH: Die psychologische Geburtserleichterung, Stuttgart 1968
Mayer A: Psychogene Störungen der weiblichen Sexualfunktion. In: Schwarz O: Psychogenese und Psychotherapie körperlicher Symptome, Wien 1925
Mayer A: Psychologisches aus der gynäkologischen Sprechstunde, Leipzig 1932
Mayer A u. Schaetzing E: Persönlichkeitsgynäkologie. Beiheft, Zschr. Geburtsh. 132, Stuttgart 1950
Menge K: Das Wesen der Dysmenorrhoe. Zbl. Gynäk 48 (1901) 1367
Molinski H: Die unbewußte Angst vor dem Kinde, München 1972
Molinski H: Frauenheilkunde. In: Medizinische Klinik der Gegenwart, München 1979
Molinski H: Siehe Hertz DG
Nijs P: Psychosomatische Aspekte der oralen Antikonzeption, Stuttgart 1972
v. Oettingen K: Geburten im hypnotischen Dämmerschlaf. Münch. med. Wschr. 68 (1921) 265
Poettgen H: Die ungewollte Schwangerschaft, Köln 1982
Prill HJ: Gynäkologie; Geburtshilfe. In: Hdb. Neurosenlehre und Psychotherapie, Bd. 5, 206, 253, München 1961
Prill HJ: Psychosomatische Gynäkologie, München 1964
Prill HJ u. Stauber M: Advances in Psychosomatic Obstetrics and Gynecology, Berlin 1982
Read GD: Childbirth without fear, New York 1944
Reik, Th: Die Bedeutung der Psychoanalyse für die Frauenheilkunde. Arch. Frauenheilkunde 2 (1915) 237
Richter D u. Stauber M: Psychosomatische Probleme in Geburtshilfe u. Gynäkologie, Freiburg 1982
Roemer H: Grundlagen u. Praxis der psychischen Behandlung Hyperemesiskranker. Z. Gebh. Gyn. 120 (1940) 249
Roemer H: Gynäkologische Organneurosen, Stuttgart 1953
Sawyer B: Experiences with labor procedures of G. D. Read. Amer. J. Obstetr. Gynec. 51 (1946) 852
Siebeck R: Medizin in Bewegung, Stuttgart 1949
Schaetzing E: Die verstandene Frau, 2. Aufl., München 1954
Schultz-Hencke H: Der gehemmte Mensch, Stuttgart 1947
Schultz JH: Die seelische Krankenbehandlung (Psychotherapie), 2. Aufl., Stuttgart 1929
Stauber M: Psychosomatik der sterilen Ehe, Berlin 1979
Stieve H: Der Einfluß des Nervensystems, Aufbau und Tätigkeit der Geschlechtsorgane des Menschen, Stuttgart 1952
Thoms H: Training for Childbirth, New York 1950
Walthard M: Über die Bedeutung psychoneurotischer Symptome für die Gynäkologie. Hdb. Gynäk. 1912, S. 489
Walthard M: Psychotherapie. In: Biologie und Pathologie des Weibes, Bd. 2, S. 697, Wien 1924
v. Weizsäcker V: Körpergeschehen und Neurose, Stuttgart 1947
v. Weizsäcker V: Psychosomatische Medizin. Verh. Dtsch. Ges. Inn. Med., Wiesbaden 1949
Wenderlein M: Psychosomatik in der Gynäkologie und Geburtshilfe, Stuttgart 1981
Wengraf F: Psychotherapie des Frauenarztes, Wien 1934
v. Wolff G: Psychotherapie und Gynäkologie. Zschr. Geburtshilfe 89 (1925) 463

Die Entwicklung der deutschsprachigen Zeitschriften im Fach Gynäkologie und Geburtshilfe

Hans Ludwig

„Quod non est in actis, non est in mundo", dieser klassisch formulierte Leitsatz gilt nicht nur vor Gericht, sondern auch für die Wissenschaften: Was nicht in zugänglicher Weise publiziert ist, kann von der wissenschaftlichen Öffentlichkeit nicht zur Kenntnis genommen, nicht geprüft, nicht in das Wissensgebäude der Zeit eingebaut werden. Daran muß man heute wieder erinnern, wo die Sitten durch Vielfachpublikation von Forschungsergebnissen, durch eine Flut von reproduzierender Sekundärliteratur und durch die instante Vermarktung mancher originellen Idee in nicht zitierfähigen Wegwerfzeitschriften zu verfallen drohen. Das wissenschaftliche Leben, die Entwicklungen des klinischen Denkens und die gesammelte Erfahrung unseres Faches schlägt sich in den Beiträgen für die Zeitschriften nieder. Sie erfüllen eine andere Funktion als die Lehrbücher, die – wenn sie gut gelungen sind – aktuelle Bestandsaufnahmen des Wissens und der Erfahrung sind, aber eben nicht denkbar ohne die kritische Verarbeitung des in den Zeitschriften ausgebreiteten Materials.

Periodische Zeitschriften unseres Faches entstanden im 18. Jahrhundert. Ihre Entwicklung war die unmittelbare Folge des Aufblühens der Forschung, deren Ergebnisse verbreitet werden mußten. Damals wie heute waren es einzelne große Beweger, die Überzeugungskraft und Durchsetzungsvermögen genug besaßen, etwas in Gang zu setzen, was es davor noch nicht gab. Die Geschichte der deutschsprachigen Zeitschriften der Gynäkologie eröffnet Einblicke in die Kultur von Sprache und Wissenschaften des 18. und 19. Jahrhunderts.

Johann Georg Roederer (1729 bis 1763), Professor der Anatomie, Chirurgie und Geburtshilfe in Göttingen, Schüler von Georg Albrecht Fried (Straßburg), André Levret (Paris) und William Smellie (London), veröffentlichte seine „Elementa artis obstetriciae" im Jahre 1753 noch in lateinischer Sprache, bevorzugtes Kommunikationsmedium der Wissenschaften in unserem Lande bis tief in das 18. Jahrhundert. Die Fachkollegen in Frankreich schrieben längst französisch, die in England englisch. Wenige Jahre nach den „Elementa" erschienen zwei in deutscher Sprache verfaßte Lehrbücher der Geburtshilfe, die nicht ausschließlich für den Hebammenunterricht bestimmt waren, nämlich in Wien „Anfangsgründe der Geburtshülfe" (1768) von Josef Jakob Plenk (1735 bis 1807) und in Cassel „Theoretische Anleitung zur Geburtshülfe" (1770) und „Practische Anleitung zur Geburtshülfe in widernatürlichen und schweren Fällen" (1772) von Georg Wilhelm Stein (1737 bis 1803), bis 1792 Vorstand der Gebäranstalt Cassel, später Professor der Geburtshilfe in Marburg und Bonn. In diesen Lehrbüchern schlugen sich die Auffassungen der Autoren und ihrer Schulen nieder. Echte wie vermeintliche Fortschritte der Erkenntnis wurden im Disput, oft genug auch mit polemischer Auseinandersetzung verteidigt. Über erste Kaiserschnitte an der Lebenden wurde von Henckel (1769),

Deleurye (1779) – Eröffnung in der Linea alba – sowie von Duncker (1771) und von Lauverjat (1788) – Eröffnung mit einem queren Leibschnitt – berichtet. Wir verdanken der Zeit um die Wende des 18. zum 19. Jahrhundert auch zwei Sammlungen geburtshilflicher Abhandlungen ohne kommentierenden Text der Herausgeber, so das „Tentamen catalogi rationalis dissertationem ad artem obstetriciam spectantium ab anno MDXV ad nostra usque tempora" (1795) von dem badischen Stadtphysikus Christian Ludwig Schweickhard und die „Sylloge operum minorum praestatiorum ad artem obstetriciam spectantium" (1795) von Johann Christian Traugott Schlegel.

In der Zeit, in welcher die ersten Versuche unternommen wurden, periodische Fachzeitschriften oder regelmäßige Jahresberichte zu begründen, bestimmten drei Namen in unserer Disziplin: Baudelocque, Osiander und Boër. Jean Louis Baudelocque (1746 bis 1810), seit 1798 „Chirurgien en chef et accoucheur" an der neu errichteten Maternité in Paris („L'art des accouchemens" 1781), und Friedrich Benjamin Osiander (1759 bis 1822), seit 1792 Professor der Geburtshilfe in Göttingen („Lehrbuch der Entbindungskunst" 1799; „Die Anzeige zur Hülfe bei unregelmäßigen und schweren Geburten" posthum 1825), waren glänzende und einflußreiche Vertreter einer obstetrischen Kunsthilfe, die sie zu hoher Vollkommenheit entwickelten. In Wien wandte sich Lucas Johann Boër (1751 bis 1835), seit 1789 Professor der theoretischen und praktischen Geburtshilfe („Natürliche Geburtshilfe" 1817) gegen die künstliche Erweiterung des Muttermundes, gegen den Mißbrauch der Zange und gegen voreilige Wendungsoperationen. Er ist der Verfechter einer „natürlichen" Geburtshilfe, ein Begriff, der auf ihn zurückgeht. Seine und Osianders Auffassungen standen in zuweilen scharf geäußerter Opposition zueinander. Dieses war die Szene, in der Johann Jacob Römer aus Zürich mit der Herausgabe von „Annalen der Geburtshülfe, Frauenzimmer- und Kinder-Krankheiten für das Jahr 1790" begann, dem ersten Versuch einer Zeitschrift für Übersichten und Literaturberichte aus dem Gesamtfach unter Einschluß von Beobachtungen am Neugeborenen. Römers Annalen erschienen nur noch ein weiteres Mal für das Jahr 1791. Ähnlich kurzlebig waren die ersten beiden periodischen Zeitschriften für die Geburtshilfe, das „Journal für Geburtshelfer" und die „Lucina" von Johann David Busch (1755 bis 1833) aus Marburg (Tab. 1). Mit dem Namen „Lucina" sollte an die antike Tradition der Geburtshilfe erinnert werden. Juno Lucina war der Name der Beistandsgöttin gebärender Frauen im antiken Rom. Sie wurde angerufen, die Geburt des ausgetragenen Kindes zu erleichtern: „Parce precor, gravidis, facilis Lucina, puellis: Maturumque utero molliter effer onus." Ovid, Metamorphosen.

Eine gleichzeitig ins Leben gerufene Zeitschrift von Johann Christian Stark (1753 bis 1811), Professor der Geburtshilfe in Jena, erschien immerhin 15 Jahre lang: Von 1787 bis 1797 als „Archiv für die Geburtshülfe, Frauenzimmer- und neugeborener Kinder-Krankheiten", von 1798 bis 1802 als „Neues Archiv für Geburtshülfe, Frauenzimmer- und Kinder-Krankheiten". Herausgeber Stark soll einer der ersten gewesen sein, der den Dammschutz in der Art ausübte, daß er den Damm („das Mittelfleisch") mit der einen Hand stützte, mit der anderen aber den andringenden Kopf hielt. Er entwarf auch einen Beckenmesser und einen „Nachgeburtslöffel" und beschäftigte sich mit der Frage des Zustandekommens der Placenta praevia; er hielt das Absinken des befruchteten Eies vermöge seiner Schwerkraft für eine mögliche Ursache bei steilgestelltem Uterus.

Entwicklung der deutschsprachigen Zeitschriften im Fach Gynäkologie und Geburtshilfe 359

Tab. 1. Die deutschsprachigen periodischen Zeitschriften für Geburtshilfe und Gynäkologie

Gründungstitel der Zeitschrift	Begründer bzw. erste Redaktion	Erscheinungsjahr des ersten bzw. des letzten Bandes
„Lucina" oder Magazin für Geburtshelfer	J. D. Busch, Marburg	1787–1788
„Journal für Geburtshelfer"	unbekannt	1787–1788
„Archiv für die Geburtshülfe, Frauenzimmer- und neugeborener Kinder-Krankheiten"	J. D. Stark, Jena	1787–1797
„Neues Archiv für Geburtshülfe, Frauenzimmer- und Kinderkrankheiten"	J. D. Stark, Jena	1798–1802
„Lucina" – Eine Zeitschrift zur Vervollkommnung der Entbindungskunde	Ad. Elias v. Siebold, Würzburg	1802–1811
„Journal für Geburtshülfe, Frauenzimmer- und Kinderkrankheiten"	Ad. Elias v. Siebold, Berlin	1813–1837
„Gemeinsame deutsche Zeitschrift für Geburtskunde"	D. W. H. Busch, Marburg L. Mende, Göttingen F. A. v. Ritgen, Gießen	1826–1836
„Neue Zeitschrift für Geburtskunde"	D. W. H. Busch, Berlin J. v. d'Outrepont, Würzburg F. A. v. Ritgen, Gießen	1834–1852
„Monatsschrift für Geburtskunde und Frauenkrankheiten"	D. W. H. Busch, Berlin F. A. v. Ritgen, Gießen Ed. C. J. v. Siebold, Göttingen C. S. F. Credé, Berlin	1853–1869
„Archiv für Gynäkologie"[1]	C. S. F. Credé, Leipzig O. Spiegelberg, Breslau	1870–
„Centralblatt für Gynäkologie"	H. Fehling, Stuttgart H. Fritsch, Halle	1877–
„Zeitschrift für Geburtshülfe und Gynäkologie"[2]	C. Schröder, Berlin L. Mayer, Berlin H. Fasbender, Berlin	1877–
„Monatsschrift für Geburtshülfe und Gynäkologie"[3]	A. Martin, Berlin M. Sänger, Leipzig	1895–1969
„Geburtshilfe und Frauenheilkunde" Ergebnisse der Forschung für die Praxis	L. Seitz, Frankfurt C. Kaufmann, Berlin	1939–

[1] Seit 1978 „Archives of Gynecology" (Eds.: H. A. Hirsch, Tübingen; F. E. Loeffler, London; H. Ludwig, Basel; K. H. Wulf, Würzburg).

[2] Seit 1972 „Zeitschrift für Geburtshilfe und Perinatologie" (Herausg.: H. Jung, Aachen; F. Kubli, Heidelberg; K. H. Wulf, Würzburg).

[3] Zum Zeitpunkt der Verlegung des S.-Karger-Verlages von Berlin nach Basel waren L. Seitz, Frankfurt/Main, und W. Weibel, Wien, Herausgeber (1937). Von Band 109 (1939) an wurde die Zeitschrift von A. Anderes und Th. Koller, Zürich, betreut. Mit Band 121 (1946) änderte sie ihren Namen in „Gynaecologia". Als Ersatz für die 1969 eingestellte Zeitschrift wurde die „Gynecologic Investigation" (1970) gegründet, welche inzwischen (1980) „Gynecologic and Obstetric Investigation" heißt (Eds.: J. de Haan, Maastricht; W. LeRoy Heinrichs, Stanford; P. J. Keller, Zürich; D. M. Serr, Tel Hashomer; G. Zador, Södertälje). Habent sua fata libelli (der Verfasser).

Viele Originalbeiträge zur Geburtshilfe und Gynäkologie wurden noch in allgemein-medizinischen und in naturwissenschaftlichen Zeitschriften veröffentlicht, wo gynäkologisch-nosologische Themen unter den Mitteilungen aus der internen

Medizin, die geburtshilflich-operativen Themen unter denen aus der Chirurgie hervorgesucht werden mußten. Der Professor für Chirurgie in Berlin, Christian Ludwig Mursinna (1744 bis 1811), begründete 1801 ein „Journal für die Chirurgie, Arzneykunde und Geburtshülfe", welches bis 1815 erschien. Andere zu Beginn des 19. Jahrhunderts bekannte Zeitschriften, in denen Themen aus Geburtshilfe und Gynäkologie abgehandelt wurden, waren: „Magazin für die gesamte Heilkunde" (Herausgeber Johann Nepomuk Rust), Hufeland's Journal; Baldinger's Magazin und Journal; Richter's Bibliothek; „Journal der Erfindungen"; „Salzburger medizinisch-chirurgische Zeitung", Loder's Journal; Arnemann's Bibliothek; „Schweizerisches Museum der Heilkunde", daneben periodische Schriften mit eher lokaler Bedeutung, wie „Hamburgisches Magazin für die Geburtshülfe" (Herausgeber: J. H. Wigand und J. J. Gumprecht); „Annalen der Geburtshülfe überhaupt und der Entbindungsanstalt in Marburg insbesondere" (Herausgeber: G. W. Stein d. J. 1808 bis 1811); „Göttinger gelehrter Anzeiger"; „Heidelberger klinische Annalen"; „Rheinisches Jahrbuch für Medicin und Chirurgie" (Herausgeber: Chr. Fr. Harless, Bonn).

Der Gynäkologe, Maler und Philosoph Carl Gustav Carus (1789 bis 1869) war Mitherausgeber einer „Zeitschrift für Natur- und Heilkunde" (1820 bis 1826), welche von den Professoren der Medicinisch-Chirurgischen Academie zu Dresden besorgt wurde. Carus hielt es für „unzweckmäßig und dem Fortschritte der Geburtshülfe hinderlich, wenn dieselbe aus der ganzen Lehre des weiblichen Geschlechts herausgenommen und als eine in sich geschlossene Doctrin hingestellt werden soll: er beginnt daher sein Werk mit der allgemeinen Physiologie und Pathologie des Weibes ..", so Ed. C. J. v. Siebold (1845). Die Formulierung wurde 100 Jahre später kaum verändert aufgegriffen und kehrte programmatisch im Titel des umfangreichsten Werkes aus unserem Fach wieder: Josef Halban und Ludwig Seitz (Herausgeber): „Biologie und Pathologie des Weibes. Ein Handbuch der Frauenheilkunde und Geburtshilfe." Wien, Berlin 1924 bis 1929.

Ein Handbuch, welches großes Ansehen genoß und heute fast vergessen ist, stammt von dem Professor der Geburtshilfe und Staatsarzneikunde in Landshut, Johann Anton Schmidtmüller (1776 bis 1809), den schon Hermann Friedrich Kilian (1800 bis 1863), Inhaber des Bonner Lehrstuhles, rühmte als einen „vortrefflichen zwar oft benützten, aber selten genannten Mann, der mit den wertvollsten Winken voranging".

Neben den Handbüchern gab es auch nach dem Vorbilde der Römerschen und Schregerschen Annalen weitere, in Fortsetzung erscheinende Berichte aus dem Fach Geburtshülfe und Gynäkologie. Sie sind als die Vorläufer unserer „Berichte" bzw. der „Gynäkologischen Rundschau" anzusehen und erfüllten denselben Zweck, nämlich die über einen begrenzten Zeitraum hinweg erschienene Literatur zu Fallberichten und Instrumenten, Krankheitsauffassungen und Theorien zu sammeln, um sie teils original, teils gekürzt und kommentiert herauszubringen. Solche „Jahrbücher" verdanken wir z. B. F. H. Martens, Professor der Geburtshilfe in Jena (1802), „Berichte" in sieben Bänden dem Nachfolger auf dem v. Siebold und von d'Outrepontschen Lehrstuhl in Würzburg F. W. Scanzoni (1853 bis 1873), der Breslauer Klinik (1862 bis 1865) und schließlich der Berliner Klinik (seit 1887) mit den „Jahresberichten über die gesamte Gynäkologie und Geburtshilfe sowie deren Grenzgebiete", welche sich in den „Berichten ..." bis auf den heutigen Tag erhalten haben (Tab. 2).

Tab. 2. Die deutschsprachigen Berichts- bzw. Referate-Zeitschriften für Geburtshilfe und Gynäkologie

Gründungstitel der Zeitschrift	Begründer bzw. erste Redaktion	Erscheinungsjahr des ersten bzw. des letzten Bandes
„Annalen der Geburtshülfe, Frauenzimmer- und Kinderkrankheiten für die Jahre 1790 und 1791"	J. J. Römer, Zürich	1793–1794
„Annalen der neuesten englischen und französischen Chirurgie und Geburtshülfe"	B. N. v. Schreger, Erlangen	1799–1800
„Kritisches Jahrbuch zur Verbreitung der neuesten Entdeckungen und Beförderung der Aufklärung in der Geburtshülfe"	F. H. Martens, Jena	1802
„Beiträge zur Geburtskunde und Gynäkologie"	F. W. Scanzoni, Würzburg	1853–1873
„Klinische Beiträge zur Gynaekologie"	J. W. Betschler, Breslau W. A. Freund, Breslau M. B. Freund, Breslau	1862–1865
„Jahresberichte über die Fortschritte auf dem Gebiet der Geburtshilfe und Gynäkologie"	R. Frommel, Erlangen	1887–1928
„Jahresbericht über die gesamte Gynäkologie und Geburtshilfe sowie deren Grenzgebiete"	K. Franz, Berlin M. Stickel, Berlin B. Zondek, Berlin	1924–1939
„Berichte über die gesamte Gynäkologie und Geburtshilfe sowie deren Grenzgebiete"	B. Zondek, Berlin	1923–
„Gynäkologische Rundschau"	H. Schwalm, Würzburg J. Snoeck, Brüssel R. Wenner, Liestal	1964–

Adam Elias von Siebold (1775 bis 1824), Professor der Geburtshilfe und Gynäkologie in Würzburg, von 1816 an in Berlin, gab in den Jahren 1802 bis 1811 eine Zeitschrift „zur Vervollkommnung der Entbindungskunde" heraus, die er wieder „Lucina" nannte. Der ältere Siebold vertrat eine „medicinische Geburtshülfe" und suchte die Vermittlung zwischen den gegensätzlichen Schulen Osianders und Boërs. Ihm verdanken wir u. a. die Einführung des Steißkissens („Über ein bequemes und einfaches Kissen zur Erleichterung der Geburt und Geburtshülfe", 1818), einige geburtshilfliche Instrumente, vor allem aber die Förderung der Gynäkologie. Ed. C. J. v. Siebold schrieb über seinen Vater: „... schon die Gelegenheit des Geburtshelfers, sich tiefere Kenntnisse von dem weiblichen Organismus zu verschaffen, ließ ihn eine innige Verbindung der Frauenzimmer-Krankheiten mit der Geburtshülfe erkennen..." Die Sieboldsche Schere diente der Ausschneidung von Gebärmutterpolypen, deren unterschiedliche gewebliche Dignität in der ersten Hälfte des 19. Jahrhunderts noch nicht richtig eingeschätzt wurde. Zweimal hat A. Elias v. Siebold eine „Exstirpation der carcinomatösen Gebärmutter" vorgenommen („Über den Gebärmutterkrebs, dessen Entstehung und Verhütung", 1824).

An die Stelle der „Lucina" trat vom Jahre 1813 an das „Journal für Geburtshülfe, Frauenzimmer- und Kinderkrankheiten", welches nach dem Tode A. Elias v. Siebolds im Jahre 1828 von dessen Sohn Ed. C. J. v. Siebold bis 1837 fortgeführt wurde. Siebold dem Jüngeren verdanken wir eine ausführliche Geschichte der Geburtshilfe in zwei Bänden („Versuch einer Geschichte der Geburtshülfe" Band I 1838, Band II 1845).

Vom Jahre 1826 an – Napoleon war 1821 auf St. Helena gestorben – erschien in Weimar die „Gemeinsame deutsche Zeitschrift für Geburtskunde", herausgegeben von Diedrich Wilhelm Heinrich Busch (Marburg, seit 1829 Nachfolger A. Elias v. Siebolds in Berlin), Ludwig Julius Caspar Mende (Göttingen, Nachfolger Osianders) und Ferdinand August von Ritgen (Gießen). Diese Zeitschrift wurde als „Neue Zeitschrift für Geburtskunde" von 1826 bis 1852 fortgeführt. An die Stelle von Mende als Herausgeber trat Joseph von d'Outrepont (1775 bis 1845), Nachfolger A. Elias v. Siebolds in Würzburg.

Waren bis dahin die Zeitschriften in eher loser Folge (in „Stücken") erschienen, je nach Anfall der Texte, die zur Veröffentlichung angenommen worden waren, so trat im Jahre 1853 eine Veränderung insofern ein, als nun mit der „Monatsschrift für Geburtskunde und Frauenkrankheiten" eine monatliche Erscheinungsweise von vornherein festgelegt wurde. In das bisherige Herausgeberkollegium – inzwischen um Ed. C. J. v. Siebold, Göttingen, erweitert – wurde Carl Siegmund Franz Credé (1819 bis 1892) aufgenommen. Credé war fünf Jahre Assistent bei D. W. H. Busch, Berlin, seit 1849 in ungebundener Stellung Privatdozent, bevor er 1852 Direktor der Berliner Hebammenschule und dirigierender Arzt der Charité wurde. 1856 berief man ihn auf den Lehrstuhl unseres Faches nach Leipzig, den er, Berufungen nach Breslau und nach Berlin ausschlagend, bis 1887 innehatte. Er blieb bis zu seinem Tode 1892 insgesamt 39 Jahre Herausgeber der angesehensten Zeitschrift unseres Faches. Ist doch aus der „Monatsschrift für Geburtskunde und Frauenkrankheiten" 1870 das zunächst von C. S. F. Credé, Leipzig, und Otto Spiegelberg, Breslau, redigierte „Archiv für Gynäkologie" hervorgegangen, eindeutig die älteste deutschsprachige Zeitschrift für Gynäkologie bis 1978.

Über die Leistungen Credés als Redakteur des Archivs findet G. Leopold, Dresden, 1892 folgende Worte: „Zum Redacteur war Credé wie geboren. Mit der peinlichsten Sorgfalt reihte er die Arbeiten aneinander und las bis zuletzt alle Correcturen selbst. Durch die jahrelange Uebung zog er mit verblüffender Gewandtheit schwulstige Sätze in einen einzigen kurzen, meistens viel treffenderen Satz zusammen und reinigte unbarmherzig die Aufsätze von Ballast und Fremdwörtern zum Kummer manchen Verfassers.* Für diese große Mühe sind ihm Alle Dank schuldig ... Formvollendet waren seine Briefe. Klassisch in Kürze und Ausdruck und doch erschöpfend, von wohlthuender Verbindlichkeit, durch ein einziges Wort auf das Rechte hinweisend, waren sie in der That Meisterstücke des deutschen Stils." Arch. Gynäk. 42:209 (1892).

Die Wissenschaften erfuhren in den „Gründerjahren" nach 1870 großzügige Förderung. Der Einfluß der Zellularpathologie Rudolf Virchows (1821 bis 1902) schlug sich in der Thematik der Arbeiten unseres Faches nieder. Es war die große Zeit der morphologischen Entdeckungen. Mit der histologischen Klassifizierung kehrte ein Ordnungsprinzip in die Lehre von den Genitaltumoren der Frau ein, die noch in der ersten Hälfte des 19. Jahrhunderts von einer verwirrenden Vielfalt der Begriffe

---

*Ein instruktives Beispiel findet sich gleich im ersten Band des „Archiv für Gynäkologie" in der Auseinandersetzung mit W. Lange, Heidelberg, über dessen „Vortrag über ein kyphotisch-querverengtes Becken höchst eigenthümlicher Art" Beilage 1 (zu Heft 3) 1870.

(Excrescencen, Polypen, Geschwüre, Geschwülste) gekennzeichnet war. C. Ruge und J. Veit („Zur Pathologie der Vaginalportion", Ztschr. f. Geburtshülfe 2:415, 1878) empfahlen die Probeexzision zur geweblichen Stückchendiagnose. Sie veröffentlichten ihre Befunde in einer Zeitschrift, welche unter Mitwirkung der Berliner Gesellschaft für Geburtshülfe und Gynäkologie* vom Jahre 1877 an erschien, zunächst betreut vom Inhaber des Berliner Lehrstuhles Carl Schröder und von seinen Mitarbeitern Louis Mayer und Heinrich Fasbender. Seit dem 1. April 1877 erschien auch ein „Centralblatt für Gynäkologie", herausgegeben von H. Fehling (damals Stuttgart, später Basel) und H. Fritsch (Halle). Nur sieben Jahre nach dem „Archiv für Gynäkologie" als Fortsetzung der älteren „Monatsschrift für Geburtskunde und Frauenkrankheiten" waren zwei neue Zeitschriften entstanden, welche – anders als das Archiv – die Tradition der im voraus terminierten Erscheinungsweise weitergeführt haben. Alle drei haben sich bis in die Gegenwart erhalten, nur kurzfristig unterbrochen durch den Zweiten Weltkrieg. Die Tradition der „Monatsschrift..." fand ihre direkte Fortsetzung in einer „Monatsschrift für Geburtshülfe und Gynaekologie", gegründet 1895 von A. Martin, Berlin, und M. Sänger, Leipzig. Diese Monatsschrift des S.-Karger-Verlages wurde 1946 die „Gynaecologia" von E. Anderes und Th. Koller. Zwei Jahre nach der Verlegung des S.-Karger-Verlages von Berlin nach Basel erschien 1939 die „Geburtshilfe und Frauenheilkunde, Ergebnisse der Forschung für die Praxis" im Thieme-Verlag, Leipzig, redaktionell betreut von Ludwig Seitz, Frankfurt/Main, und Carl Kaufmann, Berlin. Carl Kaufmann war der am längsten tätige Herausgeber und Redakteur wissenschaftlicher Zeitschriften unseres Faches, nämlich seit 1939 (Band 168) und damit länger als Credé für das „Archiv für Gynäkologie" tätig und ebenso lang für die „Geburtshilfe und Frauenheilkunde". Die Worte von J. Zander und K. Holzmann (1980) über Carl Kaufmann anläßlich seines 80. Geburtstages erinnern an die oben zitierten von G. Leopold über Credé: „Alle Beiträge, sowohl die experimentellen als auch die klinischen Forschungsergebnisse, gingen durch die Hand von Carl Kaufmann. Jede Arbeit wurde von ihm mit der größten Sorgfalt geprüft oder sachverständigen Experten zugeleitet. Viele der Autoren werden sich an Briefwechsel erinnern, in denen mit Kritik, aber auch mit Zustimmung nicht gespart wurde. Sicher gereichten diese Briefwechsel den Manuskripten nicht selten zum Nutzen. Die Zuverlässigkeit, die Sorgfalt und die innere Unabhängigkeit, mit der Carl Kaufmann diese Zeitschrift in der Treue ihrem Untertitel ‚Ergebnisse der Forschung für die Praxis' in vier Jahrzehnten gestaltet hat, bedarf des Dankes einer ganzen Generation von Frauenärzten." Geburtshilfe und Frauenheilkunde 40:670 (1980).

Ungebrochen ist die Tradition glänzender Schriftleiter, welche das Fach im deutschsprachigen Raum und darüber hinaus durch Kritik und Ermutigung, durch ihren persönlichen Stil und mit umfassender Literaturkenntnis tief beeinflußt haben. Auch die Dankbarkeit, die wir diesen Männern unseres Faches schulden, hat Tradition.

Die Zukunftsprognose für wissenschaftliche Zeitschriften ist düster. Zwar wächst der Bedarf an Information unaufhörlich und mit ihm die Zahl der neuen Zeitschriften für immer kleinere Spezialgebiete, aber es ist schon abzusehen, daß die Kon-

---

*Die Deutsche Gesellschaft für Gynäkologie wurde erst 1885 gegründet.

kurrenz um gute Manuskripte in naher Zukunft tödlich werden wird. Die wichtigsten Mitteilungen werden in die schnellen elektronischen Medien gelangen. Man kann sich vorstellen, daß man in wenigen Jahrzehnten kaum noch in einer Zeitschrift blättern wird, sondern die Information über den Personalcomputer abruft. Ob die kritische Selektion vor der Publikation, wie sie von qualifizierten wissenschaftlichen Redaktionskomitees besorgt wird, ihren Platz behalten kann, ist dann fraglich. Dabei ist angesichts der Fülle an Information nichts wichtiger als eine Auslese, der Doppelt- und Dreifachpublikationen, allzu vorläufig und zu schnell publiziertes Material, zum Opfer fallen müßte. Die Erinnerung an die Entstehungsgeschichte unserer deutschsprachigen Fachzeitschriften sollte dazu beitragen, Qualitätsbewußtsein und Stilsicherheit schützen zu helfen, beides bedrohte Tugenden.

Literaturverzeichnis
(Quellenangaben, soweit nicht im Text vollständig erwähnt)

Deleurye, François Ange: Observations sur l'opération césarienne à la ligne blanche et sur l'usage du forceps la tête arrêtée au détroit supérieur. Paris 1779
Duncker, Hermann Didrich: De optima ratione administrandi partum caesareum. Duisburg 1771
Fasbender, H: Geschichte der Geburtshilfe. Jena 1906
Fischer, I: Geschichte der Gynäkologie. In J. Halban und L. Seitz (Herausg.) Biologie und Pathologie des Weibes. Urban & Schwarzenberg, Berlin/Wien, 1924, 1, 1–202
Fischer, I: Historischer Rückblick auf die Leistungen des XIX. Jahrhunderts auf dem Gebiete der Geburtshilfe und Gynäkologie. In J. Halban und L. Seitz (Herausg.) Biologie und Pathologie des Weibes. Urban & Schwarzenberg, Berlin/Wien, 1929, 8/3:1343–1522
Henckel, Joachim Friedrich: Nova Acta Nat. Curios. V, 96 (1796)
Kilian, Hermann Friedrich: Die Geburtslehre von Seiten der Wissenschaft und Kunst dargestellt. Frankfurt/Main 1839–1842
Lauverjat, Theobald Etienne: Nouvelle méthode de practiquer l'opération césarienne et parallèle de cette opération et de la section de la symphyse des os pubis. Paris 1788
Leopold G: Carl Siegmund Franz Credé. Gedächtnisrede. Arch. f. Gynäk. 42:195–213, 1882
Schmidtmüller, Anton: Handbuch der medicinischen Geburtshülfe, 1 (1808), 2 (posthum 1812)
Siebold, Ed. Casp. Jac.: Versuch einer Geschichte der Geburtshülfe, 1 (1838), 2 (1845)

Zur Entstehung der ältesten Gebärklinik Deutschlands an der Universität Göttingen (1751)

Walther Kuhn und Alexander Tobias Teichmann

Die Geschichte von Geburtshilfe und Frauenheilkunde ist die Geschichte derer, die sie ausübten und lehrten, aber auch die der Institutionen, in denen sie arbeiteten und forschten. Der Schritt von der Baderstube in den Operationssaal und damit von der rein empirischen Praxis der Geburtshilfe zur ärztlichen Wissenschaft ist ebenso wie derjenige von Bauernkate und Schlafzimmer in die Universitas literarum ein Ereignis, welches als die eigentliche Geburtsstunde unseres Faches angesehen werden kann.

So bedeutsam dem Historiker die Einrichtung dieser ersten Lehranstalt für Geburtshilfe an der Medizinischen Fakultät zu Göttingen im Jahre 1751 erscheinen mag, so ernüchternd sind die Verhältnisse, welche Johann Georg Roederer (1751 bis 1763), der auf Betreiben Albrecht von Hallers durch den Kurator von Münchhausen nach Göttingen berufen wurde, tatsächlich vorfand. Im Armenhospital Sancti Crucis, einem alten baufälligen Gebäude am Geismartor (Abb. 1), wurde das erste Accouchier-Hospital eingerichtet. Die ganze Klinik bestand aus zwei Zimmern, einem für die Kreißende und einem für den Hauswart und seine Frau, und sollte ganz der Ausbildung von Hebammen und Studenten dienen.

Nach seiner medizinischen Ausbildung in Leiden, Paris, Oxford und London kam der 25 Jahre alte Roederer als Schüler von Johann Jakob Fried aus der im

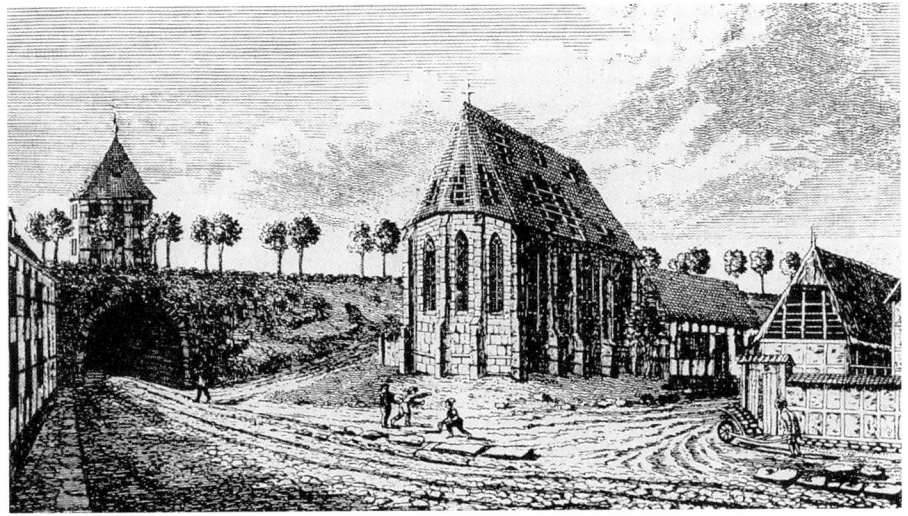

Abb. 1. Kirche St. Crucis mit dem alten Accouchier-Hospital zu Göttingen

Jahre 1728 gegründeten Lehranstalt für Geburtshilfe in Straßburg, welches damals unter französischer Herrschaft stand. Als von Haller zwei Jahre später Göttingen verließ, wurde Roederer zum ordentlichen Professor ernannt und zusätzlich mit der Lehre für Anatomie und Chirurgie betraut. Auch wenn er während seiner elfeinhalbjährigen Amtszeit nur 232 Geburten in seiner Klinik leiten konnte, ist doch sein wissenschaftliches Werk beträchtlich. Bereits 1752 erschienen seine „Elementa artis obstetriciae", im gleichen Jahr, in dem William Smellie sein Lehrbuch „Treatise on the theory and practice of midwifery" publizierte. Ganz dem Geiste der Aufklärung verpflichtet, veröffentlichte Roederer subtile Beschreibungen des normalen und regelwidrigen Geburtsmechanismus, welche Grundlage einer systematischen klinisch-wissenschaftlichen Forschung wurden.

Seine Werke wurden in viele Sprachen übertragen und bildeten zusammen mit seinem klinischen Wirken die Grundlage einer internationalen Reputation, welche u.a. in die Ernennung zum Mitglied der „Academie des chirurgiens" in Paris und zum Leibmedikus des englischen Königs mündeten.

Als Roederer am 4. April 1763 auf einer Reise nach Paris im Alter von 37 Jahren starb, verlor die deutsche Geburtshilfe mit ihm einen Wissenschaftler und Arzt, dessen kritische Einstellung zu unserem Fach durch den Umstand belegt werden mag, daß er der einzige unter den großen Geburtshelfern seiner Zeit war, zu dessen Verdiensten nicht die Erfindung einer neuen Zange gehört hat.

Roederers Nachfolger wurde sein Schüler Heinrich August Wrisberg (1763 bis 1785), in dessen zweiundzwanzigjähriger Amtszeit 600 Geburten fielen, welche immer noch in den völlig unzureichenden Räumlichkeiten des alten Armenhospitals stattfanden.

Erst Johann Heinrich Fischer (1785–1792) konnte den bereits von Roederer gehegten Wunsch nach einer neuen Gebärklinik verwirklichen, welche im März 1791 bezogen wurde. Das neue Hospital (Abb. 2) wurde aufgrund der Erfahrungen einer Reise, im Laufe derer er die bedeutendsten Anstalten in Holland, England und Frankreich besichtigte, gebaut. Fischer selbst wirkte nur kurz in dem neuen Gebäude und folgte einem Ruf als kurfürstlich-bayerischer Leibarzt nach München.

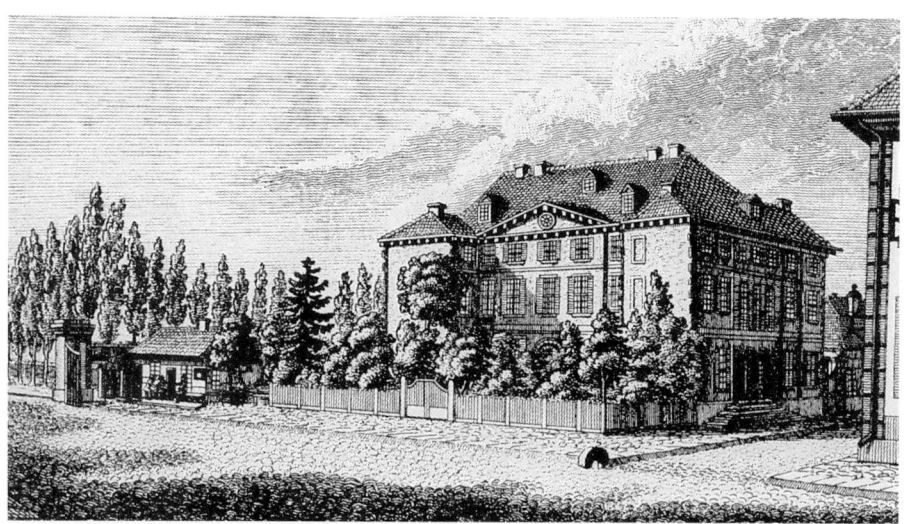

Abb. 2. Das Accouchement-Hospital in Göttingen 1791–1896

Mit Friedrich Benjamin Osiander (1792–1822) übernahm einer der prominentesten Vertreter der „Göttinger Schule" den Lehrstuhl für Gynäkologie und die Leitung des Accouchier-Hospitals.

Im Gegensatz zur konservativen, noch von Roederer mit großer Kenntnis und Einfühlungsvermögen praktizierten Geburtshilfe, machte sich Osiander durch den extremen Gebrauch geburtshilflich-vaginaler Operationen einen Namen und führte mit der damaligen, unter Boer entstandenen Wiener Schule einen jahrzehntelangen, für das gesamte Fach fruchtbaren, wissenschaftlichen Disput. Die weiten Indikationsgrenzen für die Entbindung mit der Zange führten zur Entwicklung eines eigenen Instrumentes in zwei verschiedenen Größen (Abb. 3). Nur 54 Prozent der Entbindungen an der Osianderschen Klinik verliefen spontan, 40 Prozent wurden dagegen mit der Zange, weitere 6 Prozent mit anderen Kunsthilfen wie Hebel, Wendung usw. beendet. In der mit 1000 gegenüber 80 Geburten

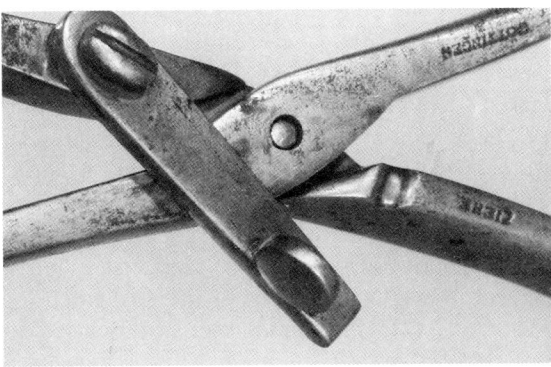

Abb. 3.

p. a. in Göttingen großen Wiener Klinik lag die Zangenfrequenz bei etwa 5 Promille! Am Simpson in Edinburgh bediente man sich nur in 0,3 Prozent seiner Entbindungen dieses Instrumentes. Osiander selbst, der stets mit wissenschaftlicher Aufrichtigkeit auch die durch seine Operationen zertrümmerten Kindsschädel demonstrierte, scheint gegen Ende seiner Amtszeit von seinem extremen Standpunkt abgekommen zu sein, auch wenn er dies niemals öffentlich bekundet hat.

Trotz des ersten Versuches einer Portioamputation bei einem Karzinom im Jahre 1801, der wie die folgenden durch Blutungen und Infektionen keine befriedigenden Resultate erbringen konnte, nahm die Gynäkologie im klinischen und akademischen Wirken Osianders einen nur sehr geringen Raum ein. Osiander starb nach einer dreißigjährigen erfolgreichen Tätigkeit als weithin berühmter, aber auch umstrittener Geburtshelfer. Während dieser Zeit hatten in der neuen Göttinger Klinik im ganzen 2540 Geburten stattgefunden.

Nach seinem Tode wurde die Anstalt vorübergehend von seinem Sohn Johann Friedrich geleitet, bis 1824 der neue Direktor Ludwig Caspar Julius Mende (1824 bis 1832) sein Amt antrat. Mende widmete sich dem zeitgemäßen Ausbau der Klinik, er modifizierte den Osianderschen Gebärstuhl so, daß man ihn leicht in ein Gebärbett verwandeln konnte und befaßte sich wissenschaftlich und klinisch mit der in England besonders gepflegten künstlichen Frühgeburt beim engen Becken, dem Dammschutz, der Behandlung der Nachgeburtsblutungen, dem Kaiserschnitt und vielen anderen geburtshilflichen Fragen. Bei den insgesamt 1300 Geburten seines achtjährigen Direktorates wurde in nur 4,6 Prozent von der Zange Gebrauch gemacht. Zu der heute wieder aktuell gewordenen Frage der günstigsten Gebärhaltung äußerte sich Mende stets dergestalt, daß es keine ausschließlich natürliche Lage gäbe und daß die Kreißende die für sie günstigste Gebärhaltung von selber einnähme, eine Äußerung, die in unserer Zeit hohe Aktualität besitzen dürfte!

Bei Mende erfährt erstmals das Gebiet der Gynäkologie eine ausgiebige Würdigung in Klinik und Wissenschaft. So beschäftigte er sich ausführlich mit der Retroflexio uteri, der Therapie des Gebärmutterkrebses sowie des Prolapses. Neben der studentischen fand unter Mende auch eine systematische Ausbildung von Hebammen statt.

Eduard von Siebold (1833–1861) gehörte wie Roederer und Osiander zu den prominenten Inhabern des Göttinger Lehrstuhles und Vorständen der Göttinger Frauenklinik. Unter dem Eindruck des noch schwelenden Streites zwischen der Wiener und der Göttinger Schule unternahm Siebold 1847 eine Reise nach Wien, um an Ort und Stelle die Grundsätze der Lehren Boers zu studieren. Dabei lernte er auch Ignaz Semmelweis kennen, konnte sich jedoch dessen Anschauungen über Entstehung und Verhütung des Puerperalfiebers nicht anschließen. Unter Siebold fand die Chloroformnarkose Einzug in die Geburtshilfe, welche er 1853 erstmalig zur Durchführung einer Schnittentbindung einsetzte. Unter seinem Direktorat wurden schließlich auch die Frauenkrankheiten in die Aufgaben der Gebärklinik einbezogen, die somit zur Frauenklinik avancierte, ebenso wie aus dem Geburtshelfer der Frauenarzt wurde.

Die Semmelweissche Lehre fand erst später unter Jakob Heinrich Hermann Schwartz (1862–1888) Berücksichtigung in der Praxis der Geburtshilfe, ebenso wie 1876 die erste Ovariotomie unter aseptischen Kautelen durchgeführt wurde. Dies war der Anfang einer steilen Aufwärtsbewegung der operativen Gynäkologie, welche unter Max Runge (1888–1909) ihre erste Blüte erlebte. Im Verlaufe der deutlichen Expansion des Faches Gynäkologie und Geburtshilfe war auch das alte Accouchier-Hospital zu klein geworden. Die neue Göttinger Frauenklinik im Kirchweg, heute Humboldtallee (Abb. 4), wurde 1896 feierlich eröffnet. Philipp

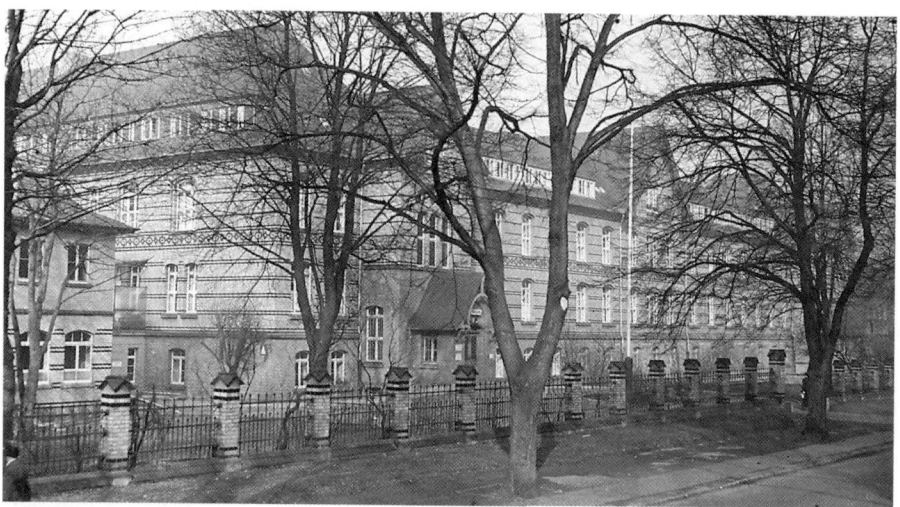

Abb. 4.

Jung (1910–1918), auf den die Schaffung einer Röntgentherapie-Abteilung an der Göttinger Klinik zurückgeht, und Carl Reifferscheid (1918–1926) folgten Max Runge im Amt, um es im Jahre 1926 an Heinrich Martius zu übergeben, welcher die wesentlichen Grundlagen der heutigen Struktur der Klinik geschaffen hat.

Die Zahl der klinischen Geburten war auf fast 1000 pro Jahr angestiegen, die der gynäkologischen Aufnahmen lag bereits über 500. Die Zahl der Laparotomien und vaginalen Eingriffe betrug mehrere 100 pro Jahr. Die radiologische und operative Behandlung gynäkologischer Karzinome, deren Frequenz unter Reifferscheid noch bei 28 Zervix-, 5 Korpus- und 13 sonstigen Genitalneoplasien gelegen hatte, schnellte auf mehr als das Doppelte in den ersten Jahren der Amtsführung von Heinrich Martius empor. Ebenso entwickelten sich die Zahlen der poliklinischen Patientinnen, welche vom Jahre 1926–1930 von 4500 auf 7000 pro Jahr anstiegen. Heinrich Martius, Schüler von Otto von Franqué aus Bonn, begann sein Wirken an der Göttinger Frauenklinik mit einer Erweiterung des Klinikbaues, die er trotz der desolaten wirtschaftlichen Verhältnisse in den Jahren der Weltwirtschaftskrise mit großer Energie ermöglichte. Heinrich Martius, der sich intensiv dem inneren Ausbau der Klinik, dem studentischen sowie dem Hebammen-Unterricht widmete, war Autor zahlreicher Operations- und Lehrbücher, welche heute noch geschätzt und verlegt werden.

Zu seinen bedeutendsten Schülern zählen Bickenbach, Schubert, Kepp und Massenbach. Seine Präsidentschaft der Deutschen Gesellschaft für Gynäkologie und Geburtshilfe 1951/52 gibt die Anerkennung wieder, welche er als Wissenschaftler und akademischer Lehrer wie auch als Kliniker gefunden hat.

Es ist das große Verdienst von Heinrich Martius, die Klinik trotz schwierigster wirtschaftlicher und politischer Verhältnisse des Dritten Reiches, des Zweiten Weltkrieges und der Nachkriegszeit zu internationalem Ansehen gebracht und die Voraussetzungen für einen Neuanfang geschaffen zu haben.

Als 1954 Heinz Kirchhoff (1954–1973), aus Lübeck kommend, Lehrstuhl und Direktorat übernahm, war die Klinik für die sich neu stellenden Aufgaben gut gerüstet. Kirchhoff, der über eine komplette radiologische Ausbildung verfügte, setzte die Tradition der gynäkologischen Radiologie durch intensiven Ausbau der Röntgenabteilung sowie der Strahlentherapie fort, welche in die Schaffung eines Lehrstuhles für Gynäkologische Radiologie und die Berufung von Rolf Frischkorn im Jahre 1974 mündete. Kirchhoff kommt das Verdienst zu, die Einheit des Faches Gynäkologie und Geburtshilfe durch Integration von Spezialdisziplinen gefördert zu haben, wie sie neben der Radiologie in Endokrinologie und Morphologie gepflegt wurden.

Über seine Emeritierung hinaus ist er ein vehementer Verfechter dieses Gedankens geblieben. Kirchhoff, der in den Jahren von 1968–1970 Präsident der Deutschen Gesellschaft für Gynäkologie und Geburtshilfe war, ist ein unkonventioneller, umfassend gebildeter und ideenreicher Wissenschaftler, der sich stets auch Grenzgebieten, von der Schulmedizin abweichenden Fragestellungen, kulturhistorischen und ethno-medizinischen Problemen gewidmet hat. Sein wissenschaftliches Werk umfaßt den Einfluß naturgegebener Rhythmen und zirkadianer Schwankungen auf physiologische und pathophysiologische Forschungen ebenso wie die Weiterentwicklung der klassischen onkologischen Strahlentherapie.

Seine Beiträge zur Röntgendiagnostik in der Geburtshilfe haben weltweit Anerkennung gefunden. Kirchhoff gelang als erstem der Nachweis der Genitaltuberku-

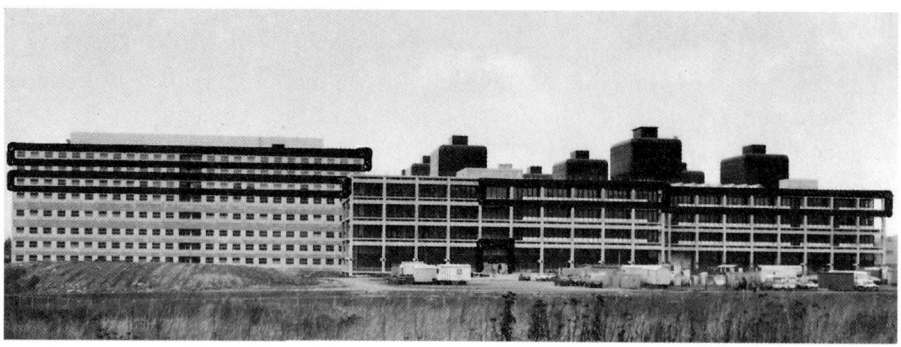

Abb. 5.

lose durch Untersuchung des Menstrualblutes, wie auch wesentliche Einsichten zur endokrinen Abhängigkeit von Entzündungen im kleinen Becken auf ihn zurückgehen. Er beschäftigte sich wissenschaftlich mit dem Problem der Frühgeburtlichkeit und führte gemeinsam mit Jürgen Haller die erste große deutsche Untersuchungsreihe zur Wirkung und Nebenwirkung von Ovulationshemmern durch.

Kirchhoff war und ist ein kritischer Mahner, der somatische und psychische Komplikationen im Rahmen des legalen Schwangerschaftsabbruches stets mit Nachdruck in die öffentliche Diskussion eingebracht hat. Besondere Erwähnung verdient die von Kirchhoff geschaffene ethnologische und kunsthistorische Sammlung von Muttergottheiten und Fruchtbarkeitssymbolen, die mit ihren 400 Exponaten in der Welt einmalig ist.

Nach Kirchhoff wurde auf den traditionellen Lehrstuhl Walther Kuhn berufen.

Die 1893 erbaute Frauenklinik Göttingen wird in den nächsten zwei Jahren von uns verlassen werden, um in einem Großklinikum weiterzuarbeiten. Die von Osiander begonnene und von seinem Nachfolger vervollständigte Sammlung geburtshilflich-gynäkologischer Instrumente, die sich im Besitz der Universitäts-Frauenklinik Göttingen befindet, wird in Form einer Dauerausstellung der charakteristischen Exemplare auch in der neuen Architektur auf die Tradition der ältesten Frauenklinik Deutschlands hinweisen können.

Zur Geschichte der Nordwestdeutschen Gesellschaft für Gynäkologie und Geburtshilfe

Hanns Dietel

Die Situation unseres Faches in Norddeutschland um die Jahrhundertwende

Die großen Fortschritte der gesamten Medizin während der zweiten Hälfte des 19. Jahrhunderts haben natürlich auch unser Fach wesentlich gefördert. Die Entwicklung der Antisepsis und Asepsis, ausgehend von der genialen Intuition von Semmelweis und bewiesen durch die Arbeiten von Pasteur, die Fortschritte in der Narkose und der künstlichen Blutstillung, haben die Voraussetzungen für die moderne Chirurgie geschaffen. Sie haben in der Geburtshilfe das Wochenbettfieber einzugrenzen geholfen, dem Kaiserschnitt einen Teil seiner Gefährlichkeit genommen und in der Gynäkologie Eingriffe in die Bauchhöhle und den vaginalen Bereich ermöglicht, die früher für unmöglich gehalten worden waren. Die Verbesserungen in der Diagnostik und die neuen Möglichkeiten in der Therapie erweiterten das Tätigkeitsfeld des geburtshilflich-gynäkologisch tätigen Arztes sowohl in der Klinik wie in der Praxis in erheblichem Maße.

Dabei war der Weg zur Eigenständigkeit der einzelnen Fächer der Medizin sehr unterschiedlich und verschlungen. Unser Fach hat sich dabei besonders schwer getan. Die Geburtshilfe galt sei je bei uns als „Weiberprofession". In den Händen von ungebildeten Frauen, die meist weder lesen noch schreiben konnten, häufig aus niedrigsten sozialen Verhältnissen stammten und oft nur aus reiner Not zu dieser Tätigkeit griffen, war die ars obstretica bis zur Mitte des 18. Jahrhunderts in einer bedauernswerten Verfassung. Sie rangierte noch hinter der Chirurgie, und das Wort von Lebon (1588) galt noch lange: Haec enim ars viros dedecet.

Aber es war für Männer nicht nur ehrenrührig, Geburtshilfe zu treiben, sondern auch gefährlich. Als sich 1521 in Hamburg eine „Hebamme" niederließ und später als Mann erkannt wurde, kam es zu einer Anklage wegen Zauberei. Der Delinquent wurde zum Tode verurteilt und verbrannt.

So wurde der berühmte Fried (1689–1769) in Straßburg, zu dem Studenten aus ganz Deutschland pilgerten, um Geburtshilfe zu lernen, nie in die dortige Fakultät aufgenommen und lediglich als „Hebammenmeister" geführt. Es war eine Glücksstunde für unser Fach, daß sein Schüler Johann Georg Roederer (1751) nach Göttingen berufen wurde. Auch er sollte ursprünglich als Hebammenmeister eingestellt werden und konnte nur durch die Weitsicht Albrecht von Hallers erreichen, daß er als Dozent in arte obstreticali berufen und damit Mitglied der Fakultät wurde. Er gründete die erste deutsche Frauenklinik, die dem Unterricht von Studenten und Hebammen dienen sollte. Damit hatte die Geburtshilfe einen Platz auch in der akademischen Welt gefunden. Roederer bekam den Ruf nach Göttingen als Professor für Anatomie, Chirurgie und Geburtshilfe. Er war sicher einer der bedeutendsten Geburtshelfer seiner Zeit. Sein Lehrbuch der Geburtshilfe erschien in vielen Sprachen und erlebte mehrere Auflagen. Es ist bemerkenswert, daß z.B. in Göttingen erst 30 Jahre nach der Eröffnung der dortigen Entbindungsanstalt (1751) eine medizinisch-chirurgische Klinik entstanden ist. Die Gebärkliniken waren eben keine medizinischen, sondern vorwiegend kirchlich-soziale Einrichtungen.

In der zweiten Universität unseres norddeutschen Raumes, in Kiel, wurde die Entbindungsanstalt 1805 eröffnet. Das Institut sollte den Hebammen und Medizinstudenten der Universität Gelegenheit zu praktischer Ausbildung bieten und „zugleich einer hinreichenden Anzahl armer Wöchnerinnen ein ordentliches, freies Wochenbett bieten". Aber auch hier hatten schon lange vorher Ausbildungsstätten für Hebammen in Altona (1765) und Flensburg (1765) dafür gesorgt, daß ausgebildete und geprüfte Hebammen für die Bevölkerung zur Verfügung standen. Der erste Direktor war Wilhelm Wiedemann, der als ordentlicher Professor für Geburtshilfe und Oberlehrer am Hebammeninstitut die Klinik von 1805 bis 1840 leitete. Er gehörte zu den führenden Geburtshelfern seiner Zeit, bekannt besonders durch seine Auseinandersetzung mit den französischen und englischen geburtshilflichen Anschauungen.

Auch zu Beginn unseres Jahrhunderts war die Geburtshilfe noch fest in den Händen der Hebammen. 1900 waren von den 22 669 Geburten in Hamburg nur 7 Prozent von Ärzten geleitet bzw. zu Ende geführt worden. Noch größer war der Anteil der Hebammen-Geburten natürlich in den ländlichen Bezirken. Ärzte wurden nur in Notfällen gerufen, wenn die Hebamme nicht weiter wußte. So blieb ihnen meistens nichts anderes übrig, als eine gefährliche vaginale Operation auszuführen oder oft genug zur Zerstückelung des Kindes zu greifen. Dazu kam, daß die Ärzte vielleicht theoretisch einigermaßen, praktisch aber sicher völlig ungenügend ausgebildet waren und daß sie nicht selten den häufig über große und langjährige Erfahrungen verfügenden Hebammen in vielen Dingen der praktischen Geburtshilfe unterlegen waren. Hieß es doch in einer amtlichen Verlautbarung aus Schleswig-Holstein: „Dem Publikum ist mit tüchtigen Hebammen mehr gedient als mit gelehrten Doktoren ohne Erfahrungen." So ist es nicht verwunderlich, daß in all den Berichten aus Norddeutschland immer wieder hervorgehoben wird, daß die Gebärende und ihre Umgebung sich bis zuletzt weigerten, ärztliche Hilfe in Anspruch zu nehmen. Das änderte sich erst langsam, als auch die Ausbildung der Studenten in der praktischen Geburtshilfe sich wesentlich verbesserte, so daß sie ihren Platz neben dem Kreißbett erobern und dann auch behaupten konnten. Vorurteile haben ein langes Leben. Es ist erstaunlich, wie lange die „reinen Geburtshelfer" von den übrigen Disziplinen etwas von oben herab angesehen wurden. Hatte doch z.B. Hotte in seinen Hamburger geburtshilflichen Protokollen 1883 als eine Ursache für die Gründung der Hamburgischen Geburtshülflichen Gesellschaft angeführt, daß „die Geburtshülfe von dem ärztlichen Verein von je her als Stiefkind behandelt wurde, dem die Pforten des Heiligtums kaum einmal geöffnet wurden".

Die kleine Gynäkologie gehörte in das Arbeitsgebiet des praktischen Arztes. Gynäkologische Operationen wurden selbstverständlich von den Chirurgen gemacht. Es galt noch lange der alte Satz (von Möhring): „ars obstricandi est pars chirugicae." Noch 1870 hat der Heidelberger Chirurg G. Simon eine Vorlesung über chirurgische Gynäkologie mit praktischen Übungen gehalten und der Chirurg Czerny hat 1878/79 seine Methode der vaginalen Totalexstirpation veröffentlicht. Der berühmte Chirurg Billroth hat die Redaktion des dreibändigen Handbuches der Frauenheilkunde (1877–1882) in seiner Hand vereinigt. Er selbst machte in den ersten Jahren seiner Amtszeit über 100 Ovariotomien. Chrobak nannte ihn den Schöpfer der operativen Richtung in der Gynäkologie. In seiner Weitsicht schrieb aber bereits 1876 Billroth: „Ohne Gynäkologie ist eine auf mehrere Semester ausgedehnte Gebärklinik schwer irgendwie attraktiv zu machen. Wo es noch nicht geschehen ist, sollten dem Geburtshelfer klinische Zimmer zur Aufnahme von gynäkologischen Fällen zur Disposition gestellt werden." In den folgenden Jahren haben sich die Geburtshelfer nun auch in steigendem Maße den gynäkologischen Operationen zugewandt. Nicht immer war die Abgrenzung der Zuständigkeit zwischen dem Chirurgen und dem Geburtshelfer einfach und leicht. Ein Wettbewerb zwischen Gynäkologen und Chirurgen um die Verbesserung von Methoden und Ergebnissen war zwar für unser Fach förderlich, für die Zusammenarbeit aber nicht immer hilfreich. Viele Geburtshelfer versuchten, durch einen An- und Ausbau ihrer Hebammenschule eine geburtshilflich-gynäkologische Klinik daraus zu machen. So z. B. Werth (1898) in Kiel, in Hannover wurde der Provinzial-Hebammenlehranstalt durch Hartwig (1884) eine gynäkologische Station angegliedert und dasselbe im gleichen Jahr in Celle durch Poten. In Göttingen hat Schwarz ebenfalls um 1880 durch eine gynäkologische Abteilung mit Poliklinik seine Gebäranstalt erweitert. Die 1899 eröffnete Entbindungsanstalt in Eppendorf bestand von Anfang an aus zwei Häusern, die durch einen Korridor verbunden waren. Dem Hauptgebäude, das den Kreißsaal und auch die gynäkologisch-operative Abteilung enthielt, und dem Haus zwei, das den Wöchnerinnen vorbehalten war. Heute haben sich die anfangs oft sehr heftigen Auseinandersetzungen zwischen Chirurgen und Gynäkologen doch zu einer für beide Teile vorteilhaften Partnerschaft entwickelt.

Im Laufe der Zeit war aus der männlichen Hebamme, die nur in der Not gerufen wurde, der theoretisch und praktisch voll ausgebildete Frauenarzt geworden, dessen Tätigkeitsfeld sich immer mehr erweiterte. So war es verständlich, daß der Wunsch der Geburtshelfer nach Austausch der Erfahrungen und der Wunsch zu gegenseitiger Unterrichtung groß war und schließlich zur Gründung von geburtshilflichen Vereinigungen führte.

Den Anfang machte die Gesellschaft der Naturforscher und Ärzte, die 1822 gegründet wurde und 1845 auf der 23. Versammlung in Nürnberg der Geburtshilfe eine eigene Sektion zugebilligt hatte. Vorher war sie mit der Chirurgie zusammengelegt worden. Der wesentliche Schritt aber war die Gründung der Deutschen Gesellschaft für Gynäkologie 1885. Neben den schon bestehenden lokalen Zusammenschlüssen wie in Berlin 1844, in Leipzig 1854, in Hamburg 1858, kam es um die Jahrhundertwende zu zahlreichen regionalen Neugründungen. So z.B. die Niederrheinisch-Westfälische Gesellschaft für Gynäkologie und Geburtshilfe 1898, 1902 die Nordostdeutsche und die Mittelrheinische Gesellschaft und 1905 die Oberrheinische Gesellschaft für Gynäkologie.

Die Gründung und die Gründer der Nordwestdeutschen Gesellschaft für Gynäkologie und Geburtshilfe

Auch im norddeutschen Raum waren Bestrebungen vorhanden, die Geburtshelfer der ganzen Region in einer Gesellschaft zusammenzufassen. Aber wie immer gehören Persönlichkeiten dazu, die genügend Initiative und Tatkraft aufbringen, um einen solchen Gedanken auch in die Tat umzusetzen. Sie fanden sich in der Person des Chefarztes der Hamburger Entbindungsanstalt in Eppendorf, Karl Staude, und des Kieler Ordinarius und Direktors der Universitäts-Frauenklinik, Hermann Johannes Pfannenstiel.

Der eine ist heute fast vergessen, der andere ist auch dem jungen Assistenten unseres Faches durch den Pfannenstielschen Querschnitt bekannt. Aus verschiedenen Wirkungskreisen kommend, vereinigten sie sich in dem Bestreben, der damals aufkommenden Gynäkologie auch im norddeutschen Raum zum Durchbruch zu verhelfen. Die Gynäkologie steckte im letzten Drittel des vorigen Jahrhunderts noch völlig in den Kinderschuhen. Kamen operative Eingriffe überhaupt in Frage, so machte sie der Chirurg. So war auch die Situation, als Staude sich 1872 in Hamburg niederließ. Er war am 30. August 1845 in Coburg geboren, hatte in Erlangen studiert und seine geburtshilfliche Ausbildung bei Eduard Martin dem Älteren in Berlin erhalten. Wie damals üblich, ließ sich Staude als praktischer Arzt in Hamburg nieder, beschäftigte sich aber aufgrund seiner Ausbildung und Neigung vorwiegend mit Geburtshilfe. Daneben erregte die aufkommende operative Gynäkologie sein besonderes Interesse. Daß er keine klinische Möglichkeit hatte, war kein Hindernisgrund. Operationen wurden damals vorwiegend in der Praxis oder in der Privatwohnung des Patienten durchgeführt. Einer der damals berühmtesten englischen Chirurgen sagte: „Man kann in jedem Zimmer operieren, es muß nur gut gelüftet sein." Die Antisepsis listers und die Fortschritte der Narkosetechnik hatten allmählich auch größere intraabdominelle Eingriffe möglich gemacht. So war das Feld vorbereitet für die nun auch in Norddeutschland einsetzende Entwicklung der operativen Gynäkologie. Dabei stellten sich zwei Aufgaben: Erstens die Entfernung von Ovarialtumoren und zweitens die der karzinomatösen Uteri.

Die Geschichte der ersten Ovariotomie liest sich wie ein Western. McDowell wirkte um die Jahrhundertwende in dem Städtchen Danville in Kentucky als praktischer Arzt. Er hatte eine große Praxis sowohl in der Stadt wie weit im Umkreis und mußte oft viele Meilen weit zu seinen Patienten reiten. 1809 wurde er zu einer 47jährigen Farmersfrau gerufen, die glaubte, schwanger zu sein. Bei der Untersuchung stellte McDowell zwar keine Schwangerschaft, aber einen großen Ovarialtumor fest. Die Frau bat ihn, sie von ihren unerträglichen Schmerzen zu befreien, ganz gleich wie. Das Risiko, auf das McDowell sie hinwies, nehme sie gern in Kauf. Die Operation wurde festgesetzt und die Patientin ritt einige Tage später in die Stadt zu McDowell. Bereits am nächsten Tag wurde sie operiert. Nach dem Bericht wurde der Eingriff auf einem gewöhnlichen Tisch durchgeführt, die Kleider – soweit sie hinderlich waren – entfernt und die Bauchhöhle durch einen Längsschnitt eröffnet. Es fand sich ein großes Ovarialcystom, das entfernt wurde. Die Geschwulst wog 22 Pfund. Das Erstaunlichste ist, die Patientin überstand den Eingriff und ritt nach 25 Tagen wieder nach Hause. Man weiß nicht, was man mehr bewundern soll: die Geschicklichkeit des Operateurs oder die Konstitution der Patientin, die übrigens 79 Jahre alt geworden ist. Die Operateure der folgenden Zeit hatten weniger Glück, so daß die berühmten Chirurgen Dieffenbach in Deutschland und Nélaton in Frankreich sie als „strafwürdiges Verbrechen" bezeichneten. Den Durchbruch schaffte erst der Engländer Spencer Wells. Er hatte von 1858–1872 500 Ovariotomien durchgeführt, wobei die Mortalität von 34 Prozent im ersten Hundert auf 20 Prozent im fünften Hundert fiel. Spencer Wells operierte nicht nur in seinem Hospital, sondern in jedem „gut gelüfteten" Zimmer. Er brachte seine Instrumente mit und operierte auf einem gewöhnlichen Tisch mit einer bewundernswerten Sicherheit. 1873 besuchte Spencer Wells Hamburg und operierte in der Praxis von de la Camp die Frau eines Kollegen vor den Mitgliedern der Geburtshülflichen Gesellschaft. Es wurde aber nur eine Problaparotomie, da es sich offenbar um ein erweichtes Myom handelte.

Staude, der an gynäkologischen Operationen sehr interessiert war, hat Indikation und Technik sofort aufgegriffen und im gleichen Jahr ein 15jähriges Mädchen mit Erfolg von einem Ovarialtumor befreit. Im Laufe der nächsten Jahre berichtete er immer wieder sowohl in der Geburtshülflichen Gesellschaft wie im ärztlichen Verein über von ihm durchgeführte Ovariotomien.

Das zweite Hauptproblem, das sich den damaligen Operateuren stellte, war die Entfernung des karzinomatösen Uterus. Der erste, der diese Operation in Deutschland durchführte, war Wilhelm Alexander Freund in Breslau. Diese am 30. 1. 1878 ausgeführte Operation erregte damals großes Aufsehen. Auch Staude griff den Gedanken sofort auf und machte im gleichen Jahr den „Freund". Leider war der Ausgang letal, aber die Freundsche Operation hatte auch sonst schlechte Ergebnisse, 75 Prozent der Patienten überlebten den Eingriff nicht. Im gleichen Jahr hat der Chirurg Czerny in Heidelberg am 12. 8. einen karzinomatösen Uterus auf vaginalem Weg entfernt. Seine Ergebnisse waren wesentlich besser. Von diesen Erfolgen ermutigt, ging Staude ebenfalls auf den vaginalen Weg über und berichtete am 9. 1. 1883 vor dem Hamburger ärztlichen Verein über sechs Fälle von vaginaler Uterusexstirpation bei Karzinom. Alle diese sechs Fälle überlebten, bekamen aber nach einiger Zeit ein Rezidiv. Staude muß ein hervorragender Operateur gewesen sein, denn bereits am 24. 5. 1884 konnte er über vierzehn Fälle berichten. Alle überstanden den Eingriff, drei blieben sogar rezidivfrei.

Den nächsten Schritt zur Erweiterung der vaginalen Uterusexstirpation tat Schuchardt in Stettin, der mit seiner Hysterotomia perineo-vaginalis die Freilegung der Parametrien verlangte und mit seiner Schnittführung auch möglich machte. Manche von uns werden sich an die Tagung unserer Gesellschaft 1963 in Hannover noch erinnern, als Fauvet, selbst ein Meister der erweiterten vaginalen Exstirpation, sich mit Nachdruck dafür einsetzte, daß der Anteil seines Nienburger Landsmannes Schuchardt in der Entwicklung dieser Operation gewürdigt würde.

Endlich war die Zeit reif geworden, daß auch Hamburg eine Frauenklinik erhielt. 1899 konnte die Entbindungsanstalt in Eppendorf eröffnet werden. Sie verfügte über 47 Betten. Als Chefarzt wurde Staude gewählt, da er sich auch als Geburtshelfer einen hervorragenden Namen erworben hatte. Er hat eine Reihe von wichtigen Beiträgen z.B. zur Uterusruptur, zu Eklampsie – bei der er als einer der ersten die Sectio empfahl – und Schwangerschaften nach ventero-Fixationsoperation geliefert. Er war in diesen Jahren zum anerkannten ersten Frauenarzt in Hamburg geworden. In Eppendorf stand ihm die stattliche Mitarbeiterschaft von zwei Ärzten zur Verfügung.

Es war eine glückliche Fügung, daß Staude 1907 mit einem Mann zusammentreffen sollte, der trotz des großen Altersunterschiedes von fast 20 Jahren in seinen Interessen weitgehend mit den Zielen von Staude übereinstimmte: Hermann Johannes Pfannenstiel. Pfannenstiel war am 28. Juni 1862 in Berlin geboren, studierte dort und war dann Assistent bei Fritsch in Breslau. 1902 ging er als Direktor der Universitätsklinik nach Gießen und erhielt nach der Emeritierung von Werth den Ruf nach Kiel. Als Pfannenstiel 1907 die Klinik übernahm, war sie bereits eine der angesehensten Lehr- und Forschungsstätten unseres Faches geworden, geprägt von Persönlichkeiten wie Michaelis, Litzmann und Werth. Pfannenstiel war der geeignete Mann, dieses Erbe weiterzuführen. Schon auf dem 11. Kongreß der Deutschen Gesellschaft für Gynäkologie 1905 hatte er ein sehr beachtetes Referat über Dauerergebnisse bei der Ovariotomie gehalten und in mehreren wertvollen Veröffentlichungen über Ovarialtumoren und das Karzinom des Uterus berichtet.

So kam Pfannenstiel 1907 bereits als anerkannter Forscher und Operateur nach Kiel, und seine 1908 unternommenen Reisen nach Frankreich, England und die USA, wo er Vorlesungen hielt und seine Operationsmethoden vorführte, festigten diesen Ruf. So ist es kein Wunder, daß die beiden Männer, Staude und Pfannenstiel, sich zusammenfanden, um unserem Fach und besonders der Gynäkologie in Norddeutschland ein breiteres Forum zu schaffen.

So verschieden beide Männer nach Herkunft und Wesensart waren, so gut ergänzten sie sich in der Beharrlichkeit bei der Durchsetzung ihrer Pläne. Staude war eine Kämpfernatur, der sein Vorhaben mit „fränkischer Dickköpfigkeit" (Deseniss) verfolgte und jedermann seine Meinung laut und deutlich sagte. Auch der Gesundheitsbehörde gegenüber war er kein bequemer Mitarbeiter; Vorschriften, die er für sinnlos hielt, beachtete er einfach nicht, und so ist in seinen noch heute vorhandenen Personalakten mehrmals verzeichnet, „daß der Dr. Staude wegen Nichtbeachtung der Vorschrift mit einer Geldstrafe belegt wird". Ganz anders Pfannenstiel. Nach der Schilderung, die uns Deseniss gegeben hat, war er mehr ein stiller Mensch, der seine Pläne mit überlegter Diplomatie und mit großer Beharrlichkeit verfolgte und der, wie sein Schüler Kroemer berichtete, „immer durch kritische Zweifel und Bedenken hindurch gehen mußte". Da er bereits in Gießen die Mittelrheinische Gesellschaft für Geburtshilfe und Gynäkologie mitbegründet hatte, wußte er mit dem modus procedendi bestens Bescheid und durch seinen bereits damals in Deutschland weit bekannten Namen fand er überall Gehör.

In der Schilderung der Vorgänge, die zur Gründung unserer Gesellschaft führten, kann ich mich auf einen Augenzeugen berufen, der uns als junger Assistent oft darüber berichtet hat: Es war der langjährige Schriftführer der Hamburgischen Geburtshülflichen Gesellschaft, Dr. L. Deseniss. Dieser an der Entwicklung unseres Faches sehr interessierte Mann, der in Hamburg eine ausgedehnte Praxis betrieb, war Teilnehmer an der Gründung unserer Gesellschaft und auch einer ihrer ersten Mitglieder. Er schilderte uns sehr lebhaft, wie Pfannenstiel und Staude Anfang 1908 den damaligen Vorsitzenden in der Hamburgischen Geburtshülflichen Gesellschaft E. Lohmer aufsuchten und ihm den Vorschlag machten, auf der kommenden Festsitzung zum 50. Geburtstag der Hamburgischen Geburtshülflichen Gesellschaft die Gründung einer ganz Norddeutschland umfassenden geburtshilflich-gynäkologischen Gesellschaft vorzuschlagen. Lohmer zögerte, da schaltete sich sein ehemaliger Lehrer, der Göttinger Ordinarius Max Runge, ein. Dieser imponierende Mann war 1888 von Dorpat als Nachfolger von Schwarz nach Göttingen berufen worden. Er war besonders an der Ausgestaltung der Operationsmethoden interessiert und führend beteiligt. Daher auch sein Interesse an der Gründung einer Gesellschaft, die ganz Norddeutschland umfassen und die Gynäkologie zu der ihr gebührenden Rolle verhelfen sollte. Er hieß in Göttingen nur „König Max", und seine Bemerkung, die er machte, als er die erste Besichtigung der Göttinger Klinik hinter sich hatte, „wann geht der nächste Zug nach Dorpat", wurde häufig zitiert. Leider konnte er an der Gründung unserer Gesellschaft nicht mehr aktiv teilnehmen, denn eine schwere Nierenerkrankung hat ihn bereits im Juli 1909 dahingerafft. Sein Nachfolger Jung hat auf der Sitzung 1914 die Verdienste von Max Runge hervorgehoben und seine einstimmig angenommene Erennung zum Ehrenmitglied beantragt.

Auf der Festsitzung zum 50. Geburtstag der Hamburgischen Geburtshülflichen Gesellschaft im Hotel Pforte (heute Atlantik) trug Lohmer den Plan, der ihm von Staude und von Pfannenstiel vorgelegt worden war, der Versammlung vor, die ihn einstimmig annahm und Pfannenstiel und Staude damit beauftragte, Statuten auszuarbeiten und eine Sitzung nach Hamburg einzuberufen.

Der Name der Gesellschaft lautete „Nordwestdeutsche Gesellschaft für Gynäkologie". Im Mai 1981 wurde auf Vorschlag von Kirchhoff beschlossen, die Gesellschaft in Nordwestdeutsche Gesellschaft für Gynäkologie und Geburtshilfe umzubenennen. Dadurch sollte das Interessengebiet der Gesellschaft ebenso wie die Einheit des Faches nach außen hin deutlich gemacht werden. Einige Jahre vorher (1972) hatte bereits die Deutsche Gesellschaft für Gynäkologie diesen Schritt getan.

Diese erste Sitzung fand am 8. Mai 1909 in Hamburg im Patriotischen Gebäude statt. Dabei wurde Staude zum 1. Vorsitzenden und Pfannenstiel zum 2. Vorsitzenden gewählt. Von den 64 Teilnehmern traten 23 der Gesellschaft bei.

Pfannenstiel hielt dabei das Hauptreferat über geburtshilfliche Hilfsoperationen bei uneröffnetem Muttermund.

Die Zusammenarbeit der beiden Gründer schien unserer Gesellschaft eine fruchtbare Zukunft zu verheißen.

Leider wollte es das Geschick anders. Acht Wochen nach seinem Referat war Pfannenstiel tot (3. Juli 1909). Er hatte sich bei einer Operation infiziert und starb an einer Sepsis, die sich daraus entwickelte. Seine Persönlichkeit hat vielleicht niemand besser charakterisiert als sein Freund und Kollege Kroemer in einem Nachruf, wenn er schrieb: „Pfannenstiel war kein Mann des genialen mühelosen Schaffens. Er ging stets durch kritische Zweifel und Bedenken hindurch, aber er gehört zu den wenigen, welche das Wissen und Können des Arztes in seltener Volkommenheit in sich vereinigten, weil er sie in restlosem unermüdlichen Streben erworben hatte."

Sei es, daß Staude durch den Tod von Pfannenstiel, dem er freundschaftlich verbunden war, tief getroffen wurde oder ob noch andere Gründe dafür sprachen – drei Monate nach dem Tod von Pfannenstiel bat Staude den Senat um seine Entlassung. Er lebte zurückgezogen in Hamburg und starb hier am 3. November 1916.

Tagungen unserer Gesellschaft

In den 77 Jahren ihres Bestehens hat unsere Gesellschaft 97 Tagungen abgehalten. In den Berichten darüber spiegelt sich die Entwicklung unseres Faches wider. Bei aller Einheitlichkeit in der Zielsetzung hatte jede Versammlung ihr besonderes Gepräge, bestimmt durch den Vorsitzenden, dem Themensetzungen allein vorbehalten sind. Es wurden wesentliche und richtungweisende Vorträge gehalten. Daneben gab es natürlich auch viele Eintagsfliegen, aber wo wäre das anders?

Dabei ist interessant zu sehen, wie Fragen, die jahrzehntelang die Diskussion beherrschten, aus dem Programm verschwinden (Genitaltuberkulose) oder zum Randproblem werden (Puerperalsepsis), andere wieder im Grunde ungelöst bleiben (EPH-Gestose) oder nur durch Mühe und kleine Schritte dem Verständnis etwas näher gebracht werden (Ca). Dafür tauchen immer wieder neue Probleme auf, die Antworten erfordern. Dabei kann es von hohem Reiz und auch von Nutzen sein, ein Problem in seiner Entwicklung zu verfolgen, um zu sehen, wie es sich im Laufe der Jahre wandelt. Als Beispiel kann der Kaiserschnitt dienen. Zur Zeit der Gründung unserer Gesellschaft spielte er in der Beherrschung geburtshilflicher Komplikationen keine Rolle. Noch 1905 konnte O. E. Küstner sagen, daß die Sectio zwar „als Operation mit großem Namen gilt, aber letztlich ein beklagenswertes Fiasko ist". Heute ist sie die häufigste geburtshilfliche Operation geworden und hat die gefährlichen vaginalen Eingriffe fast vollständig verdrängt.

Wir müssen zugeben, daß bis in die Mitte der dreißiger Jahre die Geburtshilfe stagnierte. Detailfragen und fleißige Faktensammlungen beherrschten die Themen. Ich erinnere mich an die erste Sitzung, die ich mitmachen durfte, als auf unserem Frühjahrs-Kongreß 1933 neun Ordinarien über die beste Behandlung der hinteren Hinterhauptslage diskutierten, ohne sich einig zu werden. So konnte Robert Schröder noch 1935 auf eine unserer Tagungen sagen: „In den vergangenen 100 Jahren hat die Geburtshilfe keine wesentlichen Fortschritte gemacht."

Auch die Puerperalsepsis war trotz Semmelweis noch nicht endgültig besiegt. Immer wieder kam es einmal zum Auftreten dieser fast immer tödlich endenden Erkrankung und man stand als Arzt dem Leiden und Sterben dieser meist jungen Frauen hilflos gegenüber. Wer diese Zeit erlebt hat, kann verstehen, auf welch brennendes Interesse die Veröffentlichungen von Domagk 1935 über das Sulfonamid Prontosil stieß und wie begeistert wir waren, als wir mit heute geradezu lächerlichen Dosen Erstaunliches erreichten. Als auf einer unserer Tagungen 1938 in der Diskussion ein Pharmakologe darauf hinwies, daß z.B. das Prontosil in vitro überhaupt keine Wirkungen zeigte, war es Heynemann, der sagte: „Das ist nicht so wichtig, wichtig ist allein, daß es unseren Patienten hilft und das tut es." Wobei er gleichzeitig aufgrund seiner Unterlagen und Erfahrungen die Ergebnisse von Colebrook über die Wirksamkeit bei der Puerperalsepsis voll bestätigte.

Auch in der Gynäkologie brachte die Chemotherapie einen entscheidenden Fortschritt. Endlich konnten die gefürchteten entzündlichen Adnextumoren, statt nur mit Umschlägen und Bettruhe, mit einer wirksamen Therapie bekämpft und so auch manche verstümmelnde Operation vermieden werden. Das bereits 1928 von Fleming entdeckte Penicillin, das 1939 von Florey und Chain zur Therapie verwandt wurde, stand uns erst nach dem Krieg zur Verfügung. Die Antibiotika haben seitdem die Sulfonamide weitgehend verdrängt und den Kampf gegen infektiöse Erkrankungen übernommen. Aufgrund der Resistenzentwicklung grampositiver und gramnegativer Bakterien ergeben sich aber ständig neue Probleme bei der Auswahl geeigneter Antibiotika für die antiinfektiöse Therapie. Dieses nötigt die Hersteller zur Suche nach immer neuen Mitteln und hat heute, wie auf unseren Tagungen immer wieder betont wird, in der Praxis und in der Klinik zu einer erheblichen Unsicherheit unter den Ärzten geführt. Antibiotika sind eben keine indifferenten Heilmittel. Wir müssen lernen, mit ihnen umzugehen.

Dasselbe gilt auch für die Therapie mit den Sexualhormonen, die die alte konservative Behandlung in unserem Fach fast völlig verdrängt hat und bei Regulations- und Substitutionsfragen erstaunliche Erfolge in den Händen von Erfahrenen erzielt. Bedenken wir, daß im Gründungsjahr unserer Gesellschaft Hitschmann und Adler ihre erste Beschreibung der histologischen Veränderungen des Endometriums im Zusammenhang mit der Menstruation veröffentlichten, so war der Weg bis zur hormonellen Empfängnisverhütung weit. Die Endokrinologie hat eine gewaltige Bedeutung nicht nur für unser Fach gewonnen. Man ist geneigt, den Ausspruch des bekannten Forschers Sir Robert Rollseston zuzustimmen, der sagte: „Die Endokrinologie hat ihr eigenes Wachstumshormon erzeugt." Dankbar gedenken wir unserer verstorbenen Ehrenmitglieder Robert Schröder und Carl Kaufmann, die Pionierarbeit auf diesem Gebiet geleistet haben.

Die Arbeit unserer Gesellschaft erfuhr durch den Zweiten Weltkrieg eine Unterbrechung von 1939 bis 1946 – wenn wir den schwachen Versuch, 1941 noch einmal eine Versammlung abzuhalten, nicht mitrechnen. Hier war eine scharfe Zäsur eingetreten, wie sie tiefer nicht gedacht werden konnte. 1945 standen wir vor den Trümmern unserer Arbeitsplätze. Wir hatten ohne nennenswerte Hilfsmittel die Aufgabe, die Kliniken erst wieder einmal funktionstüchtig zu machen und die Fortschritte, die unsere Wissenschaft in den Jahren im Ausland gemacht hatte, kennenzulernen. Dazu kamen für viele persönliche Schwierigkeiten, die man sich heute nicht mehr vorstellen kann. Es war deshalb eine große Leistung von Martius, bei der allgemeinen Apathie und dem tagtäglichen zermürbenden Kleinkampf ums bloße Überleben, die Initiative zu ergreifen und in unserem damals zerstörten Land trotz aller Schwierigkeiten die Kollegen zusammenzurufen und der Nordwestdeutschen Gesellschaft für Gynäkologie nach fünfjähriger Pause wieder zum Leben zu verhelfen.

Die Tagungsorte unserer Gesellschaft wechselten zwischen Hamburg, dem traditionellen Herbsttagungsort, und dem Wohnsitz des Präsidenten, der die Frühjahrstagungen abzuhalten hatte. So tagte man außer in Hamburg in Kiel, Göttingen, Lübeck, Bremen, Wilhelmshaven, Helgoland, Hannover, Pyrmont, Rostock, Greifswald, Stettin und Hildesheim. Vor allem in den Kliniken in Rostock, Greifswald und Stettin hatten wir treue und aktive Mitglieder. Leider haben wir diese Stütze nach dem Zweiten Weltkrieg verloren. Um unsere Verbundenheit mit Berlin besonders zu unterstreichen, haben wir nach dem Krieg bereits zweimal in Berlin getagt. 1940 einigte man sich auf Antrag von Kirchhoff, nur in den Jahren zwei Sitzungen abzuhalten, in denen die Deutsche Gesellschaft für Gynäkologie nicht tagte.

Das Interesse unter den Gynäkologen des nordwestdeutschen Raums war von Anfang an groß. Auf der ersten Sitzung betrug die Mitgliederzahl 25. Ein Jahr später bereits 29. Sie stieg bis zum Beginn des Zweiten Weltkrieges auf 200. Dann sank unsere Mitgliederzahl auf unter 100. Inzwischen aber ist ein anhaltender Zuwachs zu verzeichnen, so daß wir heute auf fast 600 Mitglieder kommen, deren Interesse wach ist, und eine ständig steigende Besucherzahl unserer Tagungen beweist dies.

Der Einfluß deutscher Frauenärzte auf die Akademische Medizin der Vereinigten Staaten

Fritz K. Beller

I.

Im folgenden wird der Einfluß von deutschen Frauenärzten auf die Entwicklung der akademischen Medizin der Vereinigten Staaten beschrieben. Dabei handelt es sich um eine kleine Zahl von Deutschen, die die amerikanische Medizin befruchtet hat.

Die Geschichte einer größeren Zahl von Deutschen, die die gesamte Medizin in dieser Zeit beeinflußt hat, wird wahrscheinlich niemals geschrieben werden.

Der Autor hat die betreffende Zeit in den Staaten miterlebt und kennt nahezu alle der angesprochenen Persönlichkeiten mehr oder weniger gut; von manchen hat er das Schicksal mit Anteilnahme verfolgt. Das zur Verfügung stehende Material war unterschiedlich reichhaltig. Das erklärt die persönlich subjektive Darstellung, von der ich dennoch hoffe, daß sie einen Eindruck von den damaligen Ereignissen gibt. Aufgenommen wurde nur das Schicksal von Persönlichkeiten, die nach einem Medizinstudium in Deutschland über einen Zeitraum von mindestens zehn Jahren in den Staaten und mindestens im Rang eines Accociate Professors tätig waren. Mit einer Ausnahme (Kurt Benirschke) handelt es sich ausschließlich um Frauenärzte.

II.

Das Medizinstudium befand sich in den USA noch Anfang des 19. Jahrhunderts in einem Stadium der Anarchie. Ausbilden konnte nahezu jeder Arzt, der sich dazu berufen fühlte; entsprechend unterschiedlich war die Breite des Könnens: Hervorragenden Ärzten in anerkannten privaten Medical Schools wie Harvard, Yale, John Hopkins standen Pfuscher in jeder Zahl gegenüber. Das änderte sich erst nach dem sogenannten Flexner-Report aus dem Jahre 1912, der schonungslos die Situation aufdeckte.

Die Empfehlungen führten zur Konstitution von medizinischen Fakultäten (Medical Schools) meist, aber nicht immer, im Rahmen von Universitäten. In der Breite organisiert wurde dieses System erst nach dem Zweiten Weltkrieg. Die Kliniken und Institute wurden als Departments eingeteilt. Zunächst stand nur sehr wenig Lehrpersonal zur Verfügung. Der Chairman des Departments und oft auch die Lehrkräfte versahen im Hauptberuf ihre Praxis und beteiligten sich nur „part time" an der Lehre. Lehrpositionen waren nur in sehr geringer Zahl vorhanden. Das sei am Beispiel des Sauerbruch-Schülers Prof. Niessen (später bis zu seiner Emeritierung Ordinarius in Basel) gezeigt, der in New York ohne akademische Position blieb, einfach deshalb, weil keine vorhanden war. Er war vielmehr „Attending", d.h. er hatte am Jewish Hospital in Brooklyn, wo er auch Albert Einstein operierte, Belegrechte.

In den Vereinigten Staaten gibt es eine Reihe von Gesellschaften unseres Faches, die älter sind als die Deutsche Gesellschaft. Im Jahre 1863 wurde die elitäre American Gynecological Society und 1876 die nicht minder angesehene American Association of Obstetricians and Gynecologists gegründet, die 1980 zu einer Gesellschaft von maximal 220 Mitgliedern vereinigt wurden. Gegenwärtig sind 170 Fellows gewählt. Die Wahl zum Fellow gehört zu den höchsten Ehrungen, die man in unserem Fach in den USA erreichen kann. Aus dieser Gruppe wurden gewählt: Fritz K. Beller (AGS und AAOG), Walter Herrmann, Uwe Goebelsmann und als Ehrenmitglied Kurt Bernischke (AGS). Die Society Gynecological Investigation wird als sogenannte „Young Turc" Society bezeichnet, weil Fellows mit dem 50. Lebensjahr „emeritieren" müssen. Die Aufnahme erfolgt, wenn durch komplizierte Mechanismen erwiesen ist, daß der Kandidat befähigt ist, selbständige Arbeitsgebiete wissenschaftlich zu gestalten. Die meisten Persönlichkeiten, die hier aufgeführt sind, sind Fellows dieser Gesellschaft: Adamsons, Beller, Duenhoelter, Freese, Friedrich, Herrmann, Müller-Heubach, Plotz (Gründungsmitglied), Schumacher, Simmer, Vorherr.

Erst nach dem Zweiten Weltkrieg, etwa in den Jahren 1955 bis 1960, begann sich die Parttime Struktur in unserem Fach zu ändern. Professoren aller Ränge wurden benötigt. Wie so häufig, entwickelte sich der Fortschritt als Folge des Bereitstellens von finanziellen Mitteln. Unser Fachgebiet erhielt als Folge der Wahl von J. F. Kennedy zum amerikanischen Präsidenten erstmals im National Institute of Health (NIH) eine eigene Branch und damit die direkte Vergabemöglichkeit von Forschungsmitteln. Bekanntlich hatte Kennedy eine geburtsgeschädigte Schwester, was ihn veranlaßte, Mittel in diese Forschungsrichtung zu leiten. Auf ähnliche Weise haben seitdem nahezu alle amerikanischen Präsidenten die medizinische Forschung der Vereinigten Staaten beeinflußt. Damals entstand das System, die Medical Schools weitgehend durch Drittmittel zu steuern. Das hat sich erst in den letzten Jahren finanziell geändert, weil die Mittel zunehmend austrockneten. Finanziert wird jetzt vorwiegend direkt durch die Patientenversorgung, was Forscher zwingt, oft gegen ihren Willen in der Patientenversorgung tätig zu werden. Die Austrocknung begann bereits Mitte der sechziger Jahre, weil der Gesamtbetrag nicht erhöht wurde.

Die Inflation sorgte dann für eine entsprechende Verringerung. Man begegnete dem mit der Entwicklung von „Competitive Grant Applications", d.h. Forschungsanträge wurden gegen andere abgewogen, wobei die größte Schwierigkeit darin bestand, daß Anträge der Grundlagenfächer denen von Kliniken gleichberechtigt gegenübergestellt wurden. Die Zauberformel hieß nun „Approved and funded", was bedeutete, daß die finanzielle Sicherung eines Labors für drei bis fünf Jahre sichergestellt war. Einen derartigen Forschungsantrag bezahlt zu erhalten, erforderte, etwa fünf Anträge zu schreiben, die alle mindestens das Prädikat „approved" haben mußten, damit man seinen Ruf als Wissenschaftler nicht verlor. Dies verlangte erhebliche und teilweise überflüssige Schreibereien und nutzlose Arbeit. Diese Spielregeln haben sich zwischenzeitlich nur geringfügig geändert. Die Folge ist, daß nur noch wenige Gruppen über Drittmittel, insbesondere NIH Grants oder sogenannte Contracts, verfügen.

Das Ansehen eines Professors ist aber in den USA weniger durch seinen Titel als durch die Höhe seiner Drittmittel bestimmt. Sogenannte Departmental Grants (also Mittel, die dem Department-Chef zur Verfügung stehen) gibt es kaum noch. Institutional Grants, insbesondere für Reproduktive Medizin, kann man an den Fingern einer Hand abzählen. Die Situation erklärt aber auch, warum die akademische Brillanz vieler Departments abgenommen hat und manche nur noch klinisches Wissen vermitteln. Diese Entwicklung wurde abgebremst durch die Begründung von Subspecialities: Eingerichtet wurde die Feto-Maternal-Medizin, Reproductive Endocrinology und Gynecologic Oncology. Diese Zusatzausbildungen haben die Zahl an wissenschaftlich aktiven Personen erhöht, was zur Folge hat, daß Drittmittel in den vergangenen Jahren wieder zunehmend in unser Fachgebiet flossen. Durch die Vergrößerung des Lehrkörpers wurde die Lehre wieder verbessert.

Man muß diese Situation kennen, um die Leistung der Persönlichkeiten zu verstehen, die als zweite Generation nach dem Zweiten Weltkrieg die amerikanische Medizin beeinflußt hat. Zahlenmäßig und substantiell ist der Einfluß nicht geringer als derjenige von Kollegen aus dem Commonwealth, insbesondere aus England.

Große Bedeutung erlangte die Ventnor Foundation, die von einem Praktiker namens Dr. G. Read aus Atlantic City begründet wurde. Sie vermittelte vielen jungen deutschen Kollegen nach dem Examen ein Internship in den USA. Das waren schlecht bezahlte Ausbildungsmöglichkeiten, meist an kleinen Krankenhäusern. Die jungen Kolleginnen und Kollegen lernten aber in einer für sie überraschend erlebten Selbständigkeit, Selbstsicherheit und erkannten im Laufe der Zeit die beruflichen Möglichkeiten der Neuen Welt. Die Ventnor Foundation war das Reservoir für unzählige deutsche Wissenschaftler aller Fachdisziplinen, die in den USA blieben.

Ein Einwanderervisum war für einen Arzt leicht zu bekommen. Nach Abschluß mußten die Kollegen des Internships im allgemeinen noch einmal nach Deutschland zurückkehren. Einige Kollegen pendelten sogar mehrfach zwischen den beiden Welten hin und her, bis sie sich endlich zum Bleiben in den USA entschlossen. Nur wenige kehrten nach langen Jahren in den USA in die Heimat zurück. Der Entschluß, in den Staaten zu bleiben, hatte zur Folge, daß derjenige, der klinisch arbeiten wollte, das amerikanische Staatsexamen (inklusive des gesamten Physikums und Vorphysikums) ablegen mußte. Die Examen in den Einwandererländern New York und Kalifornien waren besonders schwer. Später wurden die Examen der Einzelstaaten dem National Board angeglichen, nicht zuletzt, weil auch viele amerikanische Auslandsstudenten dieses Examen ablegen mußten; gegenwärtig gilt das sogenannte Flex-Examen.

Eine Facharztausbildung im Ausland wurde bis 1968 nicht anerkannt. Dies führte zu Schwierigkeiten für diejenigen, die bereits als Fachärzte nach Amerika kamen. Wer bereits als Instructor oder Assistant Prof. tätig war, arbeitete nebenbei als Resident Physician (Arzt in der Weiterbildung), um seine Jahre zu sammeln. Ich betrachte es als Verdienst, daß das American Board of Obstetrics and Gynecology der durch meine Freunde sehr intensiv vorgetragenen Bitte, diesem Zustand ein Ende zu bereiten, stattgegeben hat. Eine Änderung der Statuten des American Board of Obstetrics and Gynecology erlaubte nach 1967 Kollegen, die ihren Facharzt im Ausland erworben hatten, unter bestimmten Bedingungen zum Examen zugelassen zu werden. Weniger glücklich waren Ärzte des Commonwealth, die das

Royal Board bestanden hatten. Sie konnten nun nicht mehr die Statuten des American Board vorschieben, um das amerikanische Examen nicht ablegen zu müssen. Später entfiel auch die Forderung, daß der Kandidat Bürger der USA sein mußte, was dazu führte, daß ein in den Staaten weitergebildeter Ausländer das amerikanische Examen ablegen konnte. Die Prüfung besteht aus einer schriftlichen Multiple Choice Prüfung, die frühestens am Ende der Weiterbildungszeit (vier Jahre) abgelegt werden kann. Nach Bestehen der schriftlichen Prüfung kann die mündliche Prüfung frühestens nach 18 Monaten abgelegt werden. In dieser Zeit ist er „Board eligible", also Kandidat. Er kann in dieser Zeit die zwei Jahre eines Fellowships in einer Subspeciality verbringen, wobei auch dieses Examen wiederum in zwei Abschnitten abgelegt werden kann. Nach Bestehen der mündlichen Prüfung erhält der Arzt den Titel eines „Diplomate in Obstetrics and Gynecology", wird in das American College of Obstetrics and Gynecology aufgenommen und kann die Buchstaben FACOG (Fellow American College of Obstetrics and Gynecology) hinter seinem Namen führen. Das weist aus, daß er Facharzt-geprüft ist. Eine zusätzliche Prüfung in Chirurgie erlaubt es, den zusätzlichen Titel des American College of Surgery zu führen (FACS). Mancher deutscher Kollege, der im Hochgefühl von wissenschaftlichen Erfolgen auf diese Ochsentour verzichtet hat, hat dies später bereut.

Schließlich ein Wort zur akademischen Hierarchie in einem amerikanischen Department. Nach Beendigung der Weiterbildungszeit kann ein Kollege (obwohl er das mündliche Examen noch nicht bestanden hat) als Instructor oder Assistant Professor (fulltime) in ein Department eintreten. Diese Stellung ist in vielen Departments auf sechs Jahre limitiert. Die Ernennung zum Associate Professor entspricht einer deutschen Berufung zum Extraordinarius (nach gegenwärtiger Definition zum C_3-Professor) und eine Berufung zum Full Professor dem C_4-Professor. Der Chairman eines Departments ist ein Fulltime-Professor, der auf diesen Posten meist von außerhalb berufen wird, während Full-Professoren oft „Hausberufungen" sind. Wenn ein Chairman aufgibt, kann er als Full-Professor im Department weiter tätig sein. Der Chairman leitet das Department organisatorisch, aber seine klinische Einflußmöglichkeit ist beschränkt. Seit 1973 bestehen in vielen Departments die Ausbildungsmöglichkeiten für ein, zwei oder drei Subspecialities, die als Division (im Rahmen eines Departments) geführt und von einem Full-Professor geleitet werden.

Neben dieser Hierarchie hat sich eine zweite entwickelt, nämlich die der Clinical Faculty. Vor dem Rang eines Instructors, Ass. Prof., Asso. Prof. steht dann das Wort „Clinical". Dabei handelt es sich um niedergelassene Kollegen, die sowohl an der Studenten- als auch der Facharztausbildung teilnehmen, ohne daß sie einen finanziellen Ausgleich erhalten. Der Status in der Community, der mit einem derartigen Titel verbunden ist, macht diese Aufgabe attraktiv.

III.

Die erste Generation einer großen Zahl von Emigranten unseres Fachgebietes entstand durch das Schicksal, Jude zu sein. Zwei Persönlichkeiten hatten Weltansehen, als sie Deutschland verlassen mußten, standen aber in einem Alter, in dem andere Kollegen an die Pensionierung denken. Nicht nur wegen ihres gemeinsamen

Schicksals, sondern auch wegen ihres wissenschaftlichen Ranges möchte ich diese zwei Persönlichkeiten in den Vordergrund stellen.

Die Lebensdaten von Robert Meyer und seine Bedeutung für die Entwicklung unseres Faches sind in anderen Kapiteln gewürdigt worden. Vor allem aber hat sich Emil Novak als sein amerikanischer Schüler bezeichnet. Ich beziehe mich in der Schilderung auf die Unterlagen von Donald Woodruff, der wiederum Schüler von E. Novak war und gegenwärtig wohl die führende Gynäko-Pathologen-Schule leitet. Donald Woodruff hat anläßlich der Verleihung der Ehrendoktorwürde der Westfälischen Wilhelms-Universität Münster das Schicksal Robert Meyers als des Vorvaters der amerikanischen Gyneco-Pathology in bewegten Worten geschildert. Mit dieser Auszeichnung des führenden amerikanischen Gynäko-Pathologen durch eine deutsche Universität sollte ein kleiner Teil der Dankbarkeit für die Aufnahme von Robert Meyer in den USA beigetragen und ein Kreis geschlagen werden.

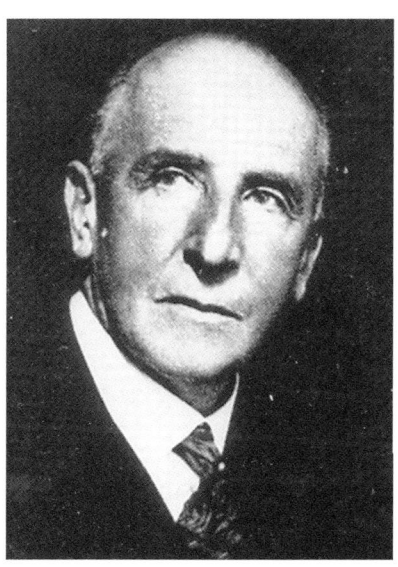

Abb. 1. Robert Meyer

Robert Meyer (Abb. 1) erreichte am 21. September 1939 Minneapolis, Minnesota, auf Einladung von Dr. John McKelvey, in dessen Haus er auch die ersten acht Tage verbrachte. Nach einem Aufenthalt von acht Jahren in Milwaukee übersiedelte er nach Baltimore, wo er 1947 starb. Ich möchte aus der „Memorial Note" von Emil Novak zitieren, der in tiefer Verehrung und Bewunderung formuliert hat:

„In einer faszinierenden Darstellung seines Lebens kam Dr. Meyer zu dem Schluß, daß er ein außerordentliches und wunderbares Leben gelebt habe, das es wert wäre, noch einmal gelebt zu werden. Er war in seinen späteren Jahren gesegnet von der Liebe und Fürsorge seiner Freunde."

Ich zitiere weiter:

„Aber nach einem Sprichwort: ‚Niemand kann darauf zählen, ein absolut glückliches Leben zu leben, bis er tot ist', wurde im Falle Robert Meyer das normale Lebensschicksal durch Hitler gewalttätig unterbrochen. Wie viele Tausende von anderen unschuldig Betroffenen wurde er durch die Grausamkeit der Nazis aus dem Land getrieben, das er geliebt und dem er loyal gedient hatte. Im Unterschied zu den meisten unglücklich Ausgetriebenen fand er eine herzliche Aufnahme in unserem Land und seine letzten Jahre konnte er in einer vergleichsweise ruhigen Umgebung verbringen. Er hat niemals bitter über das Regime gesprochen, das sein Leben und das zahlloser anderer Menschen unterbrochen oder zerstört hat. Obwohl der Wahnsinn seines eigenen Landes so viel Unglück über die letzten Jahre seines Lebens gebracht hatte, konnte dies doch nicht die Erinnerung an ein glückliches Leben tilgen und vor allem konnte niemand ihm sein wissenschaftliches Ansehen nehmen, das ihm einen herausragenden und sicheren Platz in der Geschichte der Embryologie, Pathologie, Gynäkologie und Geburtshilfe sichern wird."

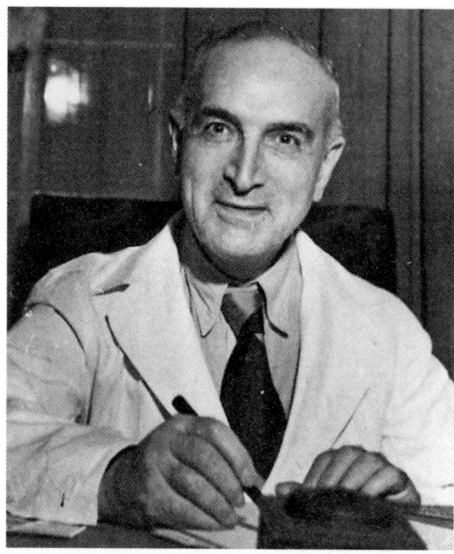

Abb. 2. Ernst Gräfenberg

Die zweite Persönlichkeit war Ernst Gräfenberg (Abb. 2), der Begründer der Intrauterinen Kontrazeption. Zwar hat er das Pessar nicht erfunden, aber er entwickelte das erste sichere IUP, über dessen Wirkungen und Nebenwirkungen in wissenschaftlicher Form er erst dann berichtete, als er über 1200 Zyklen beobachtet hatte. Geboren am 26. September 1881 in einem kleinen Ort bei Göttingen, erhielt er seine Approbation nach dem Medizinstudium in Göttingen und München im Jahre 1905. Seine Fachausbildung leistete er an der Universitäts-Frauenklinik in Kiel unter Werth und Pfannenstiel ab. Im Jahre 1910 ließ er sich als Frauenarzt in Berlin nieder. Er wurde ein sehr erfolgreicher Gynäkologe und war Chef der gynäkologischen Abteilung des Städtischen Krankenhauses Britz, aus der später die Neuköllner Frauenklinik hervorging. Im Jahre 1937 wurde Ernst Gräfenberg verhaftet. Er wurde in das mörderische Gefängnis Plötzensee eingeliefert, zu seinem Glück, wie sich zeigte, denn die Frau des Gefängnisdirektors war eine dankbare Patientin, die dafür sorgte, daß er im Gefängnis „verschwand". Als die bekannte Frauenrechtlerin Margret Sänger, die Gräfenberg aus seiner Berliner Zeit kannte, erfuhr, daß er noch lebte, sammelte sie einen erheblichen Betrag und kaufte ihn über Verhandlungen der amerikanischen Botschaft frei. Er konnte Deutschland im Jahre 1940 verlassen und erreichte die Vereinigten Staaten über Sibirien (Rußland befand sich ja noch nicht im Krieg mit Deutschland) und Japan.

Zuerst hielt er sich bei Freunden in Hollywood auf. Erich Maria Remarque, der Autor des berühmten Romans „Im Westen nichts Neues", half ihm bei dem Aufbau einer neuen Existenz. Während er sich auf sein amerikanisches medizinisches Staatsexamen vorbereitete, arbeitete er als Pathologe in Chicago, und nach Bestehen der Prüfung im Alter von 60 Jahren, übersiedelte er 1941 nach New York, wurde Attending am berühmten Mt. Sinai Hospital und arbeitete am Sydenham Hospital und im Margret Sänger Research Bureau. Eine fortschreitende Parkinson-Erkrankung zwang ihn 1953 zur Aufgabe seiner ärztlichen Tätigkeit. Er starb am 28. Oktober 1957, unbeachtet von der wissenschaftlichen Welt. Nur ein Jahr später fand in New York das erste Internationale Symposium über „Intrauterin-Pessare" statt, das sein Tod überschattete. Er hat den Siegeszug seiner Methode nicht erleben dürfen.

Am Schicksal von Hans Lehfeldt läßt sich die Entwicklung der akademischen Medizin in den USA besonders gut darstellen.

Hans Lehfeldt (Abb. 3) erhielt seine Approbation im Jahre 1923 nach dem Studium der Medizin in Berlin. Nach seiner Fachausbildung im Westend-Krankenhaus Berlin und an der Frauenklinik Dresden unter Kehrer praktizierte er in Berlin, wo er sich mit Ernst Gräfenberg anfreundete. Als Jude verstand er schon 1934 die Zeichen der Zeit und verließ Deutschland. Im Jahre 1936 eröffnete er eine Praxis in New York und arbeitete als Clinical Assistant in der Poliklinik des Bellevue Hospitals in New York City. Dort baute er 1956 eine Family Planning Clinic auf, die,

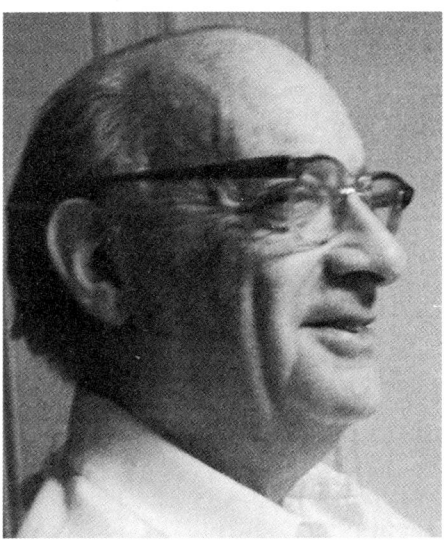

Abb. 3. Hans Lehfeldt

hervorragend organisiert, international berühmt wurde. Das war zu einer Zeit, als Geburtenkontrolle in New York gerade erst gesetzlich erlaubt worden war. Bellevue Hospital ist auch heute noch ein Armen-Hospital der Stadt New York und gleichzeitig das Teaching Hospital der New York University, die wiederum nur eine von sechs Universitäten dieser Stadt ist (die anderen: Columbia University, Cornell University, Yeniva University [Albert Einstein School of Med.], City University – Mt. Sinai School of Medizin, Flower-Fifth Avenue).

Hans Lehfeldt war im Jahre 1961 immer noch Clinical Assistant Professor, aber die Zeit war reif, daß die Amerikaner derartige Persönlichkeiten respektierten und die Aufgabe nicht zu schwer, die Fakultät von seinen Leistungen zu überzeugen. Er übersprang den Titel eines Clinical Associate Professors zum Clinical Full Professor und ist heute Prof. emeritus an dieser Universität. Hans Lehfeldt ist ein gutes Beispiel für einen wissenschaftlichen Autodidakten von hohem Rang. Ich sehe die größte Bedeutung dieses vorzüglichen Mannes, unabhängig von seiner wissenschaftlichen Leistung, in seinem unbeirrbaren Bestreben, nicht nachzutragen und Verbindung zu Deutschland nach dem Kriege herzustellen. Nie habe ich ihn streiten sehen – er wußte, daß, wenn die Positionen festlagen, sie nicht mehr diskussionsfähig waren. Nur nebenbei sei erwähnt, daß er einer der größten Kunstkenner ist, die ich in unserem Beruf kenne.

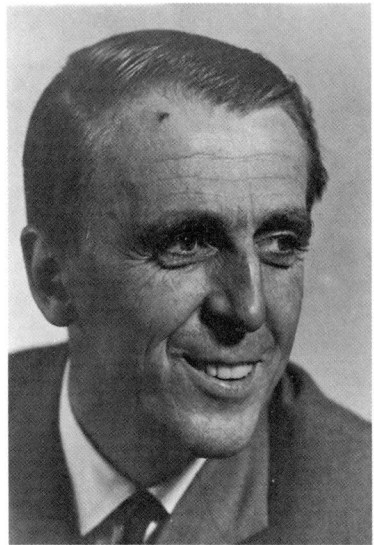

Abb. 4. Kurt Benirschke

Eine weitere Persönlichkeit, die sich von den anderen abhebt, ist Kurt Benirschke, Dr. med., MD, FACP, geb. am 26. Mai 1924 in Glückstadt (Abb. 4). Als Pathologe ist er der einzige, der wegen seiner unübertroffenen Verdienste in der Geburtshilfe und Gynäkologie in diese Gruppe aufgenommen wurde. Nach Beendigung seiner Studentenzeit in Hamburg, Berlin und Würzburg erhielt er seine Approbation im Jahre 1948 und die Promotion 1949. Danach kam er über ein Internship der Ventnor Foundation in New Jersey in die USA. Anschließend wurde er Resident im Fach Pathologie im Peter Bent Brigham Hospital, Boston (Havard Medical School), und damit Schüler von Arthur Hertig, der als Gynäko-Pathologe Weltruhm erlangt hatte. Im Jahre 1960 übernahm Kurt Benirschke das Chairmanship des Department of Pathology der Medical School in Vermont. Zehn Jahre später folgte er einer Einladung von Ed. Quilligan (Chairman) und Samuel Yen, als Endokrinologe in San Diego, in einem Dreierpart ein Department für Human Reproduction aufzubauen. Diese Gemeinschaft war eine der fruchtbarsten wissenschaftlichen Organisationen in unserem Fach und hat Weltruhm und Anerkennung erlangt. Während dieser Zeit arbeitete Kurt Benirschke, bestimmt durch sein Interesse an der vergleichenden Pathologie, im weltberühmten Zoo von San Diego, dessen Director of Research er 1976 wurde und blieb, mit einer kurzen Zwischenperiode als Chairman des Department of Pathology der University of California in San Diego. Seit 1986 ist er Trustee des Zoos von San Diego.

Seine Mitgliedschaften und wissenschaftlichen Auszeichnungen sind kaum aufzuzählen. 1972/73 war er Präsident der Society of Experimental Pathology, eine sehr große Ehrung für seine experimentellen Beiträge. Er ist Ehrenmitglied der American Gynecology Society des American College of Veterinary Medicine, um nur die wichtigsten zu nennen. Kurt Benirschkes bleibendes Verdienst betrifft Forschungen, die in einem Buch über die Plazenta niedergelegt sind, seine Ergebnisse der vergleichenden Pathologie zwischen Mensch und Tier und seine Arbeiten auf dem Gebiet der Genetik.

Anläßlich seines 60. Geburtstages brachten seine internationalen Schüler und Freunde eine Festschrift heraus (One Medicine, Springer Verlag, 1984).

IV.

Die zweite Generation der deutschen Mediziner begann im wesentlichen nach dem Jahre 1955. Aus biographischen Gründen soll die Beschreibung alphabetisch erfolgen:

Karlis Adamsons, Dr. med., MD, Ph.D, FACOG, wurde 1926 in Litauen geboren. Er studierte Medizin in Göttingen und wurde dort 1952 approbiert. Anschließend ging er in die USA und begann ein Internship im Vincent Hospital, das zur Columbia University New York gehört. Gleichzeitig erarbeitete er sich den Ph.D. in Pharmacology während eines Fellowship im Nuffield Med. Research Institute, Oxford. Nach einer Weiterbildung an der Columbia University stieg er bis zum Full-Professor auf, wobei er auch ein Joint Appointment in Pharmacology hielt, wechselte dann mit Saul Gusberg, als dieser das Department an der neugeschaffenen Mt. Sinai School of Medicine an der City University New York übernahm, an diese Institution. 1970 wurde er als Chairman des Departments an die Brown University Providence Rhode Island berufen und übernahm 1975 das Department in San Juan, Puerto Rico. Er war Fellow der SGI. Sein Hauptarbeitsgebiet war die Fetomaternale Medizin, wobei er sich insbesondere intensiv mit pharmakologischen Aspekten beschäftigte. Er arbeitete mehrfach als Chief of the Study Section beim NIH. Karlis Adamsons erkrankte vor einigen Jahren schwer, hat aber die Erkrankungsfolgen glücklicherweise überstanden.

Fritz K. Beller, Dr. med., MD, FACOG, FACS, FRSM (Abb. 5), geb. am 17. Mai 1924 in München, studierte in Berlin, Prag und Marburg. 1948 promoviert, erhielt er seine Ausbildung bei Hans Roemer (Karlsruhe, Gießen, Tübingen). Seine frühe Habilitation in Gießen 1955 war das Resultat intensiver Beschäftigung mit der Hämostaseologie, zu deren Begründern er gehörte. Er arbeitete 1954 als DFG-Stipendiat am Max-Planck-Institut für Radio-Biologie in Frankfurt unter Prof. Rajewski. 1956 wurde er Oberarzt an der Universitäts-Frauenklinik Tübingen. Er erhielt 1960 eine Einladung als Gastprofessor an das Department of Obstetrics and Gynecology, New York University, School of Medicine. Er entschloß sich, einen Ruf als Associate Professor anzunehmen und wurde 1966 zum Full-Professor berufen. Aus der New Yorker Zeit stammen grundlegende Arbeiten über die Pathophysiologie des Endotoxinschocks einschließlich der Nachweismethode einer Endotoxinämie. Auf Vorschlag von Donald McKay und Lewis Thomas wurde er als

Fellow in die angesehene „Society of Experimental Medicine" aufgenommen. Er wurde 1970 zum Fellow der American Gynecology Society und der American Association of Obstetricians and Gynecologists gewählt. Beller war während der gesamten Zeit „Career Scientist of the City of New York", eine besondere Auszeichnung, auf die wenige zurückblicken können.

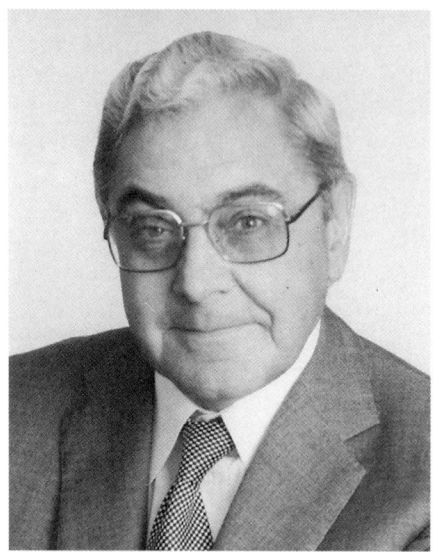

Abb. 5. Fritz K. Beller

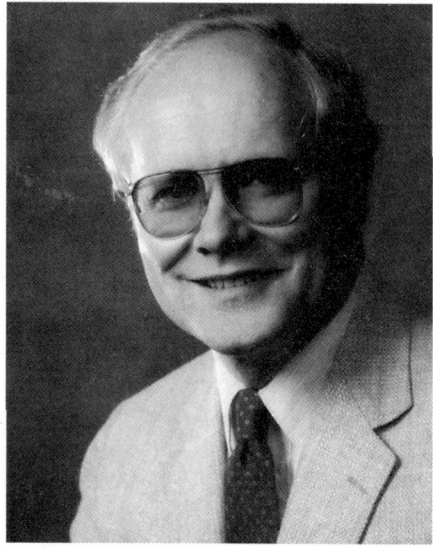

Abb. 6. Johann H. Duenhoelter

Auf Einladung von Andre Hellegers erhielt er 1972 eine Ausbildung am Kennedy Institut für Bioethics, George-Town University, Washington DC. 1973 zog er mehreren Rufen als Chairman an amerikanischen Medical Schools den Ruf nach Münster vor. Anläßlich seines 60. Geburtstages gaben seine Schüler und Freunde aus seiner New Yorker Zeit eine Festschrift heraus (Europ. J. Obstet. Gyn. 17 [2/3] 65, 1984). Beller bildete in seinem Arbeitskreis in New York neben einer Reihe von amerikanischen auch viele deutsche Schüler aus, so Professor Henner Graeff (heute Ordinarius an der Technischen Universität München), Professor Wolfram Theiss (Med. Klinik der Technischen Universität München), Professor Henning Schneider (Universitäts-Frauenklinik Zürich), und Professor Th. Schöndorf (Oberarzt an der Medizinischen Universitätsklinik Gießen).

Johann H. Duenhoelter, MD, FACOG (Abb. 6), wurde 1937 in Unna geboren. Nach seinem Medizinstudium in Tübingen, Wien und Kiel verbrachte er sein Internship und ein Fellowship in Reproduktiver Endokrinologie in Seattle (1966–67). Über eine Fachausbildung im Parkland Memorial Hospital in Dallas (bis 1970) kehrte er für ein Jahr nach Deutschland zurück und arbeitete als Oberarzt in Bielefeld. Anschließend begann er seine akademische Karriere in den USA als Assistant Professor im Department of Obstetrics and Gynecology, University of Texas, Health Science Center, South-Western Medical School, Dallas. In dieser Zeit arbeitete er zusammen mit Paul McDonald und Jack Pritchard in einem der führenden Departments unseres Faches in den Vereinigten Staaten. Für deutsche Verhältnisse erscheint sein Schicksal deshalb besonders interessant, weil eine Gruppe von – im

Alter leicht abgestuften – Wissenschaftlern den Chairman-Posten untereinander alle sechs Jahre weitergaben, aber als Arbeitsteam zusammenblieben. Duenhoelter war aufgrund seiner wissenschaftlichen Arbeiten ein Kandidat, in dieser Reihe nachzufolgen. Johann Duenhoelter hält ein Subspeciality Board in Feto-Maternal Medicine. Er entschloß sich jedoch aus persönlichen Gründen, im Jahre 1979 in einem Indianer-Reservat in der Nähe von Seattle zu arbeiten (Puyallup, Staat Washington).

Er ist gegenwärtig Clinical Associate Professor an der University of Washington. Mitglied der Society for Gynecologic Investigation wurde er aufgrund seiner Arbeiten über das Fruchtwasser.

Uwe E. Freese, Dr. med., MD, FACOG (Abb. 7), wurde 1925 in Bordesholm geboren. Nach dem Medizinstudium in Kiel kam er 1952 über die Ventnor Foundation als Intern nach Pittsburgh, kehrte nach Kiel zurück und begann seine Weiterbildung unter Prof. Philipp in Kiel. Zwei Jahre später nahm er ein Angebot von Edward Davis, damals Chairman des Department of Obstetrics and Gynecology, Priscer School of Medicin, University of Chicago und Chef des Lying-in Hospitals, Chicago, an. Damit wurde er Teil der „German brain troop" dieses Departments neben Jürgen Plotz, Georg Wied und Gebhard Schumacher. Im Jahre 1959 zum Instructor ernannt, wurde der 1971 zum Full-Professor berufen.

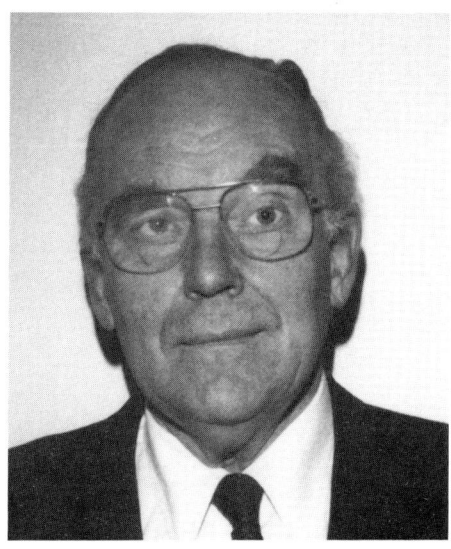

Abb. 7. Uwe E. Freese

In diesen Jahren wurde er von Edith Potter beeinflußt, die ihn damals in Kontakt mit Elisabeth Ramsey, der führenden Embryologin, brachte. Die Zusammenarbeit mit Sam Reynolds führte ihn in die damals führende geburtshilflich-wissenschaftlich aktive Gruppe im Rahmen der Fetomaternalen Medizin. Daraus entstanden wegweisende Arbeiten über die Zirkulation der Plazenta. Freese wurde 1975 zum Chairman des Departments of Obstetrics and Gynecology der Chicago Medical School, Cook County Hospital, ernannt, das zahlenmäßig zu den größten der Vereinigten Staaten gehört.

Uwe Freese hat durch viele Besuche die Verbindung mit der Heimat aufrechterhalten.

Uwe Goebelsmann, Dr. med., MD, FACOG (Abb. 8), wurde 1935 in Tübingen geboren. Nach dem Medizinstudium, ebenfalls in Tübingen, promovierte er 1960. Als sein Doktorvater Fritz K. Beller Deutschland verließ, folgte er ihm. Zur Verfügung stand damals aber nur ein schlecht bezahltes Fellowship in der Rockefeller University bei A. Csapo. Ein Jahr später arbeitete er als Research Associate am Department of Obstetrics and Gynecology, New York University, und setzte seine Tübinger Arbeiten über Oxytocinase fort. Egon Diczfalusy, Stockholm, Karolinska Institute of Human Reproduction, wurde sein endokrinologischer Lehrer. Nach drei Jahren kehrte er in die Staaten zurück und wurde Assistant-Professor in Ann Arbor, Michigan, bei Robert Jaffe. Ted Quilligan berief ihn an das Department of Obstetrics and Gynecology, Southern University of California, Los Angeles. Uwe Goebelsman starb am 15. Juni 1984. Er hat seinen Vortrag zur Aufnahme in die American Gynecological Obstetrical Society nicht mehr selbst halten können und wurde postum aufgenommen, nachdem der Chairman des Departments, Dan Mishel, nicht nur seinen Vortrag vorlas, sondern gleichzeitig auch eine Memorial Adress. Es ist charakteristisch für Uwe Goebelsmann, daß drei Departmental Chairmen um diese Ehre gebeten hatten. Goebelsmann war außerdem Fellow der

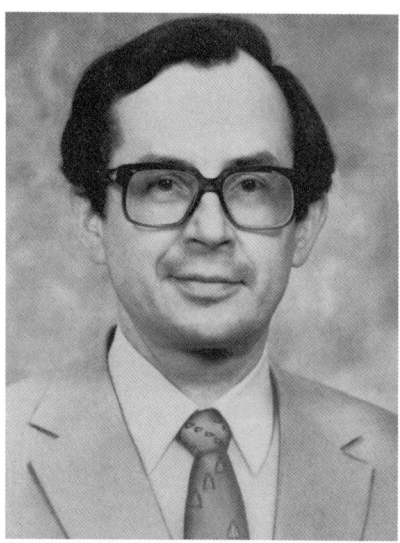

Abb. 8. Uwe Goebelsmann

Society of Gynecological Investigation. In den Staaten ist er als der „Gute Deutsche" schlechthin bekannt geworden. Dazu verhalfen ihm seine Eigenschaften: wissenschaftliche Neugier, unbändiger Fleiß und Selbstdisziplin. Als die Besetzung des Lehrstuhls für Geburtshilflich-Gynäkologische Endokrinologie an der Universität Münster anstand, erhielt er ihn nur deshalb nicht, weil er seinen Facharzt noch nicht hatte (er erwarb ihn sich erst als Full-Professor in Los Angeles), wurde aber dennoch auf Platz 2 der Liste gesetzt. Später hat er noch einmal über einen Ruf nach Düsseldorf verhandelt, entschied sich dann aber, in den Staaten zu bleiben. Das 6. Internationale Gespräch Münster 1986 über „Gegensätzliche Auffassungen in der Geburtshilfe und Gynäkologie" wurde Uwe Goebelsmann zum Gedächtnis gewidmet. Egon Diczfalusy hielt die Laudatio und Gedächtnisvorlesung.

Ernst R. Friedrich, Dr. med., MD, FACOG (Abb. 9), wurde 1929 in Berlin geboren. Nach dem Medizinstudium in Berlin, Innsbruck, Wien wurde er 1954 in Heidelberg promoviert. Auch er war über die Ventnor Foundation in die USA gekommen. Nach einem Internship im St. Peter's General Hospital, New Brunswick, New Jersey, begann er im Middlesex General Hospital seine Fachausbildung, ging

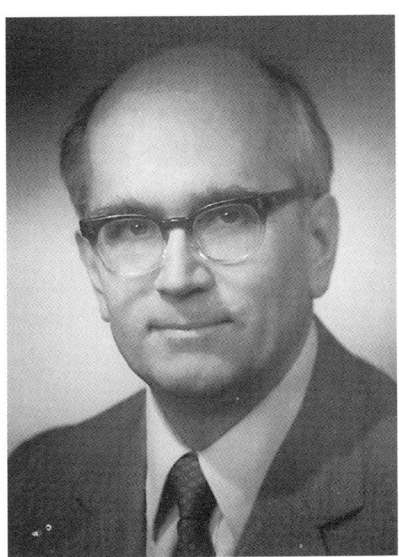

Abb. 9. Ernst R. Friedrich

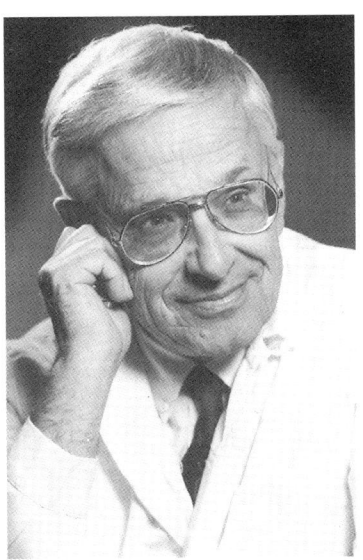

Abb. 10. Walter L. Herrmann

1957–58 nach Deutschland zurück und arbeitete im 5th General Hospital US Army in Stuttgart. Anschließend beendete er seine Weiterbildung am Barnes and St. Louis Maternity Hospital in St. Louis, Missouri. Daran schloß sich das Postdoctoral Fellowship des United States Public Health Service an, das eine Ausbildung in Endokrinologie und Elektronenmikroskopie im Department of Anatomy Washington, University School of Medicine St. Louis, Miss., beinhaltete. Nach zwei Jahren Tätigkeit in der Praxis wurde er 1963 Instructor am Department of Obstetrics and Gynecology, Washington, University School of Medicine. 1972 zum Head der Section of Gynecology ernannt, wurde er 1982 Professor of Obstetrics and Gynecology an der gleichen Institution. Ernst R. Friedrich gilt als internationaler Kenner der Erkrankungen der Vulva. In den letzten Jahren hat er sich mit der ambulanten Pelviskopie beschäftigt und ist ein besonders erfahrener histologischer Kenner der Cervixpathologie. Wohl als Folge seiner bescheidenen Art sind seine Kenntnisse in der Bundesrepublik selten gefordert worden.

Walter L. Herrmann, Dr. med., MD, FACOG, FACS (Abb. 10), 1923 in Berlin geboren, arbeitete nach dem Studium in Genf und Zürich, nach seiner Promotion 1949 zunächst für ein Jahr am Physiologischen Institut in Genf und wechselte dann nach St. Gallen, um seine Fachausbildung zu beginnen. Diese wurde durch ein jeweilig einjähriges Fellowship in Boston, Peter Bent Brigham Hospital (1951–52) und an der Columbia University (1952–53) unterbrochen. Zurückgekehrt nach St. Gallen, erwarb er den Schweizer Facharzt und wechselte in die Staaten. Er arbeitete zunächst ein Jahr als Senior Resident an der Columbia University in New York, um den Zugang zur amerikanischen Facharztprüfung zu erhalten. Anschließend wurde er Instructor (1955), Assistant-Professor (1957–61) an der Yale University New Heaven. 1961 zum Associate Professor ernannt, wechselte er als Professor und Leiter der Abteilung Endocrinology and Infertility an das Department of Obstetrics and Gynecology in Seattle, University of Washington, das er 1968 als Chairman übernahm.

Im Jahre 1976 kehrte er in die Schweiz zurück und wurde Ordinarius in Genf. Seine Mitgliedschaften in vielen Gesellschaften sowie viele Ehrenmitgliedschaften und Preise zieren seinen Lebenslauf, wie den nahezu all der anderen Persönlichkeiten, die in diesem Kapitel aufgeführt sind. Ihm wurde jedoch die Ehre zuteil, als Präsident der SGI zu amtieren. Er ist Fellow der American Gynecologist Society. Walter Herrmann, eine liebenswürdige Persönlichkeit, war maßgeblich beteiligt an der sich damals in den Vereinigten Staaten entwickelnden Reproduktiven Endokrinologie: Er bildete Schüler in großer Zahl aus; einer davon war Adolf Schindler, der später seine Facharztausbildung unter Jack Pritchard in Dallas erhielt, danach zu Hans Roemer nach Tübingen ging und heute Ordinarius in Essen ist.

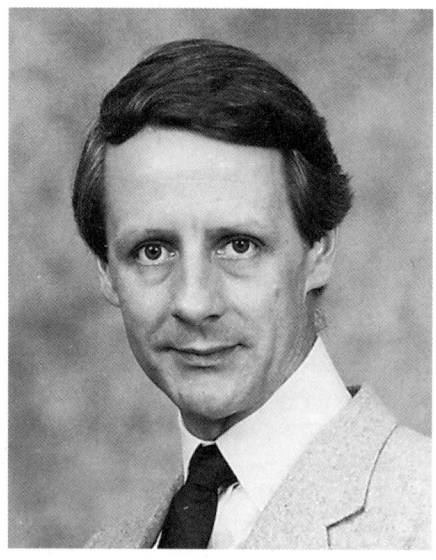

Abb. 11. Eberhard Müller-Heubach

Eberhard Müller-Heubach, Dr. med., MD, FACOG, FACS (Abb. 11), wurde 1942 in Berlin geboren. Nach seinem Medizinstudium in Köln ging er den üblichen Werdegang eines Pflichtassistenten und kam 1968 als Intern im Rahmen der Ventnor-Foundation in die USA. 1969 wechselte er an das Department of Obstetrics and Gynecology, College of Physicians and Surgeons, Columbia University New York und wurde Fellow in Reproductive Physiology. An derselben Institution begann er seine Weiterbildung. 1975 wechselte er als Assistant Professor an das Maggy Women Hospital, University of Pittsburgh, School of Medicine über und wurde dort zum Associate Professor of Obstetrics and Gynecology und in einem Joint Appointment zum Professor in Pediatrics ernannt. Ein Fellowship am National-Institut of Neurology Disease in San Juan wurde für die Subspeciality in Feto Maternal Medicine angerechnet.

Müller-Heubach hat über 100 Arbeiten und eine Reihe von Buchkapiteln geschrieben, die Zahl der Abstrakts soll nicht aufgeführt werden. Er hat nach wie vor eine Reihe von Research Grants und ist als Vortragender international gesucht. Sein Forschungsgebiet ist vorwiegend dem Fetus im Schafmodell gewidmet.

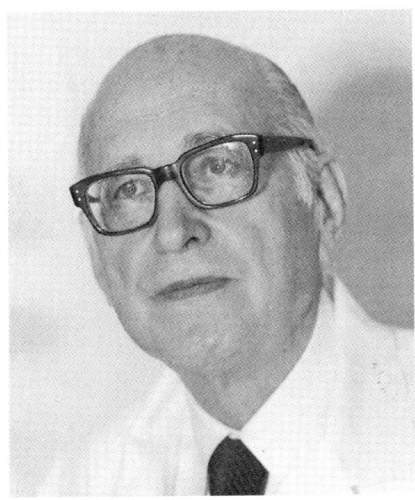

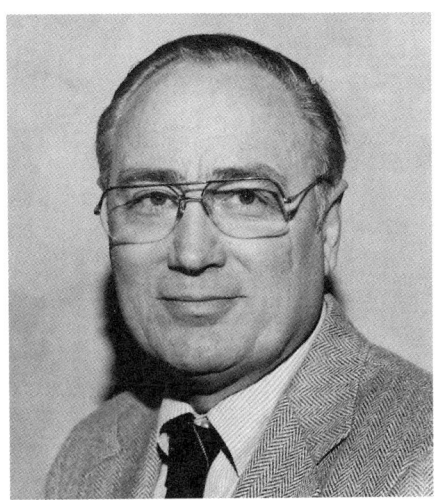

Abb. 12. Ernst Jürgen Plotz **Abb. 13.** Helmut Fritz Schellhas

Ernst Jürgen Plotz, Dr. med., MD, FACOG, FACS (Abb. 12), geboren 1916 in Darmstadt, war seit 1945 wissenschaftlicher Assistent an der Universitäts-Frauenklinik Hamburg-Eppendorf unter Prof. Heynemann; er habilitierte sich 1953. Im Jahre 1951 lernte er anläßlich eines Fellowship unter E. Davis am Lying-in Hospital, University of Chicago, die amerikanischen Bedingungen kennen, ging aber nach Hamburg zurück. Erst nach seiner Habilitation kehrte er als Assistant-Professor nach Chicago zurück, das, wie kaum ein anderes, seinen Aufbau deutschem Einfluß verdankt. 1958 wurde er zum Chairman des Department of Obstetrics and Gynecology, Albany Medical School ernannt. 1967 übernahm er die Direktion der Universitäts-Frauenklinik Bonn, die er bis zu seiner Emeritierung 1982 leitete.

Seine administrativen Fähigkeiten in Albany werden heute noch gerühmt. Plotz hatte sich schon während seiner Ausbildung in Hamburg mit endokrinologischen Problemen befaßt und gehört zu den Persönlichkeiten, die in den Vereinigten Staaten die Reproduktive Endokrinologie entwickelt haben. Er ist Fellow der SGI. Als junger Mitarbeiter stieß Gebhard Schumacher zu seiner Arbeitsgruppe (s. später).

Helmut Fritz Schellhas, Dr. med., MD, FACOG, FACS (Abb. 13), wurde 1933 in Gummersbach geboren. Nach dem Medizinstudium in Freiburg wurde er 1960 promoviert. Er begann dann seine Fachausbildung in Pathologie von 1961 bis 1963. Im Jahre 1963 wechselte er von Freiburg in das Barns-Hospital an die Washington University in St. Louis in Missouri über und begann seine Facharztweiterbildung, erhielt 1967 die Facharztanerkennung und begann ein Fellowship in Gynecologic Oncology, das er ebenfalls am Department of Obstetrics and Gynecology Washington University in St. Louis und im zweiten Jahr im MD Anderson Hospital in Houston, Texas, verbrachte.

Die Subspeciality von Helmut Schellhas ist die Gynäkologische Onkologie. 1970 wurde er Direktor der Division of Gynecological Oncology im Department of Obstetrics and Gynecology, University of Cincinatti, College of Medicine. 1982 wurde er zum Full-Professor of Obstetrics and Gynecology und 1984 zusätzlich zum Professor of Radiation Oncology ernannt (Joint Appointment). Helmut Schellhas hat eine Reihe von Preisen gewonnen, darunter das Certificat of Merrit-Paper der Central-Association of Obstetrics and Gynecology im Jahre 1968. Er hat sich mit operativen Methoden, insbesondere auch dem Einsatz des Lasers, im Rahmen der gynäkologischen Onkologie beschäftigt.

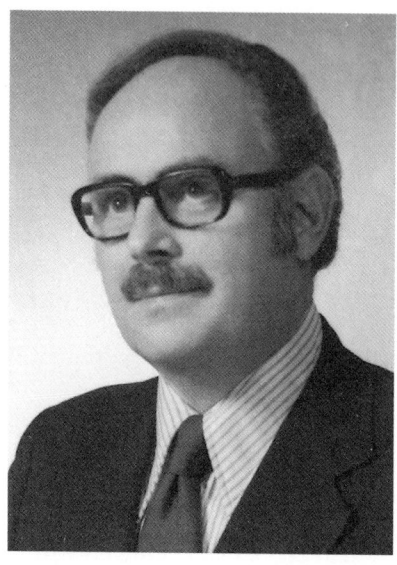

Abb. 14. Albrecht W. Schmitt

Albrecht W. Schmitt, Dr. med., MD, FACOG (Abb. 14), geboren 1919, lebt als niedergelassener Kollege in der Nähe von Philadelphia, Pennsylvania.

Er begann 1948 als unbezahlter Volontär an der Universitäts-Frauenklinik unter Carl Kaufmann in Marburg. Da er sich für Zytologie interessierte, ging er nach Greifswald, um bei Prof. Meswert die Kolposkopie zu erlernen.

Zurückgekehrt nach Köln, folgte er Kaufmann nach dessen Berufung nach Köln.

1956 ging er nach Amerika, arbeitete zunächst im Rahmen der Ventnor-Foundation als Intern und trat dann unter J. Robert Willson in das Department for Obstetrics and Gynecology, Temple University in Philadelphia ein. Nach seiner Fachausbildung wurde er Assistant and Associate Professor am Women's College in Philadelphia. 1965 arbeitete er einige Monate in Erlangen an der Universitäts-Frauenklinik und ein Jahr im Roswell Park Memorial Institute in Buffalo, N.Y. Er ist heute Clinical Associate Professor am Medical College of Philadelphia. Niemand, den ich kenne, hatte so viel Schwierigkeiten, sich durchzubeißen, wie er. Im Staat New Jersey verlangte man von ihm, ein Jahr Studium zu wiederholen, das er neben seiner Fachausbildung in Abendkursen ableisten mußte. Ebenso schwierig war es, sein Staatsexamen in diesem Staat nachzumachen. Unter größten finanziellen Einschränkungen hat sich Albrecht Schmitt durchgesetzt und, obwohl er in den Vereinigten Staaten nicht zu der Gruppe der wissenschaftlich tätigen Gynäkologen gehört hat, begründete er die American Society of Colposcopy and Colpomicroscopy, heute Society for Colposcopy and Cervical Pathology, deren Präsident er von 1973 bis 1975 war. Er erreichte damit, ebenso wie mit seinen weiteren Aktivitäten, auf dem Gebiet der Kolposkopie einen hohen Respekt und Bekanntheitsgrad.

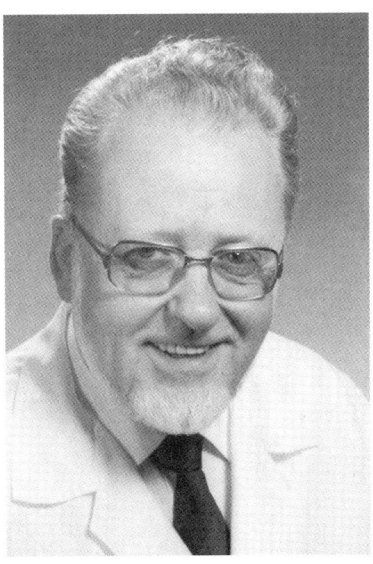

Abb. 15. Gebhard F. B. Schumacher

Gebhard F. B. Schumacher, Dr. med., MD (Abb. 15), wurde 1924 in Osnabrück geboren. Nach seinem Medizinstudium in Göttingen und Tübingen erhielt er für seine Dissertation „Methodische Untersuchungen über die elektrophoretische Trennung von Serumproteinen" den Preis der Medizinischen Fakultät in Göttingen.

Von 1952 bis 1953 arbeitete er am Max-Planck-Institut für Biochemie unter Prof. Butenandt in Tübingen und wechselte dann für ein weiteres Jahr an das Max-Planck-Institut für Immunologie in Tübingen über. Seine Fachausbildung absolvierte er von 1954 bis 1959 an der Universitäts-Frauenklinik in Tübingen. Er habilitierte sich 1962 und ging dann als Research Associate in Immunology an die University of Illinois, College of Medicine, Institute of Tuberculosis Research in Chicago. 1963 wechselte er an das Department of Obstetrics and Gynecology, University of Chicago, und kehrte 1964 für ein Jahr an die Universitäts-Frauenklinik nach Tübingen zurück. 1965 folgte er einer Einladung von Prof. Plotz als Associate Professor an das Department for Obstetrics and Gynecology, Albany Medical College New York, und erhielt ein Joint-Appointment als Assistant Professor im Department of Biochemistry.

1967 wechselte er an das Department of Obstetrics and Gynecology, University of Chicago, wurde 1971 Chief-Section of Reproduction Biology und ist seit 1973 Full-Professor. 1982 wurde er zusätzlich Professor der Biology Science Collegial Division of the University of Chicago. Gebhard Schumacher ist bekannt geworden durch seine Untersuchungen über den Cervixschleim sowie seine grundlegenden immunologischen Arbeiten. Er hat in einer Reihe von Studiengruppen der WHO mitgearbeitet und ist Mitglied bzw. Ehrenmitglied von vielen internationalen Gesellschaften. Eine Reihe von internationalen Schülern ging aus seiner wissenschaftlichen Gruppe hervor, so z. B. Peter F. Tauber, gegenwärtig in Essen.

Hans H. Simmer, Dr. med., MD, FACOG (Abb. 16), wurde am 2. März 1926 in Barmen geboren. Er studierte in Bonn, Göttingen und Tübingen. Nach Staatsexamen und Promotion im Jahre 1952 arbeitete er zunächst als Volontärassistent am Pharmakologischen Institut der Universität Tübingen und wechselte dann an das Max-Planck-Institut für Biochemie unter Prof. Butenandt über. Nach seiner Medizinalpraktikantenzeit an der Inneren Klinik des Krankenhauses Stuttgart-Bad Cannstatt begann er 1955 seine Fachausbildung an der Universitäts-Frauenklinik in Freiburg i.Br. unter den Professoren Elert, Kneer und Wimhöfer. An beiden Kliniken leitete er ebenso wie später in Los Angeles ein Laboratorium.

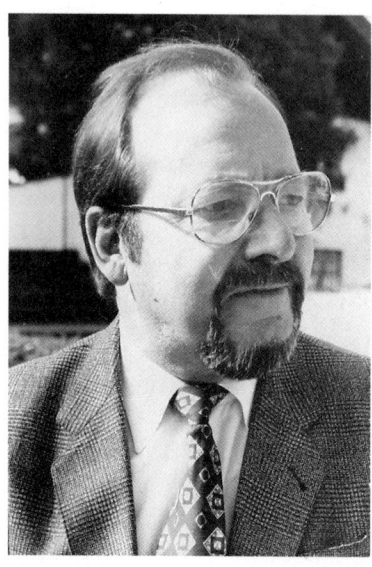

Abb. 16. Hans H. Simmer

1960 ging er an das Department of Obstetrics and Gynecology an der University of California in Los Angeles (UCLA) und wurde dort 1963 zum Associate Professor berufen. 1965 übernahm er das neugeschaffene Amt eines außerordentlichen Professors und Leiters der Abteilung für Gynäkologische Endokrinologie an der Universitäts-Frauenklinik Frankfurt/Main. Nach einem Jahr kehrte er jedoch an die University of California in Los Angeles zurück, wurde zum Full-Professor of Obstetrics and Gynecology und 1967 – in einem Joint Appointment – zum Professor of Medical History ernannt. Die Ausbildung hierzu hatte er sich 1946 und 1947 sowie zwischen 1960 und 1965 durch Prof. Steudel und Prof. O'Malley erarbeitet.

1974 kehrte Hans Simmer dann endgültig nach Deutschland zurück. Als ordentlicher Professor für Medizingeschichte übernahm er die Leitung des Instituts für Geschichte der Medizin in Erlangen. Wie zuvor in der experimentellen Endokrinologie – mehrfach ausgezeichnet, zuletzt durch die Verleihung der Ehrenmitgliedschaft der amerikanischen Society for Gynecologic Investigation (SGI) –, wurde ihm auch als Historiker eben dieser Endokrinologie internationale Anerkennung zuteil. Wegen schwerer Erkrankung lebt er seit 1983 im Ruhestand, gleichwohl historisch weiterarbeitend, wie sein Beitrag zu dieser Festschrift zeigt.

Hans Simmer hat das typische Schicksal eines Wanderers zwischen zwei Welten. Er gehört zu den Wissenschaftlern, die ihre gründliche deutsche Ausbildung zum

Nutzen der Vereinigten Staaten zur Anwendung brachten. Mit zunehmendem Alter galt seine Liebe der Geschichte der Medizin, dennoch war er einer der wenigen in seinem Department, die bis zu seiner endgültigen Übersiedelung nach Erlangen ausreichend mit Grants des NIH versorgt waren. Hans Simmer, eine liebenswerte Gestalt und keineswegs eine Kämpfernatur, hat vielleicht von allen am meisten unter seinem Schicksal gelitten. Er gehört zu den Menschen, die in zwei Kontinenten nur Respekt genießen und keine Feinde haben.

Helmuth Vorherr, Dr. med., MD (Abb. 17), wurde 1928 in Alzey geboren. Nach dem Medizinstudium in Mainz erfolgte 1954 die Approbation und Promotion. Anschließend arbeitete er zwei Jahre am Institut für Pharmakologie der Universität Mainz und begann 1957 seine Weiterbildung. 1962 zum Facharzt ernannt, wechselte er an die Universitäts-Frauenklinik nach Frankfurt über, verließ diese Klinik aber nach drei Jahren und ging in die Staaten. Nach seiner Tätigkeit als Research Pharmacologist im Sinai Medical Center in Los Angeles wurde er 1968 zum Associate Professor an die University of New Mexico, School of Medicine, Albuquerque, berufen. Seit 1971 ist er Full-Professor im Department of Obstetrics and Gynecology und in einem Joint Appointment auch im Department Pharmacology.

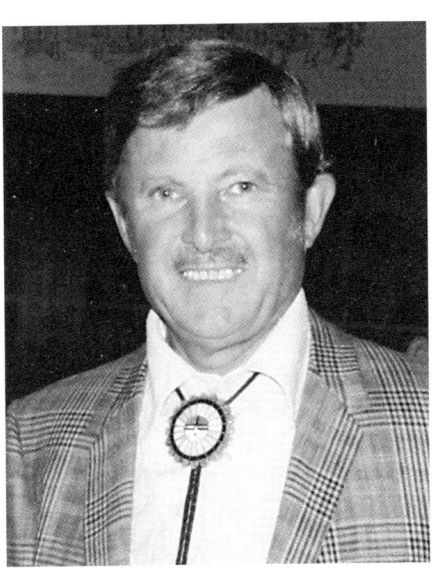

Abb. 17. Helmuth Vorherr

Helmuth Vorherr hat sich in den Vereinigten Staaten durch seine unübertroffenen Reviews eine führende Position erworben. Selbst Amerikaner, die in Übersichtsarbeiten sehr pedantisch sein können, rühmen die immer wieder nahezu komplette Darstellung. Neben vielen Einzelarbeiten, auf die in diesem Zusammenhang nicht hingewiesen werden soll, sind es vor allen Dingen seine Übersichten über das Oxytocin sowie die Beschäftigung mit pharmakologischen Problemen in unserem Fachgebiet, die führend sind. Seine Arbeiten über die Tumoren haben ihn international bekannt gemacht und ihren Niederschlag in den Büchern „The female Breast" und „Breast Cancer" gefunden. Helmuth Vorherr ist ein liebenswerter Mann von großem Gerechtigkeitsgefühl und immensem Fleiß. Ich bin überzeugt, daß er diese Leistungen in Deutschland nicht hätte erbringen können. Nach einem Sabbathical-

Jahr in Münster war sein Beliebtheitsgrad unter den Kollegen unübertroffen. In der Bundesrepublik gibt es keine Arbeitsmöglichkeit, die ihm so entgegen käme, wie seine gegenwärtige Position.

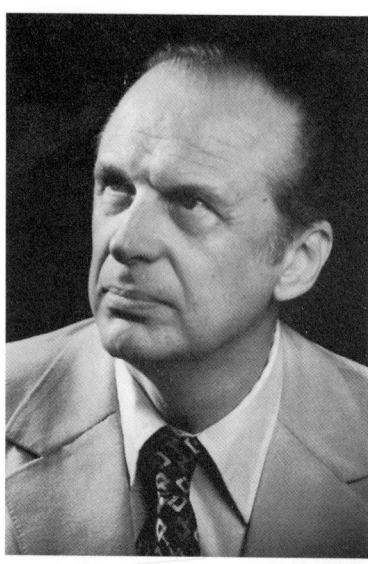

Abb. 18. Georg L. Wied

Georg L. Wied, Dr. med., MD (Abb. 18), wurde 1921 in Karlsbad in der Tschechoslowakei geboren. Er erhielt seine Promotion in München und seine Fachausbildung in Berlin. 1951 arbeitete er als United States Public Health Service Fellow mit dem Begründer der gynäkologischen Zytologie, Dr. Georgian Papanicolaou, an der Cornell University in New York. Nach seiner Zwischenperiode in Berlin wechselte er 1954 als Assistant-Professor an die University of Chicago und wurde 1965 zum Professor of Obstetrics and Gynecology, University of Chicago, ernannt.

1974 und 1975 war er Acting Chairman dieses Departments. Seine gegenwärtige Stellung ist die eines Debloom-Reese-Professor of Obstetrics and Gynecology, University of Chicago (Endowed Chair.). Er ist gleichzeitig Professor of Pathology, Chief der Section of Cytology, Chicago Lying-in Hospital und Director, ASC-AMA und ASCP School of Cyto-Technology and Nasam and Francis Goldblat Laboratory of Quantitative Cytology in the University of Chicago.

Wenn es eine führende Gestalt auf dem Gebiet der gynäkologischen Zytologie gibt, dann ist es Georg Wied. Er hat die Acta Cytologica begründet und ist Editor des Journal of Analytical und Quantitative Cytology und vieler anderer Zeitschriften. Als Mitglied und Ehrenmitglied ungezählter internationaler Gesellschaften erhielt er 1952 das Certificate of Merrit des US Surgeon General, 1970 den George-Papanicolaou-Award und 1979 den Easter-Langer-Memorial-Award für Verdienste auf dem Gebiet der Krebsbehandlung. Georg Wied hält jährlich eine Fortbildungsveranstaltung über Zytologie in der Bundesrepublik und anderen Ländern ab. Seine Veröffentlichungen betragen weit über 300. Georg Wied gehört zu den starken Persönlichkeiten, die, wenn ihnen das System nicht nachgibt, ein neues System schaffen. Er ist der führende Zytologe in der Welt. Amerika hat ihm die Möglichkeit gegeben, seine hervorragende wissenschaftliche Befähigung in die Tat umzusetzen.

V.

Die Mehrzahl der Deutschen, die für ein Jahr oder mehr in den USA eine Ausbildung erhielten, kehrten nach Deutschland zurück. Von denen, die in den Staaten blieben, ging eine unbekannte Zahl in die Praxis und manch einer mag irgendwo als Clinical Professor unerkannt die Ausbildung junger Amerikaner beeinflussen.

Die hier aufgeführten Persönlichkeiten haben ihre führenden Positionen durch herausragendes Können und nicht durch die Kraft ihrer Ellenbogen erreicht. Es waren für die erwählte Tätigkeit die Besten, und sie waren in der Lage, sich in den American Way of Life einzufügen. Um diese Positionen zu erreichen, mußten sie immer besser sein als konkurrierende Amerikaner. Aber es gibt brillante Wissenschaftler, die einen Rosengarten brauchen, um optimal arbeiten zu können. Es mag viele erstaunen, daß ihnen diese Umgebung, an die in Deutschland kaum jemand gedacht hätte, in den Staaten geboten wurde. Andere bildeten sich ihr eigenes System, wenn sie mit dem Bestehenden nicht zurechtkamen. Auch diese Möglichkeit war gegeben. Man darf unterstellen, daß die Mehrzahl der Stellungen, die sie sich in den USA erarbeitet haben, in Deutschland nicht zur Verfügung gestanden hätte. Dieser Satz sollte diejenigen zum Nachdenken veranlassen, die glauben, daß die große Zahl an Deutschen „weggelaufen" sei, weil es ihnen in den USA besser gegangen sei. Auch das muß korrigiert werden, denn ausnahmslos hätten sie in der Bundesrepublik ein höheres Einkommen gehabt als in den Staaten.

Alle wurden zu Wanderern zwischen zwei Welten, diejenigen, die zurückkehrten, ebenso wie diejenigen, die blieben. Erreicht haben sie, daß ihnen in zwei Welten mehr Hochachtung zuteil wurde, als sie es wahrscheinlich in einer erreicht hätten, wenn sie geblieben wären. Damit haben sie neben ihren erheblichen Verdiensten für die Neue Welt, die von den Amerikanern anerkannt wurde, indirekt auch ihre alte Heimat befruchtet.

Kunst an den Bauten der Universitäts-Frauenkliniken in der Bundesrepublik Deutschland

Volker Lehmann

(Photos: Lutz Lehmann und 2 Archivphotos aus Bonn und Erlangen)

Die Problematik des Verhältnisses zwischen bildender Kunst und Bauwerk ist von Künstlern und Architekten häufig diskutiert worden. Daher ist eine Erörterung an dieser Stelle nicht von Wert. Was an diesem Thema im Zusammenhang mit Frauenkliniken den Reiz ausmacht, ist die Untersuchung der gefundenen künstlerischen Ausdrucksmöglichkeiten, um den Zweckbau einer Frauenklinik mit Kunstwerken in Beziehung zu setzen. Die Universitätskliniken wurden ausgewählt, um in einem überschaubaren Bereich das Thema „Kunst an Kliniken" prüfen zu können. Außerdem sollten zum 100jährigen Jubiläum der Deutschen Gesellschaft für Gynäkologie und Geburtshilfe die Universitätskliniken, die die wissenschaftliche Basis dieser Gesellschaft bilden, hervorgehoben werden.

Die bildende Kunst (Bauplastik, Ornamentik, Wandmalerei, Glasmalerei usw.) war bis zur Zeit der Renaissance eine Dienerin der Architektur; danach hat sie sich verselbständigt. Es ist zunächst ohne jede Wertung festzustellen, daß hier ein ursprünglich bestehender kultureller Zusammenhang verloren gegangen ist. Früher war der Bau ein Gesamtkunstwerk, der alle Arten der Kunst in sich einschloß. Der Idealfall eines solchen Gesamtkunstwerkes ist die Medici-Kapelle in Florenz. Heute legt der Begriff „Kunst am Bau" dem unbefangenen Beobachter nahe, das Bauwerk als Nicht-Kunst einzustufen. Eine der wenigen Ausnahmen, wo in der Moderne ein Bauwerk zum Gesamtkunstwerk wurde, ist die Kirche von Ronchamp. Es muß zugegeben werden, daß die Universitäts-Frauenkliniken in Deutschland keine Kunstwerke sind, sondern Bauten, die eine Funktion zu erfüllen haben, die hin und wieder, je nach Entstehungsjahr, mit Ornamentik zur Präsentation (z.B. Tübingen) ausgestattet sind. Viele sind im Krieg zerstört und danach neugebaut worden, andere mußten durch Zusatzbauten erweitert werden, wobei eine einheitliche Architektur verloren ging (z.B. Kiel). Die modernsten Kliniken sind in einem Klinikum eingebaut und architektonisch gar nicht mehr eigenständig (z.B. München). So kann Kunst an diesen Bauten nur eine Zutat sein; Kunst im Zusammenhang mit Architektur, aber eben nicht Teil der Architektur. Die Kunstwerke können hier keine reine und einfache Fortsetzung der Architektur sein, sie können jedoch, wenn sie eine Bedeutung haben, ihre Umgebung verändern.

Auch wenn die vorgefundenen Arbeiten lediglich ein Attribut zum Klinikbau sind, besteht doch eine Beziehung zwischen Bauwerk und Kunstwerk: Die Funktion des Baues ist das Thema der Kunstwerke. Neben der „Veredelung des Zweckmäßigen und der Konkretisierung des Harmonischen" schafft das Kunstwerk am Bau auch hier in den Kliniken für viele Menschen die einzige Begegnungsstätte mit der bildenden Kunst. Viele Menschen unserer Gesellschaft betreten sehr selten oder niemals ein Kunstmuseum oder eine Kunstausstellung. Das Medium der Kunst könnte sie nicht erreichen, gäbe es nicht die Kunst am Bau, die Kunst der

Öffentlichkeit. Im Krankenhaus ist die Begegnung erzwungen. Diese Gelegenheit sollte von allen genutzt werden; von denen, die für die Kunst am Bau verantwortlich sind, und von denen, die ihr begegnen. Dieser soziale Aspekt bedingt aber, daß sogenannte moderne Kunst mit ihrer Progressivität nur behutsam eingesetzt werden kann, wenn nicht von vornherein eine Begegnung unter den beschriebenen Umständen ausgeschlossen und eine Konfrontation gesucht werden soll. Der Abschied von althergebrachten Vorstellungen und Sehweisen darf nicht allzu schwer gemacht werden. Die Patienten würden ihn in ihrer isolierten Situation im Krankenhaus besonders schmerzlich empfinden. Der Psychologe würde eine aggressive Stellungnahme bei Patienten eines Krankenhauses für den Heilungsverlauf nicht begrüßen. Diese künstlerische Rücksichtnahme müßte aber durchaus nicht mit Qualitätsminderung einhergehen.

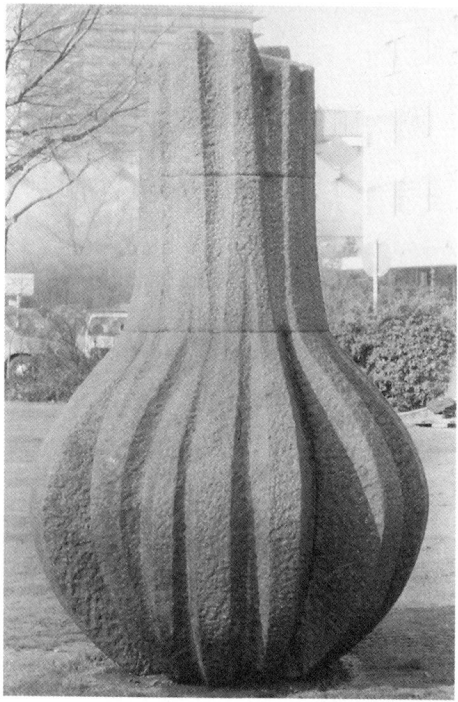

Abb. 1. Köln

Kunst am Bau ist von vielen Kunstkritikern als „Sozialfond für Heimatkünstler" bezeichnet worden, denn die Künstlerschaft des lokalen Bereiches erwartet bei einer öffentlichen Ausschreibung ihre eigene Inanspruchnahme. Diese Erwartung ist verständlich. Das Ergebnis kann allerdings deprimierend sein, nämlich dann, wenn auf diese Weise künstlerische Qualität dritten oder vierten Ranges augenfällig zum Zuge kommt. Es soll hier aber in keinem Fall an den aufgeführten Beispielen von Kunstwerken der Frauenkliniken Kritik an der künstlerischen Qualität geübt werden. Das mag der Leser für sich tun. Hier soll gezeigt werden, welche formalen Lösungen gefunden worden sind, um dem funktionalen Bau des Krankenhauses eine künstlerische Ornamentik anzufügen.

Auffällig ist, daß alle künstlerischen Lösungen geburtshilfliche Thematik als gedankliches Konzept haben. Es gibt kein gynäkologisches Thema in irgendeiner

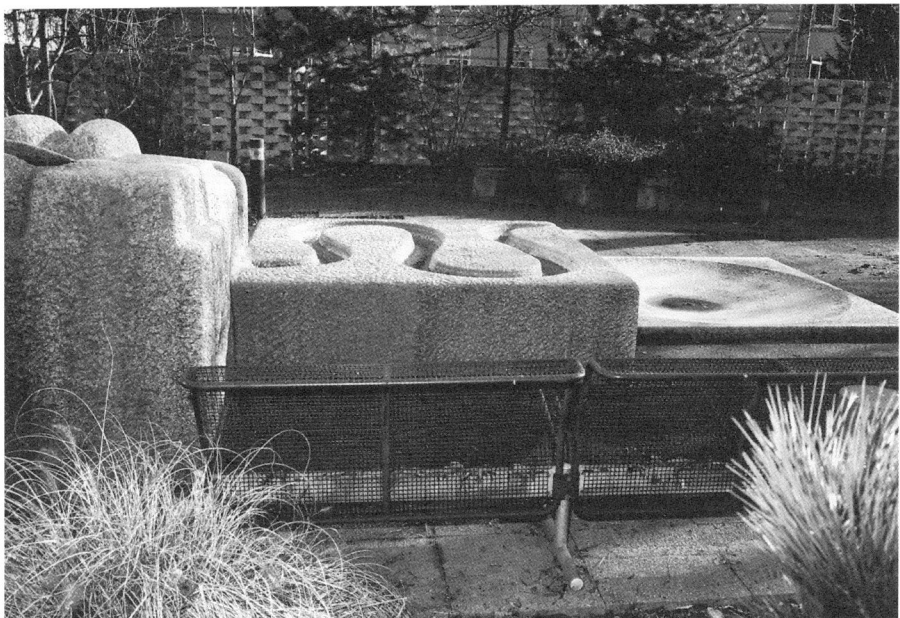

Abb. 2. Mainz

dieser Arbeiten. Auch die Frau als Kranke, Leidende oder Genesende ist nicht dargestellt. Nur zwei Beispiele wurden gefunden für ein symbolhaftes Zeichen, das die Aufstellung vor einer Frauenklinik sinnvoll macht.

Vor der Universitäts-Frauenklinik Köln steht eine über 2 m hohe Basaltskulptur, die eine keimende Frucht darstellt (Abb. 1).

Sie ist in ihrer Größe so erhaben und von der künstlerischen Qualität so überzeugend, außerdem so gut postiert, daß jeder Besucher der Klinik sie sehen muß. Genannt wird als Künstler Georg Meistermann.

Im Garten der Frauenklinik Mainz (Abb. 2) befindet sich ein Brunnen aus Granitstein; er wird der „Quellstein" genannt und ist von dem Bildhauer Scheuermann aus Koblenz geschaffen worden. Über zwei Stufen ergießt sich Wasser in eine Schale – die erste Stufe ist der Quellstein; zwischen runden Formen tritt das Wasser aus dem Stein hervor und läuft über eine Rinne in die zweite Stufe, wo das Wasser in einem geschlängelten Flußbett zur Schale geführt wird.

In Hamburg ist leider sehr versteckt in einem kleinen Innenhof eine Plastik von Gustav Seitz (Abb. 3) aufgestellt. Eine weibliche Gestalt liegt auf dem Rücken, den Kopf rückwärts gebeugt, die Arme seitlich in der Schwebe gehalten, auf den Schmerz wartend oder zu empfangen und neues Leben zu gebären. „Die Empfangende" hat Gustav Seitz seine Plastik genannt. Wegen der künstlerischen Qualität dieser Arbeit ist es sehr schade, daß dieses Werk nur diesen bescheidenen, zurückgezogenen Platz gefunden hat.

Die häufigste künstlerische Form, die auch für den wenig kunstbewanderten Betrachter einen offensichtlichen thematischen Bezug zum Krankenhaus hat, ist die figürliche Plastik vor oder in dem Bau.

Die Mutter mit ihrem Neugeborenen ist ein Thema, das zu verschiedenen Zeiten in unterschiedlicher Form als Plastik gestaltet wurde. In Mainz steht auf einem

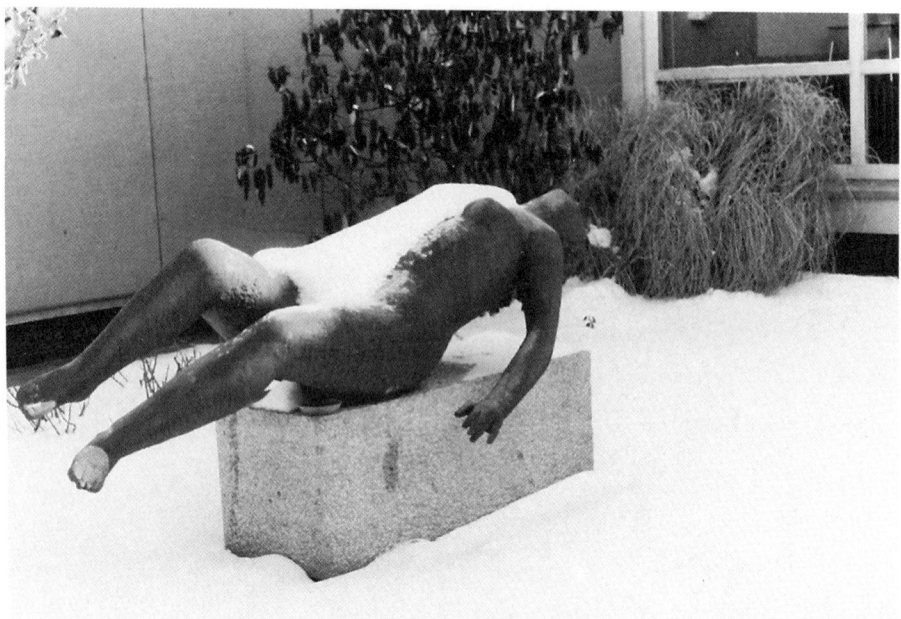

Abb. 3. Hamburg

Sockel im Flur „Mutter und Kind", eine Arbeit aus Metallkunststoff aus dem Jahre 1980 von dem Bildhauer Reinhold Petermann aus Mainz (Abb. 4). Diese Plastik wird von dem Klinikpersonal bezeichnenderweise die Madonna genannt, denn hier ist ganz eindeutig das Madonnenmotiv aus der mittelalterlichen Kunst bearbeitet worden. In Reinheit und Anmut bewahrt die Mutter das Kind an (in) ihrem Herzen, wie Novalis als Romantiker formuliert hat.

In der reduzierten äußeren Form etwas ähnlich, aber im Eindruck doch strenger, steht vor der Gießener Frauenklinik die Bronzeplastik „Die Mutter" (Abb. 5) von Heinz Janke aus Braunfels. Sie wurde 1984 aufgestellt; der Standort vor dem Eingang der Klinik ist gut gewählt. „Ohne überhöht und fremd auf einem Piedestal zu stehen, sollten für Freiplastiken ein flacher Sockel und ein geordnetes Rasenstück unentbehrlich sein", hatte 1965 der Kritiker Erich Trautmann von einer Plastik gefordert, die die Funktion als Kunst am Bau hat. Hier in Gießen ist diese Forderung erfüllt. Es ist eine in sich ruhende, miteinander verschmolzene Figurengruppe; Mutter und Kind sind einander zugeneigt.

In Würzburg sitzt im Garten der Klinik die kolossale Mutter und hebt ihr Neugeborenes der Sonne entgegen (Abb. 6). Die Monumentalität und die pathetische Gestik sind Ausdruck einer geschichtlichen Epoche Deutschlands, in der auch diese Frauenklinik erbaut wurde. Als künstlerisches Beispiel jener Zeit hat diese Steinplastik des unterfränkischen Bildhauers Fried Heuler auch heute noch ihren Wert.

Im Foyer der Kieler Klinik begrüßen drei Figuren den Besucher (Abb. 7). Die junge, stupsnäsige Mutter mit ihrem Kind wird begleitet von der Hebamme. Sie schaut der Mutter über die Schulter und stützt sie, indem sie sie an den Armen faßt. Durch die Hinzufügung dieser dritten Figur ist ein inhaltlich engerer Bezug zur geburtshilflichen Abteilung gelungen. Die Plastik von Ursula Hensel-Krüger ist 1956 in der Klinik aufgestellt worden.

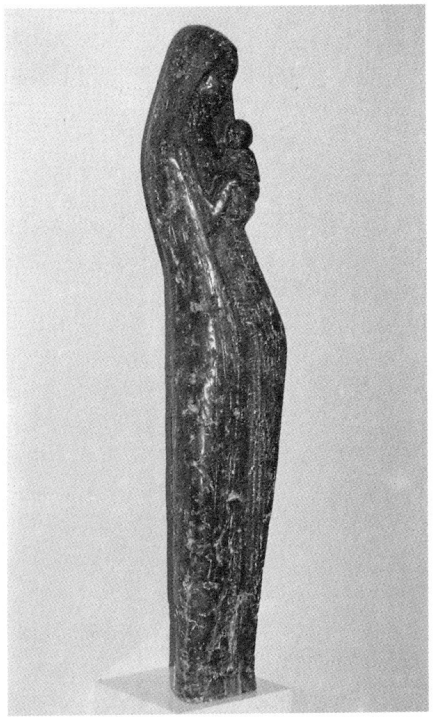

Abb. 4. Mainz

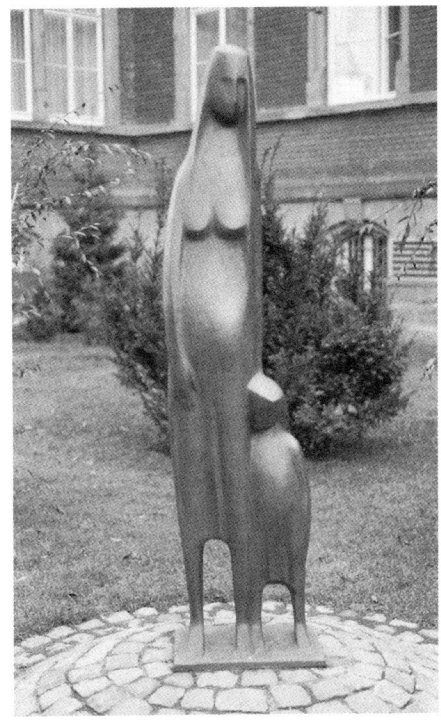

Abb. 5. Gießen

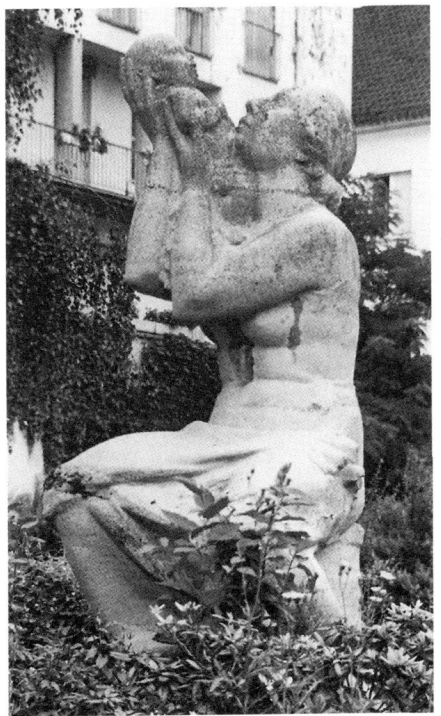

Abb. 6. Würzburg

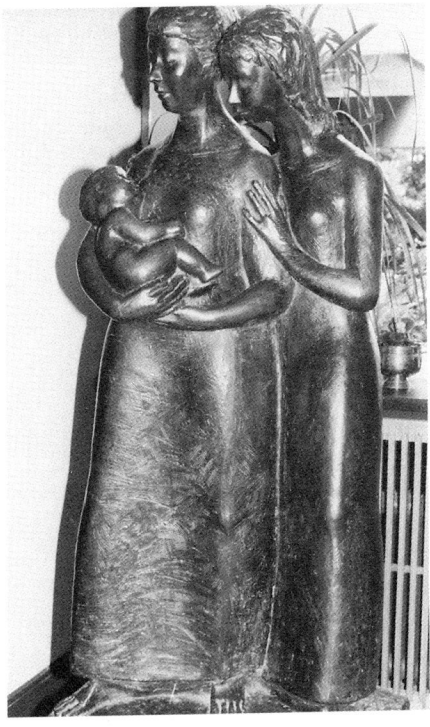

Abb. 7. Kiel

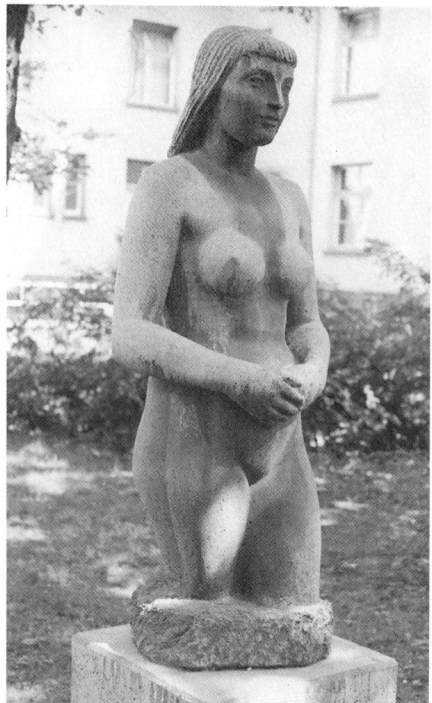

Abb. 8. Bonn

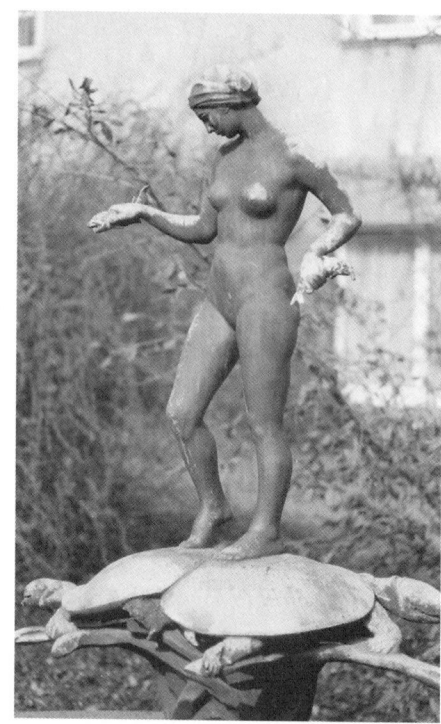

Abb. 9. Marburg

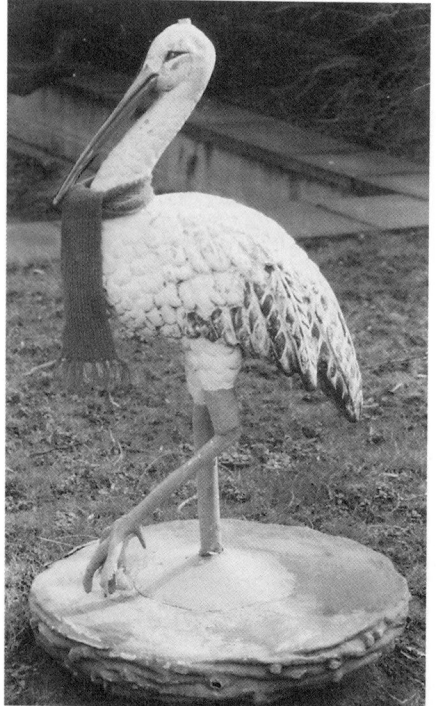

Abb. 10. Köln

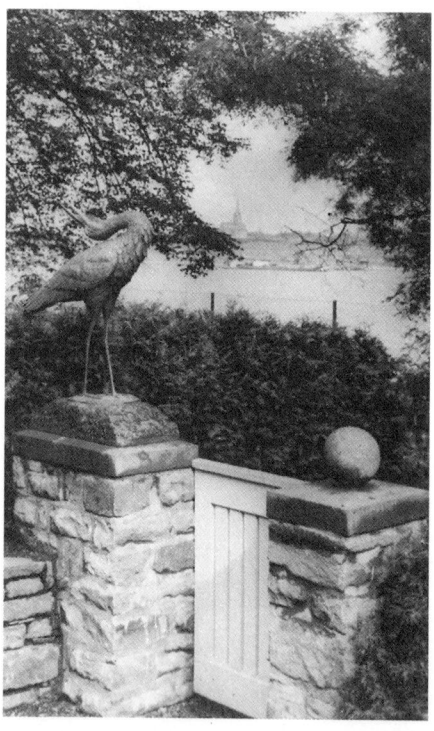

Abb. 11. Bonn

Unter Bäumen steht vor der Universitäts-Frauenklinik Bonn mit ihrem unscheinbaren Eingang die Skulptur einer Schwangeren (Abb. 8), die von dem Bildhauer Willy Meller geschaffen wurde. In strenger frontaler Haltung drückt die Frauengestalt innere Sammlung und Konzentration auf das werdende Leben aus. Die Hände sind schützend vor den gewölbten Bauch gelegt. Dieses Motiv der beschützenden Hände ist hier von mittelalterlichen Plastiken der „Maria gravida" (um 1430–1450) aufgenommen worden.

In Marburg befindet sich vor der Ambulanz eine weibliche Bronzeplastik, die mit Fischen in den Händen auf zwei Schildkröten steht (Abb. 9); die Anatomie ist von klassizistischer Reinheit. Nachdem der geburtshilflich geschulte Betrachter die Michaelis-Raute bewundert hat, kann er über den unzweifelhaft vorhandenen Symbolcharakter dieser Figur lediglich spekulieren. Die mit weiblichen Attributen wohl ausgestattete Figur mag das Sinnbild der Frau (Venus) sein. Diese Deutung scheint dem Betrachter zulässig, zumal die Schildkröte in der Antike wegen ihrer zahlreichen Nachkommen ein Fruchtbarkeitssymbol und der Aphrodite (Venus) geweiht war. Auch der Fisch ist ein Sinnbild der Fruchtbarkeit und gleichzeitig Symbol des Todes gewesen.

In Marburg war leider über den Künstler und seine Plastik nichts zu erfahren.

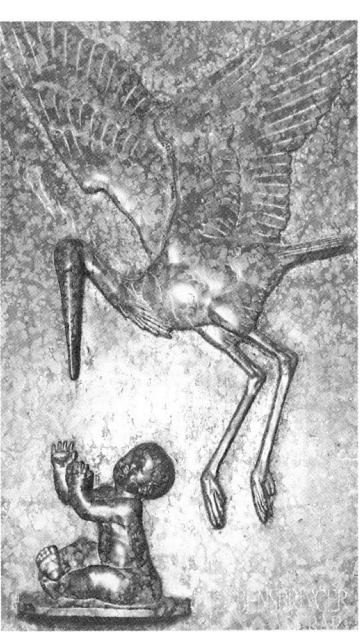

Abb. 12. Würzburg

In ähnlicher Weise symbolträchtig, aber heiter und für jedermann einsichtig ist die Storchenplastik im Innenhof der Kölner Klinik (Abb. 10). In rheinischer Fröhlichkeit wird sie im Winter zur Freude der Patientinnen mit einem roten Schal versehen. Die Plastik erhebt keinen künstlerischen Anspruch, bewirkt aber ein Lächeln, das in einem Krankenhaus nur heilsam sein kann.

Ebenfalls am Rhein stand einst ein anderer Storch, der selbstbewußt den Kopf nach hinten warf und klappernd für die alte Bonner Frauenklinik die Kinder herbeirief (Abb. 11). Das Gebäude gibt es nicht mehr, und mit ihm ist auch die Storchenplastik verschollen.

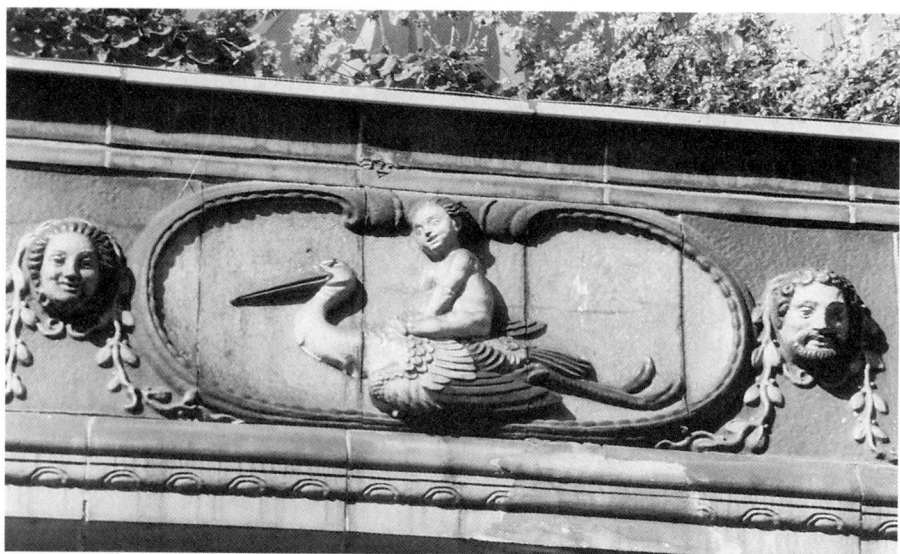

Abb. 13. Berlin

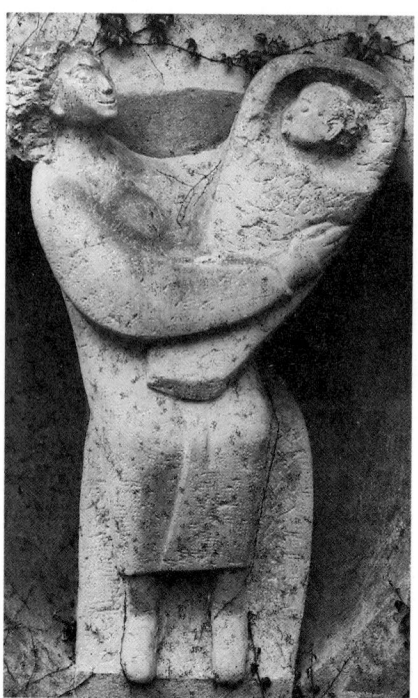

Abb. 14. Erlangen

Eine andere Möglichkeit, einen Bau zu schmücken und ihm eine veränderte Atmosphäre zu geben, ist das Relief.

In der Würzburger Klinik gibt das Storchenmotiv im Treppenhaus vor dem geburtshilflichen Teil des Hauses einen entsprechenden Schmuck und Hinweis (Abb. 12). Das Kind sitzt auf dem Seerosenblatt, wie es die alte Volkssage berichtet, und

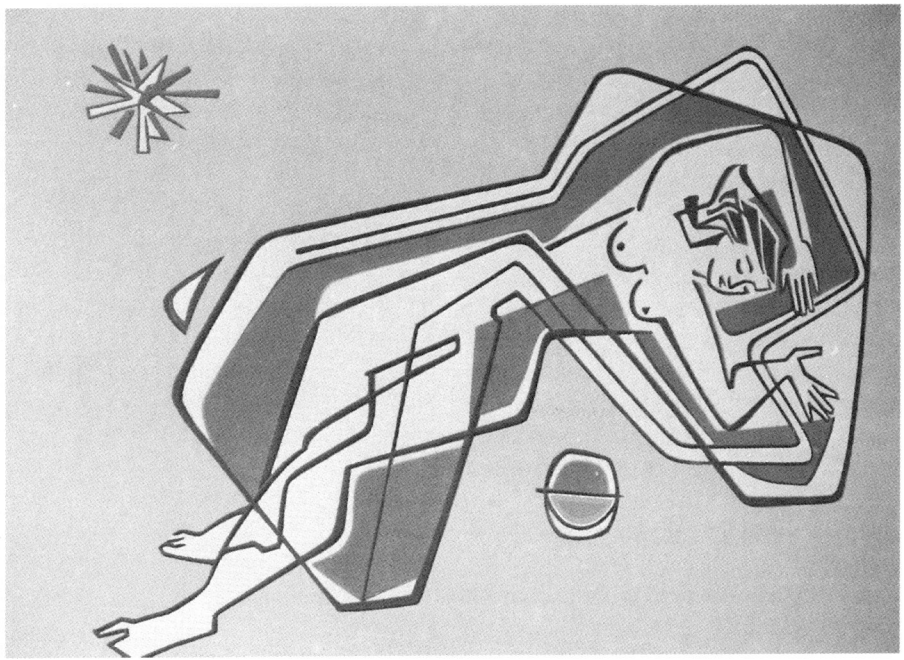

Abb. 15. Gießen

streckt dem herbeifliegenden Storch die Arme entgegen. Der Storch wird es aufnehmen und einer glücklichen Mutter in die Wiege legen. Was ist gegen so viel Idylle Geburtshilfe in unseren Kliniken, und sei sie noch so schmerzlos und familienorientiert.

Ein anderes Relief mit dem gleichen Motiv sei angeführt. Es wurde 1910 an der Neuköllner Frauenklinik in Berlin angebracht (Abb. 13). Hier ist der Storch schon beladen und aerodynamisch gestreckt mit dem Kind auf dem Rücken; ein Beispiel aus der Kunst der Gründerzeit.

Ein Relief mit höheren künstlerischen Ansprüchen befindet sich im Hof der Erlanger Frauenklinik (Abb. 14). Die Arbeit stammt von dem Nürnberger Bildhauer Louis Rauschhuber, ist aus Sandstein gefertigt und wurde 1960 in der Klinik aufgestellt. Die reduzierten, etwas starren und feierlich wirkenden Figuren bilden ein Y, das in der altgermanischen Runenschrift als Zeichen des aufsteigenden Lebens verstanden worden ist.

Wandbilder ließen sich nur in zwei Kliniken finden. In beiden Fällen sind sie in den Treppenhäusern auf den Wandputz gemalt worden.

In Gießen ist ein typisches Werk der fünfziger Jahre (Abb. 15) zu betrachten. Wir denken an Nierentische und Tütenlampen. Im nächtlichen Kosmos eingebettet liegt eine Frauengestalt träumend zwischen Mond und Sternen. Durch die in den Putz eingekerbten Linien springen die umrandeten farbigen Flächen plastisch hervor.

Direkter in seinem Bezug zur Aufgabe des Hauses ist das Wandbild in der Würzburger Klinik (Abb. 16). Auch dieses Bild ist in der künstlerischen Form an die Zeit seiner Entstehung gebunden. Die Darstellung ist idealistisch überhöht. Die Mutter hat die Rolle der Hüterin des Lebens in seinen kostbaren Eigenschaften der Rasse und des Charakters zu spielen. Typischerweise ist die bäuerliche Umgebung ge-

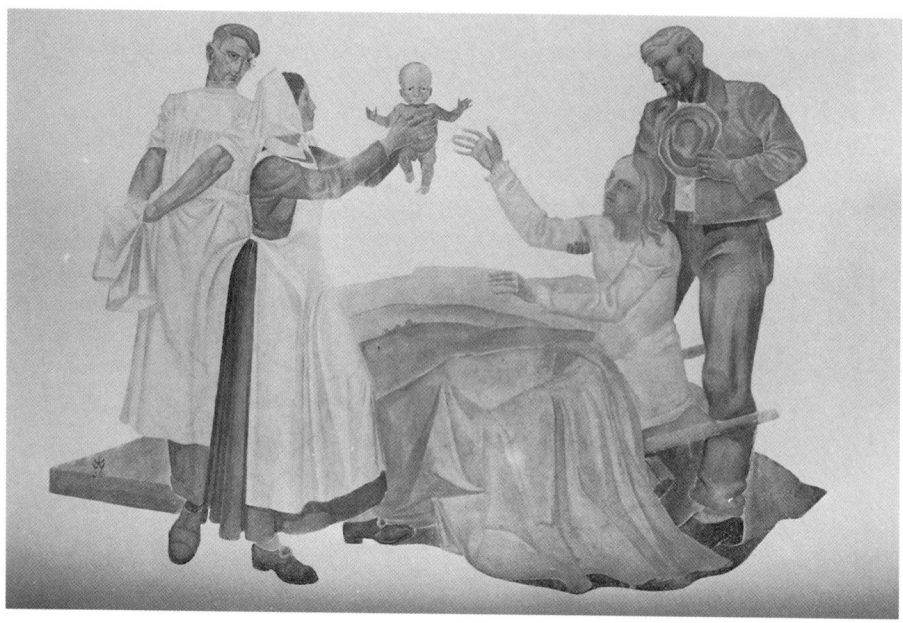

Abb. 16. Würzburg

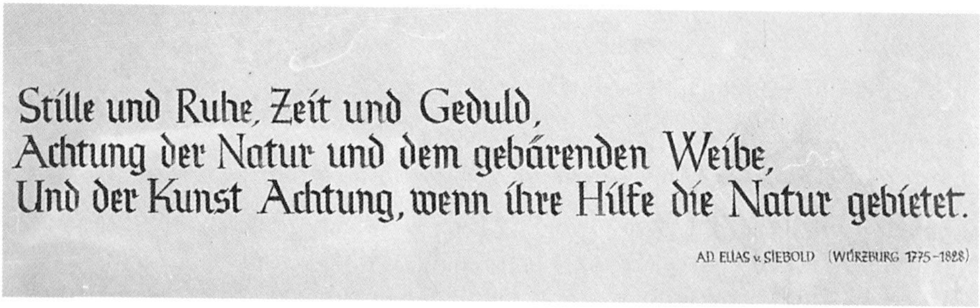

Stille und Ruhe, Zeit und Geduld,
Achtung der Natur und dem gebärenden Weibe,
Und der Kunst Achtung, wenn ihre Hilfe die Natur gebietet.

AD. ELIAS v. SIEBOLD (WÜRZBURG 1775-1828)

Abb. 17. Würzburg

wählt, um die „Urweihen natürlicher Ordnung" und die „Mutter Erde" sinnbildlich darzustellen.

Noch eine Art, einen Raum zu schmücken, wurde in der Würzburger Klinik entdeckt (Abb. 17). Es ist ein Mahnspruch in Zierschrift an der Wand. Vielen sind ähnliche Sprüche aus ihrer Schule bekannt, die sogenannte Lebensweisheiten zum Inhalt hatten. Uwe Johnson hat es beschrieben: „...so sagte ihnen Johann Wolfgang Goethe von der linken Wand: Edel sei der Mensch, hilfreich und gut. Arbeit ist die Quelle aller Kultur: sprach Karl Marx von rechts her; beide in trotziger brauner Fraktur. Unter den Inschriften schaukelte sich eine Art Schlinggewächs, das hatte eine schmückende Aufgabe." In Würzburg wird der Arzt aus dem Kreißsaal ermahnt.

Damit sei die Reihe der Beispiele beendet. Es gibt sie also, die Kunst am Bau, auch in den Krankenhäusern, auch in den Frauenkliniken. Aber sie führt ein zurückgezogenes Dasein und erfüllt nur selten die Aufgabe, die sie erfüllen könnte und eigentlich auch müßte. Kunst kann den Raum verändern, sie kann eine bestimmte Art von Wirklichkeit sein, die den Menschen vielfältiger macht. Dafür muß sie eine gewisse Qualität haben, aber auch Menschen um sich haben, die bereit sind, mit ihr umzugehen.

Exemplarisch sei hier der Brief des Ordinarius Prof. Zander an seinen Oberarzt Prof. Holzmann zitiert: „Es freut mich sehr, daß Sie die Madonna unseres Hauses entdeckt haben. Ich habe den Eindruck, daß sie sonst noch von niemand bemerkt wurde. Zumindest ist ein Echo nicht bis zu mir vorgedrungen."

Es gibt keinen Zweifel, und das ist lediglich das Ergebnis einer Bestandsaufnahme, die Kunst in und an den deutschen Universitäts-Frauenkliniken ist in ihrer Vielzahl nur provinziell. Sie ist so ausgewählt worden, und vielleicht ist das ein Grund, daß sie nur wenig beachtet wird. In vielen Kliniken war es häufig schwirig zu erfahren, von wem das angebrachte oder aufgestellte Kunstwerk war; in Archiven und Bauämtern mußte gegraben werden.

Für die Mühen sei an dieser Stelle noch einmal herzlich gedankt.

Es ist aber doch für unsere Geisteshaltung sehr bezeichnend – der Autor dieses Artikels bezieht sich voll mit ein –, daß wir alle wissen, von welcher Firma unser Kardiotokograph ist und wann er angeschafft wurde. Von dem, was unsere Kliniken ziert, wissen wir wenig und gehen doch jeden Tag daran vorbei. Dieses sollte uns zu denken geben.

Sollten wir unsere Krankenhäuser nicht mehr nutzen, um Kunstwerke, die uns wirklich überzeugen und die nicht nur wegen der prozentualen Anteiligkeit an der Gesamtsumme angeschafft werden müssen, aufzustellen, damit wir täglich ein Gefühl der Kreativität vermittelt bekommen? Das kann unserer ärztlichen Arbeit nicht schaden, aber den Patienten möglicherweise nutzen.

Autorenverzeichnis

PROF. DR. HERBERT ALBRECHT
Chefarzt der gebh.-gyn. Abt.
Städt. Krankenanstalten
Luisenstraße 7
7750 Konstanz

PROF. DR. LUTWIN BECK
Direktor der
Universitäts-Frauenklinik
Moorenstraße 5
4000 Düsseldorf 1

PROF. DR. FRITZ K. BELLER
Direktor der
Universitäts-Frauenklinik
Westring 11
4400 Münster

PROF. DR. HANS GEORG BENDER
Chefarzt an der
Universitäts-Frauenklinik
Moorenstraße 5
4000 Düsseldorf 1

PROF. DR. ACHIM BOLTE
Direktor der
Universitäts-Frauenklinik
Kerpener Straße 34
5000 Köln 41

PROF. DR. HANNS DIETEL, em.
Leinpfad 92
2000 Hamburg 60

PROF. DR. HANS EWERBECK
Ärztlicher Direktor
Kinderkrankenhaus
Amsterdamer Straße 59
5000 Köln 60

PROF. DR. ROLF FRISCHKORN
Gynäkologische Radiologie
Universitäts-Frauenklinik
Humboldtallee 19
3400 Göttingen

ELISABETH GOETZ
Rothmundstraße 6
8000 München 2

UTA HAKEMEYER
Bibliotheksamtsrätin
Niedersächsisches Sozialministerium
– Z/1(B) 006661 –
Postfach 141
3000 Hannover 1

DR. GÜNTER KEDING
Hinter den Höfen 60
3052 Bad Nenndorf

PROF. DR. WALTHER KUHN
Direktor der
Universitäts-Frauenklinik
Humboldtallee 21
3400 Göttingen

PROF. DR. CHRISTIAN LAURITZEN
Direktor der
Universitäts-Frauenklinik
Prittwitzstraße 43
7900 Ulm

PROF. DR. VOLKER LEHMANN
Chefarzt der Frauenklinik
Allg. Krankenhaus Altona
Bülowstraße 9
2000 Hamburg 50

PROF. DR. HANS LUDWIG
Vorsteher der
Universitäts-Frauenklinik
Schanzenstraße 46
CH-4031 Basel

DR. SILVIA PORST
Universitäts-Frauenklinik
Josef-Schneider-Straße 4
8700 Würzburg

PD DR. SIEGFRIED POTTHOFF
Universitäts-Frauenklinik
Moorenstraße 5
4000 Düsseldorf 1

PROF. DR. HANS-JOACHIM PRILL
Chefarzt der
gebh.-gyn. Abt. des
Evang. Krankenhauses
Waldstraße 73
5300 Bonn-Bad Godesberg

PROF. DR. KURT RICHTER, em.
Tal 12
8000 München 2

PROF. DR. HANS SCHADEWALDT
Institut für Geschichte der Medizin
an der Universität Düsseldorf
Universitätsstraße 1
4000 Düsseldorf

O. PROF. DR. MED. DR. MED. VET. H. C.
KURT SEMM
Direktor der
Universitäts-Frauenklinik
Hegewischstraße 4
2300 Kiel

PROF. DR. HANS H. SIMMER, em.
Birkenhain 1
8521 Bräunigshof

PD DR. ALEXANDER T. TEICHMANN
Universitäts-Frauenklinik
Humboldtallee 19
3400 Göttingen

PROF. DR. KONRAD TIETZE, em.
Eiverskamp 19
3100 Celle-Boye

PROF. DR. KONRAD W. TIETZE
Fachgebiet Krankheiten
von Mutter und Kind
Institut für Sozialmedizin und
Epidemiologie des
Bundesgesundheitsamts
General-Pape-Straße 62–66
1000 Berlin 42

PROF. DR. JOSEF ZANDER
Direktor der 1. Frauenklinik
der Universität München
Maistraße 11
8000 München 2